臨床神経生理検査の実際

編 集
東京医科歯科大学教授
松浦 雅人

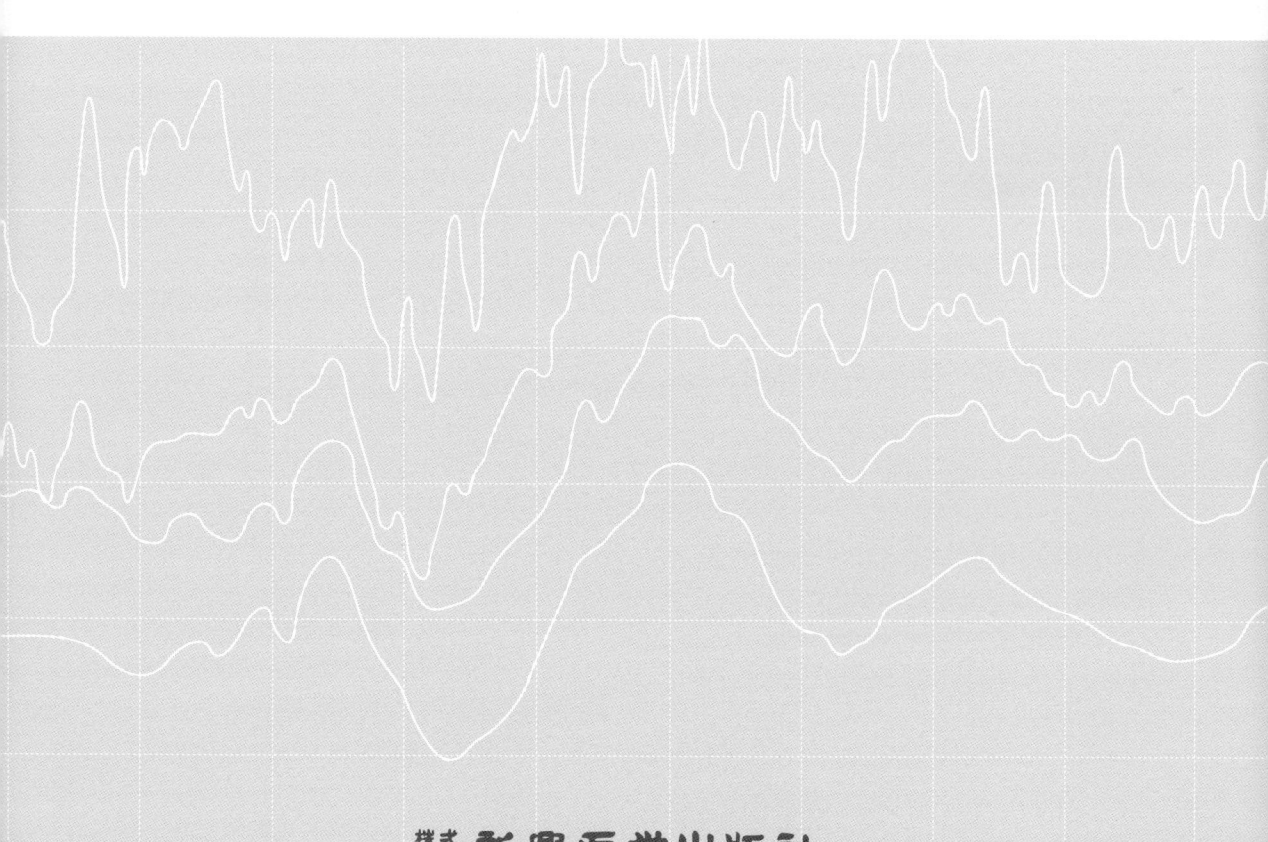

株式会社 新興医学出版社

序

　臨床神経生理検査のカバーする領域は広い。中枢神経系では脳波検査や誘発電位・事象関連電位検査が重要で、末梢神経・筋系では筋電図検査と神経伝導検査が重要となる。最近では、終夜睡眠ポリグラフ検査も多く行われるようになった。その他にも、視覚機能検査、聴覚機能検査、味覚・嗅覚機能検査、平衡感覚機能検査、自律神経機能検査などがある。広義には医用超音波やサーモグラフィなどの画像による機能検査も臨床神経生理検査に含まれよう。日本臨床神経生理学会に所属する医師会員の診療科をみると、神経内科、小児神経科、精神科、脳神経外科、整形外科、リハビリテーション科などと多岐にわたる。臨床検査技師の会員は病院検査部に所属する人が多いが、企業や研究所で活躍している人も少なくない。さらに医療関連領域だけでなく、工学、教育学、心理学などの分野で、研究職や教職に従事している人たちもいる。

　このような臨床神経生理検査技術を身につけるためには、神経系や筋の解剖や生理についての知識とともに、脳波計や筋電計などのME機器の知識も要求される。また、神経生理学分野の新たな知見や、臨床工学分野のトピックスについても知っておく必要があろう。これまで、このような広範な領域を簡潔に記述した臨床神経生理検査技術のテキストはなかったように思われる。臨床神経生理検査の専門家といえども、一人ですべての領域に精通することは困難なためであろう。そこで、本書ではそれぞれの領域の専門家にお願いして、最新の情報をわかりやすく解説していただいた。新たに臨床神経生理検査技術を身につけようとする人にとってはもちろん、すでに臨床神経生理検査に従事している人も日常臨床場面で利用していただければ幸いである。

平成19年8月

松浦雅人

■執筆者一覧

□編集

松浦　雅人　東京医科歯科大学大学院生命機能情報解析学・教授

□分担執筆者（執筆順）

横田　隆徳	東京医科歯科大学脳神経病態学・准教授
石山　陽事	杏林大学保健学部臨床生理学・医用応用工学・教授
高橋　　修	市川市リハビリテーション病院臨床検査科・科長
白澤　　厚	株式会社ミユキ技研・副社長
内田　　直	早稲田大学スポーツ科学学術院・教授
飛松　省三	九州大学大学院医学研究院脳研臨床神経生理・教授
小関　恒和	日本光電工業株式会社脳神経機器部・専門副部長
末永　和栄	医療法人社団青山会青木病院検査課・課長
所司　睦文	川崎医療短期大学・准教授
藤元　佳記	自治医科大学附属病院臨床検査部・主任
森本　一至	山田赤十字病院臨床検査部・係長
宇城　研悟	松坂市民病院中央検査室
安田久美子	東京女子医科大学病院中検脳波筋電図室
平野　嘉子	東京女子医科大学小児科
小国　弘量	東京女子医科大学小児科・教授
加藤　昌明	むさしの国分寺クリニック・副院長
石井みゆき	横浜市立大学附属市民総合医療センター
前原　健寿	東京医科歯科大学脳神経外科・講師
太田　克也	恩田第二病院・診療部長
長田美智子	山梨大学医学部附属病院検査部
川名ふさ江	虎の門病院臨床生理神経機能・科長
榎本みのり	東京医科歯科大学大学院生命機能情報解析学
有竹　清夏	国立精神・神経センター精神保健研究所精神生理部
叶内　　匡	東京医科歯科大学医学部附属病院検査部
園生　雅弘	帝京大学医学部神経内科・准教授
黒岩　義之	横浜市立大学神経内科学・脳卒中医学・教授
水野久美子	名古屋市立大学病院中央臨床検査部
久保田　稔	日本医科大学多摩永山病院中央検査室・主任技術員
石郷　景子	大垣市民病院医療技術部診療検査科生理機能室
古宇田寛子	東京医科歯科大学耳鼻咽喉科
角田　篤信	東京医科歯科大学耳鼻咽喉科・准教授
外池　光雄	千葉大学大学院工学研究科人工システム科学専攻メディカルシステムコース・教授
菅野　彰剛	広南病院東北療護センター
中里　信和	広南病院東北療護センター臨床研究部・部長
正門　由久	慶應義塾大学月が瀬リハビリテーションセンター副所長・准教授
小森　哲夫	埼玉医科大学神経内科・准教授
馬場　正之	青森県立中央病院神経内科・部長 弘前大学医学部神経内科・臨床教授
桑原　　聡	千葉大学大学院医学研究院神経内科・准教授
片山　雅史	熊本機能病院神経生理センター・主任
山内　孝治	大隈病院臨床検査科
斉藤江美子	北里大学病院臨床検査部
樋口　惠一	松坂中央総合病院中央検査科・主任
目崎　高広	榊原白鳳病院・診療顧問
原　広一郎	医療法人清和会浅井病院精神科
川良　徳弘	東京医科歯科大学大学院生命機能情報解析学
三谷　博子	杏林大学保健学部臨床生理学・医用応用工学
山﨑まどか	東京医科歯科大学大学院生命機能情報解析学

目 次

I. 臨床神経生理検査の基礎 ……………………………………………………1

A. 神経の興奮と伝導の基礎 ………………………………………………1
1. 静止膜電位 …………………………………………………………1
2. 活動電位 ……………………………………………………………2
3. 活動電位の後の変化 ………………………………………………3
4. 跳躍伝導 ……………………………………………………………4
5. 軸索の興奮と神経伝導速度 ………………………………………4
6. 軸索のイオンチャネルとその機能 ………………………………5

B. 臨床神経生理検査におけるME技術 …………………………………6
1. はじめに ……………………………………………………………6
2. 臨床神経生理検査機器の特徴 ……………………………………6
3. 生体電気現象の導出法の考え方 …………………………………7
4. 電極と増幅器に由来する雑音 ……………………………………7
5. 差動増幅器と交流雑音除去対策 …………………………………9
6. 信号検出に必要なフィルタ回路 …………………………………13
7. 神経生理検査に必要なデジタル技術 ……………………………15
参考文献 ………………………………………………………………25

C. 神経生理に関わる臨床検査技師の役割 ………………………………26
1. はじめに ……………………………………………………………26
2. 脳波検査 ……………………………………………………………26
3. 神経伝導検査 ………………………………………………………26
4. 針筋電図 ……………………………………………………………27
5. 大脳誘発電位検査 …………………………………………………27
6. その他の神経生理学的検査 ………………………………………27
7. 検査依頼からレポートの作成まで ………………………………27
8. 技術的エラー ………………………………………………………28
9. 標準化 ………………………………………………………………28
10. おわりに …………………………………………………………28
参考文献 ………………………………………………………………29

D. 臨床神経生理検査機器の歴史 …………………………………………30
1. はじめに ……………………………………………………………30
2. 脳波計のはじまり …………………………………………………30
3. 日本における脳波計の推移 ………………………………………30
4. 筋電計の歴史 ………………………………………………………34
5. 誘発電位計の歴史 …………………………………………………36

参考文献 ··· 38

II. 中枢神経系の検査 ··· 39

A. 中枢神経系の基礎 ··· 39
　　1. 大脳の働きと機能局在 ·· 39
　　2. 小　　脳 ·· 39
　　3. 脳　　幹 ·· 40
　　4. 脊髄・反射 ·· 41
　　5. 意識と睡眠 ·· 41
　　6. 記　　憶 ·· 43
　　参考文献 ··· 44

B. 脳波の発生機序 ··· 45
　　1. はじめに ·· 45
　　2. 脳電位の発生機序 ·· 45
　　3. 正常脳波リズムの発生機序 ·· 46
　　4. 徐波の発現機構 ·· 49
　　5. おわりに ·· 51
　　参考文献 ··· 51

C. デジタル脳波計の現在 ··· 52
　　1. はじめに ·· 52
　　2. 構成概要 ·· 52
　　3. 電極接続箱 ·· 53
　　4. 演算機能 ·· 56
　　5. 表示機能 ·· 58
　　6. ロングタームモード（長時間記録モード） ························· 60
　　7. システム構築対応 ·· 60
　　8. まとめ ··· 61
　　参考文献 ··· 61

D. デジタル脳波計による脳波検査の基礎 ································· 62
　　1. 臨床的意義 ·· 62
　　2. 基礎的要素 ·· 62
　　3. 誘導法 ··· 64
　　4. 検査法 ··· 68
　　参考文献 ··· 70

E. 脳波記録における標準電極装着法 ·· 71
　　1. 10/20法 ·· 71
　　2. 電極装着に際して準備するモノ ·· 71

3. 検査室への患者誘導 ………………………………………………………71
　　4. 電極装着部位の決定と脱脂およびペースト塗布 …………………………72
　　5. 電極の装着 …………………………………………………………………76
　　6. インピーダンスチェック …………………………………………………78
　　7. 臥位の患者の電極装着 ……………………………………………………78
　　8. 頭部が左右非対称の患者の電極装着 ……………………………………78
　　9. 乳幼児の電極装着 …………………………………………………………79
　　10. エレクトロキャップ ………………………………………………………79
　　11. 多チャネルセンサーネット電極 …………………………………………80
　　参考文献 …………………………………………………………………………80

F. 賦活法の実際 ………………………………………………………………81
　　1. 賦活の順序 …………………………………………………………………81
　　2. 日常行うべき賦活法 ………………………………………………………81
　　参考文献 …………………………………………………………………………85

G. アーチファクトについて …………………………………………………86
　　1. 一般的概念 …………………………………………………………………86
　　2. 症例提示とその解説 ………………………………………………………87
　　3. おわりに ……………………………………………………………………94
　　参考文献 …………………………………………………………………………94

H. 乳幼児・小児脳波検査 ……………………………………………………95
　　1. けいれんの観察ポイント …………………………………………………95
　　2. 乳幼児脳波記録 ……………………………………………………………95
　　3. 脳波記録ポイント …………………………………………………………99
　　4. 学童期脳波記録 …………………………………………………………100
　　参考文献 ………………………………………………………………………103

I. 小児脳波判読 ………………………………………………………………104
　　緒言 ……………………………………………………………………………104
　　1. 脳波の導出法 ……………………………………………………………104
　　2. 脳波の判読 ………………………………………………………………104
　　3. 異常脳波 …………………………………………………………………106
　　4. けいれん性疾患の鑑別 …………………………………………………106
　　Ⅰ. (焦点性, 局在性, 部分性) てんかんおよび症候群 ………………107
　　Ⅱ. 全般てんかんおよび症候群 …………………………………………108
　　Ⅲ. 症候性か全般性か決定できないてんかんおよび症候群 …………109
　　5. 意識障害の判定 …………………………………………………………109
　　まとめ …………………………………………………………………………109
　　参考文献 ………………………………………………………………………110

J. 成人脳波 ……………………………………………………………………111

1. 成人の正常脳波像 …………………………………………………………………111
　　2. 成人に見られる異常脳波 …………………………………………………………116

K. 高齢者の脳波 …………………………………………………………………………120
　　1. 健常高齢者の基礎活動の変化 ……………………………………………………120
　　2. 健常高齢者の脳波反応性 …………………………………………………………120
　　3. 睡眠 …………………………………………………………………………………121
　　4. 睡眠脳波波形の加齢変化 …………………………………………………………121
　　5. 高齢者の脳波に見られる特殊波形 ………………………………………………122
　　6. 認知症と脳波 ………………………………………………………………………124
　　参考文献 ………………………………………………………………………………125

L. 特殊脳波記録 …………………………………………………………………………126
　　1. 脳波による焦点の局在診断について ……………………………………………126
　　参考文献 ………………………………………………………………………………130

M. 事象関連電位検査 ……………………………………………………………………131
　　1. 事象関連電位とは …………………………………………………………………131
　　2. 誘発電位と事象関連電位 …………………………………………………………132
　　3. 事象関連電位の測定方法 …………………………………………………………133
　　4. P300 …………………………………………………………………………………135
　　5. MMN …………………………………………………………………………………135
　　6. N400 …………………………………………………………………………………136
　　参考文献 ………………………………………………………………………………137

N. 随伴陰性電位（Contingent Negative Variation：CNV）……………………138
　　1. はじめに ……………………………………………………………………………138
　　2. CNVの発生源について ……………………………………………………………138
　　3. 測定方法 ……………………………………………………………………………138
　　4. CNV波形成分 ………………………………………………………………………139
　　5. 計測方法 ……………………………………………………………………………139
　　6. CNV記録時の心理的要因 …………………………………………………………140
　　7. 年齢および性差の影響 ……………………………………………………………141
　　8. CNVの臨床応用 ……………………………………………………………………141
　　参考文献 ………………………………………………………………………………141

O. 終夜睡眠ポリグラフ検査 ……………………………………………………………142
　　1. はじめに ……………………………………………………………………………142
　　2. 記録装置 ……………………………………………………………………………142
　　3. 検査の前に …………………………………………………………………………142
　　4. PSGの記録 …………………………………………………………………………143
　　5. 記録感度の調整と機器校正 ………………………………………………………144
　　6. 診断と治療効果判定 ………………………………………………………………145

参考文献 ··· 149
P. 日中の過眠検査 ·· 151
　　眠気の評価法 ·· 151
　　1. 眠気の客観的評価法 ··· 151
　　2. 眠気の主観的評価法 ··· 154
　　参考文献 ··· 156

Ⅲ. 感覚系の検査 ·· 158
A. 感覚器の特性 ·· 158
　　1. 感覚とは ·· 158
　　2. 適合刺激 ·· 158
　　3. 感覚の閾値（threshold） ··· 158
　　4. 順応（adaptation） ··· 159
　　5. 対比（contrast） ··· 159
　　6. 感覚受容器と感覚伝導路 ·· 160
　　参考文献 ··· 164
B. 体性感覚誘発電位（SEP） ······································· 166
　　1. はじめに ·· 166
　　2. SEP検査の種類 ·· 166
　　3. SEP各成分の起源 ·· 166
　　4. 誘導とモンタージュの選択（非頭部基準電極誘導の意義） ············· 169
　　5. 実際の検査での技術的ポイント ·· 170
　　参考文献 ··· 172
C. 視覚誘発電位（VEP） ·· 174
　　1. はじめに ·· 174
　　2. 視覚誘発電位の分類 ··· 174
　　3. 視覚誘発電位検査はどんなときに検査するのか ························ 174
　　4. 視覚誘発電位検査では視覚刺激をどのように行うのか ················· 175
　　5. 視覚誘発電位検査では誘発電位の記録をどのように行うのか ·········· 176
　　6. 視覚誘発電位の基準値ないし正常パターン ···························· 176
　　7. 視覚誘発電位検査からわかる正常機能の視覚生理学 ··················· 179
　　8. 視覚誘発電位検査でどんな異常所見が得られるのか ··················· 181
　　9. 最後に強調したい重要事項は何か ······································ 182
　　参考文献 ··· 183
D. 聴性脳幹反応（ABR : Auditory Brainstem Response）検査の実際 ···· 184
　　1. ABRとは ·· 184
　　2. ABR波形の起源 ·· 184

3. 記録法 ··184
　　4. 記録時の注意事項 ··185
　　5. ABR波形 ··186
　　6. ABR検査の臨床応用 ···188
　　7. まとめ ··189
　　参考文献 ···189

E. 聴性脳幹反応 ―救命領域を中心に― ··190
　　1. はじめに ···190
　　2. 聴性脳幹反応 ··190
　　3. 波形の起源 ···190
　　4. 記録法 ··191
　　5. 波形の同定 ···191
　　6. 影響因子 ···191
　　7. ABR検査の長所と短所 ···192
　　8. ABRと予後 ···192
　　9. 脳死判定におけるABRの有用性 ··192
　　10. 症例 ···193
　　11. おわりに ··194
　　参考文献 ···194

F. 幼小児・新生児の聴力検査 ··195
　　1. 幼小児の聴力検査 ··195
　　2. 新生児の聴力検査 ··196
　　3. まとめ ··199
　　参考文献 ···199

G. 平衡機能検査 ···200
　　1. 前庭脊髄路系 ··200
　　2. 前庭動眼系：眼球運動の検査 ··201
　　参考文献 ···204

H. 味覚・嗅覚機能検査 ··205
　　1. はじめに ···205
　　2. 味覚・嗅覚の主観的検査法 ···205
　　3. 味覚・嗅覚の客観的検査法 ···206
　　4. 匂いの認知応答検査と能動的嗅覚応答検査 ···································210
　　5. 今後の味覚・嗅覚機能検査法への期待 ···211
　　参考文献 ···211

I. 脳磁図検査の臨床応用―誘発反応― ···213
　　1. はじめに ···213
　　2. MEGを用いた誘発脳磁界活動の計測 ··213

3. おわりに ……………………………………………………………………………………219
参考文献 ……………………………………………………………………………………220

Ⅳ. 運動系・末梢神経系の検査 ……………………………………………………………224

A. 末梢神経・筋の基礎知識 ……………………………………………………………224
1. はじめに …………………………………………………………………………………224
2. 神経線維の分類 …………………………………………………………………………224
3. 運動単位 …………………………………………………………………………………225
4. 神経筋接合部 ……………………………………………………………………………228
5. 筋の興奮収縮機構 ………………………………………………………………………229
6. 筋の感覚受容器 …………………………………………………………………………229
7. おわりに …………………………………………………………………………………230
参考文献 ……………………………………………………………………………………230

B. 現在の筋電計の基礎知識と新たな応用 ……………………………………………231
1. はじめに …………………………………………………………………………………231
2. 機器のなりたち …………………………………………………………………………231
3. 機器の設定 ………………………………………………………………………………232
4. アーチファクトの除去 …………………………………………………………………233
5. 最近話題の検査を行うための工夫 ……………………………………………………234
6. まとめ ……………………………………………………………………………………235
参考文献 ……………………………………………………………………………………235

C. 針筋電図と神経伝導検査の基礎知識 ………………………………………………236
1. 検査理解のための生理学的背景：運動単位とは、複合神経電位とは？ ……………236
2. 針筋電図について ………………………………………………………………………237
3. 神経伝導検査 nerve conduction study（NCS）について ……………………………240
参考文献 ……………………………………………………………………………………245

D. 末梢神経伝導検査総論：理論と実際 ………………………………………………246
1. はじめに …………………………………………………………………………………246
2. 運動単位と複合筋活動電位 ……………………………………………………………246
3. 神経伝導速度とCMAP振幅 ……………………………………………………………246
4. 手技上のポイント ………………………………………………………………………247
5. 検査神経の選択 …………………………………………………………………………249
6. おわりに …………………………………………………………………………………250
参考文献 ……………………………………………………………………………………250

E. 誘発筋電図各論（F波など後期応答） ……………………………………………251
1. はじめに …………………………………………………………………………………251
2. F波記録の実際 …………………………………………………………………………251

3. 健常人と各種疾患におけるF波 ……………………………………………………253
　　4. F波出現様式に影響を及ぼす因子 ……………………………………………………253
　　5. おわりに ……………………………………………………………………………256
　　参考文献 ………………………………………………………………………………256

F. 神経伝導検査（上肢編） ……………………………………………………………258
　　1. 末梢神経の伝導と検査の原理 ………………………………………………………258
　　2. 活動電位の計測と意義 ………………………………………………………………258
　　3. 位相相殺（phase cancellation） ……………………………………………………259
　　4. 技術的要因による電位波形の変化 …………………………………………………259
　　5. 神経走行と伝導検査 …………………………………………………………………262
　　6. 神経伝導検査の技術的応用 …………………………………………………………265
　　参考文献 ………………………………………………………………………………267

G. 神経伝導検査（下肢編） ……………………………………………………………269
　　はじめに ………………………………………………………………………………269
　　1. 神経伝導検査の各パラメータの計測 ………………………………………………269
　　2. 各パラメータの変動因子 ……………………………………………………………270
　　3. 神経伝導検査法 ………………………………………………………………………271
　　おわりに ………………………………………………………………………………277
　　参考文献 ………………………………………………………………………………277

H. 瞬目反射 ………………………………………………………………………………278
　　1. はじめに ……………………………………………………………………………278
　　2. 反射経路 ……………………………………………………………………………278
　　3. 検査の実際 …………………………………………………………………………278
　　4. 臨床応用 ……………………………………………………………………………280
　　5. まとめ ………………………………………………………………………………282
　　参考文献 ………………………………………………………………………………282

I. 経頭蓋磁気刺激検査 …………………………………………………………………283
　　1. はじめに ……………………………………………………………………………283
　　2. TMSの原理 …………………………………………………………………………283
　　3. 磁気刺激装置とコイル ………………………………………………………………283
　　4. TMSの禁忌 …………………………………………………………………………284
　　5. TMSの種類 …………………………………………………………………………284
　　6. 単発TMS ……………………………………………………………………………284
　　7. 2連発TMS（paired-pulse TMS） …………………………………………………285
　　8. 連発TMS（Repetitive Transcranial Magnetic Stimulation : rTMS） …………286
　　参考文献 ………………………………………………………………………………286

J. 自律神経検査・心血管系―心電図R-R間隔変動について― ……………………288
　　1. 心血管系自律神経とその検査の概説 ………………………………………………288

2. 心電図R-R間隔変動の由来 …………………………………………………………288
　3. 交感神経と副交感神経による心拍変動の違い ……………………………………289
　4. 心電図R-R間隔変動解析の実際 ……………………………………………………290
　5. 心電図R-R間隔変動の利用 …………………………………………………………291
　　参考文献 ………………………………………………………………………………293

K. 自律神経検査・発汗皮膚血管系 …………………………………………………295
　1. 発汗皮膚血管系に係わる自律神経機能 ……………………………………………295
　2. 発汗に関する検査法 …………………………………………………………………296
　3. 発汗の検査法 …………………………………………………………………………298
　4. 交感神経皮膚反応（sympathetic skin response：SSR）による検査 ……………299
　5. SSRの臨床応用の可能性 ……………………………………………………………302
　　参考文献 ………………………………………………………………………………302

脳波用語集 ……………………………………………………………………………304

索引 ……………………………………………………………………………………323

I. 臨床神経生理検査の基礎

A. 神経の興奮と伝導の基礎

　神経系の情報伝達は神経細胞から生じた活動電位が軸索を伝播することによって果たされる。したがって神経系の活動の評価には1本の神経線維、軸索の電気的興奮の生理学を理解することが必要となる。ここでは、神経生理の基礎として膜の電位、興奮、神経伝導の基本的事項について概述する。

1. 静止膜電位

　通常、細胞内の電位は細胞外液に対して負になっており、これを静止膜電位（resting membrane potential）という。神経線維の静止膜電位は約−90mVである。静止膜電位は主に細胞内外のイオンの濃度差と各イオンチャネルの開閉によって決定されるイオンの透過性によって規定されている。静止状態では、細胞内外で流入流出するイオンが等しい平衡状態にある。静止電位において、速カリウム、遅カリウムチャネルは開いている一方、電位依存性ナトリウムチャネルは閉じている。カリウムイオンの濃度は細胞膜外が大きく、カリウムイオンは細胞膜内が大きいため、カリウムイオンは内から外へ、ナトリウムイオンは外から内へ移動して形質膜を充電する。このとき、Pk≫PNaであるため、カリウムイオンがより外に出て膜容量をチャージする。それで内は外に比較して負になる電位勾配ができる。すなわち細胞膜内外を移動している主なイオンはカリウムイオンであり、その結果静止電位はカリウム平衡電位に比較近い値をとる。したがってカリウムの細胞内外の濃度差が静止膜電位の重要な決定要因である（図1）。神経の膜電位を測定することによって確かめたのは、HodgkinとHuxley（1939）であった。彼等は、イカの巨大神経線維に100μという太いガラス電極を挿入することによって形質膜の内外の電位差を測定した（表1）。

　このような平衡状態においてこの濃度勾配から計算される平衡電位は、Nernstの式により、カリウムは約−97mV、ナトリウムは約＋45mVの値をとる。膜電位の実測値が、Nernstの式から引き出された理論値と約10mVの差がある。

　さらに膜電位を決定している他の要因としてランビエ絞輪部のNa-Kポンプの機能がある。

　カリウムの細胞内への能動輸送とナトリウムの細胞外への能動輸送は、細胞膜上に散らばって存在するNa-Kポンプによって行われる。このポンプは、Na-K ATPaseでATPをADPに変換するエネルギーを使用して3つのナトリウムイオンを細胞外に排出する際、同時に2つのカリウムイオ

表1　哺乳類の筋肉における細胞内外のイオン濃度

	細胞外液 (mmol/l)	細胞内液 (mmol/l)	平衡膜電位 (mV)
陽性イオン			
Na$^+$	145	12	66
K$^+$	4	155	−97
他	5	—	—
陰性イオン			
Cl	120	4	−90
HCO$_3$$^-$	27	8	−32
他	7	155	—
電位	0mV	−90mV	

(Patton, 1976)

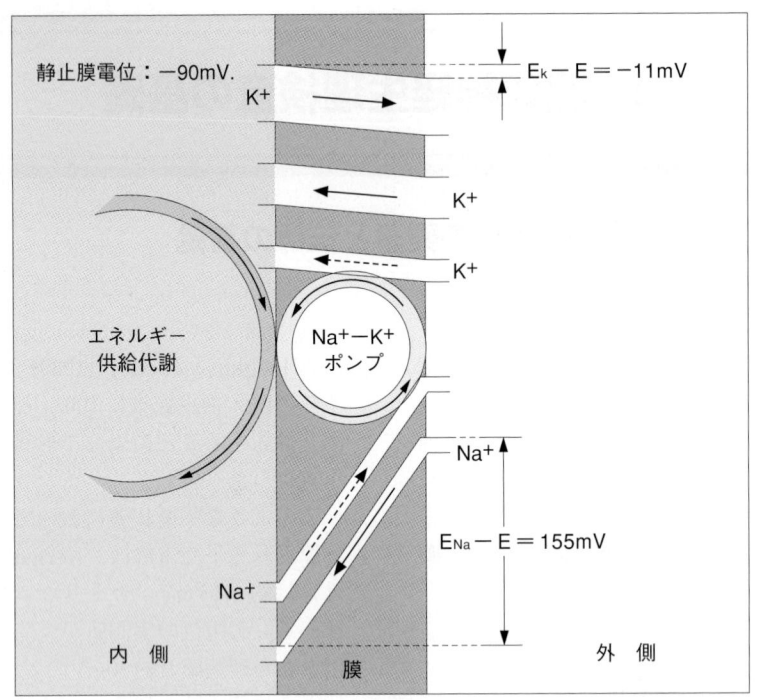

図1　膜を通過するイオンの受動的および能動的輸送
模式図において、種々のイオン流速に対する通路の幅は、流速の大きさを示す。通路の勾配は、イオン流束に対する駆動電位を示す。Na+ーK+関連ポンプにより、駆動力に逆らって流れるNa+およびK+流束（点線）が生じる（Eccles: The Physiology of nerve Cells, Baltimore, Johns Hopkins Press, 1957より改変）。

ンを細胞内に取り込む（図1）。このように、Na-Kポンプは不均衡なイオンの交換をするため、過分極への電位源性ポンプ（electrogenic Na-K pump）と呼ばれており、病的状態や疲労現象において重要な役割をはたす可能性が考えられているが、Na-Kポンプの膜電位決定に寄与している部分があまり大きくないと考えられている。

2. 活動電位

活動電位（action potential）は、細胞内膜電位が負から正へとなる急激な膜電位の変化のことである。膜電位が脱分極（電圧があがる）し、閾値（threshold）に達すると電位が一気に上昇し、活動電位が生じる。電位は一旦、40mV位まで上昇した後、静止膜電位（約ー90mV）以下に下がり（過分極）、その後、再び静止膜電位に戻る。ここで、活動電位が0mVを超えて正になる部分をオーバーシュート（overshoot）と呼ぶ。活動電位の発生はすべてイオンチャネルの開閉によって起こる（図2）。

1. 膜電位が閾値を超えると、まず電位依存性Na（ナトリウム）チャネルが開く。電位依存性Naチャネルが開いたことにより、ナトリウムイオンが細胞内に流入する（内向き電流）。ナトリウム電流はピークに達した後、次第に減少していく。スパイクはこのナトリウムイオンによるものである。
2. ナトリウムチャネルの開大に約1ms遅れて、今度はK（カリウム）チャネルが開き、K+が細胞外に流出する（外向き電流）。スパイク

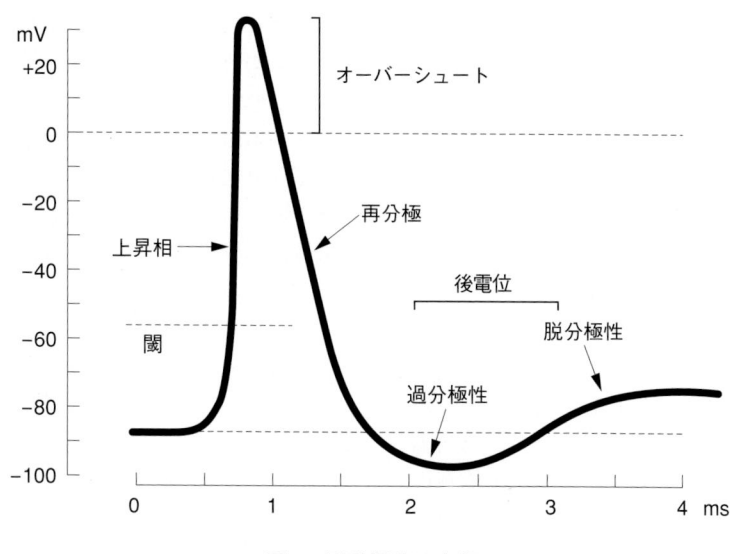

図2　活動電位の各相
図1の神経における活動電位の時間経過の模式図。活動電位の種々の相については本文を参照せよ。

の後の電位の減少はこのカリウムチャネルによるものである。

しかし、活動電位の終息の基本原理はナトリウムチャネルの不活性化であり、カリウムイオン透過性の増大がなくても終息は完了する。ヒトの末梢神経髄線維の軸索のランビエ絞輪部にはカリウムチャネルはごくわずかしかないため、カリウムイオンの透過性はわずかで、活動電位の振幅にはK電流は関与しない。カリウムチャネルのないランビエ絞輪部では脱分極後の過分極が起きないで神経伝導を上昇させている。

刺激は閾値以下では活動電位が発生しない。閾値を超える大きさの刺激に対して、ほぼ一定の大きさの活動電位を発生する。これを全か無の法則（all or none low）を呼び、活動電位は常に"0"か"1"を出していることになり、デジタル的であるといえる。

3. 活動電位の後の変化

活動電位の発生後、軸索の興奮性は約1msにわたり消失して（絶対不応期）、その後、数msの間に徐々に回復する（相対不応期）。絶対不応期では活動電位の発生後の電位依存性はナトリウムチャネルが完全に不活性化して軸索が興奮しない。これに対して相対不応期ではナトリウムチャネルの不活性化が部分的で強い脱分極刺激があると活動電位は発生する。不応期は体温の低下や加齢によって延長する。相対不応期の後に10数msの一過性の軸索の興奮性増大が生じる（supernormal period）。これは駆動電流で髄節内にチャージされた電荷が放電されるためで、傍絞輪部（paranode）に存在する速カリウムチャネルがこの興奮性増大を抑制して静止膜電位に復す。

なお、閾値以上の脱分極は活動電位の発生後の不応期を生じるが、閾値以下の脱分極が長時間続くと膜電位の上昇にともない電位依存性はナトリウムチャネルの不活性化や不応期の延長が生じて、軸索の興奮性は低下する。これを脱分極性ブロックという。持続の長い閾値以下の刺激でおこる軸索の興奮性の低下現象は順応（adaptation）と呼ばれる。

4. 跳躍伝導

髄鞘のある部位における伝達速度は格段に向上する。ランビエ絞輪部で電位依存性ナトリウムチャネルが開くと、イオン電流が駆動電流となって軸索を伝わり、次ぎに隣接するランビエ絞輪部で外向きの容量電流となって膜電位を脱分極させて、閾値を超えれば電位依存性Naチャネルが開いて跳躍伝導となる。絞輪間部では、髄鞘があるために電位依存性ナトリウムチャネルが存在できず、活動電位の再生は妨げられる。よって、髄鞘に覆われていないランビエ絞輪においてのみ活動電位が再生される。ランビエ絞輪では電位依存性ナトリウムチャネルが豊富に存在するので（無髄線維における密度より1万倍ほど多い）、効率的に活動電位を再生することができるようになっている（図3）。

5. 軸索の興奮と神経伝導速度

上述のように閾値を超える大きさの刺激に対して活動電位は全か無の法則（all or none low）によって発生してその大きさは刺激の種類や強度には依存しない。神経伝導検査のように神経に電気刺激を与えて人工的に生じさせた活動電位は刺激部位から中枢側、末梢側の両方向性に伝導される。その伝導は跳躍伝導によって伝播されるため減衰することはない。有髄線維の伝導速度は軸索直径が大きいほど速い（表2）。それは軸索直径が大きいと軸索形質の抵抗が小さいことに起因する。さらに伝導速度は絞輪間部の伝導度と電気容量にも影響される。軸索の直径が一定である場合、髄鞘が厚いほど絶縁が良好となって、絞輪間形質膜への電気容量が減少して駆動電流の散逸は減少して速度は速くなる。一方、神経線維の直径が一定で髄鞘が厚い病態では軸索が細く軸索イオンの抵抗が増大して伝導速度は低下する。

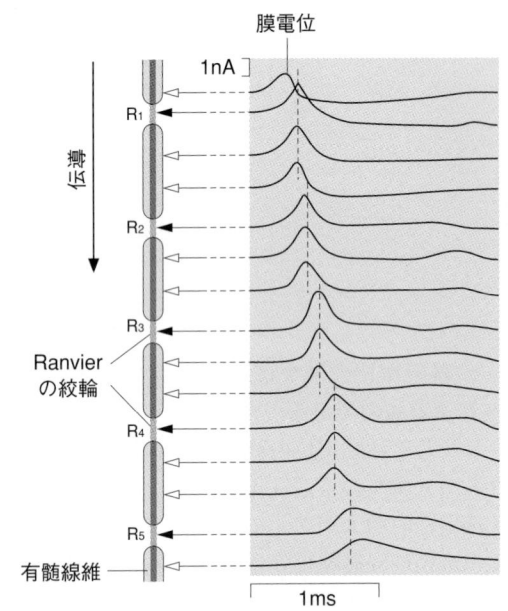

図3　興奮の跳躍伝導

右の曲線は左の有髄線維上の矢印で示された各点で記録した膜電位の時間経過を表す。R₁、R₂、R₃、R₄、R₅はRanvierの絞輪である。活動電位伝導（図の上方から下方へ）は絞輪の部分で遅れている（Huxley and Stämpli：J. Physiol. 108, 1, 1949より改変）。

表2　神経線維の種類（直径からみた分類）

	Gasserの分類	Lloydの分類	直径（μm）	伝導速度（m/sec）	主な機能
有髄	α運動	Ⅰa, Ⅰb	12 - 21	70 - 100	運動，筋固有知覚
		Ⅱ	6 - 12	40 - 70	触覚，運動覚
	γ運動		4 - 8	15 - 40	触覚，圧覚，筋紡錘遠心系
	Aδ	Ⅲ	1 - 6	5 - 15	痛覚，温覚，冷覚，圧覚
	B		1 - 3	3 - 14	有髄節前自律神経
無髄	C	Ⅳ	0.2 - 1.0	0.2 - 2	痛覚，温冷覚，節後自律，嗅覚

6. 軸索のイオンチャネルとその機能

　上述のように活動電位はランビエ絞輪部での電位依存性Naチャネルの急激な開口によって生じるが、ランビエ絞輪部には少量であるが（2%程度と考えられている）閾値が10-20mV過分極側にあり静止膜電位でも持続的に内向きNa電流を生じている非電位依存性の持続性ナトリウムチャネル（non-voltage dependent persistent Na channel）が知られている。持続性Naチャネルは静止膜電位を部分的に規定しており、脱髄や虚血においてこの持続性ナトリウムチャネル機能が変化してその神経伝導の病態を修飾していることが想定されている。

　また、電位依存性速カリウムチャネル（voltage dependent fast K channel）は傍絞輪部（paranode）に存在して、脱分極性の後電位の発生を抑制して過剰な活動電位の発生を抑制に寄与しているとされている。ランビエ絞輪部には速カリウムチャネルの25倍の密度で遅カリウムチャネル（slow K channel）が存在している。遅カリウムチャネルは活動電位には影響を及ぼさず、静止膜電位の決定や長い脱分極時の順応現象に関与しているといわれる。

〈横田隆徳〉

B. 臨床神経生理検査におけるME技術

1. はじめに

臨床神経生理検査には脳波（各種誘発脳電位を含む）、筋電図（誘発筋電図を含む）、平衡機能検査の眼振図、網膜電位図、自律神経検査のなかの交感神経皮膚反応などがある。そのほか脳磁図、赤外線トポグラムなどの検査も一部保険点数が認められているためルチーンワークとして実施している施設がある。ここでは生体電気現象に関する臨床神経生理検査を中心に検査に必要なME技術ついて解説する。

2. 臨床神経生理検査機器の特徴

図1は脳波や筋電図などの生体電気現象を計測する装置の基本構成である。この図の生体部分を除けば例えばマイクロホンの小さな出力電気信号を増幅器で増幅した後そのままスピーカを鳴らしたり、記憶媒体に記録する手段は一般のオーディオ機器となんら変わりがない。

筋電位のような生体の微弱な信号を増幅し、スピーカで筋電位の音を聴く場合とマイクロホンの出力信号を増幅してスピーカでその音を聴く場合とではいったいどこが違うのであろうか。以下にその違いについて列挙する。

a) 生体内で生ずる筋活動電位や脳活動電位によって生体内を流れる電流は電線のなかを流れている電流とは異質のものである。
b) この電流によって生ずる電位も一般のオーディオ機器で扱う信号よりはるかに低電位（聴覚脳幹電位などは1Vの100万分の1のさらに10分の1と小さい）である。
c) しかも同じ生体内には異なった生体信号（この場合目的とする以外の生体信号は雑音と考える。ここではこれを生体信号雑音と定義する）と重畳しているため、ただ増幅するだけでは目的とする生体信号を分離導出することは難しい。
d) さらに低電位ゆえに高い増幅率を持った増幅器が必要で、増幅率が高いとそれだけ周囲環境による雑音電位や生体信号雑音も同時に増幅してしまう結果となる。

など通常のオーディオ機器とは信号の検出部分とその電位の大きさに大きな違いがある。さらに後述するように信号源抵抗が通常のオーディオ機器に比較して桁違いに大きい（オーディオ機器は$100\Omega \sim 1k\Omega$であるが生体は電極接触抵抗を含めて$10k\Omega \sim 100M\Omega$におよぶことがある）。また前述のように目的とする生体信号が多くの他の生体現象や雑音と重畳しているために、多くの生体信号や雑音のなかから目的とする信号のみを検出するME技術も必要である。このように微弱な生体電気信号の検出には雑音をいかに取り除いて必要な信号のみを検出する雑音対策は特に重要な技術である。したがって臨床神経生理検査に必要なME技術とはこの雑音対策の技術といっても過言ではない。

雑音対策には以下の項目についての知識が必要である。

1) 電極電位や分極電圧による雑音の知識
2) 増幅器自身のもっている内部雑音について
3) 交流雑音の原因となる電磁誘導、静電誘導、漏洩電流、高周波変調について

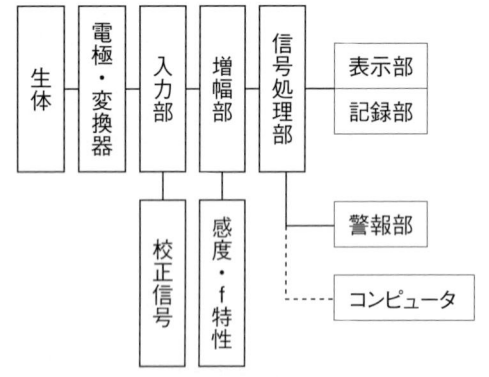

図1　生体情報計測装置の基本構成

4) 電極接触抵抗と差動増幅器入力部との関係
5) 差動増幅器の働きと同相弁別比について

などがある。

また雑音が混入しなくても生体の電気信号を正しく記録するために、

1) 信号に必要な周波数帯域を歪みなく正しく記録するための時定数、高域フィルタなどの知識
2) 生体信号は電圧計測であるため、信号源抵抗の大部分を示す電極接触抵抗と差動増幅器の入力抵抗との関係
3) 最近の脳波計などに内蔵されているインピーダンス変換回路であるバッファ増幅器の意味

についてそれぞれ知っておく必要がある。

一方、脳波計や筋電計などの最近の装置はデジタル脳波計などに見られるように以下のデジタル処理技術についても雑音の少ない信頼性のある記録を得るためには知ることが必要である。

1) A/D変換について
2) 種々の導出を行ううえでデジタル技術ゆえに生ずる問題点
3) 信号表示や判読のためのdisplay装置の解像度
4) 記録プリンタの精度

などがある。

以上のように雑音対策技術は使用者の操作法によらない装置自身の精度あるいは内部雑音によるものから、使用者の取り扱い技術によって対策が講じられるものまで多岐にわたっている。しかし装置の内部雑音であってもそれを知って取り扱うのと知らないで検査するのではまったく意味が異なる。以下、図1のブロック図にしたがって雑音対策としてのME技術について解説する。

3. 生体電気現象の導出法の考え方

脳波や筋電図の導出には図2に示すように後述する差動増幅器の片方（G_2）を目的とする生体電気現象の電圧が存在しないという前提のもとで非伝導体の電極Bに接続し、その部位を基準に電極A部位の生体電気現象を導出する単極導出法があ

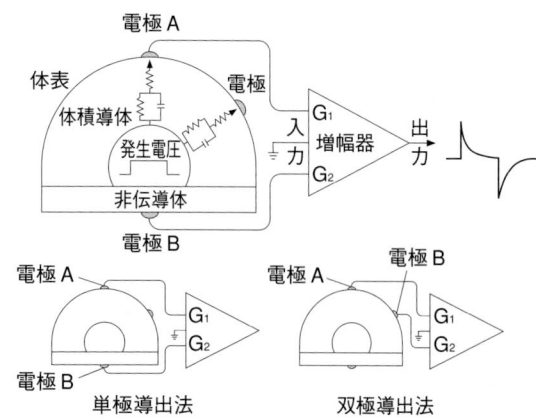

図2　体積導体中の生体電気現象の導出法

る。さらに電極Bを生体電気現象が波及している表皮に接着し、電極Aと電極Bの部位間の電位差を導出する双極導出法がある。脳波であれば単極導出では耳垂が電極Bにあたる。筋電図でいえば一芯同心針電極や双極芯針電極は前述の双極導出法であり、電極A（この場合単極針電極）を筋肉内に刺入し電極Bを筋肉のない膝部分に接着して筋電図を導出するものは単極導出法である。

こういった導出法によって目的とする神経生理現象のみを導出記録するためには使用する導出用電極や増幅器の内部雑音や種々の原因で混入する商用交流雑音などの雑音対策について理解する必要がある。

4. 電極と増幅器に由来する雑音

a. 電極と電極接着法に由来する雑音とその対策

生体電気現象は、神経細胞の興奮に伴うNaやKなどのイオンの流れによるイオン電流であるが、金属線や増幅器内の電流は電子電流である。したがって生体組織内に金属導線を刺しても生体の神経細胞の活動に由来するイオン電流を直接金属導線に流すことはできない。この生体のイオン電流を金属内の電子電流に変換するトランスデューサが生体用導出電極であり、この目的にかなった電極がAg-AgCl（銀-塩化銀）電極である。銀-

塩化銀電極と生体組織との界面では、

$$AgCl \rightleftarrows Ag^+ + Cl^-$$

（電極側では電離の結果 Cl^- が生ずる）
電子の流入 e^- ↑↓ e^-（電子の放出）
　　　　　　　　Ag

Cl^- は界面を通って電解質水分の方へ出ていく。逆に電解質水分側で電離した Cl^- によって運ばれた電荷は Ag と反応して以下のように AgCl となる。

$$Ag^+ + Cl^- = AgCl + e^-（電子）$$

この反応が生じ、皮膚と電極間の界面には電荷が蓄積せず、イオンと電子の授受がスムーズに行われる[1]。この反応がうまくいかない通常の金属を用いると電極と皮膚との界面には電極電位と分極電位が生ずる。皮膚表面に Cl^-（イオン）や Na^+（イオン）液などの電解質を含んだ電極ペーストを用いると金属電極と電解質溶液の界面にはイオン化傾向の違いによる起電力である電極電位が生ずる。さらに増幅器側からリード線を通じてわずかな電流が電極と皮膚界面に流れた場合に生ずる分極電位（圧）が生ずる。この分極電圧は電極が合金であった場合にその成分金属のイオン化傾向の差による局所電流が電極に流れることによっても分極電圧は生ずる。一般に電極電位と分極電圧を合わせて広義に分極電圧として説明している。この分極電圧は通常直流（DC）電圧として考え、図3に示すように信号成分に重畳して直流電圧が増幅器に入力される。この直流成分電圧をオフセット電圧とも呼ぶ。この DC 成分は脳波のような時定数0.3秒（低域遮断周波数0.5Hz）の交流増幅器ではあまり問題が生じない（A）が、電極接着部が変化して機械的な揺れが生じた場合には DC 成分の変動が生じ、この変動分が基線の変動雑音（ドリフト雑音）として記録される（B）。もし分極電圧が100mVとした時、電極のわずかな動きにより0.1％変動した場合には100μVのドリフト雑音が生ずることになる。無論電極が接触不良などで大きく動いたり、剥がれかけていた場合にはドリフト雑音どころか、急峻に基線が動く大きな雑音となる。

対策として電極は分極電圧の小さな Ag-AgCl（銀-塩化銀）電極のような不分極電極を用い、かつ電極接触抵抗が10kΩ以下になるようにきちんと電極を接着することが必要である。通常の新しい銀電極や洋白電極は分極電圧が高くそれだけ少しの電極の動きなどによっても大きなドリフト雑音が生じやすい。したがって銀や洋白あるいはステンレス性電極は一晩生理食塩液に浸して電極表面に塩化膜を形成させてから使用するとドリフト雑音は軽減できる。これをエージング処理という。

b. 増幅器の内部雑音に由来するもの

増幅器を構成しているトランジスタや抵抗を含んだ IC 素子から発生する雑音には、①フリッカ雑音やショット雑音、②熱雑音、③ドリフト雑音などがある。特に低周波数を扱うことの多い脳波や交感神経皮膚反応（SSR）をはじめとする生体電気信号用増幅器の雑音として、このフリッカ雑音がある。フリッカ雑音は図4に示すようにある特定の周波数 f_1 を境にそれより低い周波数に逆比

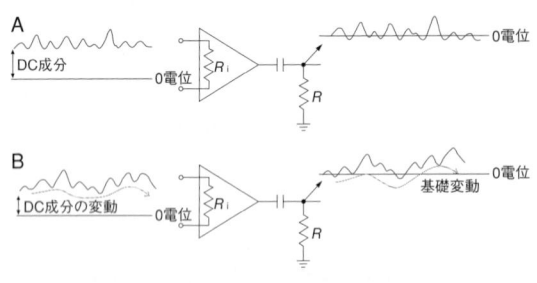

図3　分極電圧の変動による影響

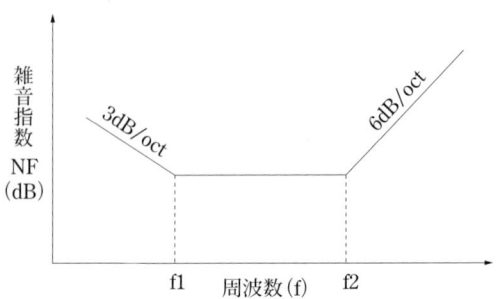

図4　周波数帯域と雑音指数の関係

例して雑音指数が大きくなる雑音で1/f雑音ともいわれている。逆にある周波数f_2より高くなると周波数の二乗にほぼ比例して雑音が増加するショット雑音がある。ちなみに神経生理検査の代表である脳波計内の雑音源として増幅器に原因するものが多い。脳波計のJIS（日本工業規格）による内部雑音は3μVp-pの雑音が1秒間に1回以上あってはならないと規定されている。また筋電計では10μVp-pを超える雑音が1秒間に1回以内としている。

5. 差動増幅器と交流雑音除去対策
a. 差動増幅器のニュートラル電極について

　差動増幅器は2つの電極部位の電位差を増幅し、後述する交流雑音を抑制することのできる特徴をもった増幅器である。差動増幅器は図5に示すように入力端子はG_1, G_2端子とN（ニュートラル）端子からなる3端子で構成されている。したがって生体には最低3個の電極を接続しないと十分な性能を発揮することができない。今G_1端子の電位をv_1, G_2端子の電位をv_2としてN端子を生体のどこかを基準電位、すなわちN端子の基準電位をv_0とすると差動増幅器のN端子の基準電位に対するG_1部位間の電位差はv_1-v_0、G_2部位間の電位差はv_2-v_0となる。したがって差動増幅器の信号入力電圧に対する出力部分では$(v_1-v_0)-(v_2-v_0)=v_1-v_2$となり、もし差動増幅器の信号に対する増幅度がAの場合はA(v_1-v_2)となる。この結果、信号に対してはN端子の電位はどこでもよく、したがって生体電流閉回路内で体動などの雑音が混入しない部位であればどこにつけてもよいことになる。脳波記録の場合には前頭部、鼻先、鎖骨周辺、時に耳垂などがこのN端子の接続電極部位として用いられる。従来交流雑音除去の目的で生体の対地電位（アース点に対する生体の商用交流電位）を小さくするために前頭部や鼻先部位を接地（アース）と接続してきた。ボディーアースの用語はこの時に生まれた。この場合v_0はアース電位すなわち$v_0=0$ボルトである。最近の生体用差動増幅器は電気的安全を確保するために

N端子をアースに接続していないものが多い。すなわち電池動作する機器と同じように電灯線から引く電源部やアース点を含む回路から生体を分離（アイソレーション）または浮かした回路（フローテイング回路）構成にすると従来のN端子はアース点ではなく、単に差動増幅器の動作に必要な電極端子にすぎない。したがって従来のボディーアース電極はニュートラル（N）電極（または中性点電極）というのが正しい。しかし従来のボディーアース電極の用語がまだ用いられていることが多い[2]。

b. 交流雑音対策から見た差動増幅器
①差動増幅器の交流雑音除去の考え方

　図6は頭皮上の2つの電極間の電位差を測定する差動増幅器の接続を示す。以下に差動増幅器のG_1とG_2には基準点（この場合アース点）に対して頭皮上で同位相・同電圧を示す交流雑音（例えば20mV）が混入した場合に差動増幅器の雑音除去の考え方を示す。

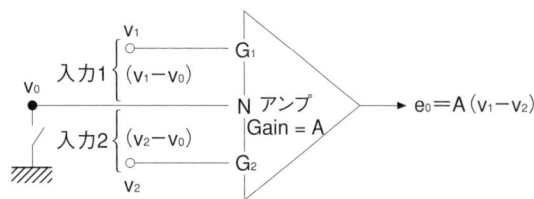

図5　差動増幅器のニュートラル電極
入力1の電位と入力2の電位の差を増幅して出力する。

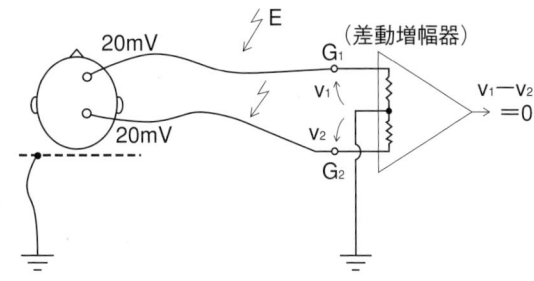

図6　交流雑音（同相・同電位雑音）と差動増幅器

まず差動増幅器のもとになる平衡型増幅器の考え方を図7aの簡単なブリッジ回路の平衡状態として考える。図7aでは$r_1=r_2$であれば、このブリッジ回路の出力端ab間の電圧Va-bはゼロになる。次にr_1とr_2の代わりに図7bのように接合型FET（接合型電界効果トランジスタ）Tr_1とTr_2に置き換えてみる。これは図7cのように見たことのある平衡型増幅器となることがわかる。するとTr_1とTr_2の入力端子G_1とG_2にもし図6のような同位相・同電圧が入力した場合、Tr_1とTr_2それぞれのトランジスタの両端の抵抗（r_1とr_2）はTr_1とTr_2の諸動作特性がまったく同じであれば$r_1=r_2$となってブリッジ回路の出力がゼロになるのと同じようにこの平衡型増幅器の出力電圧Va-bはゼロになり完全に交流雑音を取り除くことができる。しかし実際には同じ規格のトランジスタを使っても双子の兄弟でも少しは性格が違うようにまったく諸動作の特性が同じものはない。そこで考えられたことが、図7に挿入されているRcの負帰還抵抗であり、この抵抗によって少しぐらい特性が異なっていても同位相電圧による負帰還作用で交流雑音のような同位相雑音の除去効果を大きくすることができる。このように平衡型増幅器にRcを挿入して同位相信号（この場合交流雑音）に強い負帰還作用を持たせた平衡型増幅器を差動増幅器という。このように差動増幅器はある基準点（従来はボディーアース点）に対してG_1とG_2に入力される信号の差を忠実に増幅すると同時に同位相電圧

に対して強い負帰還作用があるため、交流雑音や電源電圧の変動のような同相電圧による影響を抑制することができる。この抑制の程度は増幅器によって異なるがその程度を表す用語に弁別比（または同相除去比：CMRR）がある。CMRRは専門的には（差動信号に対する増幅度）／（同位相信号に対する増幅度）で示される。多くの神経生理検査に使用する装置のJIS（最低限の性能を規格化したもの）ではこの比が1000倍（60dB）以上となっている。実際の差動増幅器ではFETの入力部分に適当な動作点を得るためにG_1およびG_2それぞれの端子からFETのソース（S）端子に高抵抗R_0を挿入してある。通常これを増幅器の入力抵抗と呼んでいる[3]。

②差動増幅器の入力側における雑音対策

図6の2つの電極部分には基準点（この場合アース点）に対して同じ同位相同電圧の交流雑音電圧（En）が存在しているから差動増幅器の交流雑音に対する入力部は図8aに示すことができる。Z_1およびZ_2は2つの電極部分の電極接触インピーダンス（電極接触抵抗でもよい）、R_0は前述した差動増幅器の2つの入力抵抗を示す。この差動増幅器の入力部分に関する電極接触抵抗との関係は図8bのようにこれもまた交流雑音電圧を電源（En）とするブリッジ回路を構成していることがわかる。すなわちこのブリッジ回路の出力端子G_1とG_2間の出力電圧Vnが差動増幅器の差動入力となる。この差動増幅器の入力部G_1とG_2間に交流

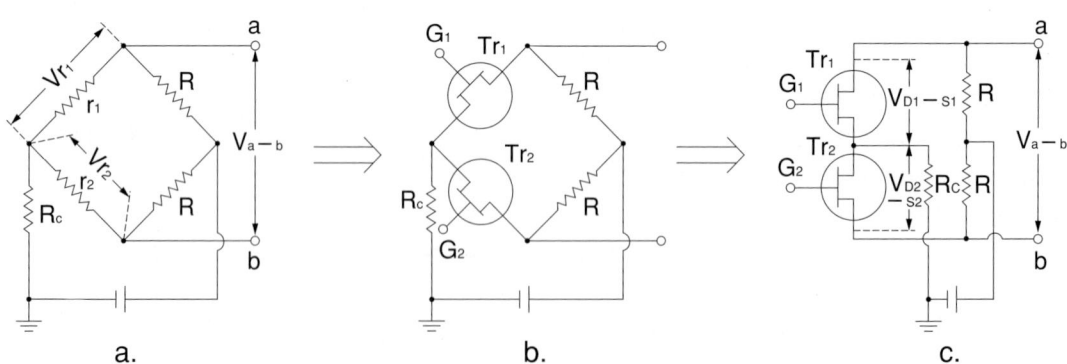

図7　平衡型増幅器と差動増幅器の考え方

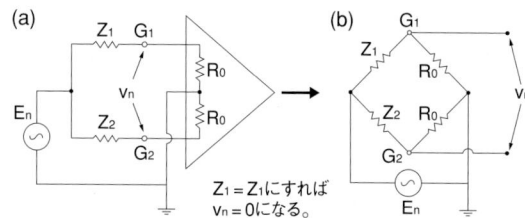

a：同相電圧雑音に対する差動増幅器の入力回路部。

b：入力回路の等価回路。結局同相雑音に対してはブリッジ回路を考えればよい。

図8　差動増幅器の入力部と同相交流雑音の関係を示した入力部分の等価回路

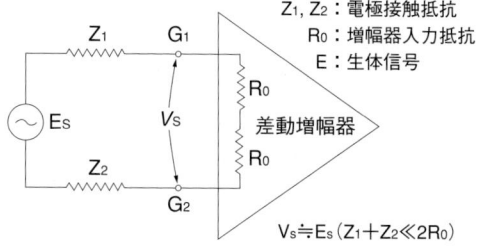

Z_1, Z_2：電極接触抵抗
R_0：増幅器入力抵抗
E：生体信号

$V_s \fallingdotseq E_s \ (Z_1+Z_2 \ll 2R_0)$

図9　電極接触抵抗と生体信号の入力部の回路構成

雑音が入力しないためにはこのブリッジ回路が平衡状態、すなわち $Z_1=Z_2$ であることが必要である。このことは差動増幅器自身の弁別比（またはCMRR）がどんなに高くても、$Z_1 \neq Z_2$ であると雑音は混入することになる。そのためできるだけ後述するように2つの電極接着抵抗は等しくし、かつ R_0 より十分に小さくすることが必要である。

③差動増幅器の入力側における生体信号成分の歪み対策

2つの入力端子 G_1 と G_2 間に入力する生体信号（E_s）に対する差動増幅器の入力側の回路構成を図9に示す。2つの電極接触抵抗をそれぞれ Z_1 と Z_2、差動増幅器の2つの入力抵抗を R_0 とすると2つの入力抵抗両端の端子電圧、すなわち G_1 と G_2 の差動増幅器の入力電圧 V_s は $V_s = 2R_0 \cdot I$、ここで $I = E_s / (Z_1+Z_2+2R_0)$、したがって

$V_s = E_s \cdot 2R_0 / \{(Z_1+Z_2) + 2R_0\} = E_s /$
$[\{(Z_1+Z_2)/2R_0\}+1]$

今 $(Z_1+Z_2) \ll 2R_0$ とすれば、$V_s \approx E_s$ となる。

すなわち電極接触抵抗（Z_1+Z_2）が差動増幅器入力抵抗 R_0 または $2R_0$ より十分に小さいときには生体信号（E_s）はそのまま振幅歪みなく差動増幅器に入力される。しかしもし仮に（Z_1+Z_2）の電極接触抵抗が大きく（Z_1+Z_2）＝$2R_0$ とすれば上式より $V_s = E_s/2$ となり、実際の生体信号の半分しか差動増幅器に入力されないことになる。したがってこの結果に前述の交流雑音が入力部に入らない条件である $Z_1=Z_2$ を考慮すると、生体信号を歪ませることなく交流雑音を抑制し軽減化するための電極接触抵抗と差動増幅器の入力抵抗との間には $Z_1=Z_2 \ll 2R_0$ の条件が必要である。特に神経生理検査のように小さな生体電気現象を扱う場合にはできるだけこの条件にあうように個々の電極接触抵抗を下げる努力が必要である。

④電極接触抵抗の測定

真空管時代には例えば脳波計のCMRR（または弁別比）もさほど良くなかったので、交流雑音除去のためには現在もそうであるように電極と皮膚との間の電極接触抵抗（インピーダンス）を低くすることが大切であった。当時は耳垂を基準に耳垂と頭部間の2つの電極間にテスタによる微弱（1～5mA程度）な直流電流を流し、その間の直流抵抗を測定していた。直流を流すと皮膚と電極間に分極電圧が生じるためその分極電圧を軽減する目的で、テスタの測定棒を逆にして再度逆方向に電流を流して電極間抵抗を測定していた。その後この電極間に分極電圧が生じにくい数10μAの10Hz程度の交流電流を流して電極接触抵抗（インピーダンス）を測定するようになった。したがって従来の電極接触抵抗は耳垂電極と頭部の電極の2つの電極の接触抵抗を測定していることになり、実際の1つの電極部位の接触抵抗を測定してはいなかった。しかし増幅素子の小型化とデジタル脳波計に見られるデジタル演算回路の進歩によって個々の電極部位の本来の電極と皮膚との電極接触抵抗を測ることができるようになった。測定方法には2電極の電極接触抵抗を3個ずつ組みにして、3つの連立1次方程式から計算する方法、

回路のY／Δ変換より計算する方法、など各社それぞれ測定法の違いがあるがとにかく電極1つの電極接触抵抗を測れるようになった。図10に新たに接着したZ電極に対して測定したい電極部分からImの電流（10Hzの交流0.1μA）を流し、その印加した電流によって発生した電圧から接触抵抗を測定する方法を示す。すなわちFp1のR1は、

$R_1 = (V_1 - VH) / Im = VA / Im$

またFp2のR2は

$R_2 = (V_2 - VH) / Im = VB / Im$

として求める。

⑤インピーダンス変換回路としてのバッファ増幅器

前項で述べたように差動増幅器の入力抵抗はJISで定められているので変えることはできない。したがって検者が電極接触抵抗を検査時にできるだけ低く、かつ等しくなるようにする努力が必要である。しかし実際にはそう簡単にはいかない。皮膚の弱い患者や思うように抵抗が下がらない場合、あるいは針電極などのようにもともと抵抗の高い電極もある。特に大脳および脳幹誘発電位あるいは脳死判定などのより低電位な信号を検出するための雑音対策には少しぐらい実際の電極接触抵抗が高くても、差動増幅器側から生体側を見た場合の見かけの信号源抵抗（主に電極接触抵抗）を低くする工夫が必要である。こうすることにより前述の生体信号を増幅し、かつ雑音の軽減化に対して差動増幅器への負担を軽くすることができる。すなわち実際の増幅機能をもつ差動増幅器のG_1とG_2の入力端子に生体信号を入力する前に増幅機能は持たない増幅度1でその増幅器の出力抵抗を1kΩ以下にするような後述する簡単な増幅器（これをバッファ増幅器：緩衝用増幅器という）を挿入することで実際の差動増幅器の雑音対策への負担を軽くすることができる。図11aはこの目的のためのインピーダンス変換器としてのバッファ増幅器の概念図である。電極接触抵抗Z1がたとえ100kΩと高くても例えば100MΩという高い入力抵抗をもつ増幅素子（例えばFET）を介して、さらに図11bに示すようなFETのいわゆるソース（S）端子から出力信号を取り出すソースフォロアとして信号を出力するとその出力抵抗は100Ω程度にすることが可能である。このソースフォロア回路は増幅器としての機能はなく（増幅度がほぼ1倍程度）、出力インピーダンスを100Ω程度にすることができるので、脳波計であれば図11aの脳波計の差動増幅器から電極側を見た場合に見かけ上電極接触抵抗は100Ω程度にしかもほぼ一律にそろえることが可能である。このように増幅器と

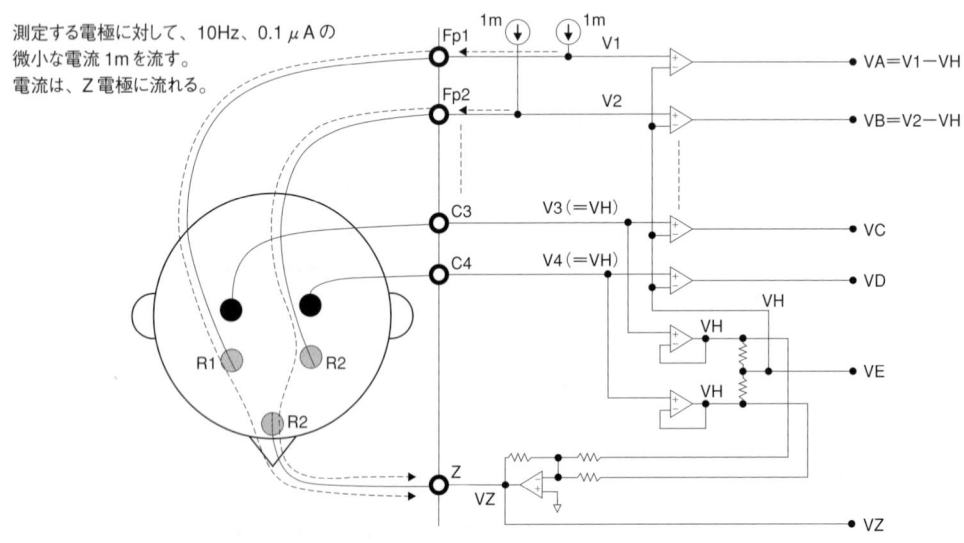

図10　電極接触抵抗測定回路例（日本光電kk）

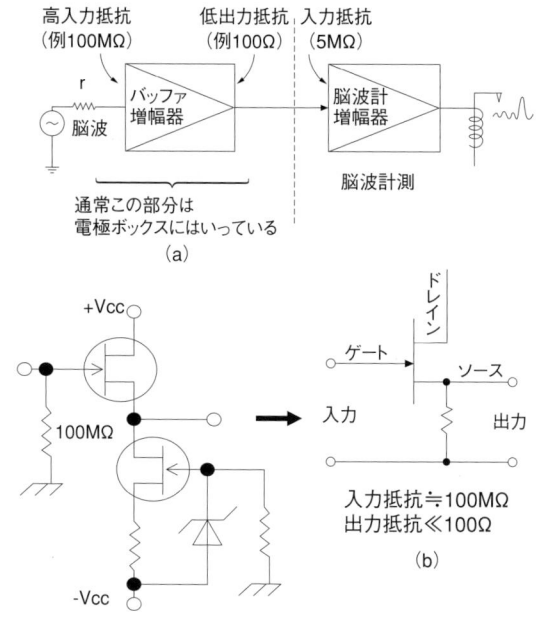

図11　インピーダンス変換器としてのバッファ増幅器
a：バッファ増幅器　　b：FETのソースフォロー出力

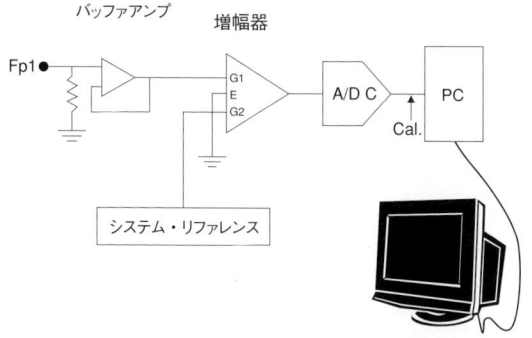

図12　電極単位ごとのバッファ増幅器

表1　いろいろな生体電気現象の周波数特性（帯域）と電圧の大きさ

生体電気現象	周波数特性（Hz）	電圧の大きさ
心電図（ECG）	0.05〜200	0.1〜5mV
脳　波（EEG）	0.5〜60	数〜300μV
筋電図（EMG）	5〜10,000	10μV〜15mV
網膜電図（ERG）	0.5〜300	50μV〜1mV
交感神経皮膚反応（SSR）	0.03〜15	数10μV〜数mV

しての機能はないが高い電極接触抵抗を見かけ上低い抵抗に変換し本来の増幅器の入力部に信号を送る回路をインピーダンス変換回路という。最近の神経生理検査に使用する装置にはほとんどにこの回路が使われている。例えば筋電計や脳波計の電極ボックスの中にこのインピーダンス変換回路であるバッファ増幅器が内蔵されている（図12）。そして最近のようにデジタル化された装置の多くには同時にIC化され小型になった増幅素子と後述するA/D変換（アナログ／デジタル変換）回路までもこの電極ボックスに内蔵されているものが多い。したがってこの電極ボックスから出ている出力コードはパーソナルコンピュータに接続されているので、後は種々のデジタル信号処理（フィルタや雑音処理、加算平均処理など）を行い、その結果をプリントアウトや光記憶媒体に記録する形式の装置が多くなった（図1）[4]。

6. 信号検出に必要なフィルタ回路

表1に生体現象の電圧レベルと必要な周波数帯域を示す。この表からわかるようにそれぞれ必要な周波数帯域が重なっていることがわかる。例えば0.5〜60Hzが脳波の周波数成分であるとすればそれ以外の生体信号はすべて雑音である。したがってもし脳波記録であれば脳波以外の周波数成分をもつ生体現象をできるだけ取り除き、脳波成分の必要な周波数成分のみを検出することが必要である。この働きをするのが種々のフィルタ回路である。しかしそれでもなお高い周波数では筋電図成分や心電図成分の5〜60Hzは脳波信号成分と重なっている。また低い成分を主とする汗腺活動に伴うSSRでは0.5〜30Hzまでの信号成分が脳波信号と重なっている。このように重なっている脳波以外の雑音は別な特殊なフィルタ（例えば後述する移動平均や同期加算を併用したサブトラクション法など）による処理が必要である。ここでは必要な周波数成分の下限を規定する低域遮断フィルタ（高域通過フィルタ）と上限を規定する高域遮断フィルタ（低域通過フィルタ）について解説する。

a. 低域遮断フィルタと高域遮断フィルタ

脳波計を例にとれば脳波の必要な周波数成分の周波数帯域は0.5〜100Hz（または60Hz）である。δ波の下限は0.5Hzであるからこれ以下の周波数はいらないことになる。また棘波（spike wave）の必要な上限は100Hz（または60Hz）であるからこれ以上の周波数はいらない。筋電図であれば2Hz〜10kHzの範囲で100Hzの振幅の70〜110%以内となっているが、多くの施設では時定数0.03秒である5Hzを下限周波数（−3dB：70%）として、また10kHzを上限周波数（−3dB：70%以内）として使用している。図13は増幅器の周波数特性を示したものである。振幅が同じであるがいろいろな周波数の信号を増幅器に入力したときその出力はf_0の振幅を1（100%）としてそれより$1/\sqrt{2}$倍（70%値）に振幅が減じた周波数を下限周波数fclと呼び、図のようにこれ以下の低い周波数を遮断するCR回路を低域遮断フィルタ（低域減衰フィルタまたは高域通過フィルタ）という（図中の左）。fchは上限周波数を規定する高域遮断周波数であり、これ以上の高い周波数を遮断するRC回路を高域遮断フィルタ（高域減衰フィルタまたは低域通過フィルタ）という（図中の右）。fclおよびfch=$1/(2\pi CR)$で示され、CとRの積、すなわち$\tau=CR$を時定数と呼ぶ。電子工学の分野ではfclとfchの両方の遮断周波数を規定する用語として用いられるが（正確にはこの方が正しい）、医学の分野では低域遮断周波数を規定するものにのみ一般に時定数の用語を用い、高域遮断周波数を単にフィルタと呼んでいる。例えば時定数0.3秒といえば、低域遮断周波数は0.5Hzとなり、0.1秒では1.5Hzとなる。高い周波数の雑音がはいるからフィルタを30Hzまたは60Hzにするという表現は高域遮断周波数（fch）を30Hzまたは60Hzにすることを意味する。

図14はfclを規定する時定数回路（これを微分回路ともいう）とfchを規定する時定数回路（これを積分回路ともいう）のそれぞれの入力に方形波電圧といろいろな周波数の正弦波電圧を加えた場合のそれぞれの出力波形である。方形波入力電圧Eに対して、微分回路の出力電圧vは$v = E \cdot e^{-(1/CR) \cdot t}$で示される一般式が成り立ち、積分回路では$v = E(1 - e^{-(1/CR) \cdot t})$になることが知られている。この式から方形波入力電圧の立ち上がり時点（t=0秒）からt=CR秒後の微分回路の出力電圧は$v = E/e = 0.37E$となるから、逆に方形波入力電圧の立ち上がり時点からの出力電圧Eが37%に減衰するまでの時間がCR秒すなわち時定数であることがわかる（図では時定数をTL，THで示されている）。正弦波入力電圧に対してはfclとfchを境にそれぞれでそれ以下の周波数とそれ以上の周波数において正弦波の振幅は減衰し、図13で示すような左側、右側の減衰特性となる。図15に時定数∞のDC波形と種々の時定数の変化による方形波の変化と正弦波の振幅と位相の変化を示す。ここで微分回路の時定数が小さいほど入力波形はより微分されたことになる。眼振図検査

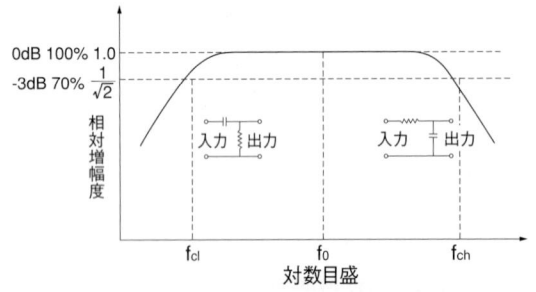

図13　増幅器の周波数特性

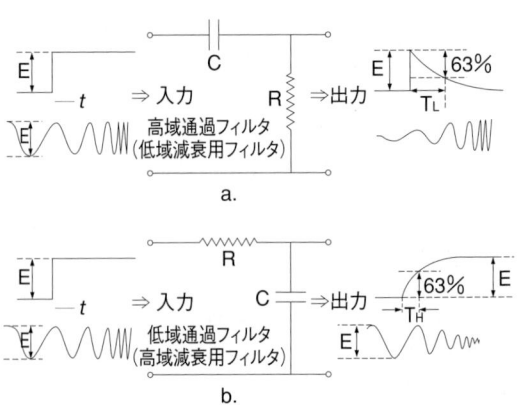

図14　フィルタ回路の入出力波形の変化

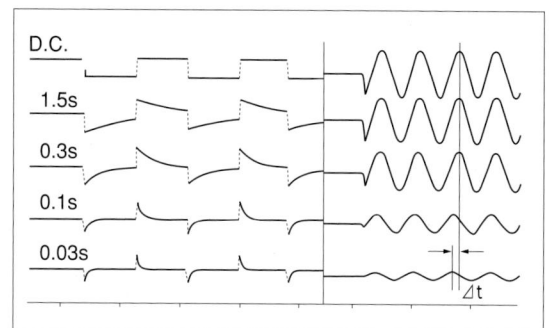

図15 時定数の変化による方形波の変化と正弦波の変化

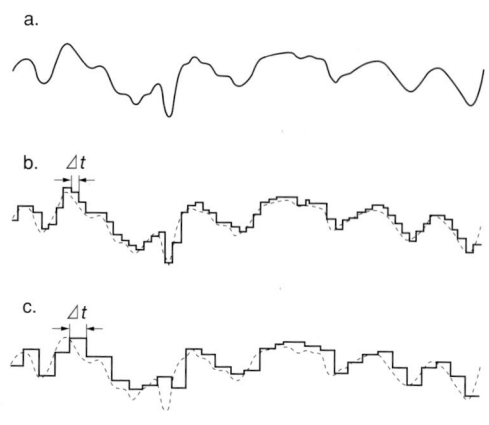

図16 アナログ／デジタル（A/D）変換の様子
a：アナログデータ（原信号）
b：Δtが小さい場合（原信号の再現性が良い）
c：Δtが大きい場合（原信号の再現性が悪い）

で眼振そのものの動き（動いた距離の電圧の大きさ）を記録する原波形記録の時定数はDC記録（時定数∞）か少なくとも3.0秒を用いることになっている。眼球の速度波形（距離を時間で割る微分波形）の記録には本微分回路の時定数を小さくした0.03秒で記録することになっている。

7. 神経生理検査に必要なデジタル技術

a. A/D変換について

5-b-⑤の項で述べたように電極ボックス内でA/D変換されたデジタル信号はパーソナルコンピュータに取り込まれ種々のデジタルデータ処理が行われる。A/D変換とは時間的に連続量であるアナログ信号を細かく切ったいわゆる離散的な時系列データであるデジタル信号に変換することである。このアナログ信号を時間軸上でΔtごとに波形の振幅をプロットし取り出す作業をサンプリングという。図16に示すようにΔtが小さいほどもとのアナログ信号波形に忠実なデジタルデータが得られる。1Hzの正弦波1周期の特性をとらえるためには最低2個のサンプリング値が必要である。ここで$fs=1/\Delta t$をサンプリング周波数といい、$fs=2f_N$のf_Nをナイキスト周波数という[5]。例えば臨床で必要な脳波の周波数成分が最高で60Hzであれば120Hzでサンプリングすればよいことになる。すなわち信号の持っている最高周波数をナイキスト周波数f_Nと考えればよい。ここで

ナイキスト周波数の2倍が実際のサンプリング周波数より高い場合には図17に示すようにエリアシング（aliasing）雑音が生ずることを知っておく必要がある。今図17のように40Hzと60Hzの正弦波を100Hzでサンプリング（Δt＝10ms）した場合、そのナイキスト周波数は50Hzであるので、コンピュータで周波数分析を行うとこの場合は40Hzのところにパワー値を示す。しかし60Hzの正弦波に対して周波数分析をすると60Hzの他に50Hzのナイキスト周波数を中心に60Hzとの差である10Hz成分が60Hzと対象な位置、すなわち40Hzの位置にパワー値をつくる（これを折り返し現象ともいう）。すなわち点線で示したように前の40Hz信号と180度の位相差をもつ同じ正弦波信号が新たに出現しているように見える。これがエリアシング雑音である。図18は高域遮断周波数特性を示したものである。例えば脳波は60Hzまでとして高域遮断周波数fchを60Hz（−3dB値）にしても実際には図のように60Hz以上の周波数成分がある（これはアナログフィルタの12dB/octや18dB/octの傾斜によって異なる）。そのため120Hzでサンプリングしてもフィルタの傾斜によって残る60Hz以上の周波数が60Hzを中心に折り返されエリアシング雑音となる。したがって

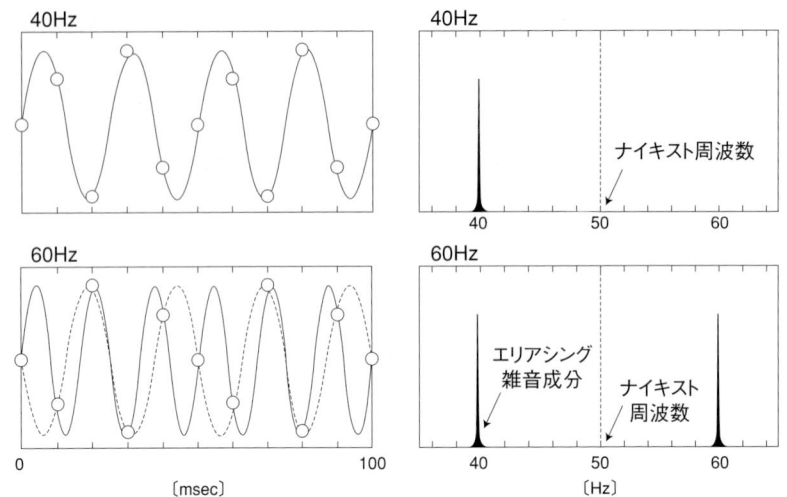

図17　40Hzと60Hzの信号を100Hzでサンプリングした場合の周波数分析結果　(1996,中村政俊)

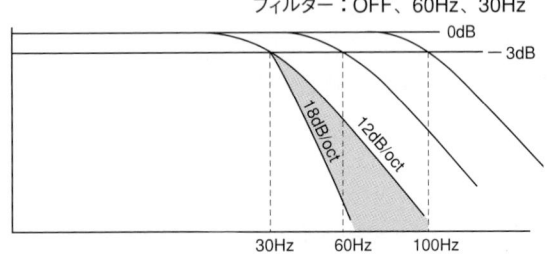

図18　高域遮断フィルタの傾斜
フィルタの傾斜特性によってエリアシング雑音が生ずる。

60Hz以上の周波数で生ずるエリアシング雑音を除くためには実際に120Hzのサンプリング周波数であれば60Hzより低い、例えば120Hzの1/3の40Hz付近を遮断周波数とするアナログフィルタで前処理をしておくことが必要である。確かに120Hzでサンプリングすれば60Hzのアナログ信号は再現できるが前述したようにエリアシング雑音を考慮すると実際には40Hzが再現できる最高周波数ということになる。したがってもしアナログ信号の遮断周波数が60Hzまでの信号をサンプリングする場合にはエリアシング雑音対策として180〜200Hzのサンプリング周波数が必要である。筋電計のサンプリング周波数は10kHzの2倍である20kHが理論上用いるが、多くの筋電計では誘発筋電図波形も含めて約50kHのサンプリング周波数を使っているメーカが多い。

b. 標本化と量子化

A/D変換は時間軸領域におけるサンプリング周波数をどのように設定するかを問題とすることが多いが、実際には脳波をはじめさらに低電位である大脳誘発電位や脳幹誘発反応電位のような微小信号をうまくデジタル化する必要がある。図19は標本化と量子化について示したものである。アナログ信号の時間軸方向のデジタル化（サンプリング化）を標本化と呼び、縦の振幅方向のデジタル化を量子化という。例えば図19aに示すようにフルスケール（最大振幅）5Vの信号を8bitに分解するA/D変換とは1アドレス（この場合1サンプルまたは1標本化と呼び換えてもよい）あたり5Vの電圧を2^8（256区分）に分解できる精度を意味している。すなわちこの場合の1量子化幅は約20mV (5000mV/256)、つまり20mV単位でコンピュータは計算することになる。このことは必要な入力信号が20mVまで増幅されないとA/D変換されないことを意味している。しかし図19bに示すように12bitの変換器では2^{12}（4096区分）に分解

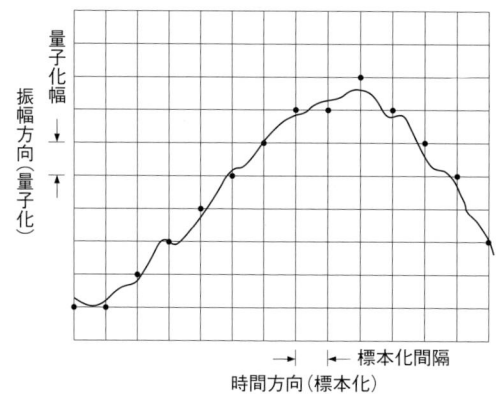

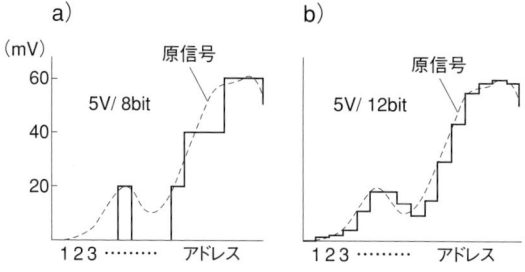

図19 標本化と量子化

始まり、1961年にMITで開発されたCAT（computer of average transients）以来今日ではソフトウエアによって動作する加算平均法が用いられている。

加算平均法は刺激に対する反応電位（信号S）が雑音Nのなかに埋もれている場合に、その刺激点に同期して加算演算（同期加算）を繰り返すことにより、信号成分を抽出する方法である。大脳誘発電位や感覚神経伝導速度の順行性計測法などにしばしば用いられている。

図20aは脳波を500Hzでサンプリング（1秒のデータを約500点の離散的データにする）し、各サンプリング点の電位は数値化（量子化）されて、約500のアドレス（番地）にそれぞれ記憶され蓄積される様子を示したものである。繰り返し刺激によって常に刺激点をそろえて次々に各アドレスに数値が加えられると、常にランダムに発生している背景脳波（この場合雑音）は例えば図のように2回の加算、1と2を加えた結果Nのようになり背景脳波の振幅は小さくなる。それに対して刺激よりほぼ同じ潜時で出現する信号の誘発電位は1'と2'の加算結果Sのように大きくなる。結果的に背景脳波である雑音は各アドレスごとに＋電位と－電位が加算平均され、加算するほど限りなくゼロ電位に近づく、しかし刺激点より一定の潜時で誘発される反応は打ち消されることなく次第に大きくなっていく。そしてその結果S/N（信号対雑音の比）は図20bのような加算回数n回に対して$\sqrt{n}$のグラフに従って改善される。このグラフからわかるように加算回数が数回と少ない場合には$\sqrt{n}$ではなくnの割合で改善される。図20cはフラッシュ刺激による視覚誘発電位の加算回数による誘発電位抽出過程を示したものである。

d. 雑音対策の進歩
①種々の商用交流雑音除去フィルタ

前述したように接地や各種シールドおよびラインフィルタを施しても脳波計の信号ライン（脳波計の入力端子）に混入した商用交流雑音の除去には差動増幅器のCMRR（弁別比）をできるだけ高くする以外はフィルタによる方法しかない。

できるため量子化幅は約1.2mVとなり、より低電位な電位変化もデジタル処理することが可能である。一昔前の信号処理で脳幹誘発反応（ABR）のような非常に低電位な電位を検出するためにいくら加算平均演算してもABRが検出できない場合があった。これはサンプリング周波数はそれなりに高いがbit数の低いメモリ素子を使っていたため、量子化幅が大きすぎてコンピュータによる計算ができないためで、このような場合には量子化幅の大きさ以上にもとの原信号を十分に増幅することが必要であった。現在のように16bit以上でA/D変換する場合には計算にのらないことは少ないが、ときにいくら加算回数を多くしても信号がS/Nよく現れないときには信号の増幅度と量子化幅について注意することも必要になる。

c. デジタル処理技術例
①加算平均法

誘発電位検出法は1951年のDawsonの重畳法に

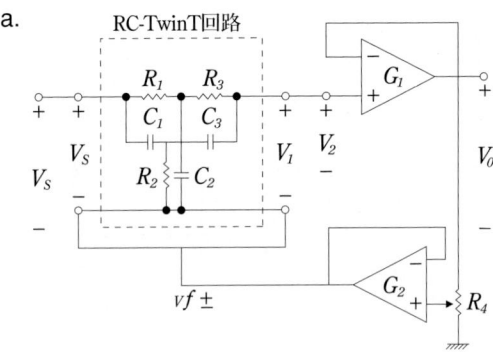

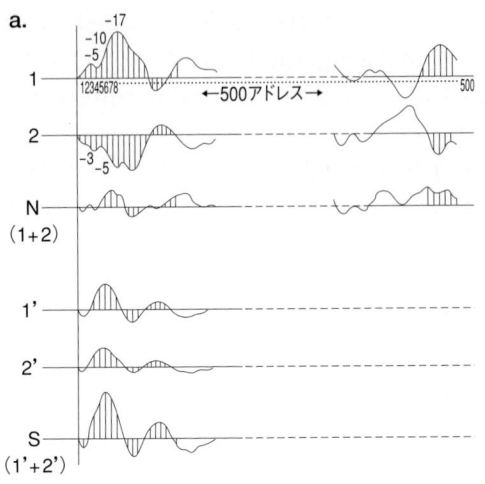

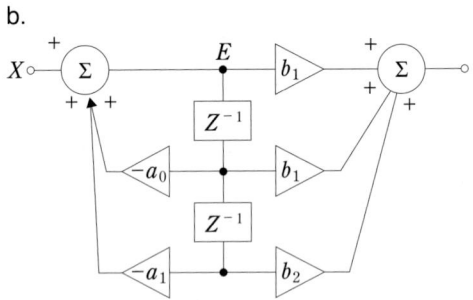

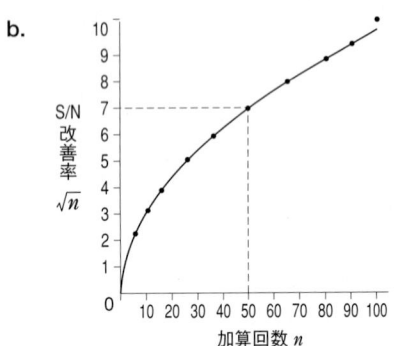

$$H(z) = \frac{b_0 + b_1 Z^{-1} + b_2 Z^{-2}}{1 + a_0 Z^{-1} + a_1 Z^{-2}}$$

$a_0 = B/A$
$a_1 = C/A$ a_0, a_1, b_0, b_1 : factor of multipler
$b_0 = D/A$
$b_1 = B/A$
$b_2 = D/A$

since $\omega_0 = 2\pi f_0$ (f_0 : notch frequency)
       T : sumpling interval
       Q : quality factor
       $a = 4 + \omega_0^2 T^2$
       $\beta = 4 - \omega_0^2 T^2$
       $A = a + 2(\omega_0/Q)T$
       $B = -2\beta$
       $C = a - 2(\omega_0/Q)T$
       $D = a$

図21 商用交流雑音除去フィルタ
a：並列T形アナログフィルタ
b：デジタルフィルタ

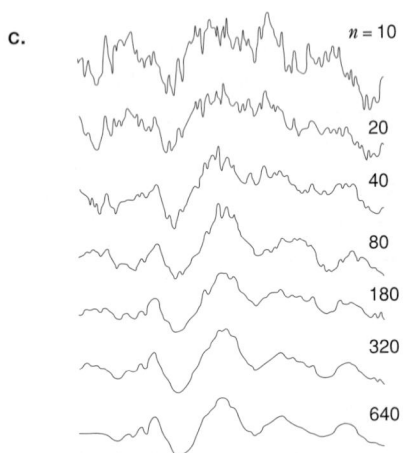

図20 加算平均法と加算回数によるS/Nの変化
a：雑音Nと信号Sのそれぞれの加算結果の比較
b：$\sqrt{n}$の改善カーブ
c：加算回数の増加による視覚誘発電位のS/Nの改善例

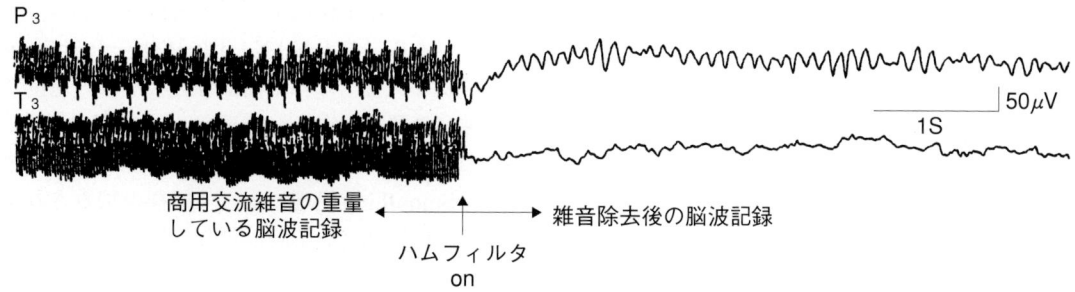

図22 デジタルNotch（ハム）除去フィルタによる交流雑音除去の前後の脳波記録

商用交流雑音除去フィルタには従来のアナログ型脳波計に使用されている図21aに示す並列T形（RC-Twin T回路）商用交流除去フィルタ（ハムフィルタ）であるアナログフィルタと図21bに示すデジタル脳波計に使用されている2次のデジタルフィルタとがある。図22はアース断線や静電誘導などによる50またはP_3、T_3部位の商用交流雑音混入時の脳波記録とデジタルNotch（ハム）除去フィルタを使用した場合の記録例である。ほとんど脳波信号を歪ませることなく雑音除去されていることがわかる。デジタル技術では図21bに示すようにシフトレジスタ、除算器、加算器をうまく組み合わせることによってハム除去（商用交流雑音除去）フィルタなど種々のデジタルフィルタを作ることができる。最近の脳波計、筋電計、眼振計などのフィルタやハム除去フィルタはCとRで構成されているアナログフィルタではなく、これらのデジタルフィルタが用いられている。

②移動平均法

デジタル処理技術として種々のデジタルフィルタがある。その1例として移動平均法がある。図23aのように時間軸上のサンプル点t_1、t_2、t_3の3点の電位の平均値をt_2のアドレス値に置き換え、次に1アドレス移動してt_2、t_3、t_4の3点の電位の平均値をt_3のアドレス値に置き換えていくことを繰り返すと、一見雑音などでデコボコしていた信号（点線の●印）が○印の実線のようになり、スムーズな波形となる。このような離散的なデータを平滑化する方法を移動平均法（またはスムージ

ング）という。図23bは筋電図の混入した脳波を5点ごとに移動平均を行い、筋電図が除去された脳波記録を示す。この他移動平均法の応用として、完全に遮断できる周波数をf_0とサンプリング周波数fs脳波信号に必要な周波数成分を考慮しながらA/D変換時のサンプリング周波数および移動平均の次数（標本データ数）を適当に定めることにより商用交流雑音も除去することも可能である。一般に周波数領域のある系に入力周波数が与えられた時、出力信号として伝達される関数（伝達関数）をH(f)とすると、

$$H(f) = (1/f_0)[\sin(\pi f/f_0)]/[\pi f/f_0]$$

の式で示される。図24に伝達関数H(f)と完全遮断f_0との関係を示す。一般に完全に遮断できるf_0とサンプリング周波数fsおよび移動平均のためのデータ数（次数）nとの間には$f_0 = fs/n$の関係がある。したがって今fs＝300Hz、n＝5に設定するとf_0＝300Hz/5＝60Hz、fs＝200Hzでn＝4に設定するとf_0＝200Hz/4＝50Hzとなり商用交流雑音を除去することができる[6]。

e．マッピング（mapping）技術

体表面図法（以下mapping：マッピング）には四肢の電位mapping、胸壁面の心臓電位mappingなどがあり、頭部におけるCT像の形態像に対して機能画像としてのmapping技術が発達した。わが国の脳電位mappingの歴史は古く、1944年東北大学生理学教室の本川弘一先生によって頭皮上90点におけるそれぞれの部位の平均電位をプロット

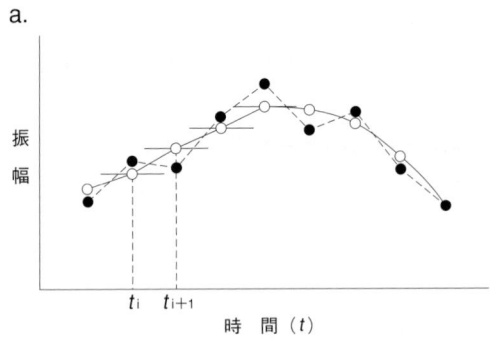

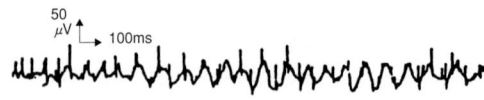

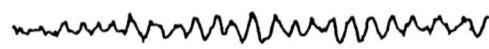

図23 移動平均法の原理
a：3点移動平均法
b：筋電図の混入した脳波の5点移動平均法による処理例

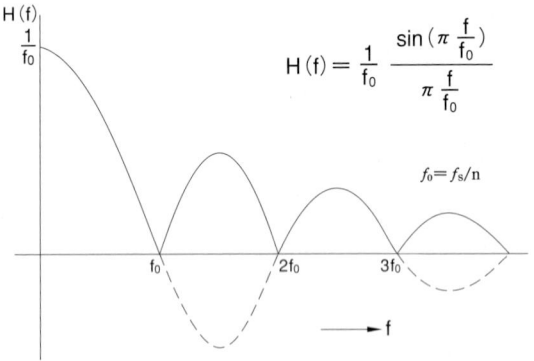

図24 伝達関数H(f)と完全遮断f_0との関係図

し、すべて用手法によって等電位線を描いたのが最初である。その後1951年にWalterとShiptonらのブラウン管上に各電極部分それぞれの電位変化を輝度変調表示するtoposcope、1964年のRemondによるコンピュータを用いて各電極部位間の電位差をSmoothing処理によって電極の接着されていない部位を補完して時々刻々の等電位勾配線を描くmapping法（クロノトポグラフともいう）を示した。限られた頭皮上の導出電極部位の脳波情報によって等高線地図（contour map）を描くためには導出電極のない部位の脳波情報を補間し、新たな仮想情報を作る必要がある。1975年に上野、松岡らは脳波の空間表示法に用いる補間式を発表し、それを用いて頭皮上の電位等高線地図を発表するや脳波のmapping技術はコンピュータによる高速処理技術の発達に伴ない急速に発展した（図25）[7]。

①原理

図26の5×5＝25点の正方格子を仮定しそのなかに10/20電極配置法の電極をあてはめると、12または16チャネル脳波計では残り13または9個の正方格子についての電位は適当な係数と簡単な四則演算によって求めることができる。こうして25点よりなる正方格子を仮定すると容易に25点の間の細かな部位の電位を以下に示す二次元補間関数を用いて計算することができる。

②補間関数について

補間には一般に次式で示す標本化関数を利用する。その連続関数f(t)は、

$$f(t) = \sum_{n=-\infty}^{\infty} f(nT) \frac{\sin\left\{\frac{\pi}{T}(t-nT)\right\}}{\frac{\pi}{T}(t-nT)}$$

で示され、関数sin{x}/xは急速に減衰する関数であるためf(t)は有限の和で近似することで可能である。すなわち図26のx方向の数、m＝5として有限の和で近似が可能である。これをy方向にまで拡張し（n＝5）、2変数標本化関数f(x, y)で近似することができる。したがって5×5の格子点での電位がすべて与えられていると、頭皮上の円内の任意の電位V(x, y)は、

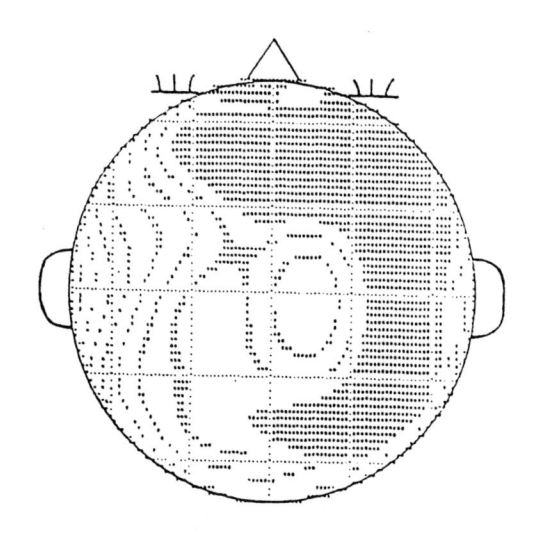

図25 脳波の等高線図（脳腫瘍患者のδ波の分布）

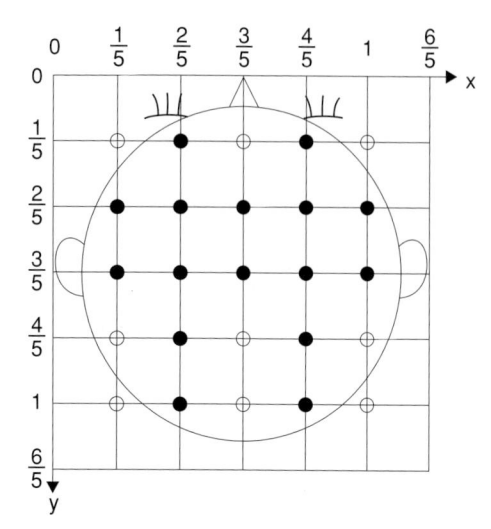

図26 5×5＝25点の正方格子

$$V(x,y) = \sum_{m=1}^{5}\sum_{n=1}^{5} f\left(\frac{m}{5}, \frac{n}{5}\right) \times \frac{\sin\left\{5\pi\left(x-\frac{m}{5}\right)\right\}\sin\left\{5\pi\left(y-\frac{n}{5}\right)\right\}}{5\pi\left(x-\frac{m}{5}\right)5\pi\left(y-\frac{n}{5}\right)}$$

ただし、$\frac{1}{2}x=2.5$、$\frac{1}{2}y=2.5$ で帯域制限されていると、

$f\left(\frac{m}{5}, \frac{n}{5}\right)$ は $x=\frac{m}{5}$ $y=\frac{n}{5}$ における電位となる。

この補間関数（A）は図27aに示すような振動が生じ、図28aに示す不必要な陰が生じる。このため図27bに示す直線補間（B）の考えに補間関数（A）をかけて図27cに示す補間関数（C）のような振動の少ない関数を使用しているメーカもある。これを使用すると図28bのように陰の少ない2次元表示となる。参考に補間関数（C）を示す。

$$V(x,y) = \sum_{m=1}^{5}\sum_{n=1}^{5} f\left(\frac{m}{5}, \frac{n}{5}\right) \times g(x,m) \times g(y,n)$$

ただし

$$g(a,b) = k\left\{\int_{b-1}^{b}\frac{\sin 2\pi(a-p)}{2\pi(a-p)} \times (1+p-b)dp + \int_{b}^{b+1}\frac{\sin 2\pi(a-p)}{2\pi(a-p)} \times (1-p+b)dp\right\}$$

（k＝定数）

以上の2変数標本化関数による補間関数は空間周波数成分を制限した補間を行っているので各格子点と格子点の間に高い空間周波数成分をもつ電位が分布している場合には、この成分は補間によってスムージングされたようになり等高線図には表示されないことがある。この点このような補間法を用いたmappingでは常に念頭におかなければならない。

③mappingの種類

頭皮上から得られる信号は電位であるが、電位変化を統計的に処理した結果、各々の電極部位個有の数値であれば単位はどうであれ、補間によって等高線地図（map）を描くことができる。以下、現在使用されている主なmappingについて列挙する。

a) 電位mapping
b) 潜時mapping
c) 単純統計量mapping（周波数パワーmap、パワー値平均map、標準偏差map、周波数帯域別比map、変動係数map、grand-average map、複合map、変化率map、自己回帰map）
d) 2次統計処理mapping（t検定SPM、Z検定SPM、偏差率（DR）map、F検定SPM、危険率map）[8]

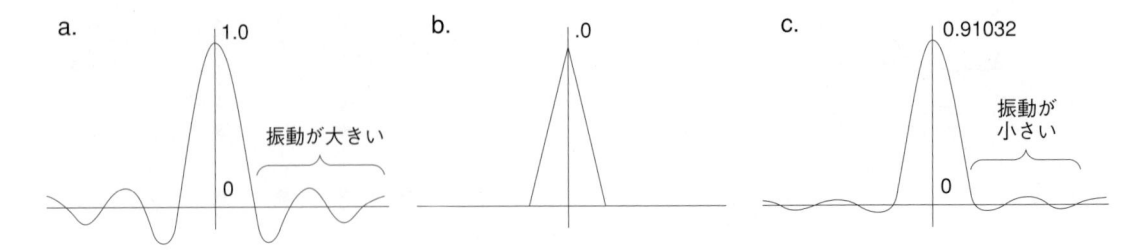

図27　種々の補間関数
a：補間関数（A）、　b：直線補間（B）、　c：補間関数（C）

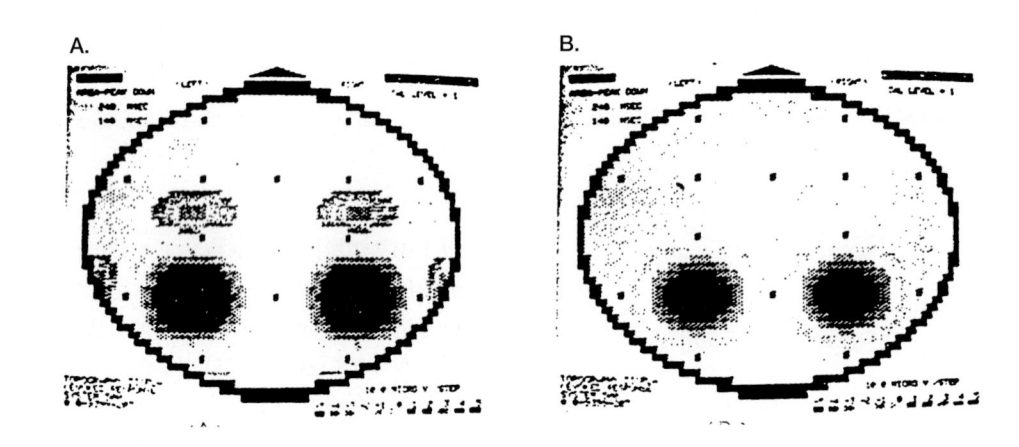

図28　補間関数（A）および（C）によるmappingの違い

e) subtraction mapping
f) dynamic mapping

図29にt検定SPM（a），Z検定（b），偏差値（DR）mapping（c）を示す。

また図30にdynamic mappingを示す。主に電位mapの時間軸上の変化を連続的に動画化するもので、一昔前には一定時間ごとのmapを1コマ1コマ再編集し映画化していたが、最近の装置は高速演算処理ができるため、映画化せずとも数msごとのmapを連続的にdisplay装置に動画として描くことができ、その動画の速度も自由に可変できる。このようなdynamic mappingは誘発電位の各成分波が頭皮上全体のいかなる部位から発生し、どのような経緯をもって消失していくか、あるいは特定部位に局在する棘波（spike wave）や成分波も時々刻々の波及の程度からこれらの波の起源となる等価ダイポールの向きの変化を追求するうえで有効である。

f. ダイポール追跡法

コンピュータによる種々のデータ処理技術の速度アップにより、膨大なデータ処理を高速度で行うことができるようになった。その1つが脳内に発生した多くの神経活動集団と考えた1つの電源（電池のようなもの）を1～5個程度の等価電流双極子（等価ダイポール）と仮定し、頭皮上で得られる脳の電気現象（脳波でも脳磁図でもよい）から脳内に存在する等価ダイポールの大きさと方向およびその位置を解析推定する方法がある。ちょうど地上で測定した地震波の大きさをいろいろな

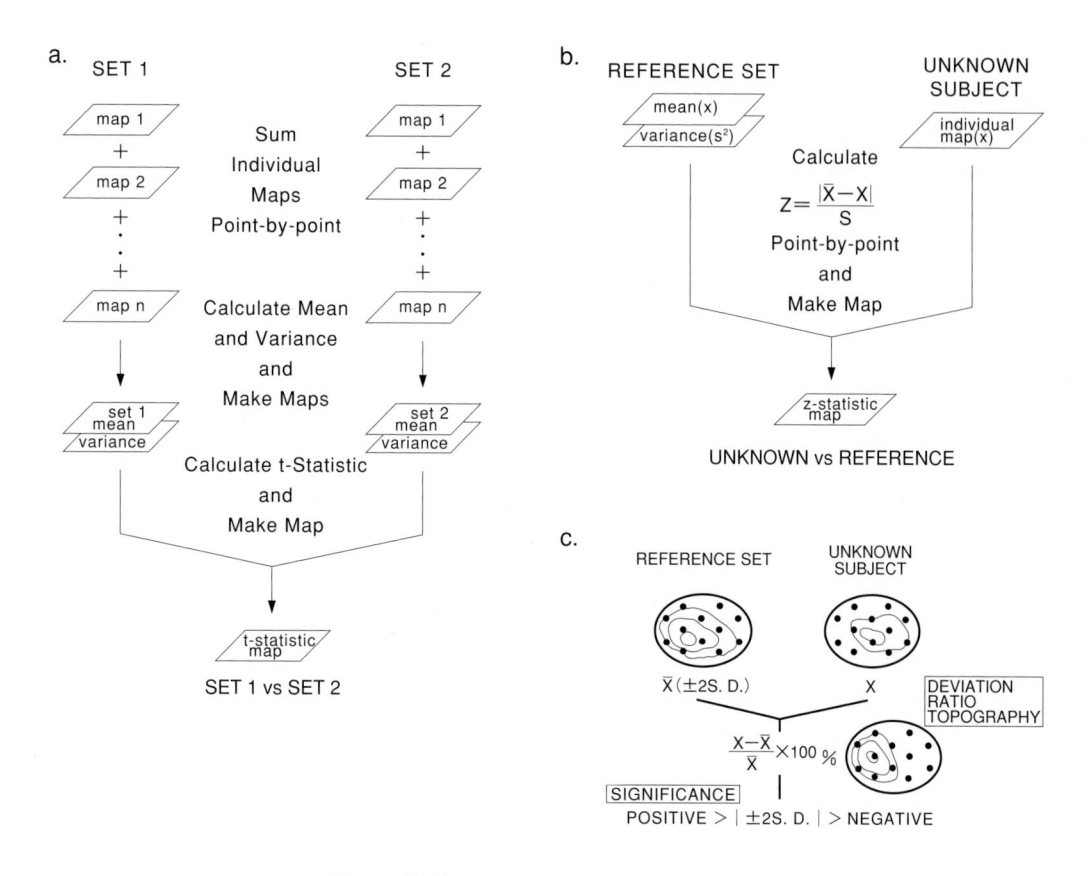

図29　検定mapの例とDR mapの作成原理図
a：t検定（student's）によるSPMの作成図　　b：Z検定によるSPMの作成図　　c：DR mappingの作成図

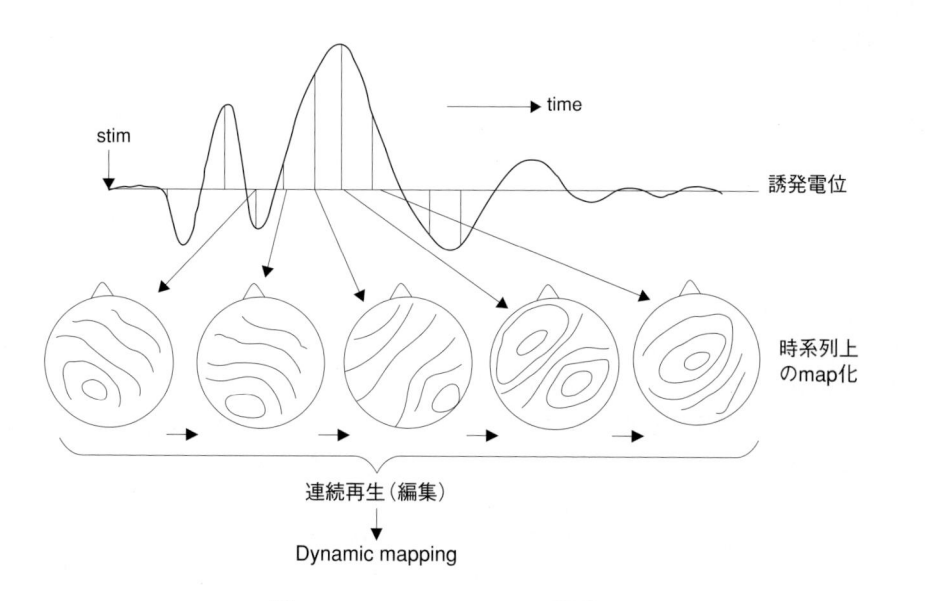

図30　Dynamic mappingの原理

観測点で測定して、震源の深さや、その強さ、位置を同定する手法と同じである。脳波や脳磁図の棘波記録の発生源部位を推定してんかん治療に役立てたり、手の動きや認識機能に関わる脳波、誘発電位（誘発脳磁図）から脳のどこの部位にそのような機能があり、その電源となる等価ダイポールがどちらの方向に向いているのか、あるいはその大きさを検討するうえで役立てられている。

頭部の導電体モデルとして、球体モデルとMRIなどから作成した実形状モデルがある。球体モデルについては脳波電位を用いる場合には頭皮、頭蓋骨、脳脊髄液および脳実質など導電率の異なる3～4層構造をなす同心球で近似して、球体内部で発生する等価電流双極子によって波及する球体表面の電位を理論計算する。これを順問題解という。一方で実際の各電極部分の脳波を測定し、先の順問題による理論値の脳波電位との間の誤差が最小にするように球体内部の等価電流双極子の位置やパラメータを変え最適化する計算を高速に繰り返す。こうすることで最終的に最適な等価電流双極子の位置や向きを推定することができる。これを逆問題解という。図31に逆問題解の概念図を示す。このような脳波電位を用いた場合頭部モデルは脳実質や頭皮、頭蓋骨で導電率が異なるため均一媒体でない。そのためその電位の波及も計算には非線形最適化手法が用いられる。

最適化のための評価関数は次式の正規化二乗誤差 ε^2 は、

$$\varepsilon^2 = \frac{\sum_{i=1}^{n}(\Phi_i cal - \Phi_i ods)^2}{\sum_{i=1}^{n}(\Phi_i ods)^2}$$

で示される。nは電極部位（観測点）数
$\Phi_i cal$ は頭部球体モデル上の理論計算による電位、$\Phi_i ods$ は頭皮上の実測脳波電位である。図34は岩佐ら（1993）の1個の等価電流双極子追跡法のフローチャート例を示す。

最小二乗誤差をもっとも小さくなるように図32のフローチャートによって計算を繰り返した結果、その推定精度の指標として次式の双極子性（dipolarity：D）が一般に用いられている。

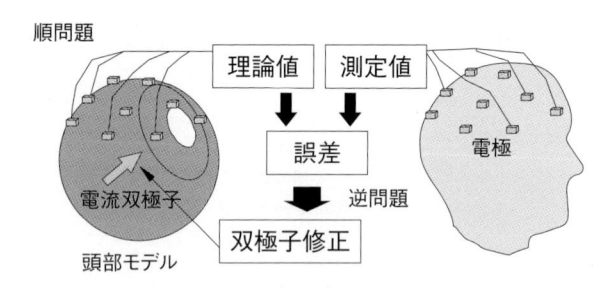

図31　逆問題解の概念図

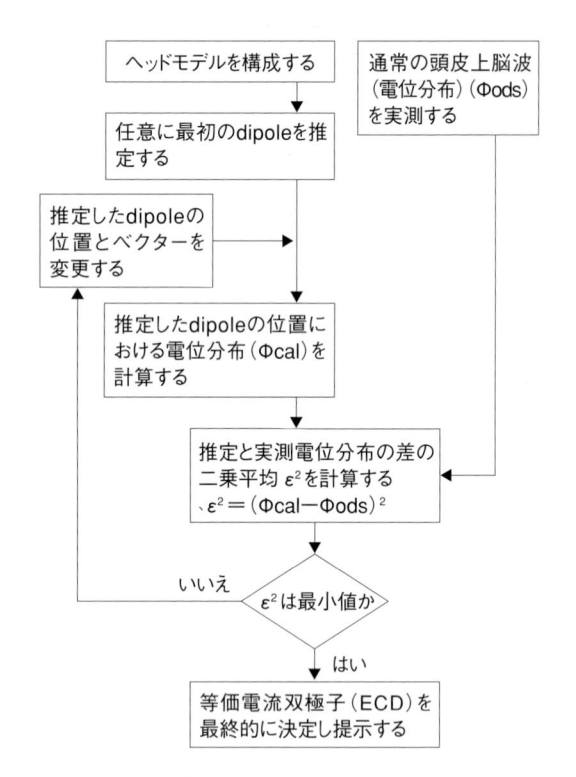

図32　双極子追跡法（one dipole 分析例）のフローチャート（岩佐ら）

$$D = \sqrt{1 - \varepsilon^2}$$

実測値と推定値（理論値）が一致すればDは1になるが、実際には1すなわち100％になることは少なく、通常0.97～0.98（97～98％）以上の一致率をもって等価電流双極子の存在を評価している。97％以下であるときには脳内の等価ダイポールが複数あるかダイポール解析では無理な電位

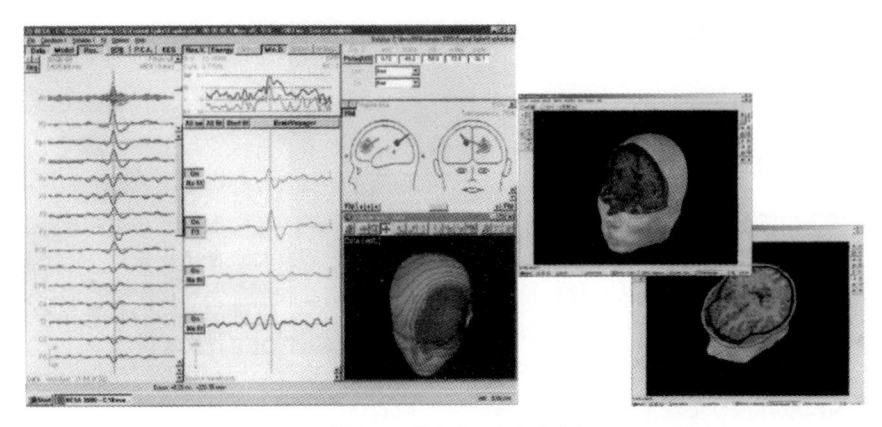

図33　ダイポール解析例

分布（雑音も含めて）をしていることが推定される。

一方、頭部球体モデルではなく頭部実形状モデルの場合にはさらに複雑な境界要素法による大規模な数値計算が必要になる。図33は脳波のダイポール解析の一例である。

以上、本稿では紙面の都合上静電誘導や電磁誘導などの放射雑音やアース線や信号線より混入する伝導雑音対策に必要な医用電子工学の知識と機能アース、保護アースの考え方などについて触れなかったが、これらについては機会があれば述べるとして、詳細は他の参考書を参照していただきたい。本稿が臨床神経生理検査の理解に役立てば幸いである。

参考文献

1) 石山陽事：第6章生体からの情報収集. 医用工学概論（第1版）. 医歯薬出版, 東京, 133-167, 2005
2) 石山陽事：脳波検査, A. 脳波検査の基本的知識：脳波計の操作, 臨床神経生理学的検査マニュアル. 神経内科（特別増刊号）65：19-32, 2006
3) 石山陽事：脳波記録に必要なMEの知識, 第39回日本臨床神経生理学会技術講習会テキスト, 第32回日本臨床神経生理学会学術大会事務局, 福島, 66-83, 2002
4) 日本臨床神経生理学会, ペーパレス脳波計検討委員会：ペーパレス脳波計の性能と使用基準2000. 臨床神経生理 28：270-276, 2000
5) 中村政俊：デジタル信号のサンプリングとフィルター生体信号のデジタル処理における要点—. 脳波と筋電図 24：1-10, 1996
6) 石山陽事：脳波信号と雑音, モノグラフ「臨床脳波を基礎から学ぶ人のために」No.3. 臨床神経生理学 33：567-577, 2005
7) 上野照剛, 松岡成明：徐波を示す異常脳波の抽出とその表示法. 医用電子と生体工学 14：118-124, 1976
8) Duffy F H, Bartels P H & Burchfiel J L : Significance probability mapping ; an aid in the topographic analysis of brain electrical activity. Electroencephalogr Clin Neurophysiol 51 : 455-462, 1981

〔石山陽事〕

C. 神経生理に関わる臨床検査技師の役割

1. はじめに

臨床検査技師は、精度や信頼性の高い検査記録を報告する責任があり、相応の知識と技術が要求される。さらに医学のめざましい進歩に伴い、臨床検査は多様化してきており、臨床検査技師には、より専門的な検査技術の習得が求められている。特に生体を直接的に取り扱う生理学的検査は、医師と臨床検査技師の両者が介入する分野のひとつであり、検査によっては、医師よりも臨床検査技師が行う頻度が高いものも少なくない。

一般に、神経生理検査は神経や筋の活動を電気活動として捉えることにより、生体の機能を推測し、診断の補助や障害の評価、治療などに役立てることを目的とする。ところが神経生理検査で得られるデータは、技術への依存が大きく、信頼性の高いデータを得るには、神経生理学のみならず臨床的知識、電気工学的な知識や技術も必要とされる。本稿では、臨床検査技師が日常的に関わる神経生理検査について概観し、検査を施行するうえでの留意点を中心に述べる。各検査の詳細については、他の項に譲ることとする。

2. 脳波検査

脳波検査は、頭皮上より脳の電気活動を記録するものである。日常臨床においては、神経内科、脳神経外科、精神神経科、小児科などで広く用いられている。てんかんやその他脳疾患の診断、予後判定などに有用である。最近では、法的脳死判定にも利用されるようになり、さらに重要性が増した。記録は、ほぼ全施設で臨床検査技師によって行われている。

臨床検査技師の役割としては、依頼目的を十分把握したうえで、アーチファクトの排除などを最大限に行い、判読に耐え得る波形を記録し、報告をすることが重要である。法的脳死判定においては、臨床検査技師の位置づけは極めて重要であり、そのプロセスをよく理解し、法で定められた項目を遵守することが必要である。臨床の場においては、例えばてんかん患者が記録中に発作を起こした場合、観察および記録を行うのみならず、冷静かつ適切な判断で迅速に医師や看護師へ連絡するとともに、処置の補助なども行えることが望ましい。脳波検査に携わる臨床検査技師としては、被検者への負担を少なくするために円滑に検査を行うことが大切であることは言うまでもないが、判読に対する努力も怠ってはならない。それにより臨床的知識が得られ、精度の高いデータを記録する技術にフィードバックされる。さらに臨床との信頼関係を築くことができる。

3. 神経伝導検査

神経伝導検査は、末梢神経の伝導状態を電気生理学的に評価することにより、その病態生理学的な背景を推定し、臨床診断の一助とする。具体的には、末梢神経に経皮的電気刺激を加え、目的とする神経線維を興奮させることによって神経や筋から誘発される活動電位を記録する。そして、得られた電位波形の潜時、振幅などの各パラメーターを計測する。日常的には、運動神経伝導検査、感覚神経伝導検査、F波検査などが重要である。評価目的としては、

1. 末梢神経障害の有無
2. 病態鑑別（脱髄、軸索変性など）
3. 病変の分布状態の把握
4. 重症度と機能予後の推定

の4点に集約される。

臨床検査技師の役割は、依頼項目の原理と臨床的意義を把握し、アーチファクト対策を徹底したうえで信頼性の高い波形を記録することである。神経伝導検査が脳波検査と異なる点は、疾患や病態によって多くの神経の検査を行う必要があるため、いわゆるマニュアル的手技だけでは不十分なことである。そのため、正確な解剖学および神経

生理学的知識や検査技術の習得などが必要となる。また、被検者の協力が不可欠な検査であるため、インフォームドコンセントをしっかり確認することも臨床検査技師の重要な役割である。

4. 針筋電図

針電極を筋に刺入すると個々の運動単位（motor unit）の活動を知ることができる。末梢運動神経や筋に異常があれば、波形や運動単位動員に著しい変化が見られる。したがって針筋電図の病的波形は、脊髄前角疾患、末梢神経疾患、筋疾患などで認められることが多いが、中枢性麻痺においても運動単位の動員パターンに異常がみられるため診断の一助となる。

針電極を生体の筋肉に刺入することは侵襲的行為であるため、医師のみが許されていることから、臨床検査技師の役割としては、機器のセットアップ、波形の記録、使用した電極の処理など、医師の補助が中心となる。しかし、針筋電図に関する知識は、臨床検査技師が神経伝導検査を行う場合にも極めて有用である。

5. 大脳誘発電位検査

種々の感覚刺激が受容器に入力されてから、大脳皮質に到達するまでの部位（末梢神経、脊髄、脳幹部、大脳など）で記録される一過性の電位変動のことを誘発電位（evoked potential：EP）と呼び、潜時によって短潜時、中潜時、長潜時に分類される。代表的な誘発電位検査には、聴覚誘発電位（auditory brainstem response：ABR）、体性感覚誘発電位（somatosensory evoked potential：SEP）、視覚誘発電位（visual evoked potential：VEP）、事象関連電位（event-related potential：ERP）などがある。臨床においては、脳神経外科、精神神経科、小児科、耳鼻科、リハビリテーション科などで広く用いられている。また術中モニタリングとしても広く利用され、多くの施設で臨床検査技師が日常および術中検査に携わっている。

臨床検査技師の役割は脳波検査に準ずる。一般的に誘発電位は、脳波よりもさらに微小な電位であるためアーチファクト対策が極めて重要である。とくに術中モニタリングにおいては周辺機器による影響が多く、電気生理学および電気工学的知識を用いて、アーチファクトの排除に万全を期さなければならない。また、多くの場合苦痛を伴わない程度の刺激を用いるが、被検者にとっては非日常的な「刺激」であることを忘れずに、正確な知識と技術をもって検査を行うことが大切である。

6. その他の神経生理学的検査

かつて神経生理検査は、これまで述べてきたような電気生理学的手法が大部分を占めていた。しかし、近年は科学技術の進歩に伴い、f-MRI、PET、SPECTなどの機能的脳画像法や経頭蓋磁気刺激法や脳磁図といった磁気生理学的手法も取り入れられるようになり、これらの分野においても臨床検査技師が関わることが多くなってきている。21世紀は脳科学の時代であり、ますます神経生理検査の需要は高まると予想される。もちろん、それら全ての検査にわたって精通することは、神経生理検査の専門技師にとっても困難であろう。しかし、診療支援・治療支援・研究支援の維持と向上を目指すうえで、神経生理検査の動向と最新の知見を把握しておくことは重要であろう。

7. 検査依頼からレポートの作成まで

検査担当者は依頼検査項目に基づき、カルテより既往歴、臨床症状、理学所見等の検査に必要な情報を収集する。また、必要に応じて依頼医師への確認を行い、依頼の目的（何を知りたいのか？どのような情報を望んでいるのか？）を十分理解しておかなければならない。これらの情報収集は、実際の検査時以外に、後のレポート作成においても重要となる。

神経生理検査における精度や信頼性は、検査担当者の知識と技術に大きく依存する。臨床側の依頼を単にマニュアル通りに実施するのではなく、依頼された検査によって「何がわかるのか？」を

事前に把握しておくことが不可欠である。さらに、神経生理検査では、検査担当者のみが知り得る多くの情報があり、臨機応変な追加検査の実施が必要となる場合もある。

検査時は、導出された波形の評価や検査前情報との照合などをリアルタイムに行い、必要に応じて記録条件の変更あるいは有用と思われる検査法の追加を判断する。検査終了後のレポート作成では、被検者情報、依頼された検査の結果以外にも、必要に応じて実施した追加検査の結果、および検査中に得られた情報等を記載し、診断や治療に有用かつ適切な情報を提供することが必要である。

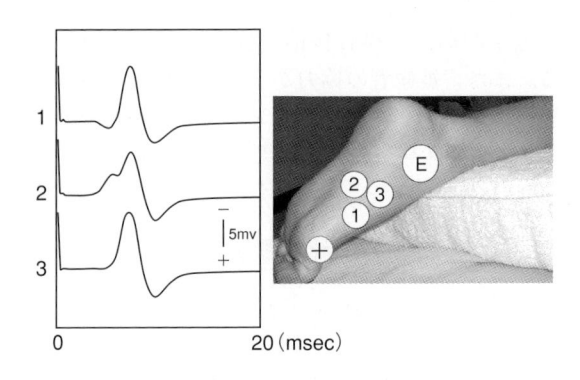

図1 神経伝導検査における脛骨運動神経検査の導出電極位置の違いによる波形の変化

8. 技術的エラー

前述したように、検査データは検査技術への依存度が大きい。信頼性の高いデータを得るためには、神経生理学、病理学、解剖学、電気工学的な知識と技術が必要となる。未熟な知識と技術による検査データは、信頼性を欠くばかりではなく、被検者に対し多大な影響を及ぼす可能性がある。臨床検査技師は、検査データに責任をもてるように、高い「専門性」を発揮して対処することが強く望まれる。図1・2に、神経伝導検査における技術的要因に伴うデータ変化の一例を示す。

9. 標準化

臨床検査の標準化の目的は、種々の医療機関における検査結果の相互利用である。今後、情報技術の進歩・発展に伴い、データの相互利用も進むであろうが、それには、検査の標準化が不可欠である。神経生理検査の標準化は、臨床検査技師の重要な課題のひとつであり、ある程度の基準を設けておくことが必要である。施設間誤差を最小限に抑えるために検査方法を統一することもひとつの方法であるが、現状では同一施設においても検者間にて差が認められる場合も少なくない。今後、標準化に向けては、臨床検査技師のみならず、専門医や機器メーカーとの慎重な検討と連携が必要であろう。

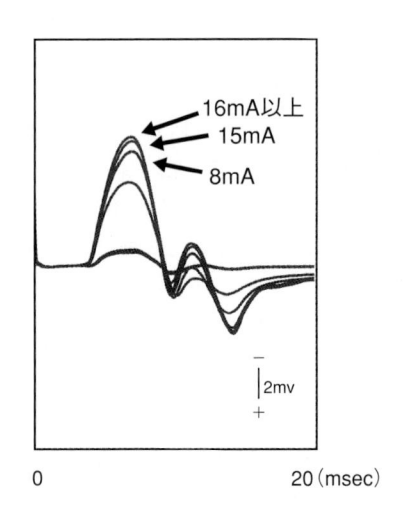

図2 神経伝導検査における刺激強度の違いによる波形の変化

10. おわりに

本稿では、「神経生理に関わる臨床検査技師の役割」というテーマで代表的な検査項目とその役割を概説した。近年の脳波計や筋電計はデジタル化され、かつてのように機器を調整して「機嫌をよく」する必要性も少なくなり、機器を苦労して調整し、ノイズを取り除くのも過去のこととなりつつある。また、ファイリングしたデータの有効利用を目的としたシステムが構築され、データの保管なども省力化されつつある。しかし、機器の

品質向上やデータ保管の省力化が、必ずしも検査を行う技師にとっての省力化につながるとは限らない。むしろ精度向上のためには、今まで以上に慎重な機器操作や神経生理学、電気工学に対する知識が要求されることとなる。最後になるが、機器の保守と安全管理も、臨床検査技師の重要な使命であることを肝に命じておく必要があろう。

参考文献

1) 大熊輝雄：臨床脳波学（第5版）．医学書院，東京，2005
2) 木村 淳：誘発電位と筋電図 理論と応用（第1版）．医学書院，東京，1990
3) 幸原伸夫, 木村 淳：神経伝導検査と筋電図を学ぶ人のために（第1版）．医学書院，東京，2004
4) 黒岩義之, 園生雅弘：臨床誘発電位ハンドブック（第1版）．中外医学社，東京，1998
5) 柳澤信夫, 柴崎 浩：神経生理を学ぶ人のために（第1版）．医学書院，東京，1990
6) Shin J. Oh：筋電図実践マニュアル（監訳：白井康正） 各種検査法の手技とデータ解釈（第1版）．医学書院MYW，東京，1996
7) 第38回日本臨床神経生理学会技術講習会テキスト．第31回日本神経生理学会学術大会事務局，東京，2001
8) 日本臨床衛生検査技師会ライブラリー17, 脳波・筋電図検査の実際（第1版）．日本臨床衛生検査技師会，東京，1999
9) 臨床検査技師のための脳死判定検査ハンドブック（第1版）．日本臨床衛生検査技師会，東京，2001

（髙橋　修）

D. 臨床神経生理検査機器の歴史

1. はじめに

　脳波の発見は1875年にイギリスのCatonがネコ、サル、ウサギなどの動物から脳の電気活動を報告したことから始まり、その後1924年にドイツの精神科医Bergerが人間の脳での電気現象を記録しその後1929年に"人間の脳電図について"という論文を発表したことに始まる。

　当初多くの研究者からは"ノイズ"ではないかといわれ懐疑的に見られていたが、1933年イギリスのAdrianらの追試実験でその存在が証明され、Bergerは人間の脳波の発見者として後世にその名を残すことになる。

　日本人としてはじめて脳波の研究に携わったのはAdrianらがBergerの証明を行った時に留学していた山極（東大後に東京医科歯科大学教授）である(1935年)。その後山極は脳波の起源に関する多くの業績をAdrianらと報告している。日本では東北大学において最初に研究が始まり、東北大学工学部の松平(1935年)によって脳波の増幅器が製作され使われていた。そして伊藤、懸田、喜多村(1937年)の報告が日本で最初に行われている。その後1943年までに北海道大学や東京大学でも研究用の脳波計を試作し研究が開始された[1,2]。

2. 脳波計のはじまり

　1930年から1935年の間に現在の脳波計の原型となる脳波計が海外の技術者によって開発されていた。ヨーロッパではドイツのToennies(1932年)、アメリカではGrass(1936年)である。後にこの二人はそれぞれ脳波計を販売する会社を起こし、ヨーロッパとアメリカで多くの業績を残した。Toenniesはまた、今日生体増幅器に必須の差動増幅器の考案にも寄与している(1938年)。当初の脳波計は真空管による抵抗容量結合の増幅器で、周囲の雑音に弱く安定した記録には苦労したようである。しかしすでにインクを用いて紙に記録したというから驚きである。その後、差動増幅器が用いられるようになり安定した記録が得られるようになるが、$50\mu V$という非常に小さな脳波をいつでも安定して記録するには、もう少し電子工学技術の発展を待たねばならなかった。1937年にはアメリカMGH（Massachusetts General Hospital）において2素子の脳波計が設置され、これが世界で最初の臨床脳波検査室だといわれている。

　一方、日本では昭和11年（1936年）に東北大学の松平が実験用の脳波計を製作しており、その後北海道大学、東京大学などでも製作されている。臨床用の脳波計については、学術振興会の脳波委員会が昭和17年（1942年）に組織され名古屋大学の勝沼、東北大学の本川らによっていろいろ討議され昭和25年（1950年）の"脳波班インク記録装置に関する協議会"で定められた規格を基に東京大学生産技術研究所の糸川らにより試作された[2,3]。

　この時期、臨床用の脳波計開発には東京大学生産技術研究所（糸川）、東京大学脳研（島薗）、東京大学第一工学部（阪本）が独自に取り組んでいた。

　昭和26年（1951年）には東京大学工学部阪本研究室の指導を受け三星電機（後に三栄測器と改名）が"木製号"を商品化した（図1）。

3. 日本における脳波計の推移

a. 第一世代（真空管時代）

　図1は国産第1号とされている臨床用脳波計で昭和26年（1951年）に三星電機から発表されている"木製号"で、日本大学文学部心理学教室に納入された。図2はその測定風景である。

　昭和26年から29年にかけて国産の脳波計が改良され発売された。当初の脳波計はチャネル数も少なく、記録をするのに多くの時間を要し、非常に苦労して記録していた時代である。初期の脳波計は初段増幅部の電源はバッテリーを使用し、交

流障害の防止と基線の安定性を保っていた。図3は三栄測器と日本光電の初期の真空管式脳波計である。なお、日本光電は初段にバッテリーを用いない全交流方式で脳波計を開発した。

この時期、国産に満足しないいくつかの施設ではアメリカのグラス社の脳波計を輸入して使っていたという記録もある。また、昭和28年（1953年）にはアメリカのロックフェラー財団から東京大学脳外科と名古屋大学精神科にグラス社の8チャネル脳波計が寄贈されている。名古屋大学に寄贈された脳波計は現在、千葉県にある医科器械資料館に国産第1号の木製号と共に展示されている（図4）。

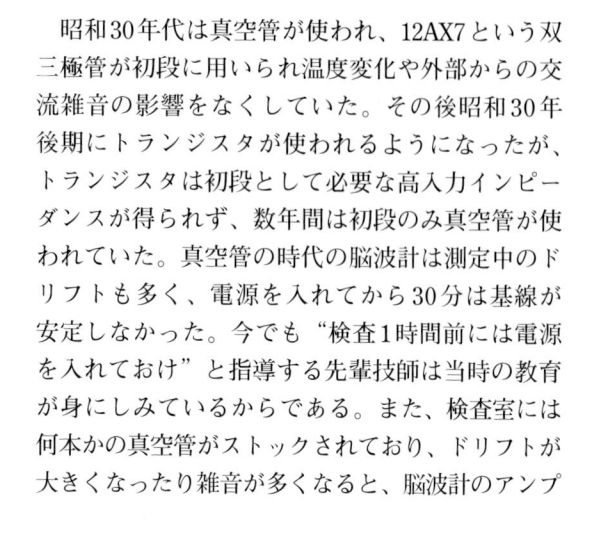

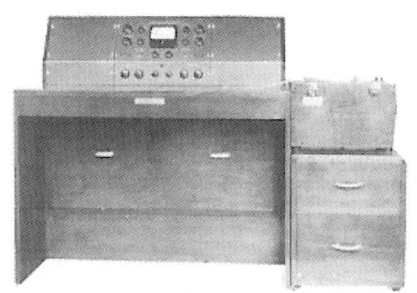

昭和30年代は真空管が使われ、12AX7という双三極管が初段に用いられ温度変化や外部からの交流雑音の影響をなくしていた。その後昭和30年後期にトランジスタが使われるようになったが、トランジスタは初段として必要な高入力インピーダンスが得られず、数年間は初段のみ真空管が使われていた。真空管の時代の脳波計は測定中のドリフトも多く、電源を入れてから30分は基線が安定しなかった。今でも"検査1時間前には電源を入れておけ"と指導する先輩技師は当時の教育が身にしみているからである。また、検査室には何本かの真空管がストックされており、ドリフトが大きくなったり雑音が多くなると、脳波計のアンプ

図1　日本初の脳波計"木製号"

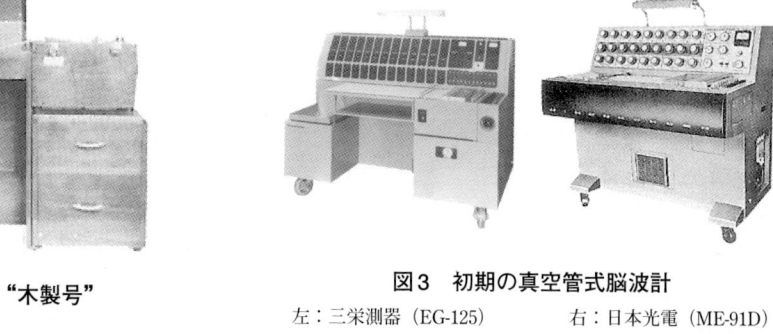

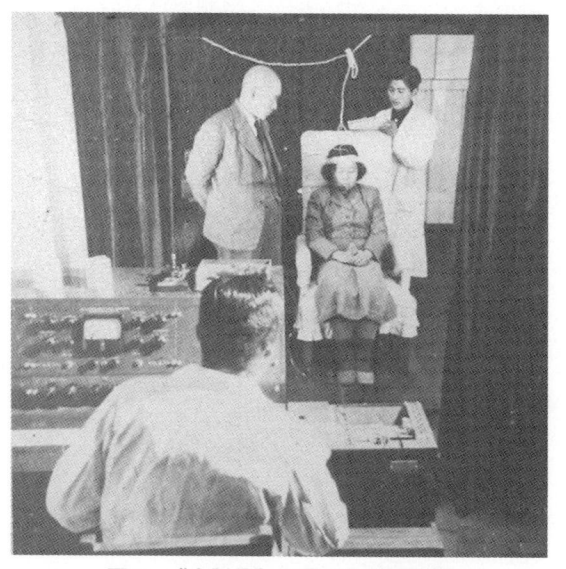

図3　初期の真空管式脳波計
左：三栄測器（EG-125）　　右：日本光電（ME-91D）

図2　"木製号"を用いた測定風景

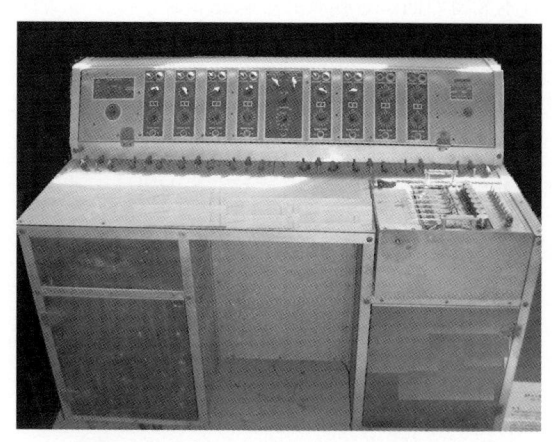

図4　昭和28年ロックフェラー財団から名古屋大学に寄贈されたGrass社8チャネル脳波計

を引き出して、初段に使われている真空管を交換していた。この真空管は"医療用"と特別に印刷されており、特性の良いものが選別されていた。

日本における最初の脳波検査技師は東北大学で昭和27年に誕生している。その後東北地方を中心に昭和36年（1961年）北日本脳波検査技術者会が組織化され、昭和40年（1965年）には日本電気生理検査技術者会として全国組織化された。今日の検査技術向上の裏にはこの会の献身的な努力を忘れることはできない。しかし現在はこの技術者会の全国組織はなくなり、関東地域で関東神経生理検査技術研究会として年2回の講習会が行われているのみである。なお現在、臨床神経生理学会で同時に開催される技術講習会は、昭和39年（1964年）奈良にて行われたのが最初でありすでに43回を重ねている[1]。

b. 第二世代（トランジスター・マイコン時代）アナログ脳波計

昭和40年代になると真空管の代用となるFETや高性能なOPアンプが出回り、この時期からオールトランジスタ式の脳波計が開発された。真空管がなくなったことから、アンプも小さくなり小型化が進んだ。

昭和30年後半から昭和50年前半までの10数年は安定したトランジスタ時代であり、三栄測器、日本光電の他にも脳波計を販売しようとする会社が現れた。この時代は医療分野にエレクトロニクスが参入しはじめた、いわゆるME産業の草創期で東芝、日立、シャープ、島津製作所が名乗りを上げた。しかし脳波計の市場は小さく大企業が参入するほどの規模でないことから次第に大手は撤退し、最終的には三栄測器と日本光電の2社になった。

図5はトランジスタ時代の代表的な脳波計である。

この当時の脳波計の寿命はチャネル数に応じて必要となる電極セレクタとフィルタ、感度などを設定するロータリースイッチの寿命に依存していた。そして故障の多くはこの部分の接触不良であり、製造過程においても一番人手を要する部分で

あった。昭和50年前半に半導体スイッチが登場してこの状況は一変した。半導体スイッチは接点摩耗が無く、しかも接点選択が電気的に行えること、そして全体を小型化できるということから脳波計の常識を一気に変えた。しかもこの時期からマイクロコンピュータが導入され脳波計にブラウン管を用いた表示装置が登場した。脳波計を納入するときには、その施設ごとの記録モンタージュを組み込まなければならないが、従来はパターン基板というものに細い電線を用いてハンダ付けしてモンタージュをつくるもので、時間と手間がかかり苦労したものである。それが半導体スイッチとマイクロコンピュータの出現でこの作業がなくなった。マイクロコンピュータの出現により、画面を見ながら各種設定を行う必要が生じ、この時期から脳波計に液晶表示器やブラウン管が付くようになり、ロータリースイッチで設定していたことがこれらの表示器を見ながら電子的に行えるようになった。これによりツマミの連続という脳波計のイメージは無くなり接点不良などという言葉も次第に聞かなくなったのである。この当時、日本の脳波計は性能の良さと価格の安さから世界中で使われ始め、特に日本光電はアメリカやヨーロッパで販売網を確立したこともあって世界市場の50％以上、特にアメリカでは70％以上の市場を持つまでになっていた。三栄測器はNEC傘下となり日本電気三栄と社名を変えていたが、ニコレー社とOEM契約を結びアメリカで販売され、まさにアメリカ市場に日本製の脳波計がはびこっていた時代である。

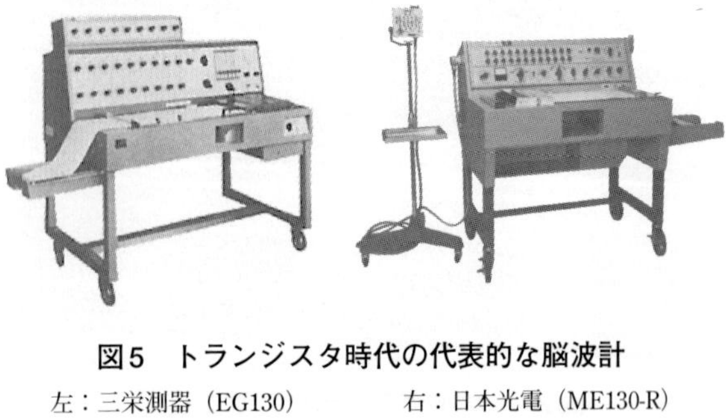

図5　トランジスタ時代の代表的な脳波計
左：三栄測器（EG130）　　右：日本光電（ME130-R）

図6は世界市場に出回っていた日本製の脳波計である[4]。

c. 第三世代（パーソナルコンピュータ時代）デジタル脳波計

平成時代になり脳波を電子的にファイリングする要求が出始めた。これは病院における記録紙の保管スペースの問題、病院内の検査データネットワーク管理の必要性、さらにコンピュータを用いた判読の必要性などが主な理由である[5]。

国内ではMO（光磁気ディスク）などの電子媒体に電子ファイリングする脳波計の開発が進みいくつかの施設に導入されていた。2つの方式があり、1つは従来の脳波計にファイリング装置を外付けで追加する方式のもの、もうひとつは脳波計にファイリング機能をつけた方式のものである。この時代のファイリング脳波計は電子ファイリングが目的で現在のような後からモンタージュの変更（リモンタージュ）ができる電極単位のファイリング（リファレンス誘導）は行われていなかった。これは日本ではあくまでも紙の記録が重要視され、電子ファイリングされたデータをコンピュータで読むという要求がなかったからである。記録紙と同じデータが保存されていることが重要であった時代である。日本光電は脳波計と一体型を開発し、日本電気三栄は脳波計と組み合わせる形のファイリング装置を開発していた。この当時のファイリング脳波計を図7に示す。

国内で本格的なデジタル脳波計を開発し販売を始めたのは日本光電で平成5年（1993年）のことである。従来のファイリング脳波計は紙記録が主体でデータの保存は紙記録した状態と同じものが電子媒体に保存されていたが、この時期からリモンタージュができるリファレンス誘導という方式で脳波が収録されるようになり、後からモンタージュを自由に変えて再生できるようになった。平成7年ごろからは本格的なデジタル脳波計がNECメディカルシステムズ（日本電気三栄より改名）と日本光電で開発されたが、日本ではあくまでも紙への記録にこだわるユーザーが多く、欧米ではデジタル脳波計の特長を生かした判読とペーパーレス化が日常的に行われているのに対して、高性能なデジタル脳波計を持ちながらその機能が有効に使われていない現状が今でも続いている。この当時のデジタル脳波計を図8に示す。

今日海外ではすでにペーパーレス時代が到来しており、脳波計はパソコンに生体アンプを組み合わせた極めて簡単な形になり、ソフトウエアーを得意とする多くの会社が参入し、日本製の脳波計は少なくなってきている。国内においては、兼松メディカルがバイオロジック社、ミユキ技研がニコレーバイオメディカル社と海外のペーパーレス脳波計を発売したが、紙記録という日本市場の特殊性から販売台数は伸び悩んでおり、平成14年

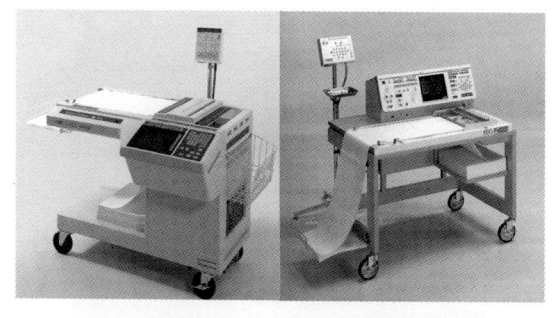

図6　世界市場に出回った日本製脳波計
左：日本電気三栄（1A98）　　右：日本光電（EEG4214）
日本光電製の脳波計はアメリカ市場で70％以上のシェアーを持っていた。

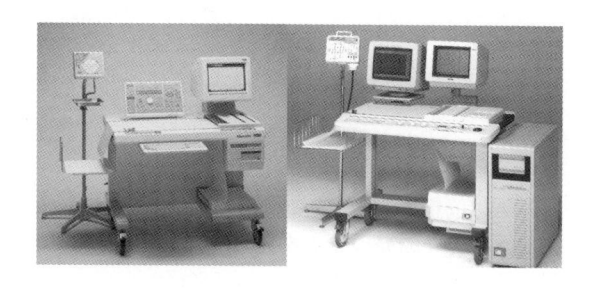

図7　ファイリング脳波計
左：日本光電　　EEG3100
右：日本電気三栄　　EE1000＋EF1500
日本光電は脳波計にファイリング機能を内蔵し、日本電気三栄はファイリング装置を外付けにしたものを販売した。

にはバイオロジック社は日本市場から撤退した。最近になりグラスの脳波計（グラステレファクター社）を三栄バイタルズ㈱が発売し、50数年ぶりにグラスが日本の土を踏んだわけであるが、日本の特殊市場に海外品は普及を拒まれている[4]。

最近のペーパーレス型デジタル脳波計を図9に示す。

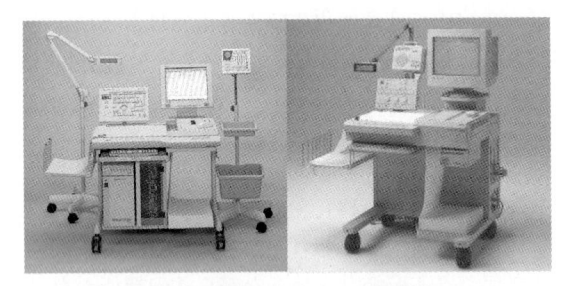

図8　本格的なデジタル脳波計
左：日本光電　EEG1500
右：NECメディカルシステムズ　EE5800

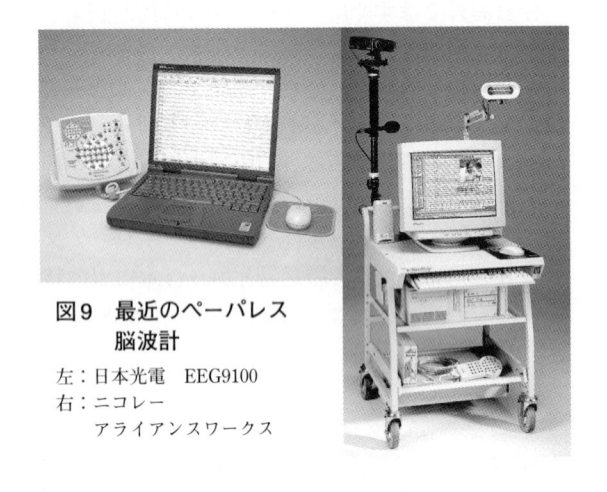

図9　最近のペーパレス脳波計
左：日本光電　EEG9100
右：ニコレー
　　アライアンスワークス

4. 筋電計の歴史

最近は筋電図と誘発電位は1台の装置でまかなえるが、その開発の歴史を振り返ると、それぞれ別の装置から始まっている。

筋電図は1924年（大正13年）にAdrianとBronkによって同心型針電極が考案されてから発展したといえよう。当初はガルバノメータによって記録していたが、その後早い現象を記録する必要からオシロスコープを用い、管面を写真撮影する方法が用いられていた。1942～3年頃には脳波で有名なJasperがモントリオールで筋電計の開発に着手している。

その後、1946年（昭和21年）に米国のHuddleston & Golsethが現在の筋電計の原型となる装置を発表している（図10）。これには差動アンプ、オシロスコープ、スピーカーが使われており、筋電波形をカメラで撮影ができるようになっている。また、この頃テープレコーダーを内蔵した装置もあり、一度観察した波形を後から何度でも再現できるようになっていた。

一方，日本での筋電計の開発はというと、昭和27年（1952年）に発行されている"筋電図の臨床"に東京大学での研究が紹介されており、その中では東京電気精機という会社で製作された筋電計が使用されている[12]（図11）。第1回筋電図研究会（後に筋電図学会）が昭和23年に行われているので、日本における筋電図の歴史はこの数年前からと考えられる。本格的に商業ベースで筋電計が

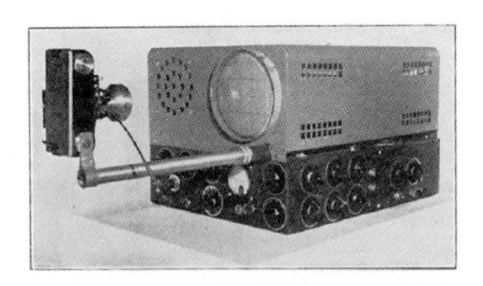

図10　1946年 Huddleston & Golseth の筋電計

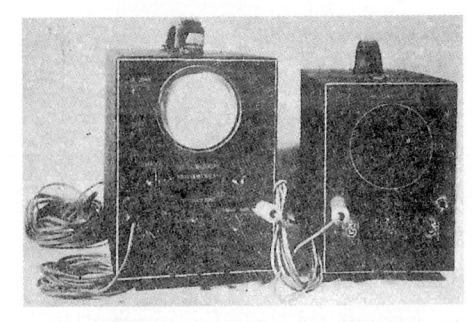

図11　昭和25年ごろ東京大学で使われていた筋電計（東京電気精器）

発売されたのは、昭和29年（1954年）で三栄測器がMG-101（図12）を、日本光電は2現象残光性オシロスコープMVC-2Aと生体アンプを組み合わせて販売した。その後10年間はアンプ、刺激装置、オシロスコープ、スピーカー、それにカメラまたは連続撮影装置を組み合わせたシステムが主流となり、その間日本光電はオシロスコープVCシリーズを次々に発売し、日本における基礎神経生理の研究に大きく貢献している。その当時の代表的なシステムを示す（図13）。

昭和40年代になると2チャネルの生体アンプを内蔵した一体型の筋電計が発売されたが、記録はまだ写真方式であった。この当時は日本光電、三栄測器、平和電子が筋電計を販売していた（図14）。

海外では、特にヨーロッパで本格的な筋電計の開発が行われDISA社はコペンハーゲン大学のBuchthal教授と1950年（昭和25年）に筋電計の開発をスタートした。その後Medelec社が1966年（昭和41年）にファイバーオプティックレコーダーを搭載した筋電計を発売し、それまで最大の問題であった記録の問題を克服した。ファイバーオプティックレコーダーは現像を必要とせず、しかも紙を前進させながら、横方向に記録するいわゆるラスター記録を採用したために、記録紙が少量ですみしかも記録を見る時にも楽になった。また、DISA社は1976年（昭和51年）に完全デジタル式としてDISA1500を発売し、この頃世界の筋電図市場はMedelec社とDISA社が牛耳っていた時代である（図15）。

米国ニコレー社は1985年（昭和60年）にDISAの筋電計開発に関与したJudex社と組んでViking

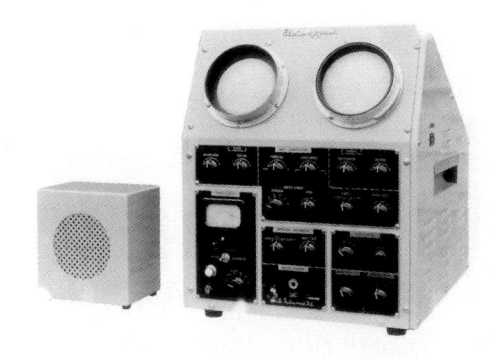

図12　MG-101（昭和29年三栄測器）

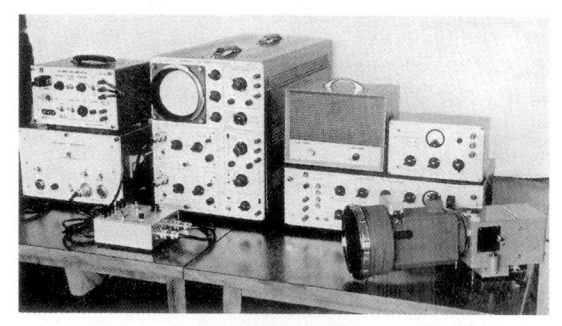

図13　昭和37年頃の筋電計（日本光電）

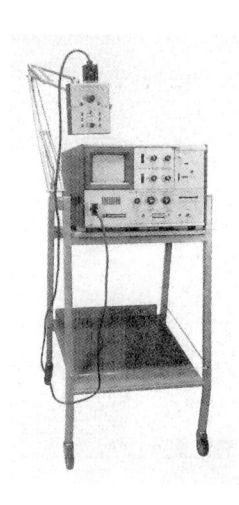

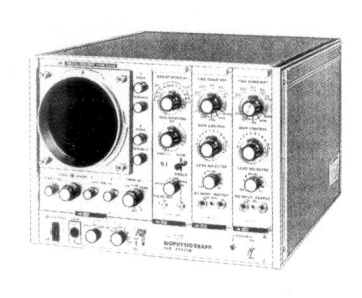

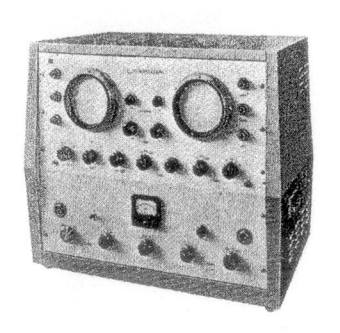

図14　昭和40年代の筋電計
左：日本光電 MM-22型, 中：三栄測器 131型, 右：平和電子 HM-305A型

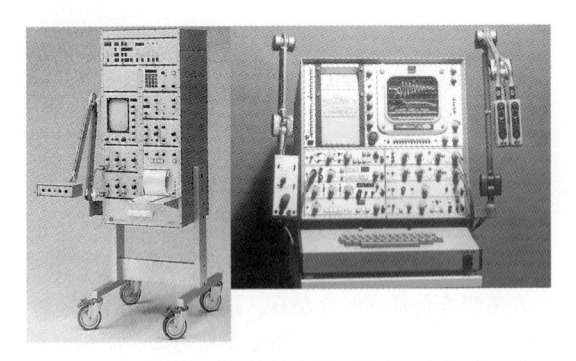

図15 日本市場に本格的な筋電計として販売されたヨーロッパの筋電計
左：DISA1500、右：Medelec MS-6

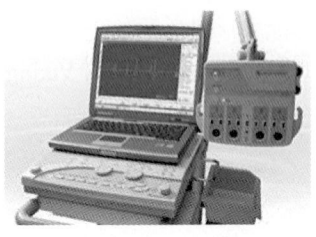

図16 現在市販されている筋電計
左：ニューロパック MEB9400 日本光電
右：Viking Select Nicolet

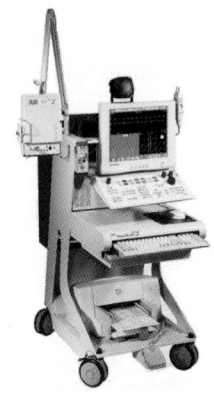

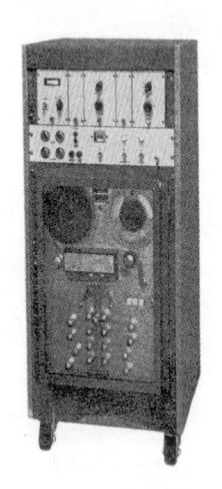

図17 アナログ式の加算装置ARC（昭和38年三栄測器）

を開発し、この筋電計が瞬く間に全米に広がり日本でも発売されるようになった。

欧米における筋電計開発の変遷を見ると、1950年―1973年はアナログ時代、1973年―1982年はトランジスタを中心としたデジタル時代、1982年―1993年はマイクロプロセッサ時代、1993年からPC時代というように、電子技術の発展に伴って進歩してきている。

日本に欧米の筋電計が進出したのは昭和50年初期からでMedelec社とDISA社がほぼ同時期に発売を開始した。その後20年以上筋電計市場はMedelec社、Dantec社（旧DISA）、Nicolet社に完全に押さえられ国産品は陰を潜めていた。

その後、筋電計はPC時代を向かえ、神経伝導検査における潜時や電位の自動計測、針筋電図の波形を定量的に解析する試みがウプサラ大学のStalberg教授らによって進められ、それらのプログラムは現在市販されている筋電計に取り入れられている[13]。

現在の日本市場ではヨーロッパ勢が姿を消し、Nicolet Vikingと日本光電のニューロパックのみが販売されている。そして現在では国産ニューロパックの性能は非常に優れている（**図16**）。

5. 誘発電位計の歴史

誘発電位の歴史は1947年（昭和22年）にDawsonが重ね合わせ法を開発し、さらに1954年（昭和29年）に加算装置を開発してから急激に発展した。そしてアメリカでは1955年（昭和30年）ころCAT（Computer of Average Transients）と呼ばれるデジタル方式の誘発電位加算や神経インパルスのヒストグラム、相関分析用に医用計算機が開発され研究や臨床の場で使われ始めていた。このCATは昭和38年（1963年）に日本光電によって日本でも販売された。

昭和38年にアナログ方式の加算装置として三栄測器がARC、日本光電からはATCとして発売されたが、アナログ方式のために精度が悪く、雑音も多くダイナミックレンジによる飽和の問題などがあり普及はしなかった（**図17**）。

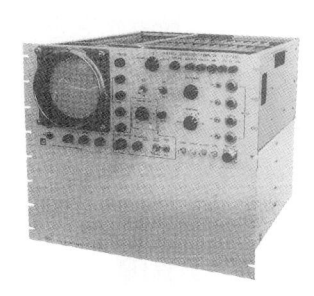

図18 CATを参考にして作られた医用コンピュータ
左：ATAC401 日本光電
右：MC401 三栄測器

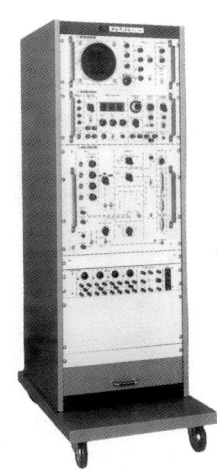

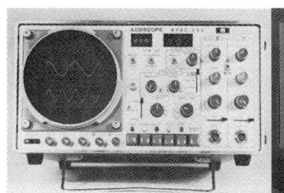

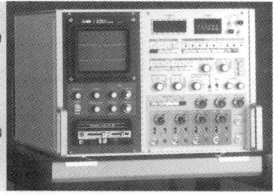

図19 昭和45年から55年にかけて多く使われていた加算装置
左：ATAC250（日本光電）
右：シグナルプロセッサ7T08（三栄測器）

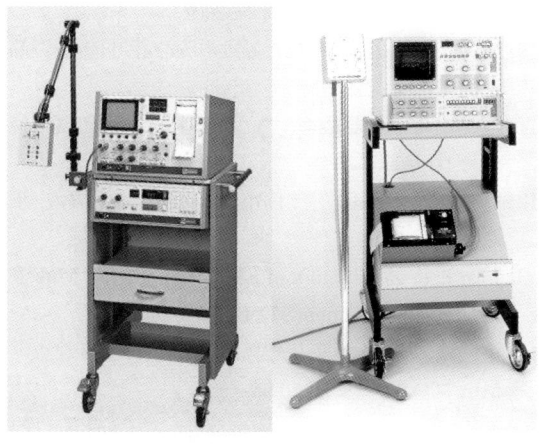

図20 初期の代表的誘発電位計
左：MES-3102（日本光電），右：7S11（三栄測器）

　昭和40年（1965年）アメリカのCATを真似て日本光電がATAC401を、翌年には三栄測器がMC-401を発表しこの頃は医用コンピュータという名称で脳波や神経インパルスを解析する目的でこれらの装置を用いて研究が盛んであった（図18）。これを機に日本光電はATACシリーズ、三栄測器はシグナルプロセッサシリーズとして開発が行われ、これらの装置を用いて誘発電位の研究が行われていた。なかでもシグナルプロセッサは使いやすさとプログラムライブラリーの豊富さから多くの施設で使われていた（図19）。

　誘発電位が臨床の中で急速に発展したのはABRの発見からであるが、日本では昭和54年（1979年）に日本光電からMES-3102が、翌年三栄測器から7S11が発売されてからである（図20）。

　その後ABR、SEP、VEPが診療報酬で点数化され、臨床の中で盛んに行われるようになった。この頃の代表的な装置は日本光電のニューロパック、日本電気三栄のサイナックスで、モデルチェンジを繰り返しながら機能アップされていった（図21）。また、この時期は海外からNicolet社やCadwell社が参入し、昭和57年から約10年間は誘発電位の研究や臨床応用が最も盛んに行われていた時期である。この当時ニューロパックやサイナックスは筋電計としては海外のメーカーにリードを許していたが、誘発電位計としては、オートマーキング機能や自動測定機能などの使いやすい機能と価格面で海外品より優位で販売台数も多かった。

　今日、誘発電位計と筋電計は1つの装置として販売されているが、誘発電位計としての機能では国産品であるニューロパックは海外品に勝っており多くの施設で使われている（図22）。

　検査としての誘発電位はその手技も基準化され、臨床応用へも定着してきているが最近手術中の神経機能モニタリングとして誘発電位が利用される件数が増加してきている。この分野への応用プログラムを開発したのは日本が最初である。1985年（昭和60年）脊髄誘発電位のトレンドモニタープログラムは、当時千葉大学整形外科の玉置助教授の指導により、またABRとSEPなどを

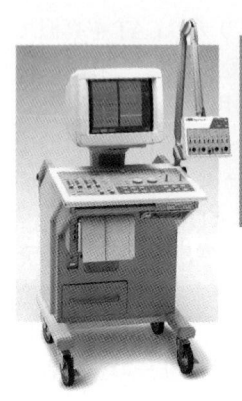

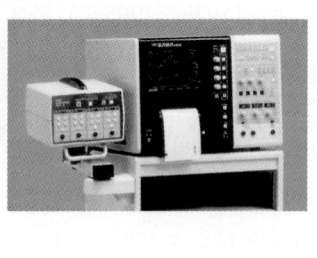

図21　誘発電位の最盛期に活躍した
　　　ニューロパックとサイナックス
左：ニューロパックMEB4208（日本光電）
右：サイナックスER1100（日本電気三栄）

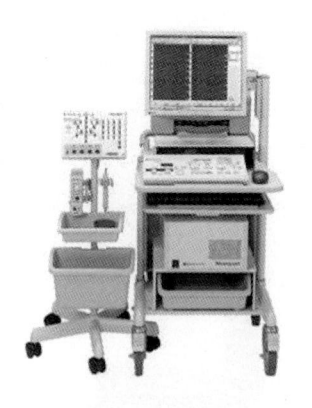

図22　現有の国産誘発電位計
MEB2200（日本光電）

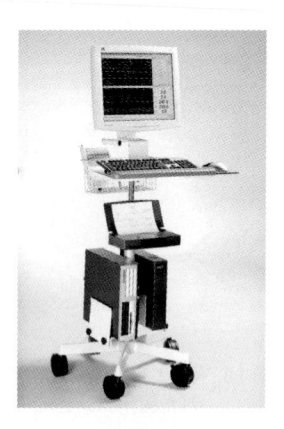

図23　神経機能モニター
EpochXP（ミユキ技研）

組み合わせたマルチトレンドプログラムは、当時東京大学救急部の佐々木、有賀先生の指導の下に日本電気三栄がプログラムとしてラインアップしている。現在は海外製品にも神経モニタープログラムが組み込まれており、米国Axson Systems社の神経機能モニター専用機・エポックXPがミユキ技研から発売されている（図23）[6,7,8,14]。

本稿を書くに当たって貴重な資料や写真は末永和栄氏、土屋和彦氏、柳原一照氏、西田哲氏から提供いただいた。また、司東丕現氏からは貴重な助言を、永井書店松浦三男氏には雑誌"臨床脳波"の初版からの閲覧をさせていただいた。紙面を借りて感謝申しあげます。

参考文献

1) 島薗安雄：わが国における歩みを中心に；脳波アトラス1巻（島薗安雄、喜多村孝一、大友英一、編）第3刷, 文光堂, 1-5, 1977
2) 福沢　等：脳波計の進歩. 臨床検査 25 (11)：1204-1212, 1981
3) 下田又季雄：臨床脳波学概説 (1). 臨床脳波 8 (4)：249-255, 1966
4) 白澤　厚：医療機器のあゆみ・脳波計. 医用機器 31 (343)：13-21, 2005
5) 白澤　厚：臨床検査のデジタル化. Medical Technology 22 (13)：1130-1132, 1994
6) 日本光電：電子技術で病魔に挑戦（日本光電40年の歩み）. 1993
7) 日本光電：電子技術で病魔に挑戦（日本光電50年の歩み）. 2003
8) 日本電気三栄：40周年記念社史. 1988
9) 柳原一照：デジタル脳波計の基礎. 日本臨床神経生理学会技術講習会テキスト. 2002
10) 檜田　勝：設計者の見た最近の脳波計. 日本脳波筋電図技術講習会テキスト. 1985
11) 佐々木政一：しめくくり. テクニシャン 44（最終号）：1-2, 2005
12) 時実利彦、津山直一：筋電図の臨床. 協同医書, 東京, 37-38, 1952
13) Jorn Ladegaard: Story of EMG Equipment ; Muscle & Nerve. Supplement 11：128-133, 2002
14) 宇川義一：神経、筋生理機能検査機器. 臨床検査とME. コロナ社, 東京, 73-95, 1986

（白澤　厚）

II. 中枢神経系の検査

A. 中枢神経系の基礎

1. 大脳の働きと機能局在

　脳を外から見ると図1に示したように、大脳、小脳が見える。大脳は、前頭葉、頭頂葉、後頭葉、側頭葉の4つの「葉」に分類されている。ヒトは、他の動物よりも、前頭葉が非常に発達している。

　脳には、たくさんの皺（しわ）がある。皺は、限られた体積の中でできるだけ大脳皮質の面積を大きく確保するために出てきたものと考えられる。これらの皺によって構成される盛り上がった部分を大脳回と呼び、谷のように内側にへこんだ溝の部分を大脳溝と呼んでいる。ヒトの脳に見られるこのような皺は、個人個人によってある程度差はあるものの、主なものは共通して存在するので、それぞれの部分に名前がついている。また、非常に深い切れ込みを裂と呼び、裂には左脳と右脳をわける大脳縦裂および、側頭葉の内側にあたるシルビウス裂がある。

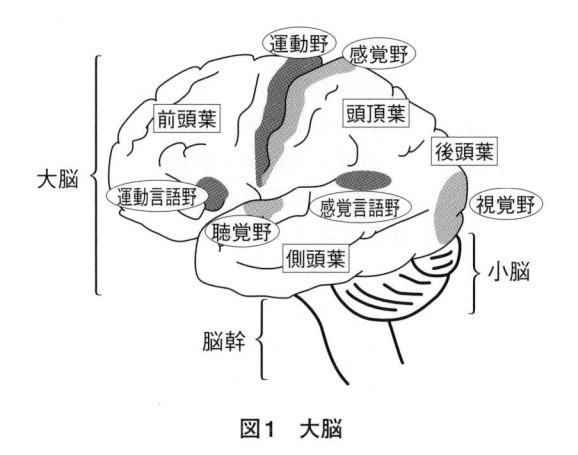

　大脳は、それぞれの部分が特有の機能を持っている。これを大脳の機能局在と呼んでいる。他方、それぞれの部位はお互いに密接な連携を持って活動しており、脳は全体として巨大なネットワークを形成している。

　前頭葉には運動野があり、体を動かす命令を出す。運動野は、体の各部分に対応した部位が並んでおり、細かな動きをする手などの部分は、運動野の皮質面積が広い。また、前頭葉にある運動性言語野は言葉を話すときに活動する。前頭葉の前部は前頭前野と呼ばれ、さまざまな感情の制御や一時的な記憶、運動の抑制などさまざまな高次脳活動に関与している。頭頂葉には感覚野があり、体のさまざまな部位から送られる感覚信号を受け取っている。感覚野も運動野と同様に、体の各部分に対応した部位が並んでおり、詳細な感覚を受け取る手などの部位は皮質面積が広い。後頭葉には視覚野があり、目からの視覚情報を受け取っている。視覚情報は、後頭葉の高次視覚野で情報処理され、更にさまざまな視覚コンポーネントに分けられ、頭頂葉や側頭葉に情報が送られる。側頭葉には、感覚言語野や聴覚野があり、耳から入った情報の処理などに関与している。

2. 小　脳

　小脳は図1、2に示したように、後頭葉の下部に位置しており、大脳よりもずっと小さな脳である。小脳は、上小脳脚によって中脳と、中小脳脚によって橋と、下小脳脚によって延髄と結ばれている。小脳は外部より、苔状線維、登上線維、ビーズ状線維の入力を受けている。小脳の構造は

図1　大脳

図2 脳幹

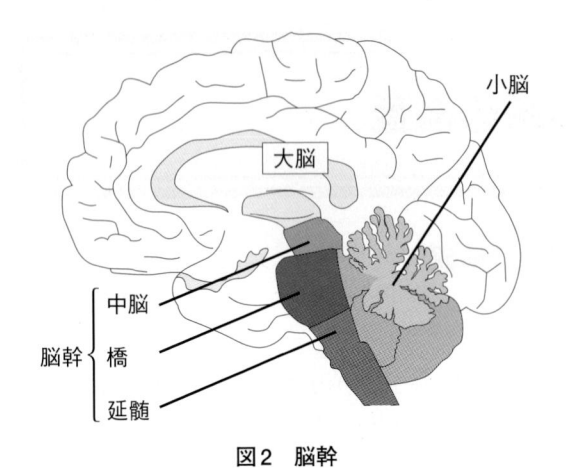

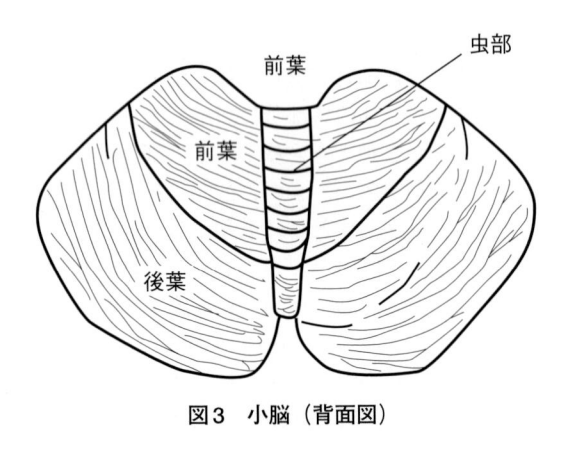

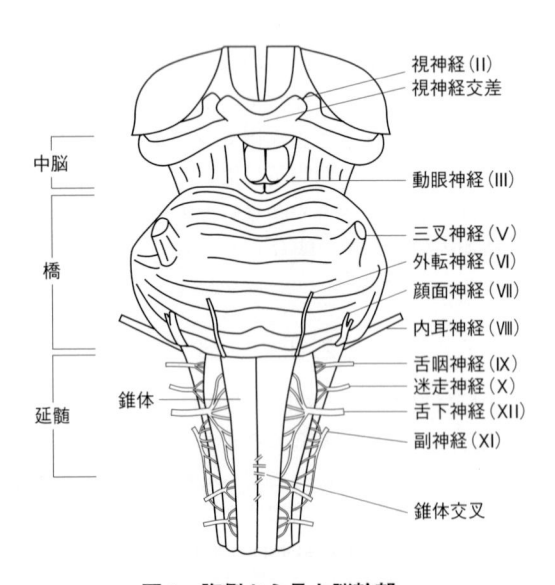

図3 小脳（背面図）

図4 腹側から見た脳幹部

図3に示したように、中心に位置する小脳虫部によって、左右の半球に分けられている。それぞれの半球はさらに前葉と後葉に分けられる。

　小脳は、従来、脳の他の部位や脊髄などからの入力を受け取り、正確なタイミングでスムーズに動くというような運動の制御に大きな役割を果たしていると考えられていた。このような働きの一部として平衡感覚にも小脳機能が重要な役割を果たしている。小脳の機能が障害される脊髄小脳変性症などでは、酔っ払っているような歩き方になる小脳失調症状が出現することなども知られている。

　しかし最近では小脳の働きについて研究は更にすすみ、小脳は、もっと広い意味での学習機能をもつ装置であると考えられている。これは、脊髄脳幹の運動機能、自律機能、行動機能を助けるものである。さらに最新の研究では、このような運動に関連した機能だけでなく、認知機能にも関連していると考えられている。例えば、ある考えの道筋を何度も何度も行うと、その道筋を写した内部モデルが小脳に形成され、同様の考えが意識下において行われるようになるということが考えられている。

3. 脳　　幹

　脳幹は中脳、橋、延髄に分けられる。これらの部位には、呼吸などの生命の維持に重要な中枢が存在している。また、脳幹には大脳皮質全体に投射して脳の活動を活性化し、意識レベルを保つ中枢も存在している。

　中脳は、大脳皮質と橋以下の部分を結びつける位置にある。中脳の前面には、大脳脚と呼ばれる部分があり、そこには大脳から中脳をとおり橋に続く錐体路をなす線維が通過している。その後ろには、黒質と呼ばれる部分がある。この部分にはドパミン作動性ニューロンがあり、この部分の変性はパーキンソン病の主な病変であると考えられている。中脳の後部には上丘、下丘がある。上丘は視覚反射の中継所であり、下丘は聴覚の中継所である。そのほかの中脳の働きのうち、よく知ら

れているものに歩行の制御があげられる。中脳だけでなく、視床下部や中脳の下位にある橋にも歩行に関する中枢は分布しており、実験的にネコなどでこれらの部位を刺激すると歩行行動が見られることが知られている。中脳の下位は橋があり、小脳との連絡路がある。さらにその下位には延髄が続く。中脳から延髄に至る脳幹には、多くの線維が通過している。腹側面の左右には錐体があり、運動線維が下降している。さらに、延髄が脊髄に連なる前に錐体を通る線維の多くは反対側に交叉し、錐体交叉と呼ばれている。また、痛覚、温度覚、単純触覚などを上行性に視床に伝える脊髄視床路もある。

中脳から延髄に至る脳幹部の全体には網様体と呼ばれる、生命維持に重要な役割を果たしている。網様体は、呼吸、心拍、血圧などの調節中枢であると同時に、睡眠覚醒の中枢としての働きもある。図4に示したように、脳幹部からは脳神経が伸びている。

4. 脊髄・反射

脊髄は、延髄に続く部位で、頸椎から仙椎まで、周りを椎骨に守られた脊髄腔を通過している。体のそれぞれの部位からの感覚は、上行性伝導路をとおり脳へ伝えられる。また、体を動かすための筋肉への信号は、皮質の運動野から下行性伝導路をとおって、各筋肉に伝えられる。それぞれの脊髄神経は、椎骨間から出入りする左右31対の神経によって身体各部と連絡をとっている。主な対応は、頸神経（8対、C1-C8）：頸、腕。胸神経（12対、T1-T12）：胸部、腹部。腰神経（5対、L1-L5）：足前表。仙骨神経（5対、S1-S5）：足後裏。尾骨神経（1対）：会陰部である。

脊髄は、周りに白質があり、中心に灰白質がある。上行性、下行性の伝導路は白質を通過している。図5に示した脊髄視床路は上行性伝導路の1つであり、外側皮質脊髄路は下行性伝導路の1つである。また、後索には後索薄束、楔状束などの上行性伝導路があり、深部感覚などを脳に伝えている。

これらの伝導路の神経は、脊髄のそれぞれのレベルで中心の灰白質に神経細胞をもっている。前角にある神経細胞からは前根を通って、下行性の伝導路から伝わってきた信号を遠心性に伝える運動性の神経線維が、また体の各部からの感覚信号は後根をとおって、後角にある神経細胞に伝えられる。後根には脊髄神経節と呼ばれるふくらみがある。脳幹の部分でも述べたように、伝導路をとおる線維は、錐体交叉あるいは脊髄で体の反対側にうつり、脳と連絡する。したがって、右半球は左半身の、左半球は右半身の運動感覚を司ることになる。

脳を介さず脊髄のレベルで行われる反射を脊髄反射と呼ぶ。脊髄反射のうち、伸張反射と屈曲反射について説明する。伸張反射は、膝蓋腱反射が有名である。被験者の足がぶらぶらするような状態で腰掛けさせ、膝の腱をハンマーで軽くたたくと、前に蹴るような運動が起こる。これは、ハンマーでたたいた瞬間に筋肉内にある筋紡錘が筋肉が伸びたことを感知し、筋肉から脊髄に向かうIa線維に伝える。Ia線維の興奮は全角にあるα運動神経に伝わり、これが筋肉が伸びた分伸縮させる単シナプス反射が起こる。またこれと同時にIa線維の興奮は拮抗筋を司るα運動神経にも抑制性に伝わり、拮抗筋を弛緩させる（図5）。一方、画鋲を踏んだり、熱いものが触れたとき反射的に足や手を引っ込める行動が起きる。この現象を屈曲反射と呼んでおり、脊髄反射の一つである。これは、伸展反射と異なって、多シナプス性である。

中枢パターンジェネレーター（Central Pattern Generator）は、脊髄にあって歩行運動（ロコモーション）や呼吸運動のようなリズミカルな運動を形成するネットワークと考えられている。この仕組みは、魚からヒトまで存在し、運動を行ううえで非常に重要な役割を持っていると考えられている。

5. 意識と睡眠

ほとんどの人は毎日必ず睡眠をとる。ヒトの場合睡眠は通常夜間にとられ、昼間は覚醒して活動

している。このような意識の変化は、意識レベルの変化という側面と24時間のリズムをもって変化する生体リズムとしての側面がある。

意識は、大まかには脳幹に存在する上行性網様体賦活系からの刺激によって保たれている（図6）。網様体からの線維は、視床下部に投射しここでシナプスをつくって神経細胞を変え、大脳皮質全般に投射する。大脳皮質は、高次機能の座であるがこの機能が十分働くということは、意識が保たれているということであり、その活動レベルをたもつ刺激を送っているのがこの上行性網様体賦活系ということになる。体の各部分からの感覚信号は、網様体投射しこれを活性化させている。この機能に障害が起きると、皮質機能が十分に活性化されず、外界からの刺激に対しても適切な反応ができない状態となり、臨床的には意識障害と診断される。

意識は、毎日通常夜間に低下する。これが睡眠である。睡眠が病的な意識障害と異なっているのは、速やかに覚醒に移行させることができる点である。睡眠は、大きくノンレム睡眠とレム睡眠に分けることができる。睡眠が引き起こされるメカニズムは必ずしも十分に明らかになっているとはいえないが、ノンレム睡眠の発現には視索前野などが、レム睡眠の発現には脳幹部の諸核が関与していると考えられている（図6）。

睡眠は、通常ノンレム睡眠から始まり次第に睡眠徐波が増加し、睡眠段階1、2、3、4とすすんでいく。睡眠段階1は浅い睡眠であり、睡眠段階2に入ると睡眠は安定する。この段階では睡眠紡錘波などの脳波波形が見られる。睡眠段階3, 4は多く睡眠徐波が出現しており、徐波睡眠とも呼ばれる。徐波睡眠期は、深い睡眠であり、弱い覚醒刺激では覚醒させられないことが多い。睡眠が始まり100分前後経つと、レム睡眠に移行する。レム睡眠に入る前には、いったん体動が起こり深い睡眠が浅くなりしばらくしてレム睡眠に移行するという場合が多い。しばらくレム睡眠が続くとまたノンレム睡眠に移行する。ノンレム睡眠とレム睡眠をあわせた100分前後のまとまりを、睡眠周期と呼ぶ。一晩の睡眠は4～5回の睡眠周期を繰

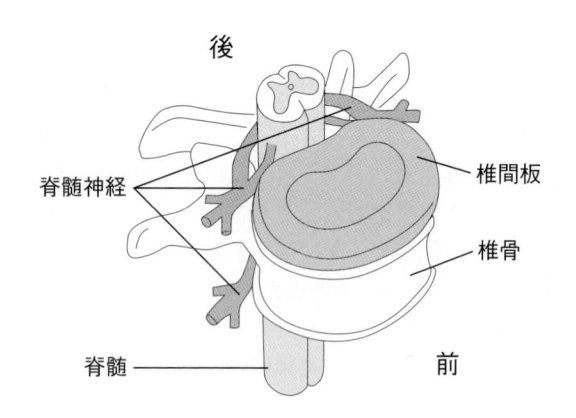

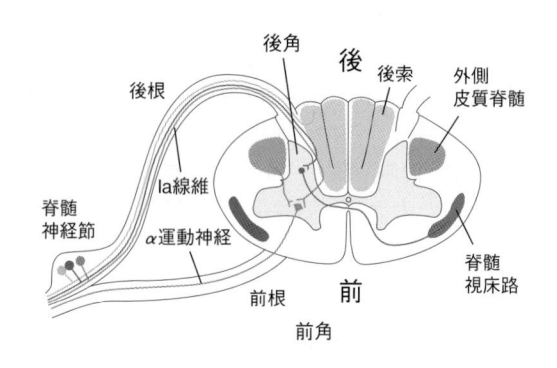

図5

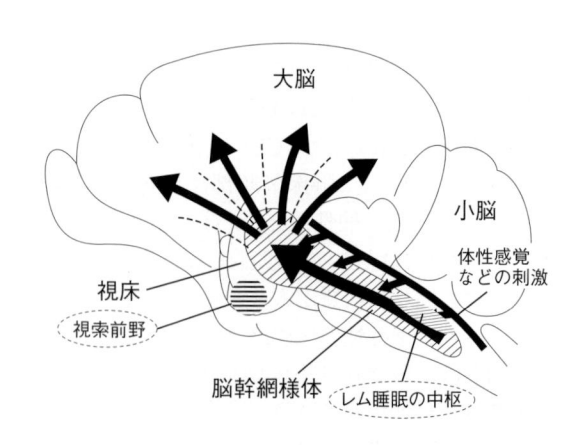

図6　上行性網様体賦活系

り返して明け方を迎える。図7に睡眠の経過を示したが、睡眠の前半には徐波睡眠が多く、後半にはレム睡眠が多い。発達と老化によって睡眠の質は変化する。小児期には徐波睡眠が多いが、高齢者では徐波睡眠は少なく、中途覚醒（睡眠中に短時間覚醒すること）が多くなる。

睡眠は、生体リズムとしての側面も持っている。20代の若年者は一般に夜更かし朝寝坊の傾向（睡眠相後退傾向）があるが、高齢者では逆に早寝早起き傾向（睡眠相前進傾向）が認められる。また、海外旅行などで時差のある地域に移動するとリズムが崩れて体調の不良が起こる。これをジェットラグ症候群と呼ぶ。

睡眠段階

覚醒段階：脳波は、α波と低振幅で比較的周波数の速い波が混じったパタンを示し、ふつう筋電図は高振幅で急速眼球運動や瞬目もしばしば出現する。

第1段階：α波が記録の50％以下に減少したときに第1段階と判定する。比較的低振幅でさまざまな（2〜7 Hz）周波数の波が混ざったパタンを示す。ゆっくりした眼球運動が特徴である。

第2段階：睡眠紡錘波およびK複合波（K-complex）が出現し始めると第2段階と判定する。睡眠徐波の出現は20％以下。

第3段階：睡眠徐波が記録の20％から50％を占める。睡眠紡錘波は引き続き出現している。

第4段階：睡眠徐波が記録の50％以上を占める。睡眠紡錘波は引き続き出現している。

REM段階：脳波は比較的低振幅でさまざまな周波数の波が混ざったパタンを示す。急速眼球運動（Rapid Eye Movements = REMs）の出現が顕著。抗重力筋の活動がほとんど見られない。

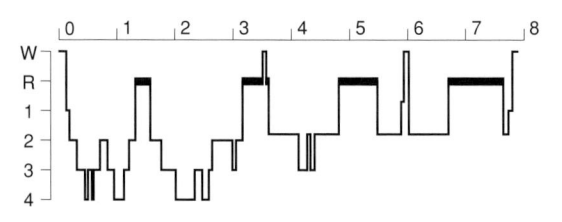

6. 記　憶

小学校の頃の思い出、試験の暗記、外国語、自転車の乗り方など記憶にはたくさんの種類がある。これらを分類すると下記のようになる。

短期記憶（short-term memory）、即時記憶（immediate memory）

例）電話をかけるために一時的に電話番号を覚えておく。

長期記憶（long-term memory）

a) 宣言記憶（declarative memory）
　・エピソード記憶（episodic memory）
　　例）小学校の修学旅行について覚えている。
　・意味記憶（semantic memory）
　　例）りんごとは赤くて丸く、食べると甘酸っぱいものであるということを知っている。
b) 手続き記憶（procedural memory）、非陳述記憶（non-declarative memory）
　やり方に関する記憶のこと。
　　例）ピアノの曲を暗譜で一曲弾くことができる、自転車に乗れる、など。

正常睡眠の特徴
・睡眠はノンレム睡眠から始まる。
・睡眠はノンレム睡眠とレム睡眠が交替性に出現する。
・ノンレム-レムのまとまりはほぼ一定で60〜120分。
・睡眠の前半に、徐波睡眠が多く出現する。
・睡眠の後半に、レム睡眠が多く出現する。

図7　ヒトの睡眠

これらの記憶には脳のさまざまな部位が関与しているが、これまでの研究によってそれがある程度明らかになっている。短期記憶は、前頭葉のDLPFC（背外側前頭前野）が関与していると考えられている。また、エピソード記憶については、

海馬が強く関与していることが知られている。特に有名なのはHMという症例で、てんかんの治療のため両側の海馬を除去される手術が1953年に行われた。その後、この症例は新しいエピソードを記憶として獲得することがまったくできなくなってしまった。過去の記憶は残っているし、また短期記憶は障害されていなかった。これまでの研究では、海馬は新しく記憶を作り出す記銘という重要なメカニズムに関与していると考えられている。手続き記憶のような身体の運動に関連することの多い記憶は、線条体、補足運動野、小脳などが関与していると考えられている。

さて、このような記憶の背景にある脳内のメカニズムはどのようなものであろうか。現在、記憶の基盤としてはシナプスの機能的な変化と神経ネットワークの形態的な変化の二つがあると考えられている。シナプスの機能的変化はシナプス伝達効率の長期増強（long term potentiation：LTP）として知られている。この現象は最初海馬のスライスによる研究で明らかにされた。海馬の穿通線維に100Hz以上の高頻度の電気刺激を与えると、その先にシナプスをつくって信号を受ける歯状回顆粒細胞においてその後数時間から数日間、シナプス伝達効率が増強される現象が認められた。その後、LTPはさまざまなシナプスで認められることがわかった。高頻度刺激が、記憶のきっかけとなるある出来事の脳内信号であり、これが長期にわたってLTPの形で持続するということが記憶の生理学的な基盤となっているのではないかとの仮説がある。ただ、前項で述べたように記憶は海馬でこのようなメカニズムに関連してつくられ、そして皮質に蓄えられる。皮質に蓄えられる記憶は新しい神経ネットワークの形成と関連しているとも考えられている。

参考文献

1) Mark F. Bear, Barry W. Connors Michael A. Paradiso：Neurosience, Exploring the Brain Lippincott Williams & Wilkins. 2006
2) Meir H. Kryger, Thomas Roth, William C. Dement, W. B. Saunders：Principles and Practice of Sleep Mediane. 2005

（内田　直）

B. 脳波の発生機序

1. はじめに

Hans Bergerが初めてヒトの頭皮上から脳波を記録して、80年近く経った。脳波は一般社会にも十分認知され、臨床的にも安価で簡便な脳機能計測法として広く普及している。しかも脳波は画像として捉えられることの少ない機能的神経疾患群（特にてんかん）、代謝性脳症、意識障害の診断に有用な検査法である。脳波判読にあたってその生理学的背景を理解しておくことは、所見の臨床評価のために重要である。

脳波の発現機構に関する研究の歴史は長く、膨大な数の研究があるが、未解決な点が多い。その理由としてヒトを対象とした研究では、十分に基礎的な解析が行えないこと、動物実験ではヒトの脳波に厳密に対応するモデルが得られない場合があることなどがあげられる。ここで述べる脳波の発生機序に関しては、まだ少なからず仮説の部分があることをあらかじめお断りしておく。

脳波の発現機構を考える場合には、その電位発生源（generator）とリズム発生源（pace-maker）に分けて考える必要がある[1~3]。まず、すべての脳波活動に共通する電位発生源について述べ、次いで正常脳波リズムの発生機序ならびに異常脳波活動の発現機序について解説する。

2. 脳電位の発生機序

a. 上行性網様体賦活系の意義

脳波は脳の活動状態を表すが、意識の変化に伴って敏感に変動する。意識の維持には脳幹網様体、視床下部、視床、大脳皮質などが関連しているが（図1）、とくに中脳にある上部脳幹網様体、視床非特殊核、広汎視床投射系からなる上行性網様体賦活系（ascending reticular activation system, ARAS）が重要である。音、光、痛みなどの外界からのインパルスや内臓などの身体内部からのインパルスが脳幹網様体に達し、ARASを刺激すると、それは次に大脳皮質の活動性を高め、覚醒レベルを上昇させる。実験的に中脳の部分で脳幹を切断したネコは意識を失い、脳波は高振幅の徐波となる。逆に中脳網様体に反復電気刺激を加えると睡眠中または浅い麻酔中の動物は、その行動面からも覚醒し、脳波も低振幅の速波となる。以上より、正常な脳波が記録されるためには、脳幹網様体、視床、大脳皮質が正常に働いていなければならない。

b. 大脳皮質大錐体細胞とシナプス後電位

脳波は脳の電位変動（交流成分）を表しており、この電位変動に大きな役割を果たしているのはニューロン活動である（図2）。なかでも大脳皮質にある大錐体細胞のシナプス後電位（postsynaptic potential, PSP）が重要であり、興奮性シナプス後電位（excitatory postsynaptic potential, EPSP）と抑制性シナプス後電位（inhibitory postsynaptic potential, IPSP）の2種類がある。興奮性視床ニューロンから大錐体細胞の尖樹状突起深部に興奮性入力が送られると、局所的に脱分極が生じてEPSPが発生し、細胞内が陽性、細胞外が陰性となり、細胞内に電流が生じる（図2A）。この電流

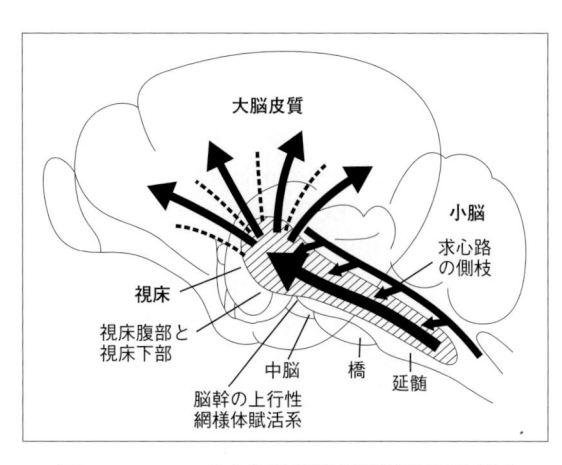

図1　Magounの上行性網様体賦活系の模式図

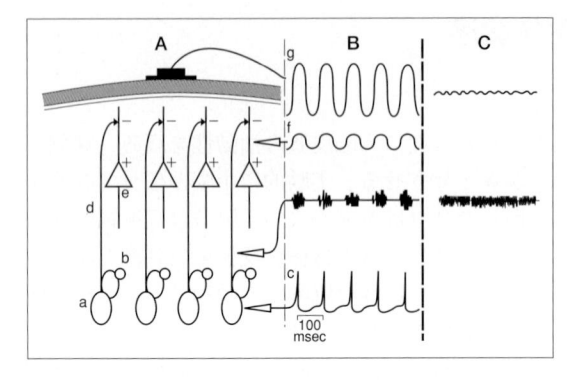

図2 皮質脳波のリズム形成に関する仮説の模式図

(A) 視床の神経細胞 (a) とその側枝に接続する介在ニューロン (b) によって生じた律動性発射 (c) は視床-皮質線維 (d) を介して大脳皮質の錐体細胞 (e) に同期性に EPSPを産生する (f)。この結果、細胞内が陽性、細胞外が陰性となり、細胞内に電流が生じる。この電流は、表層陰性、深部陽性の電場を細胞外に形成する。これを1個の双極子とみなすことができる。(B) 多数の双極子の電場が空間的に加重され、集合電位として脳波を形成する (g)。その周波数は視床の神経細胞のEPSP-IPSPの持続で決定され(c)、たとえば100msの間隔であれば脳波上10Hzとなる (g)。(C) 視床ニューロンが脱同期を生じたら、脳波は律動性を形成せず低電位速波となる。 (文献[4]より引用して一部改変)

は細胞外に深部陰性、表層陽性の電場を生じる。この状態は1個の大錐体細胞の表層部に陽性、深部に陰性の2極が発生したものとしてモデル化できる（双極子 dipole）。もし近接する多数の大錐体細胞に同期的に同一の状態が発生すると、多数の同一双極子が並列することになり、そのため電場は空間的に加重 spatial summation されて、表層陽性、深部陰性の大きな電場が細胞外に形成されることになる（図2B）。この状態を1個の大きな双極子とみなすことができるので、等価電流双極子（equivalent current dipole, ECD）と呼ばれている。脳波はこのECDの時間的変動を記録したものといえる。視床ニューロンが脱同期を生じたら、脳波は律動性を形成せず低電位速波となる（図2C）。ニューロンが発生する活動電位は、PSPと比べると持続時間が著しく短いので同期的加重が起こりにくく、脳波の電位発生にはあまり重要ではない。

3. 正常脳波リズムの発生機序

a. 律動性振動

脳波は10Hz前後のαリズムを代表とする律動性を呈するのが特徴である。脳波リズムの原型は視床において作られ、その本質は視床ニューロン群に発生する脱分極・過分極から成るPSPの律動性振動 rhythmic oscillation である[4]（図2）。その律動性振動の脱分極成分に発生する活動電位が皮質大錐体細胞に興奮性入力として伝えられ、尖樹状突起にPSPの律動性振動を生じ、その細胞外電場が同期的に加重されて脳波リズムが発生する。脳波律動の周波数は視床ニューロンの膜電位水準に依存しており（図3）、脱分極状態では速波（β）帯域、中等度の過分極状態では睡眠紡錘波、深い過分極ではデルタ波帯域の周波数を示す[5]。この視床ニューロンの膜電位水準は、覚醒レベルを調節する脳幹網様体ニューロンの活動性によって制御され[5,6]、病的状態においては大脳皮質や視床、その他の脳構造のニューロン機能障害によって変化する。

b. リズム発生に関与する脳構造とニューロン回路

大脳皮質大錐体細胞と視床ニューロン間には相互の線維連絡がある[5,6]（図3）。視床にはその本体の各群と、その外・吻側部を取り囲む線状の細い視床網様核がある。本体の核群には皮質大錐体細胞に投射する視床皮質ニューロンが存在し、このニューロンには視床網様核ニューロンからGABAを伝達物質とする抑制性入力が送られる。皮質大錐体細胞からは軸索側枝が視床皮質ニューロンおよび視床網様核ニューロンへ伸びてグルタミン酸を伝達物質とする興奮性投射がある。また、視床皮質ニューロンは視床網様核ニューロンへ軸索側枝を出して興奮性入力を送っている。この回路には脳幹（中脳・橋）網様体によってアセチルコリンを伝達物質とする活動性制御が行われている。すなわち脳幹網様体ニューロンからは視床皮質ニューロンへは興奮性、視床網様核ニューロンへは抑制性の制御が行われている（図3）。

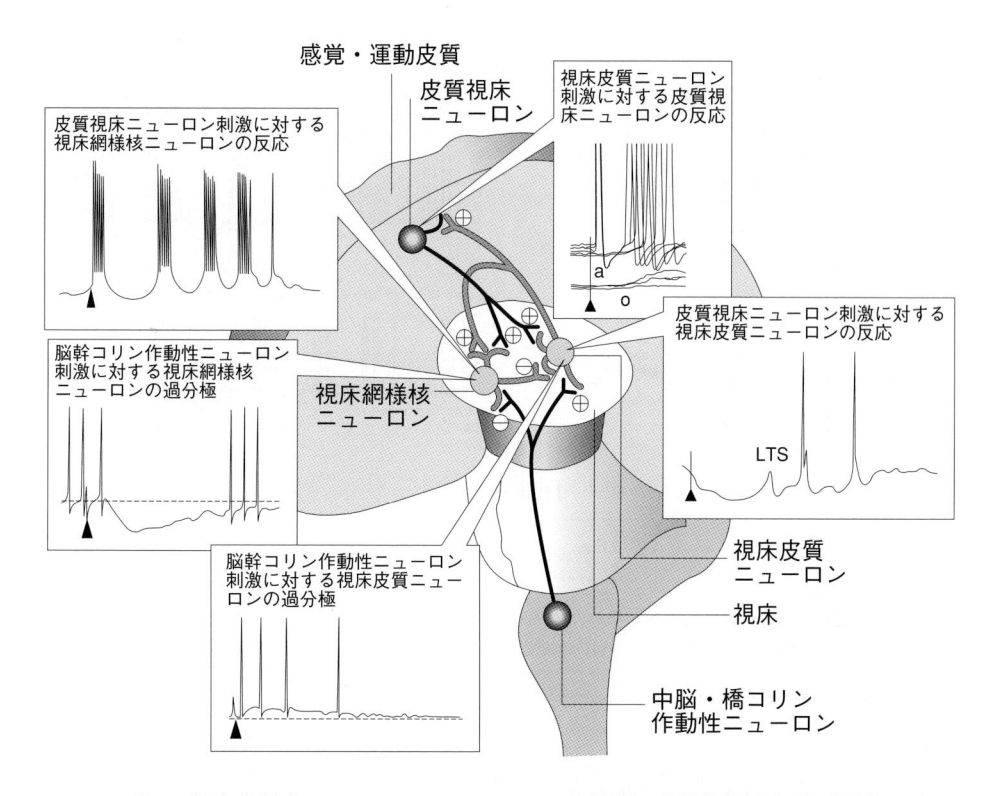

図3 視床皮質ネットワークにおけるノンレム睡眠の律動的振動の発生機構

視床網様核は抑制性のGABA入力を他の視床核へ投射する。一方、視床皮質および皮質視床ニューロンの多くは興奮性のグルタミン酸入力を送る。細胞内記録では、中脳・橋にあるコリン作動性ニューロンは視床皮質ニューロンに対して脱分極性（興奮性）に働くが、視床網様核ニューロンに対しては抑制的に働く。視床皮質ニューロンからの興奮性入力により視床網様核ニューロンが紡錘波の周波数で発火することに注目して欲しい。LTS（low-threshold spike）：閾値の低いスパイク、o: 順行性の活動電位、a: 逆行性の活動電位 　　　　　　　　　　　（文献[6] より引用）

c. 睡眠紡錘波のリズム発生機序

睡眠中のネコで大脳皮質と視床核から脳波を記録すると、その両者から睡眠紡錘波が同期して出現する[5]。このことから視床ニューロンと皮質大錐体細胞は密接な関連性をもって睡眠紡錘波の発現に関与していることがわかる。この睡眠紡錘波出現時に視床網様核ニューロン、視床皮質ニューロンおよび皮質大錐体細胞から細胞内電位記録を行うと、視床網様核ニューロンでは膜電位の脱分極偏移に重畳して紡錘波周期の脱分極・過分極から成る膜電位振動が反復し、その脱分極成分からは活動電位が発生している（図4）。その時、視床皮質ニューロンには過分極偏移が起こっており、それに重畳して紡錘波周期の膜電位振動と活動電位発射がみられる。この2つの視床核の膜電位振動は同期的に出現し、この時さらに皮質大錐体細胞にも睡眠紡錘波周期の膜電位振動が視床核のそれと同期して発生している。

このような視床ニューロン群と皮質大錐体細胞における睡眠紡錘波周期の同期的膜電位振動の発生機序は以下のように考えられている[6]。すなわち動物が覚醒から睡眠へと移行すると脳幹網様体ニューロンの活動水準が低下し、視床皮質ニューロンには興奮性入力減少による過分極状態が生じ、視床網様核ニューロンには抑制性入力減少により脱分極状態が生じる。この視床網様核ニューロンの脱分極は、樹状突起間のシナプス連絡を介

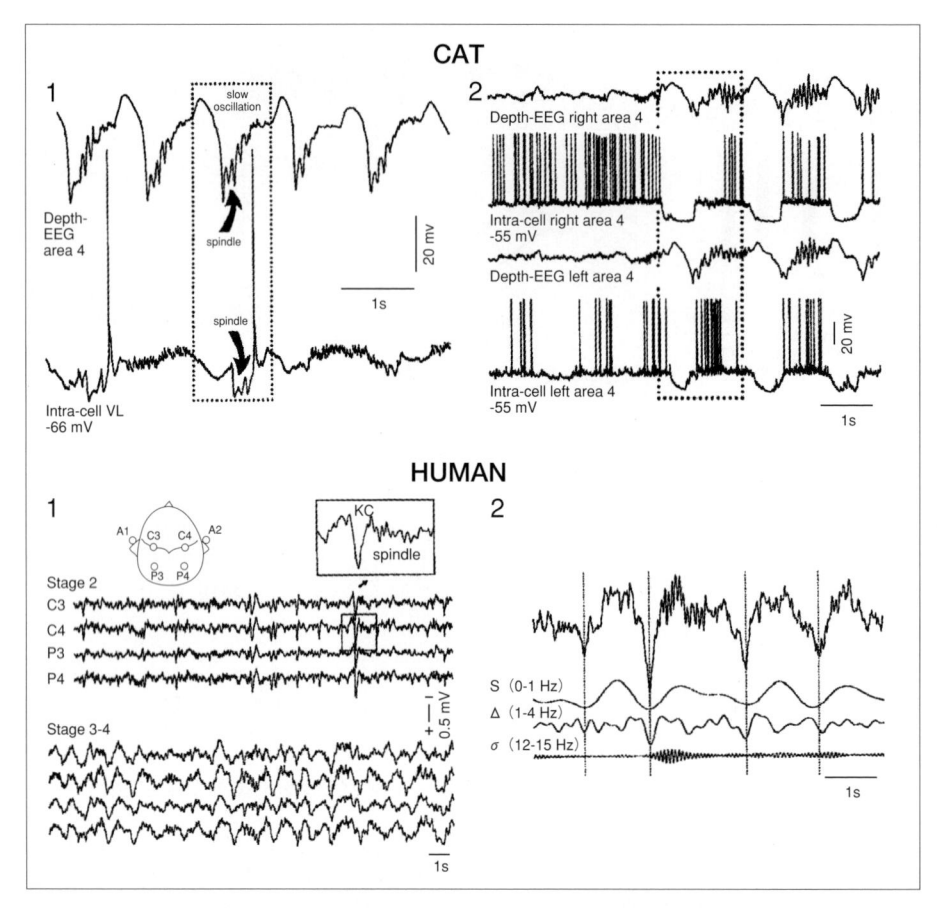

図4 視床皮質相互反応による異なる睡眠振動

上図1, 2はケタミン麻酔下のネコでの記録で、VL核の視床皮質ニューロンからの細胞内記録と皮質4野での深部脳波の同時記録を示す (1)。興奮性成分 (深部陰性、下向きの振れ) の緩徐な皮質振動 (0.9Hz) は、視床で発生した紡錘波を伴う (矢印)。この組み合わせはK複合と呼ばれるヒトの反応と同じである (下図参照)。2個の新皮質ニューロンからの細胞内記録 (左右の4野) では、2個の皮質ニューロンに同時に大きな過分極が起こった場合にのみ (破線で囲まれた部位) 脳波の同期が起こり、K複合が認められる (2)。下図はK複合がみられたヒトの自然睡眠脳波記録で、睡眠深度の2および3-4ならびにK複合 (矢印) を示す (1)。C3からの脳波の周波数分析をすると、3つの帯域：S (0〜1Hz)、Δ (δ波, 1〜4Hz) と σ (紡錘波, 12〜15Hz) からなることがわかる (2)。
(文献5)より引用)

して近接のニューロンも巻き込んで、脱分極に続く過分極を生じ、低閾値スパイク (low threshold spike) が反復して発生する (図3)。これによって膜電位は再び脱分極側へ偏移し、それに続く過分極偏移が起こる。このようにして脱分極・過分極から成る膜電位の律動性振動による睡眠紡錘波リズムの原型が形成される[5]。このような膜電位振動によるリズムが視床網様核ニューロン群や視床皮質ニューロン群および皮質大錐体細胞群に発生すると、各ニューロン間で同期化の増強が行われて睡眠紡錘波の振幅が漸次増大し、同期化が頂点に達した後にはニューロン間の脱同期化が徐々に進行して振幅の漸減が起こる。睡眠紡錘波リズムの発生条件である視床皮質ニューロン群の過分極偏移は−60mV程度の中等度の過分極状態で、後述するデルタ波発生時の過分極偏移 (−65mV以上) よりも浅いことがわかっている[5]。

4. 徐波の発現機構

徐波活動を観察する場合に、周波数や振幅、頭皮上の出現部位だけでなく、その出現様式や波の律動性について観察することが重要である[7〜9]。これらの要素によって徐波の種類を分類し、発現機構や病態の違いをおおまかに知ることができる。これらの異常脳波は局所性、片側性の場合（多くは局所性の脳病変を示唆）とびまん性の場合（多くはびまん性脳病変）がある[10〜12]。

a. 局所性徐波

Gloorら[13]のびまん性脳障害の研究で、半球性に白質ないし皮質が障害された場合には持続性多形性δ活動（persistent polymorphous delta activity, PPDA）が出現するが、純粋な皮質病変のみではPPDAはまれにしか出現しないことがわかっている。現在では、PPDAは局所性脳病変のマーカーであり、視床から皮質への求心性入力が絶たれること（deafferentation）が原因と考えられている。局所性徐波はその振幅、周波数、頭皮上分布、出現の持続性、刺激に対する反応性が障害程度を表す指標となる。Schaulら[11]は、徐波の分布、振幅、周波数からは病変の大きさや腫瘍効果を区別できないが、反応性や出現の持続性（持続的か間欠的か）は障害の大きさとかなり相関があることを報告している。すなわち、持続性徐波は重度脳障害（腫瘍効果の増強、大病変、深部半球病変）が示唆するが、間欠的徐波は通常、小病変であること、腫瘍効果がないことを示唆する。反応性がない徐波は反応性がある場合に比べ、より障害が強い。

Gloorら[14]はネコを用いて、熱凝固により大脳皮質、半球白質、視床、視床下部、中脳に病変を作成し、脳波変化を観察した。皮質灰白質の純粋な病巣では、徐波は出現しないが、背景活動の振幅が低下した。一方、皮質下白質病変では、不規則δ活動が病変作成直後から観察された（図5）。また、熱凝固による血管浮腫は徐波に影響しないことが特徴的であった。視床病変は一般的に局所性ないし半球性のδ活動が出現するが、徐波の出現に要する時間やその振幅や分布も一定ではなかった。局所性浮腫が非常に強く間脳や中脳を圧排し変位させる場合には、一側性の徐波化を認めた。このような表面陰性のδ活動は、皮質大錐体細胞へのIPSPによると考えられている。

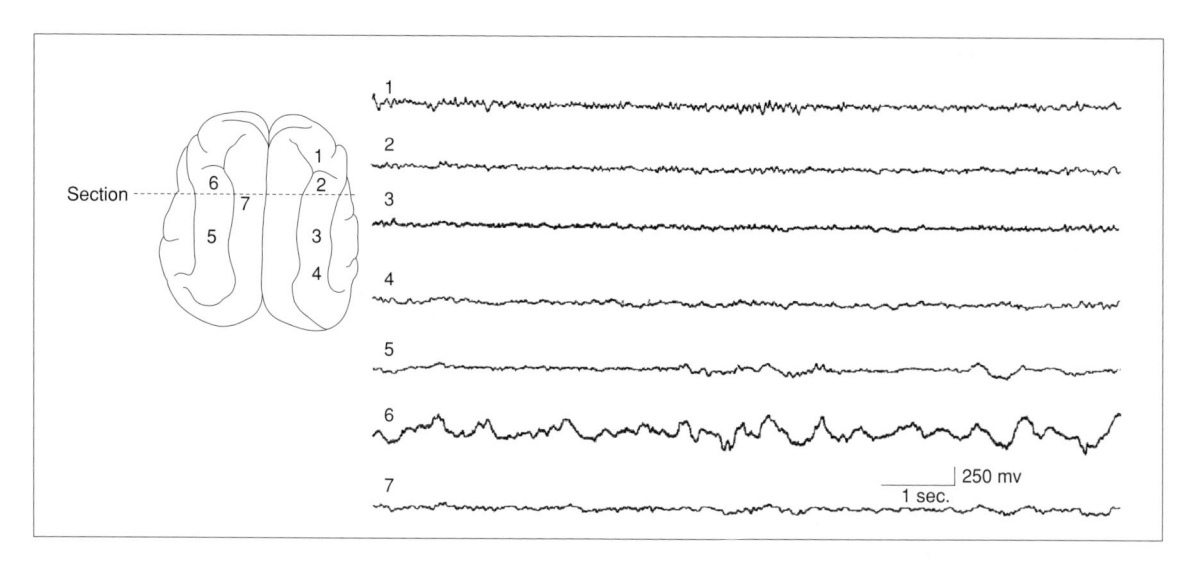

図5　ネコにおける大脳白質病変作成後の脳波所見
電極6の下にある白質病変を作成するとその部の皮質に限局した多形性δ活動が出現する。（文献[14]より引用）

b. 広汎性徐波

　広汎性徐波は、その形態（不規則性、非律動性、多形性 vs 規則性、律動性、単調性）および出現頻度（持続的 vs 間欠的）によりカテゴリー化される[7~9]。一般に、脳波異常が高度になるにつれ、正常にみられる生理的パターンは減少する。広汎性に出現する不規則徐波は、半球性の白質および皮質を含む大きな病変で観察される。無酸素脳症のイヌでは、周波数や振幅が不規則な広汎性の徐波と単律動的2相性の徐波複合が見られた。前者は皮質-皮質間や視床皮質回路の破綻によるが、後者はより重篤な脳障害を反映すると考えられている。ネコで両側視床下部および両側上部中脳病変を作成すると両側性の広汎性徐波が出現した。

c. 両側同期性間欠性徐波

　脳波のδ活動には前頭部間欠性律動性δ活動（frontal intermittent rhythmic delta activity, FIRDA）に代表される律動性活動がある（図6）。初期には上部脳幹、間脳、視床正中部の病変による投射性リズムと考えられていた。Gloorら[13]は皮質および皮質下灰白質の病変が主な原因であり、これらの脳構造間での異常な相互作用によりFIRDAが出現すると提唱した。その発生には視床皮質回路の過活動と皮質病変の程度が重要であるとされている。

d. 周期性脳波パターン

　周期的脳波異常を呈するCreutzfeldt-Jakob病や亜急性硬化性全脳脳炎では、広汎な皮質興奮性の増加とそれに続く皮質下で発生する抑制が周期性パターンの要因であると考えられている[11,12]。すなわち、皮質灰白質での機能異常により急激な神経発射が起こった後、長く持続する過分極が生じてニューロンが不応期に入り、周期性が形成される。この周期性のトリガーは皮質下にあるとされている。

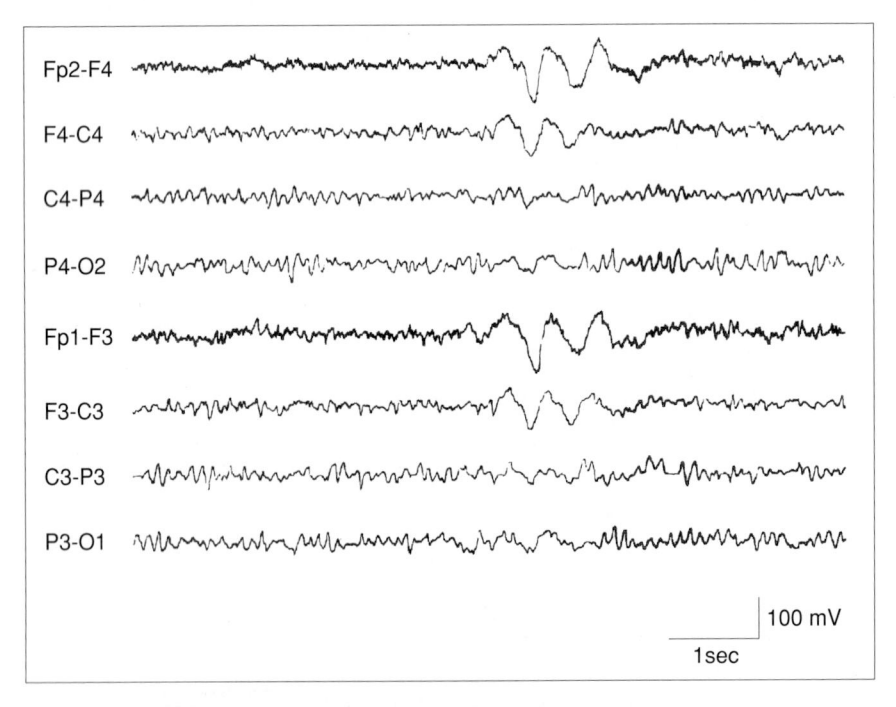

図6　前頭部優位の両側性間欠性δ波活動（FIRDA）の1例　（文献[10]より引用）

背景活動の抑制と高振幅徐波に鋭波が混入するバーストサプレッションパターン（burst suppression pattern）は深麻酔時あるいは無酸素脳症や広汎な頭部外傷でみられる[9]。皮質ニューロンの過分極が脳波の平坦化前に観察され、この過分極による抑制が視床からの入力を遮断し、その結果として皮質活動は抑制される。しかし、皮質活動が抑制されているときでも、30～40％の視床ニューロンは発火可能である。中等度の過分極状態では、内因性のペースメーカーにより視床皮質ニューロンが活動するため、その入力により皮質活動が再開され、周期的パターンを呈するようになる[11,12]。

5. おわりに

脳波の電位およびリズムの発現機序について、現在理解されていることについて述べた。脳波の電位は大脳皮質大錐体細胞の尖樹状突起に発生するPSPが、細胞外に形成する電場の同期的加重によって発生する。脳波リズムは視床ニューロン群の脱分極・過分極から成るPSPの律動性振動によって形成され、その律動が皮質大錐体細胞の尖樹状突起に伝えられて、PSPが発生することにより発現する。脳波リズムの周期は視床ニューロンの膜電位水準によって決定され、脱分極状態ではβ波帯域、中等度の過分極状態では睡眠紡錘波、強い過分極状態ではδ波帯域のリズムが発生する。この視床ニューロンの膜電位水準の制御は覚醒レベルを調節する脳幹網様体が主に行っており、病的状態では大脳皮質、視床およびその他の脳部位の機能障害が関与する。

参考文献

1) 加藤元博: 脳波の発生機序: 解剖と生理, 臨床神経生理学 33: 221-230, 2005
2) 加藤元博: 脳波律動の発現機構（Ⅰ）. 臨床脳波 40: 399-405, 1998
3) 加藤元博: 脳波律動の発現機構（Ⅱ）. 臨床脳波 40: 467-473, 1998
4) Engel J Jr: Seizures and Epilepsy, FA Davis Company, Philadelphia, p62, 1989
5) Steriade M: Corticothalamic résonance, states of vigilance and mentation. Neuroscience 101: 243-276, 2000
6) Hobson JA, Pace-Schott EF: The cognitive neuroscience of sleep: Neuronal systems, consciousness and learning. Nat Rev Neruosci 3: 679-693, 2002
7) 飛松省三: 脳波を楽しく読むためのミニガイド（1）. 臨床脳波 46: 665-673, 2004
8) 飛松省三: 脳波を楽しく読むためのミニガイド（2）. 臨床脳波 46: 731-742, 2004
9) 飛松省三: 脳波を楽しく読むためのミニガイド（3）. 臨床脳波 46: 807-820, 2004
10) Schaul N: Pathogenesis and significance of abnormal nonepileptiform rhythms in the EEG. J Clin Neurophysiol 7: 229-248, 1990
11) Schaul N, Green L, Peyster R et al: Structural determinants of electroencephalographic findings in acute hemispheric lesions. Ann Neurol 20: 703-711, 1986
12) Schaul N: The fundamental neural mechanisms of electroencephalography. Electroenceph clin Neurophysiol 106: 101-107, 1998
13) Gloor P, Kalabay O, Giard N: The electroencephalogram in diffuse encephalopathies: Electroencephalographic correlates of grey and white matter lesions. Brain 91: 779-802, 1968
14) Gloor P, Ball G, Schaul N: Brain lesions that produce delta waves in the EEG. Neurology 27: 326-333, 1977

（飛松省三）

C. デジタル脳波計の現在

1. はじめに

1998年に厚生省より脳波記録の電子保存が認められて以来、デジタル脳波計への更新が急速に進んでいるが、その臨床的に有用な特徴やアナログ脳波計との相違点を理解せずに、過去のアナログ脳波計と変わらない使い方をしている施設が多いので、本稿ではその現在を説明する。

2. 構成概要

図1のとおり、脳波計は電極接続箱、脳波計本体部、表示装置、記憶装置、記録装置などから構成されるが、脳波計全体に関する詳細特徴と説明はメーカー取扱説明書等を参照されたい。

デジタル脳波計の構成概要として、電極接続箱は差動増幅器、サンプル＆ホールド回路、A/D変換器から構成され、アナログ信号である脳波信号の増幅を行い、増幅されたアナログ信号をデジタル信号に変換し、通信ケーブルにて脳波計本体部に脳波信号の伝達を行っている。

脳波計本体部では、演算機能により接続されたデジタルの脳波信号を臨床診断に対応したモンタージュ処理（測定電極の組み合わせ処理：リフォーマット処理）を行い、次に脳波信号だけを取り出す目的で高周波遮断フィルタ、低周波遮断フィルタ、商用周波数遮断フィルタを掛け、最後に指定された測定感度に対応した振幅にする感度切り替え処理を行っている。

表示装置は、通常のパーソナルコンピュータに接続されたディスプレイ装置に描画を行っており、ペーパーレス脳波計として再生時の判読描画条件は、画面サイズとしてLCDディスプレイ装置では20インチ以上の大きさで1600×1200の解像度を推奨している。

記録は、デジタルデータを再度アナログデータ

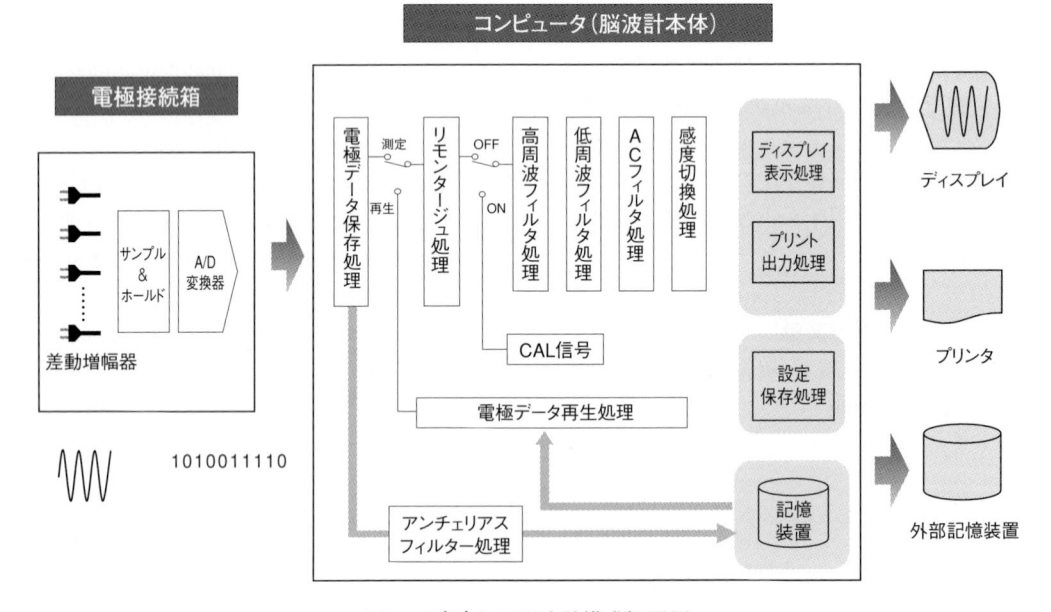

図1　デジタル脳波計構成概要図

に変換させペン書き記録器での記録を可能とするとともに、レーザプリンタへの出力ポートも具備されている。

注意事項として測定中のエリアッシングフィルタの設定は、300Hz（サンプリング周波数 1kHz）であるが、再生時にはシステム環境にて設定されたサンプリング周波数でエリアッシングフィルタが掛けられて、フィルタが設定される。

3. 電極接続箱

a. 概要

デジタル脳波計の場合、心臓部は電極接続箱にあると説明でき、脳波信号を正確に増幅・演算処理・表示するための機能が、入力部の性能にすべてが集約されている。

デジタル脳波計の個々の機能・性能は、電極接続箱ごとに異なるので、脳波計測の目的や信号の特徴に合わせ電極箱を選択する必要がある。

標準仕様で附属されている電極接続箱は、10－20法で測定する一般のルーティン脳波や脳死判定時に必要な脳波測定（ECI測定）などの高感度脳波が測定可能である。

また、今後の測定検査の数が増加すると思われる睡眠脳波測定に関しても、自動解析プログラムや各種トランスジューサとともに専用の電極接続箱が準備されている。

b. 入力性能

電極を通して現れる脳波信号は、$2\mu V$程度の極微弱な電位から数百μVの電位までの変化があり、周波数成分も0.5Hzから120Hzと低周波であるがそれぞれ背景脳波の周波数成分として重要な情報を有している。

したがって電極接続箱初段の差動増幅器の性能が良くないと、雑音や歪みが混入し後段でデジタル信号処理を行っても脳波信号を忠実に描画することはできない。

現在のデジタル脳波計の性能を表1にまとめるが、特に向上している性能としては入力抵抗がアナログ脳波計では$10M\Omega$程度であったのが$100M\Omega$以上で有り、インピーダンスが高い電極を使用しての測定でも信号の減衰が無くなり、弁別比も従来の80dBに対し100dB以上有り、10倍以上の同相信号除去効果が得られるようになった。

入力される脳波信号のダイナミックレンジは、A/D変換器の分解能によって決まり、最小分解能値を$0.1\mu V$とすると16bitの場合の最大表示値は6.55mVとなる。

注意点として低域フィルタがA/D変換の前の入力回路から作用するので、入力される脳波信号にダイナミックレンジを越える大きな分極電圧が重畳している場合や、増幅器の設定以上の過剰飽和電圧（サチュレーション電圧）が混入すると、出力での脳波平坦化状態となる。

表1 脳波計の性能規格

項目＼品名	標準（38電極）電極接続箱	64～192ch 電極接続箱	アナログ脳波計 電極接続箱
入力抵抗	100MΩ	200MΩ	10MΩ
雑音	3μVp-p以下	1.5μVp-p以下	2μVp-p以下
弁別比	105dB	110dB	80dB
低域フィルタ	0.016Hz（TC10s）	0.016Hz（TC10s）または0.08Hz（TC2s）	0.032Hz（TC5s）
高域フィルタ	300Hz	300Hz～3000Hz	3000Hz
分解能	16bit	16bit	—
サンプリング	1000Hz	1, 2, 5, 10kHz	—
安全性	CF形	CF形	B形

安全性も被験者が接地されるＢ形から装着部がフローティングされたＢＦまたはＣＦ形となり、生命維持装置に囲まれた状況の中での検査においても、被験者が測定中に電撃事故に遭わないような構造となっている。

c. A/D（アナログ／デジタル）変換

頭皮上に現れる脳波信号はアナログ信号であるので、デジタル脳波計ではアナログ信号をデジタル信号に変換して信号処理を行う必要がある。

そのため図2のようにアナログ入力信号電圧を取り込んだ後、サンプル＆ホールド回路にて電圧を保持し、A/D変換器にてアナログ電圧をデジタル信号電圧データへの変換を行っている。

①サンプリング周波数

サンプリング周波数は、サンプリングの定理によりアナログ信号の持つ最大の周波数成分 f_0 の2倍の周波数でサンプリングすれば、アナログ信号をデジタルデータに変換できることが証明（標本化定理）されているが、デジタル脳波計ではデジタル変換特有のエリアッシング（折り返し雑音）を防ぐ目的で、サンプリング周波数の1/3程度の遮断周波数のアンチエリアッシングフィルタ（高域遮断フィルタ）をかけて、雑音対策を行っている。

したがって実際のデジタル脳波計でのサンプリング周波数と波形再生可能周波数との関係は、サンプリング周波数の約1/3の周波数が高域周波数特性となる。

たとえば、1kHzのサンプリング周波数では高域周波数特性が300Hzであり、500Hzのサンプリング周波数では120Hz、200Hzのサンプリング周波数では60Hzとなるので、脳波波形の特徴に合わせたサンプリング周波数を選択する必要がある。

②分解能

図3のとおり、アナログ入力信号をより忠実にデジタル信号に変えるためにはA/D変換器の分解能のビット数を大きくする必要があり、現在のデジタル脳波計のデータ長となるビット数としては16 bitを採用している。

最小分解能を $0.1\mu V$ とすれば、取り扱える信号値は、

信号値 $= 2^{16} \times$ 最小分解能 $= 65{,}536 \times 0.1\mu V \fallingdotseq 6{,}554\mu V \fallingdotseq 6.55mV$

となり、脳波信号 $50\mu V$ に対し十分大きな許容値幅のある性能となる。

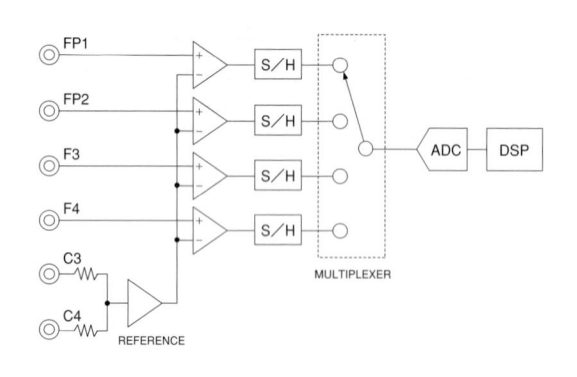

図2　A/D変換器模式図

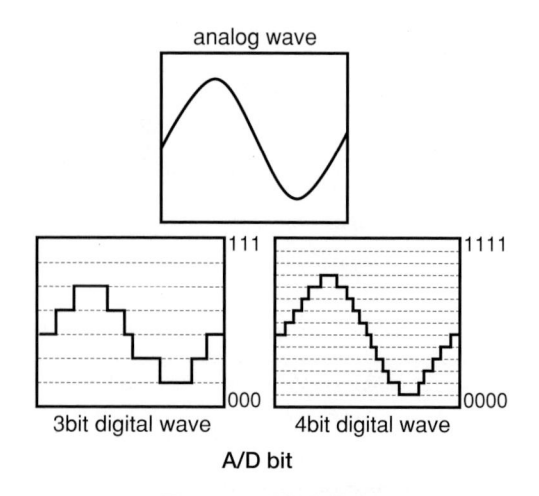

図3　A/D分解能模式図

d. Z電極（アンプリファレンス）

デジタル脳波計がフローティング形に規格化されたことにより、入力段の差動増幅器で必要とされる基準点（アンプリファレンス）は、アナログ脳波計ではボディーアースと呼ばれるE電極が対応していたが、脳波計のJIS（JIS T 1203）の改訂もあり、新しい脳波計の差動増幅器の基準点は「ニュートラル電極」と表現される電極と規定された。

JIS規格には、"ニュートラル電極とは、差動増幅器又は障害抑制回路のための基準点に使用する電極。中性電極とも言う。電極の組み合わせ（モンタージュ）に含めない。"と表現され、この電極を日本光電ではZ電極に対応させている。

したがってデジタル脳波計の電極接続箱におけるZ電極は、従来のE電極とは異なり障害抑制回路の機能を有し、積極的な交流障害除去（同相帰還）を行うことで、環境条件の悪いベッドサイドでの脳波測定に効力を発揮している（同相帰還のために日本光電デジタル脳波計はシステムリファレンスに設定されたC3＋C4電極を利用している）。

また、電極インピーダンス測定の回路構成にも組み込まれているので、脳波測定を行うときはZ電極の装着が必須となる。

※同相帰還：図4のように交流障害を除去する目的で頭皮上（C3，C4）より同相信号を導出し、同相信号が導出された場合は、同相信号を基準点にフィードバックすることで同相信号のキャンセルを行う回路。
同相信号が検出されない場合のZ電極は、入力箱の電気的なデジタルアースが基準点となる。

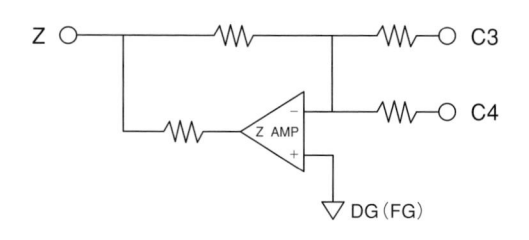

図4　同相帰還回路模式図

e. 機能的アース

B形アナログ脳波計では、大地や筐体が接続される保護接地ラインが電極接続箱のアース端子としてE端子につながっていたが、デジタル脳波計の電極接続箱でのアース端子は、フローティング形であるため大地への接続を想定される誤用を防ぐ目的で、表記をしていない。

実際の頭図配置の電極接続箱では、Lead Check機構のところにアース端子（いわゆるフローティング（アイソレーション）アース；大地や筐体から絶縁トランスにて浮かされたアース）が接続されている。

フローティングアースへの接続が測定上必要な場合には、このアース端子を利用されたい。

f. インピーダンスチェック

電極抵抗（インピーダンス）測定は、極微弱な10Hz前後の周波数の交流測定信号を装着してある電極に対し流し、計測回路の出力電圧を読み取り、印可電流値で計算すると求める抵抗値が算出できるが、インピーダンスチェックでは測定回路構成上の要件として、Z電極、C3電極・C4電極、A1電極、A2電極の5電極が装着されていないと、正確な測定はできない。

g. 共通仮想リファレンス（システムリファレンス）

デジタル脳波計の特徴として、リフォーマットや電極ごとの演算を行うために電極単位でのデータ保存が必要となってくる。

実際には図5のとおり、アナログ脳波計では電極選択器でモンタージュを作成した後でチャネルごとに差動増幅や演算を行っているが、デジタル脳波計ではすべて電極単位で保存したデータを自由に組み合わせての演算を可能とするため、初段差動増幅器のG2側入力のすべてに共通の仮想リファレンス（システムリファレンス）信号を印可し、個別電極ごとの作動入力の形にして増幅を行い、保存用の信号データ（オリジナルデータ）を得ている。

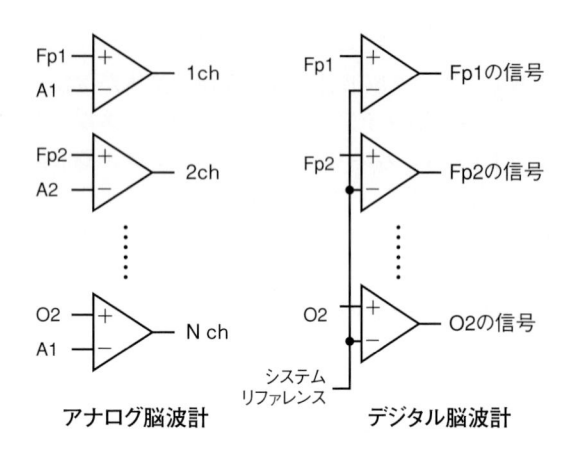

図5　リファレンス信号入力方式

4. 演算機能

デジタル脳波計では、電極単位のデータとして取り込まれた脳波信号（オリジナルデータ）に関する処理はすべてパーソナルコンピュータを利用して演算しているので、出力結果だけを参照していると入力信号の状態による波形変化（モンタージュ処理結果）を把握できない場合がある。

そのため良好な測定を行うためには、各電極のオリジナルデータが正しく取り込まれていることを確認する必要がある。

オリジナルデータを確認する方法としては、各電極データと"0V"（フローティングアースとシステムリファレンスとの差動信号分：Org）とのモンタージュを組むことにより、各電極のオリジナルデータを確認することができる。

a. リモンタージュ

デジタル脳波計では入力された脳波信号を、導出した電極ごとにオリジナルデータとして電極接続箱での仕様条件のまま保存し、測定中表示や再生表示を行うときに、モンタージュの作成、感度処理、フィルタ処理などの演算を行い波形として確認できる状態としている。

モンタージュは、設定したパターンどおりの組み合わせ表示は当然可能であり、表示中いつでも自由にパターン単位でも個別単位でも作成・変更（リフォーマット）することができる。

モンタージュの作成方法としては、オリジナルデータはシステムリファレンスを仮想基準リファレンス（Vref）としてデータ保存されているので、保存されたオリジナルデータごとの演算によりモンタージュの作成ができる。

耳朶電極のA1およびA2電極もそれぞれ単独のオリジナルデータとして保存されているので、モンタージュを作成したり変更したりすることが可能である。

ただし、測定モードでの耳朶電極を連結しての基準電極誘導（A1＋A2）の場合は、電極接続箱でハード的にショートした形でオリジナルデータとするので、この組み合わせのまま測定保存されたデータはA1、A2の単独のオリジナルデータに戻すことはできない。

モンタージュの演算方法は、システム（仮想）リファレンス：Vrefで測定したA1、C3、O1の電極単位データ（オリジナルデータ）の信号をそれぞれ（A1－Vref）、（C3－Vref）、（O1－Vref）として演算すると

単極誘導法：（O1－Vref）－（A1－Vref）
　　　　　　＝O1－Vref－A1＋Vref
　　　　　　＝（O1－A1）

双極誘導法：（C3－Vref）－（O1－Vref）
　　　　　　＝C3－Vref－O1＋Vref
　　　　　　＝（C3－O1）

となり、アナログ脳波計のモンタージュ設定と同じ電極間の誘導が選択できる。

b. 基準電極導出（モンタージュ リファレンス）

通常アナログ脳波計の場合「リファレンス」と呼ばれるのが、基準電極誘導（単極誘導とも呼ばれる）でのモンタージュにおいて、差動増幅器のG2側に接続され基準となる電極のことである（図6）。

デジタル脳波計では、モンタージュはリフォーマットの演算によって作成されるので、差動増幅

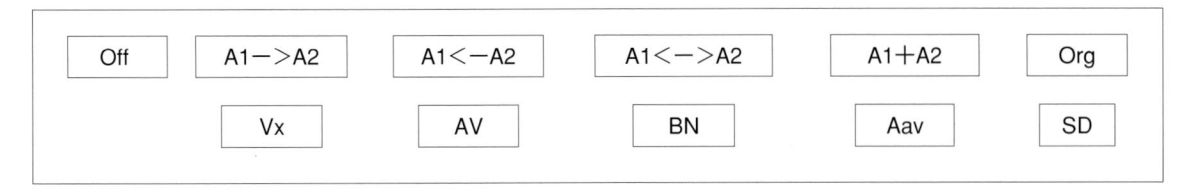

Off	A1ー>A2	A1<ーA2	A1<ー>A2	A1＋A2	Org
	Vx	AV	BN	Aav	SD

図6　Referenceスイッチ例

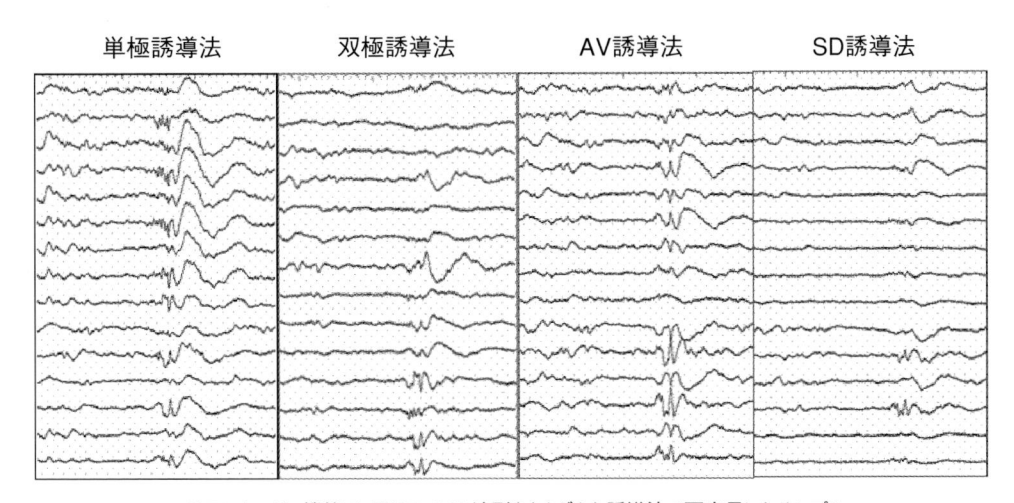

単極誘導法　　双極誘導法　　AV誘導法　　SD誘導法

リモンタージュ機能で、同じスパイク波形をさまざまな誘導法で再表示したサンプル

図7　リモンタージュ例

器の入力には直接ならないが、基本的に同じ動作となる。

一般的には、耳朶（A1、A2）が基準電極であり、デジタル脳波計ではA1＋A2の設定に注意を必要とすることは、前に述べたとおりであるが、デジタルのメリットとして特殊な基準電極による導出も簡単に行えるようになった（図7）。

電極単位のオリジナルデータを確認する方法として、各電極データと"0V"とのモンタージュ例を説明したが、基準電極（モンタージュリファレンス）の切り替えの表示としては"Org"なる名称のスイッチを追加して、モンタージュを一括で組めるようにした。

耳朶電極の連結誘導に近い基準電極を使用したい場合は、Aav（A1、A2の平均電位）の電極設定が利用できる。

c. リフィルタリング

デジタル脳波計でのフィルタの設定は、入力信号を初段の差動増幅器の時定数10sと1kHzのサンプリング周波数でサンプリングし、オープンフィルタ状態のデジタル脳波信号に対して、演算機能により処理している。

実際のフィルタ処理は表示や記録を行うとき、電極単位のオリジナルデータに対しモンタージュを組まれた後で、高域遮断フィルタ処理、低域遮断フィルタ処理（時定数処理）、ACフィルタ処理を行い表示や描画を行っている。

高域遮断フィルタにおける最大周波数値はサンプリング設定周波数と関係し、100Hzのサンプリングでは60Hz、200Hzのサンプリングでは120Hz、500Hz以上のサンプリングで300Hzまでの高域遮

断周波数の設定ができる。

これらのフィルタ処理は表示データに対して行っているので、保存されているオリジナルデータには設定フィルタの影響なく、何度でも変更や再設定が可能である。

d. ECGフィルタ

脳波波形に混入する心電図は、脳波判読の妨げとなるので除去方法が模索され、モンタージュリファレンスをA1＋A2としたり、平衡型頭部外基準電極導出法（BN誘導法）で心電図の混入を最小限とする工夫を行ってきた。

デジタル脳波計では、演算処理によるECG（心電図）フィルタで脳波波形に混入する心電図を、心電図のR波をトリガとして、トリガに同期した時間分の脳波波形をチャネルごとに加算平均し、得られた加算波形をトリガに同期させ各チャネルの脳波波形から減算させることによって、脳波波形に混入した心電図を除去する方法が行える。

ECGフィルタの設定は、測定中でも再生時でも可能であり、オリジナルデータへの影響はない。

ECGフィルタ動作中に筋電図などの過大なアーチファクトが混入した場合は、以降の心電図の除去が乱れ、脳波波形が不連続に見えた場合はリセットし、初期化して使用する必要がある。

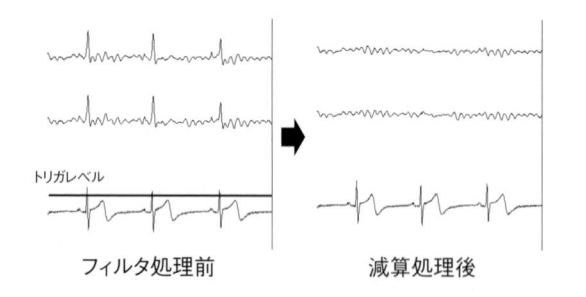

図8　ECGフィルタ処理

5. 表示機能

デジタル脳波計では、ディスプレイを使用して表示する場合、表示チャネル数は1チャネルから128チャネルまで自由に表示チャネルを設定でき、チャネルごとにカラー表示としたり奇数チャネル同士や偶数チャネル同士の重ね合わせ表示などが簡単に行える。

波形の表示速度も1ページ5秒、10秒、20秒、30秒、5分などの中から目的にあった時間設定が可能である。

表示分解能も1024×768、1280×1024、1600×1200ポイントの中から選択ができ、サンプリング周波数との密接な関係で表示精度は左右されるが、表示波形のうねりや飛びが生じないように補正処理などを行い、忠実な描画性を追求している。

a. デジタルビデオ同時表示

脳波検査時にビデオカメラで撮影する患者映像をデジタルファイリングすることで脳波データと映像データを時刻同期させて保存することができる。

映像をデジタル化することで、頭出し、編集といった操作がこれまでのVTR等を使用した運用と比べて短時間で行うことが可能となり、高速な映像の早送りや、長時間のモニタリングなどで作成されたデータを短時間で効率よく判読できるようになった。

b. EEGスコープ

①ルックバック機能

コンパリゾンモードでオプションメニューに設定できる機能として、分割画面の表示形式となり脳波検査中に測定表示を停止することなく測定中のファイルを自由に別画面で同時再生表示させることができる。発作波の出現の表示確認や記録し忘れたイベントの追加ができる機能を有している。

②リモートモニタリング機能

脳波再生端末とデジタル脳波計をネットワーク

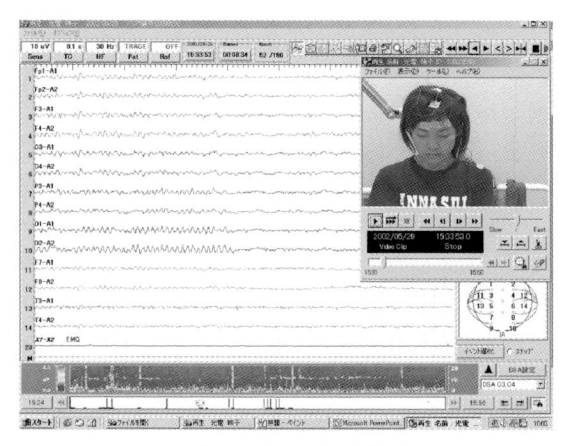

デジタルビデオ同時表示　　　　　　　　　　　　　　　　　（拡大図）

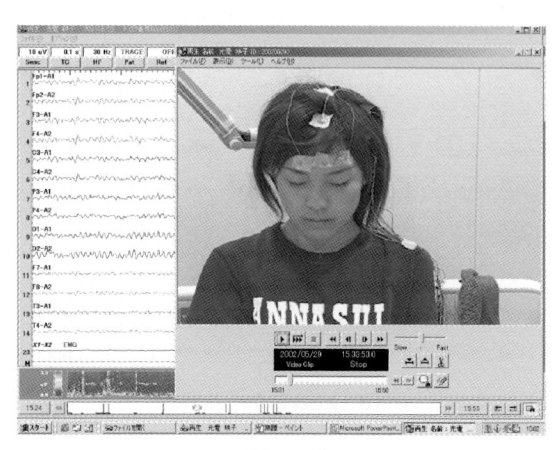

図9　デジタルビデオ表示画面

で接続した構成の環境で動作し、脳波計で脳波測定中の画面を脳波再生端末に全画面表示することができる。

脳波検査室で測定中の波形を外来診察室や医局で判読医が見ることができるので、異常波が発生した場合や測定時間を延長して確認する必要がある波形などのとき、判読医から直接指示を行うことができる。

てんかん脳波モニタリングや重症患者の脳波モニタリングを実施している施設では、長時間連続の測定中の脳波波形を医局やナースステーションにて観察でき、発作発生時や脳波変化に対する患者への対応を、即座に行うことができる。

c. 多重画面同時再生

再生モードでの脳波波形表示は、再生表示用の患者台帳画面から選択した患者の覧をクリックすることにより再生表示画面が立ち上がるので、同じ動作を繰り返すことにより4ファイルまでのデータを分割画面として表示することができる。

それぞれのファイルを個別に再生表示することや、4ファイル同時に再生表示動作をさせることが可能であり、同一患者の系時的な脳波変化を分割された画面の中で確認することができる。

d. 便利な表示機能

①ズーム機能

再生波形データを判読するとき、時間軸を広げて確認するための機能で、波形の選択した部分を横軸方向（時間軸）に拡大表示できる。

ズームの表示範囲は2000ms、1000ms、500ms、200ms、100msから任意に選択設定することができる。

②EEGスケール機能

アナログ脳波計では描画記録された脳波データに脳波スケールをあて、周波数や振幅値を読みとっていたので、デジタル脳波計でも同様の機能の要望があり、図10に示すとおりディスプレイ画面上に脳波スケールそのまま表示させ、記録紙での判読と同等の計測を可能とした。

スケール表示は、周波数と時間軸の位置により4パターン切り替え表示することができる。

またデジタル脳波計では、再生波形の波形を数値計測することが可能であり、静止画面上で水平カーソルと垂直カーソルを表示できる。

それぞれのカーソル間で表示されたデータは水平カーソルでは振幅値であり、垂直カーソルでは時間間隔または周波数として数値表示される。

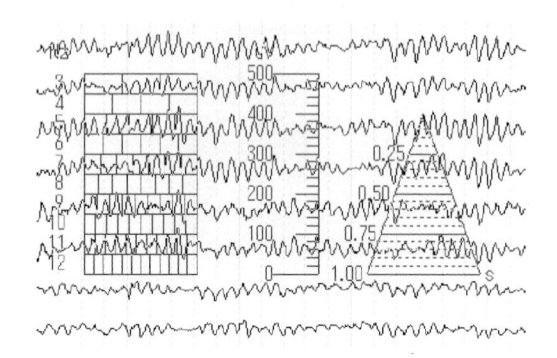

図10　EEGスケール表示

6. ロングタームモード（長時間記録モード）

　てんかん脳波モニタリングや重症患者室での意識障害患者への長時間脳波モニタリングのとき、デジタル脳波計では記録紙への描画は行わずに、画面での波形観察と記憶装置へ自動的に脳波データを収集することで、数日から数週間におよぶ長時間の脳波の測定が可能となった。

　脳波データを収集する記憶装置は、ハードディスク装置、光磁気ディスク装置が選択でき、記憶容量が超えない範囲で脳波データ量に合わせて記憶装置をステージごとに自動的に切換・選択・指定を行い、長時間にわたる脳波データを収集保存することが可能なモードである。

　ビデオシステムが組み合わされている状態では、画像の収集記録をアナログのビデオレコーダやデジタルビデオシステムへ脳波データと同様にステージごとに自動的に切換・選択・指定ができ、記録装置の記録時間に合わせて収集保存が可能である。

　1ステージは2GBを超えるファイルとしない設定が必要であり、最大26ステージまで設定ができ、スパイク検出プログラムもリアルタイムで動作させることができる。

7. システム構築対応

　デジタル脳波計を使用するメリットとして、脳神経データネットワークシステムの構築にオンラインで対応することができる。また、電子化された脳波データや報告書データをテキスト形式に変換したWEBデータの供給が必要不可欠となっている。

　脳波データのファイルフォーマットは各メーカーで異なっているが、接続に必要な変換プログラムを作成したり、共通フォーマットであるDICOM、HL7、XMLその他等に変換して、上位システムとの接続や再生端末でのレビューを行うことが可能となっている。

　現在のシステム構成では、ネットワークは100MBの電送線路や更に早い専用の光ファイバーケーブルを使用してGB（ギガバイト）オーダーの通信速度でデータの授受を行う環境に適応した、クライアント・サーバ方式が一般的に構築されている。

　その中でクライアントに使用されているOS（オペレーティングシステム）は、現時点でマイクロソフト社のWindows XPが主流であり、各種のアプリケーションプログラムや周辺機器との接続が簡単に行え、多種多様であり、市販されているメリットを持っている。

　現在市販されているクライアントとなるデジタル脳波計のOSは、全てWindows XPでの環境で動作を行っているものを選択し、ネットワーク化やシステム化に対応できる環境を整えておく必要がある。

　メーカーとしてはWindows XPを使用したデジタル脳波計とレビューステーションを組み合わせた小規模脳波データネットワークシステムの供給やHISとの接続、オーダリングとの接続、電子カルテシステムとの接続などに対応した、大規模脳神経データネットワークシステムの開発供給も行っている。

　大規模システムとなる脳神経データネットワークシステムでは、OSに現時点でWindows 2003サーバを使用して、誘発電位・筋電図検査装置等もクライアントとしてネットワーク接続でき、脳神経データの一元管理やレビューステーションでの再生表示が可能である。

8. まとめ

本文では、デジタル脳波計の概要説明とともに、現在のデジタル脳波計の技術動向、システム関連について解説を行った。

今後も、デジタル脳波計は脳神経機能の評価、病態の把握、意識障害の観察、てんかんモニタリング、睡眠解析など活躍の場は広がっていくものと思われる。

最後にデジタル脳波計はアナログ脳波計には装備できない数々の機能を有しているので、機能をよく理解して使用することにより、脳波診断の精度を向上させる道具として利用されたい。

参考文献

1) 厚生省健康政策局長通達：診療録等の電子媒体による保存について．健政発第517, 1999
2) 日本工業規格：脳波計 JIS T 1203. 日本規格協会, 1998
3) DRAFT IFCN STANDARDS DIGITAL RECORDING OF CLINICAL EEG, 1995
4) 石山陽事：デジタル脳波計（ペーパレス脳波計）の現状と将来．脳波と筋電図 25：303-313, 1997
5) 堀川宗之：医・生物学系のための電気・電子回路．コロナ社, 東京, 1997
6) 小関恒和：日本光電製デジタル脳波計の特徴, 第34回日本脳波・筋電図技術者講習会テキスト. 205-216, 1997
7) 小関恒和：最新のデジタル脳波計の技術動向：第38回日本臨床神経生理学会技術講習会テキスト. 2001
8) 小関恒和：脳波検査に必要なMEの知識とアーチファクト：第40回日本臨床神経生理学会技術講習会テキスト. 2003
9) 日本光電ME講座Ⅱ：脳波計取り扱いの実際：日本光電研修センターテキスト. 2001

（小関恒和）

D. デジタル脳波計による脳波検査の基礎

1. 臨床的意義

脳波でわかることは脳の機能の活動性が経時的に連続して見ることができることである。そして、非侵襲的で手軽に脳活動水準を客観的に観察できるものは他にない。

脳波の臨床的な有用性は次のとおりである。
1) 脳の発達・加齢（基礎律動の変化）
2) てんかん（全般性・局在性棘波の検出）
3) 意識障害（徐波の周波数と出現量）
4) 脳血管障害に伴う機能障害
   （左右差・徐波・PLEDs・re-build up）
5) 脳器質性障害に伴う機能障害
   （左右差・徐波・棘波・irritable β・PSD）
6) 睡眠障害（睡眠潜時・睡眠変数・CAP率）

2. 基礎的要素[4]

a. 脳波信号の取り込み

デジタル脳波計は電極ごとに増幅器があり、すべての増幅器に対して共通の基準を設定している。この共通の基準をシステムリファレンス（またはアンプリファレンス）といい、一般的には比較的安定して装着できるC3とC4の平均電位が使われている。したがってファイリングされている情報は図1のようになる。

b. システムリファレンス誘導[6]

通常使用しているモンタージュに加えてシステムリファレンス誘導パターンを設定する必要がある。これは電極増幅器の故障を見つけるための誘導で、日本臨床神経生理学会の改訂臨床脳波検査基準2002の第1部臨床脳波検査の一般的事項D.記録の実施D-3に本誘導を記録の始めに少なくとも10秒以上記録するとしている[1]。

1) システムリファレンス誘導の組み方[7]

G1側に脳波19電極とA1、A2をG2側に日本光電製はOrgで統一し、NEC製はE、外国製はRに統一する。

2) P4の電極増幅器の故障[2,6,7]

通常の記録ではP4の増幅器の故障がわからないがシステムリファレンス誘導で明らかになる。

Fp1の電極情報はFp1−(C3+C4)/2
Fp2の電極情報はFp2−(C3+C4)/2
F3の電極情報はF3−(C3+C4)/2
F4の電極情報はF4−(C3+C4)/2
・
・
・
A1の電極情報はA1−(C3+C4)/2
A2の電極情報はA2−(C3+C4)/2
以上の情報からFp1−A1の誘導を組む場合は
(Fp1−(C3+C4)/2)−(A1−(C3+C4)/2)＝Fp1−A1
となる。

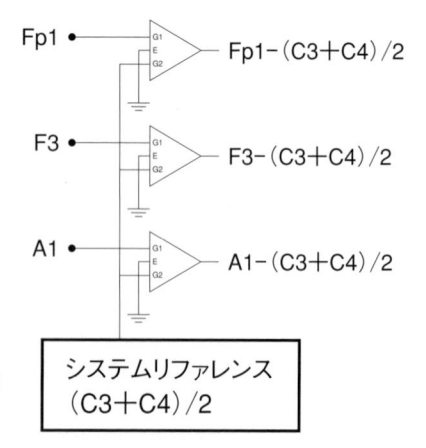

図1　システムリファレンス誘導

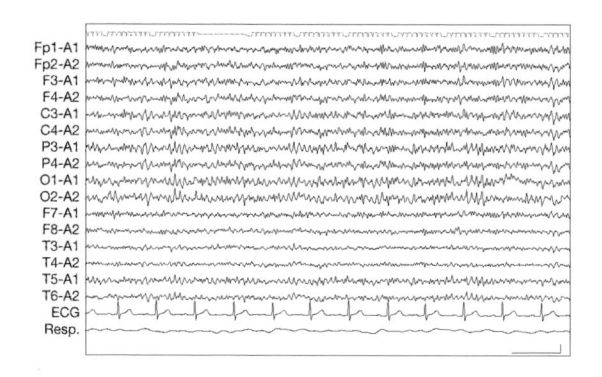

図2-1　P4の電極増幅器の故障

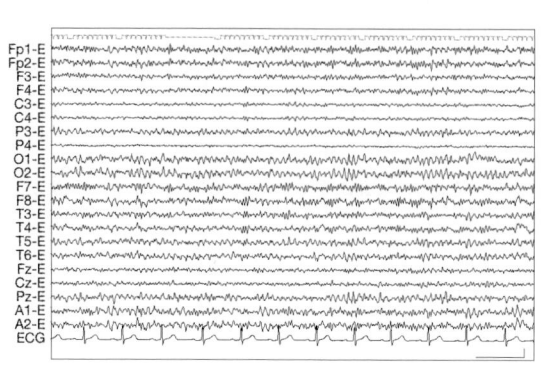

図2-2　システムリファレンス誘導

図2　P4の電極増幅器の故障

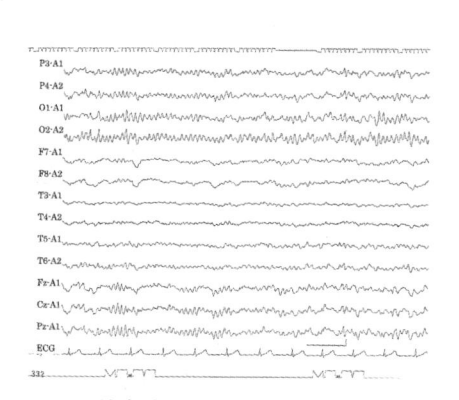

図3-1　検査時のFz,Cz,Pzを含む誘導

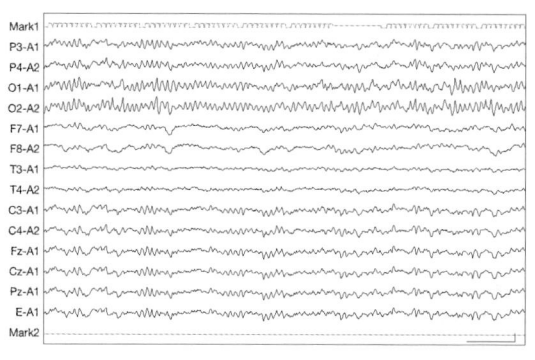

図3-2　再生時のFz,Cz,Pzを含む誘導

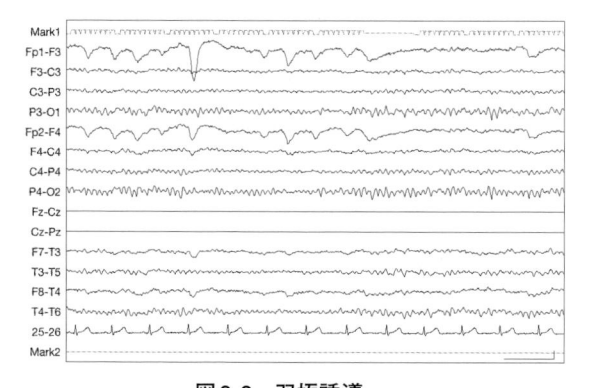

図3-3　双極誘導

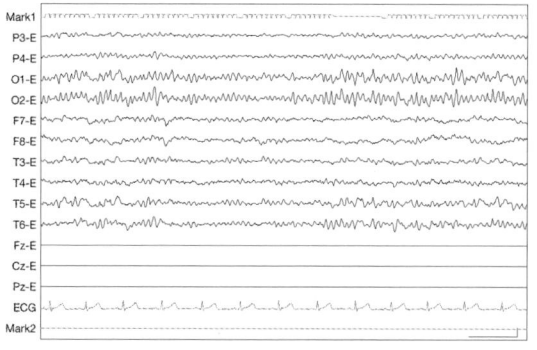

図3-4　システムリファレンス誘導

図3　Fz,Cz,Pzの電極情報をファイリングしていない場合

これはP4の誘導は［P4-(C3+C4)/2］-［A1-(C3+C4)/2］であるが、P4の増幅器が故障なので、-A2-［(C3+C4)/2］が残りA2≒0であるので、-(C3+C4)/2のシステムリファレンスの波形が出現した（図2-1）。この波形はC3、C4波形に近似している。図2-2のA1-E、A2-Eも上記の理由から図2-1のC3、C4の波形に近似している。なお、図2-2でC3-E、C4-E、Fz-E、Cz-Eが比較的低振幅なのはEの電位が(C3+C4)/2であるので、システムリファレンスに近い電極の誘導が同じ信号成分を差っ引いたためである。

この他にもシステムリファレンスの波形が出現する事例がある。それは保存電極の設定を忘れた時に見られる。例えば通常使用されているモンタージュにFz、Cz、Pzが含まれていない場合にそれらを保存電極の設定から省いていたが、SD法を行うために急遽Fz、Cz、Pzの電極を装着することになった。ここでFz、Cz、Pzの電極の保存に気付かずに脳波検査をしてしまうと、記録中のFz、Cz、Pzを含む誘導は可能であるが、再生時のFz、Cz、Pzを含む誘導では電極信号が保存されていないので-(C3+C4)/2のシステムリファレンスの波形が出現する（図3）。

図3-2のFz-A1、Cz-A1、Pz-A1はすべて最下段のE-A1誘導と同じシステムリファレンスの波形となるために、よく見るとおかしいことがわかるが気がつかないことが多いので要注意である。しかし、Fz、Cz、Pzを含む双極誘導やシステムリファレンス誘導でFz、Cz、Pzに関連した誘導がフラットになるのでFz、Cz、Pzの情報がファイリングされていなかったことがわかる（図3-3、3-4）。

3. 誘導法[2,3,4,6]

デジタル脳波計の装備されている誘導と右耳朶が活性化している症例について、同一の棘波をそれぞれの誘導での変化を紹介する。

a. 基準導出法（Referential derivation, Monopolar derivation：MP）

頭皮上の探査電極（活性電極）は増幅器のG1に誘導され、耳朶はG2に誘導される。

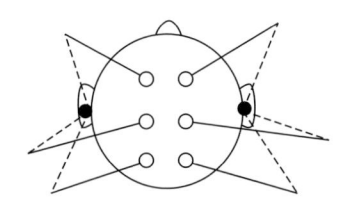

基準導出法には以下の、1) 同側基準導出法、2) 反対側基準導出法、3) 片側（一側）基準導出法、4) 両側耳朶連結法がある。

1) 同側基準導出法（図4-1）

利点：頭皮上の電位と波形がほぼそのまま記録できる（基礎律動を測定する誘導）。

欠点：①誘導する電極間距離が長いので心電図、交流障害、静電気等のアーチファクトが入りやすい。

②基準電極のアーチファクトや波及電位がそれに関連した誘導に混入する。

図4-1-1はT4が焦点の棘波による耳朶（A2）の活性化で、棘波の波及が少ないFp2、F4、C4、P4、O2はG2側の棘波の電位勾配が大きいので下

図4-1　同側基準導出法

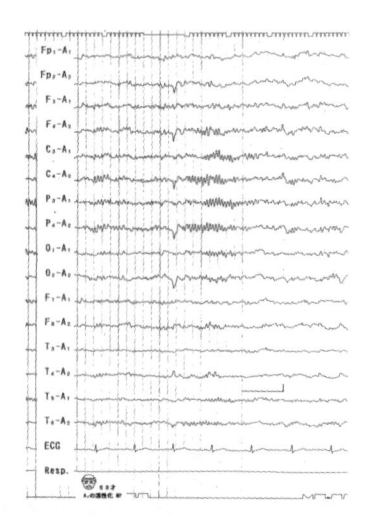

図4-1-1　T4焦点の同側基準導出法

向きに混入している。それに対してF8はA2の電位とほぼ同様なので、棘波が認められない。T4は上向きの分だけ耳朶よりも棘波の電位が高い。T6は下向きの分だけ耳朶の棘波の電位が大きいことになる。

2）反対側基準導出法（図4-2）
　耳朶が活性化している場合には使用しない。陽性棘波（群発）や6Hz spike & wave complex（Phantom S-W）やカッパ（κ）律動が顕著になる（図4-2-1）。

3）片側（一側）基準導出法（図4-3）
　片側の耳朶が活性化されている場合に活性化されていない方の耳朶を基準とする誘導方である。

棘波の波及がない側の耳朶からの誘導で図4-3-1ではA2が活性化されているので、A1からの誘導にすると棘波の振幅はT4>F8>T6の順で右側頭部優位に認められた。

4）両側耳朶連結法（図4-4）
　両耳朶を短絡することで、基準電位が平均化されるので、基礎律動の測定に用いている施設もある。耳朶が活性化している場合に同側基準導出法よりも焦点が顕著になる。しかし、通常は心電図が混入した場合に用いられる。図4-4-1ではT4の棘波が同側基準導出法よりも高振幅である。

b. 双極誘導法（Bipolar derivation : BP）
　縦列双極誘導法（図4-5）、横列双極誘導法（図

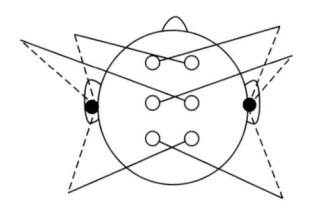

図4-2　反対側基準導出法 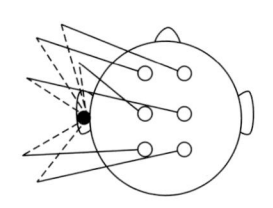　　図4-3　片側（一側）基準導出法 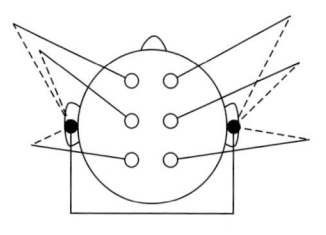　　図4-4　両側耳朶連結法

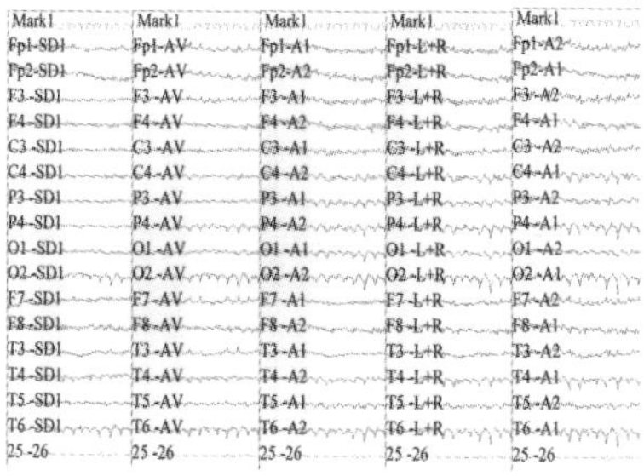

図4-2-1　6Hz positive burstは反対側基準導出法が顕著である

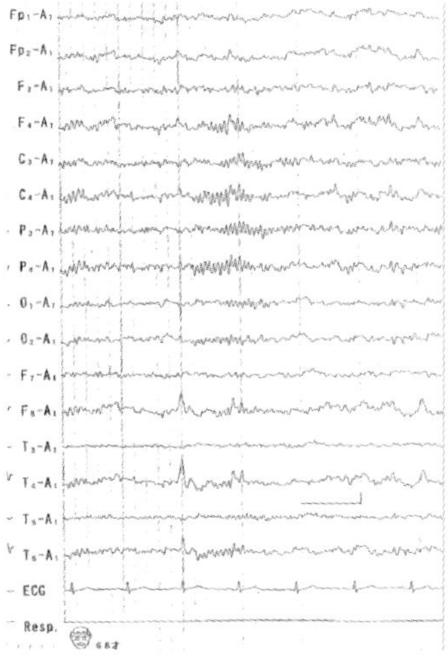

図4-3-1　A1からの反対側基準導出法 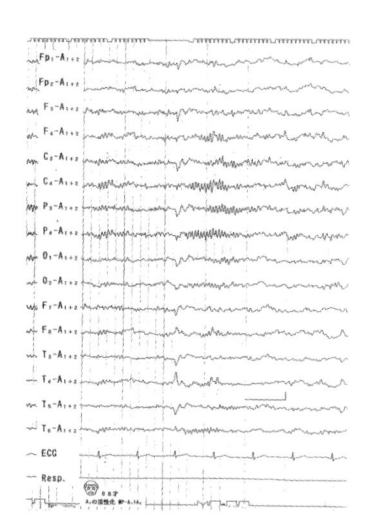　　図4-4-1　両側耳朶連結法

4-6）が一般的であるが、この他には三角誘導法（図4-7）、円周連結法、エアード法などがある。
　利点：①局在の決定に用いる。
　　　　②基礎律動の規則性・連続性の把握（縦列双極誘導法）。
　　　　③電極間距離が短いので、交流障害や心電図等のアーチファクトが入りにくい。
　　　　④誘導数よりも1個多い電極の情報を見ることができる。
　欠点：2電極の合成波形なので周波数と振幅が正確ではない。

1）縦列双極誘導法

F8-T4、T4-T6の誘導で棘波の極性が反転している。この反転している誘導に共通している電極の付近に焦点がある（図4-5-1）。

2）横列双極誘導法

C4-T4、T4-A2の誘導で棘波の極性が反転している。この反転している誘導に共通している電極の付近に焦点がある（図4-6-1）。

以上のような局在の決定方法を極性反転法とか位相逆転法というが、この方法は局在の位置を特定する方法で波形そのものは合成波形である。

c. 平均基準電極法（Average referential derivation：AV法）

頭皮上電極の電位の平均を基準とする方法で、アナログ脳波計では図4-8のようにすべての電極に1.5MΩの抵抗を接続して1点に集めて基準と

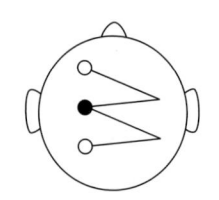

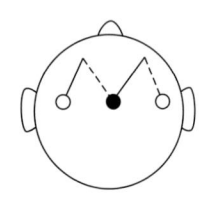

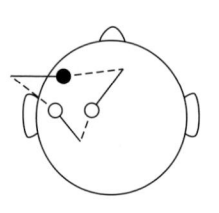

図4-5　縦列双極誘導法
図4-6　横列双極誘導法
図4-7　三角誘導法
図4-8　平均基準電極法

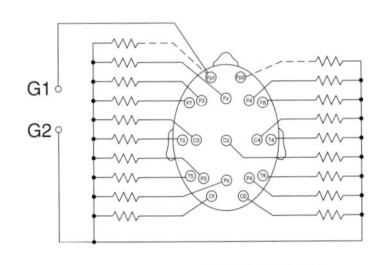

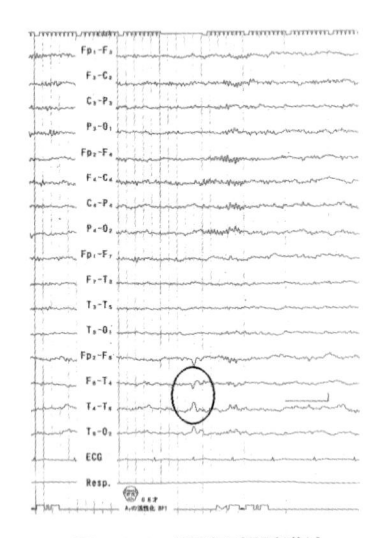

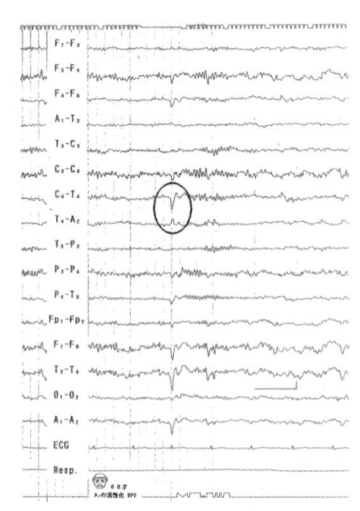

図4-5-1　縦列双極誘導法
図4-6-1　横列双極誘導法
図4-8-1　縦列双極誘導法

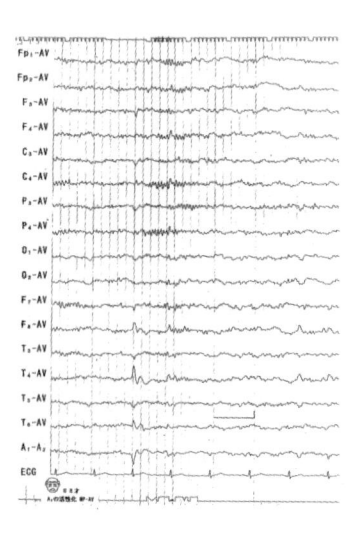

しているが、デジタル脳波計ではシステムリファレンス誘導をA/D変換した時点ですべての電極の電位の平均値をメモリーに蓄えておき、それを基準としている。この誘導法は耳朶が活性化している場合に局在を見るのに適しているが、飛び抜けた高振幅の信号（棘波やアーチファクト）が混入すると、基準電位が高くなり信号源の電極以外の誘導に下向きの波形が描かれるので、信号源の電極を基準から除外する必要がある。この方法をAVデリートといい、画面上で除外することができる。図4-8-1では棘波の振幅がT4>F8>T6の順で右側頭部優位に認められた。なお、最下段の素子にA1-A2の誘導を追加してあるが、これだけでどちらの耳朶が活性化しているかがわかる。この例では右耳朶なので下向きになっているが、仮に左側の耳朶が活性化していれば上向きになる。

d. 平衡型頭部外基準電極法（Balanced non-cephalic referential derivation：BNE法）

この方法は耳朶が活性化している場合に利用される。基準電極の位置は右側の胸鎖結合関節上と第7頸椎棘突起上に装着して、パネル上の可変抵抗（デジタル脳波計ではウインドウ内に表示されているカーソル）を操作し、心電図をキャンセルして良好な基準を得る方法である（図4-9）。デジタル脳波計では心電図をキャンセルした基準をA/D変換後にメモリに蓄えられて、BNEの基準としている。

図4-9-1では棘波の振幅がT4>F8>T6の順で右側頭部優位に認められたが、よく見ると片側（一側）基準導出法（図4-3-1）に近似している。

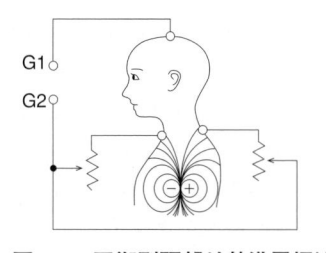

図4-9　平衡型頭部外基準電極法

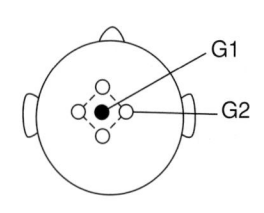

図4-10　電源導出法

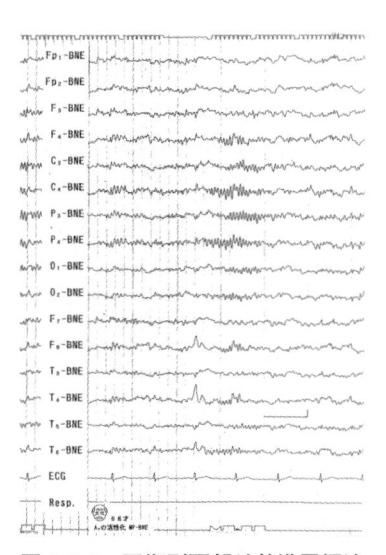

図4-9-1　平衡型頭部外基準電極法

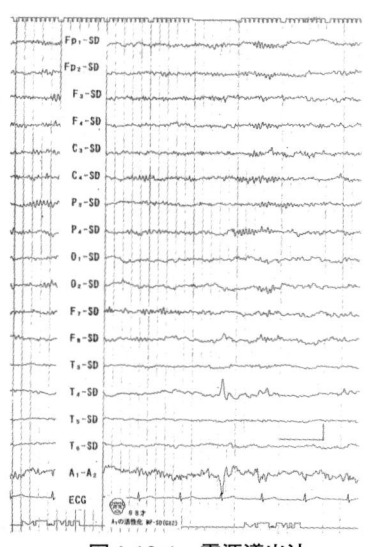

図4-10-1　電源導出法

e. 電源導出法（Source derivation：SD法）

これはデジタル脳波計ならではの導出法で、局在の決定に適している。導出しようとする電極からの信号にはその周りからの信号成分が含まれているので、その周りの4電極の平均電位を差っ引くことで、導出電極の真下から噴出してくる信号を測定することができる（**図4-10**）。なお、各電極の基準電極の組み合わせは**表1**のとおりである。デジタル脳波計では表の基準電極の組み合わせを演算で求めている。

利点：①局在の検出には最も適している。
②深部から出現する広汎性成分を抑制するために局在所見が顕著になる。
③波形の歪みが少なく、ありのままの波形が見られる。
④この誘導で顕著になる波形：focal spike, Polymorphous δ, FIRDA, OIRDA, Wicket spike, Temporal slow waves of the elderly (TSE)、μ-rhythm, irritable β wave, κ-rhythm, Temporal minor slow and sharp activity (TMSSA)、電極の動揺によるアーチファクト、脈波等

欠点：狭い範囲の誘導なので、基準誘導法のα波の振幅と比較をすると約1/2になっているので、感度を2倍にすると基準誘導法のα波の振幅がほぼ同様になる。この誘導も基準電極の組み合わせに高振幅の信号が出現する電極がある場合にはその影響が出るので、SDデリートが必要になる。

図4-10-1ではT4のみに棘波が出現しているが、棘波の噴出し口がT4で頭皮上でその周囲に波及しているために、他の基準導出ではF8、T6にも棘波が検出されたことになる。このように焦点が絞れることも特徴である。よってデジタル脳波計では局在の決定はSD法が有用である。

4. 検査法[4]

前述の項目は検査法の基礎知識に他ならない。これらを駆使してはじめて検査に当たることができる。デジタル脳波計を用いた検査法は脳波計は記録するだけ、解析は再生用ソフト（ヴューア）を用いて見直すことで判定精度が各段に上昇する。そのためには19インチ以上で1200×1600ドット以上の解像度のモニタが必要である。そして、リモンタージュ機能やリフィルタリング機能を使いこなすことである。しかし、正確に脳波を判定するにはそれなりの条件を満たした記録があってのことである。

a. 正確に脳波を判定するための記録条件
①電極配置を正確にする。
②アーチファクトの混入を少なくする。
③しっかりとした覚醒状態を少なくとも5分は記録をする（基礎律動の測定のため）。
④被検者に合った賦活法を正確に行う。

b. 記録法[3]
日常の記録で見逃される波形は側頭部優位で耳朶に波及するため、同側基準導出法では相殺されて記録されない。そこで同側基準導出にT3-T4、A1-A2の双極誘導を追加することで、見逃すこと

表1　SD法の基準電極の組み合わせ

導出電極	基準電極の組み合わせ
Fp1	1/3[Fp2+F7+1/2(F3+F4)]
F3	1/4(Fp1+C3+F7+Fz)
C3	1/4(F3+P3+T3+Cz)
P3	1/4(C3+O1+T5+Pz)
O1	1/3[T5+O2+1/2(P3+Pz)]
F7	1/4(Fp1+T3+F3+A1)
T3	1/4(F7+T5+C3+A1)
T5	1/4(T3+O1+P3+A1)
Fz	1/4[F3+F4+Cz+1/2(Fp1+Fp2)]
Cz	1/4(C3+C4+Fz+Pz)
Pz	1/4[P3+P4+Cz+1/2(O1+O2)]

右側は左に準じる

がなくなる。図5-2の同側基準導出にT3-T4、A1-A2の双極誘導を追加したパターンを標準パターンとして、T3-T4、A1-A2に下向きの棘波が検出されたので、T4に棘波の焦点があると予想できる。そこでリモンタージュ機能を用いてSD法にするとT4の棘波が顕著になった（図5）。

デジタル脳波計を用いて紙記録のみでは折角のリモンタージュ機能を発揮できないために、中途半端な判定になってしまう。図6は大発作直前の脳波で、基準導出では発作直前は深部から出現する広汎性の高振幅徐波が出現してから大発作に移行したように見えた（図6-1）。しかし、これをSD法で見ると深部から出現した広汎性の高振幅徐波が抑制されて、F8優位の鋭波が顕著となり、それが引き金となって大発作を誘発させたことがわかった（図6-2）。このように深部から出現する広汎性の高振幅徐波で局在所見がマスキングされている場合にSD法はその特性を発揮するのである。

以上の記録法は老人脳波の記録に有用で、老人脳波は側頭部優位の波形（κ律動、Wicket spike、TSE、TMSSA）が多いために、通常の脳波記録では見逃されている。なかでもκ律動は40歳代で20％、50歳代で25％、60歳以上では50％の出現率であるのに気付かれていない（図7）[5]。

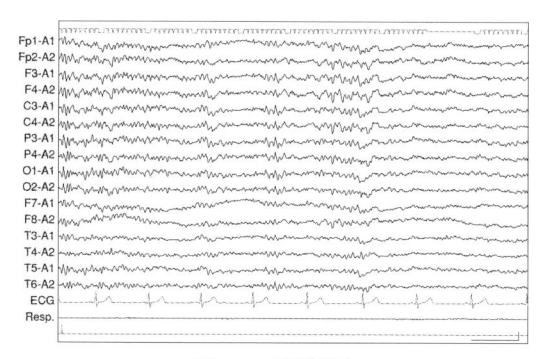

図5-1　基準導出
T4優位の棘波は検出されない．

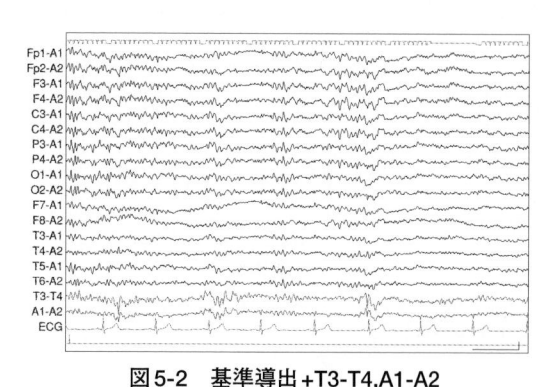

図5-2　基準導出 +T3-T4,A1-A2
T3-T4に下向きの棘波が検出されたので，T4優位の棘波を示唆．

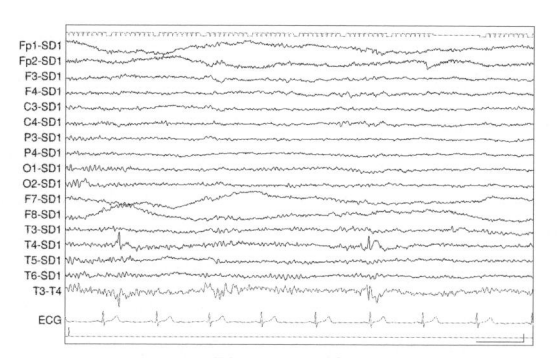

図5-3　SD法
T4優位に棘波が検出された．

図5　埋もれた棘波

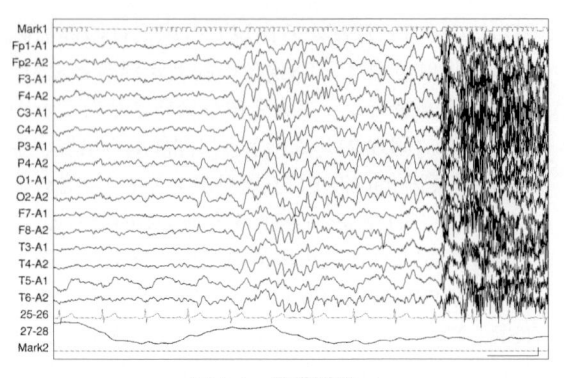

図6-1　基準導出

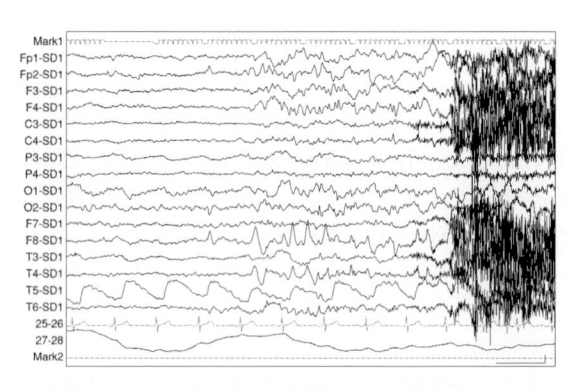

図6-2　SD法でF8の局在性鋭波が顕著になった

図6　大発作直前の脳波

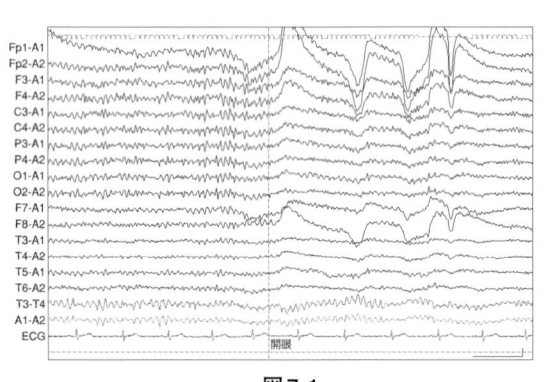

図7-1

基準導出ではT3,T4に特別な波形は認められないが、T3-T4にはκ律動が記録されている。

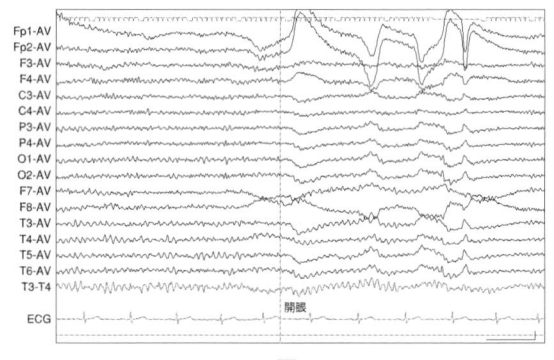

図7-2

AV誘導でT3,T4のκ律動が顕著になった。SD法や反対側基準導出法でも同じ波形が得られる。

図7　κ律動　63歳、男性

【記録のポイント】
　デジタル脳波計を用いて、その性能を充分に発揮して脳波検査を行うには技師が記録後にリモンタージュ機能を駆使して見直すことに尽きる。

参考文献

1) 改定臨床脳波検査基準2002：臨床神経生理学 28 (3)：270-276, 2000
2) 末永和栄：デジタル脳波計による記録の実際. 第39回日本臨床神経生理学会技術講習会テキスト. 95-105, 2002
3) 末永和栄, 土田誠一, 秋山秀知：デジタル脳波計だからできる棘波等の導出記録のポイント. 第41回日本臨床神経生理学会技術講習会テキスト. 52-64, 2004
4) 末永和栄, 岡田保紀：最新脳波標準テキスト. メディカルシステム研修所, 東京, 2004
5) 末永和栄：カッパ (κ) 律動の脳波学的研究. 臨床神経生理学 32 (4)：295-303, 2004
6) 末永和栄：デジタル脳波計の実際. 第1回「臨床神経生理技術講習会・東京」テキスト. 17-24, 2005
7) 末永和栄：デジタル脳波記録. 第2回「臨床神経生理技術講習会・東京」テキスト. 23-33, 2006

（末永和栄）

E. 脳波記録における標準電極装着法

1. 10/20法

脳波記録の標準電極配置法は1958年にH.Jasperによって提唱された10/20法（ten-twenty electrode system）である（図1）[1]。本法は頭表部を均等に分割し記録電極を装着していくものであり、国際脳波学会連合標準電極配置法、国際電極配置法、モントリオール法、ジャスパー法ともよばれている[2-5]。10/20法を理解し、実践するためには頭皮上の各部の電極記号と名称、他を正確に理解し覚える必要がある（表1）。

2. 電極装着に際して準備するモノ

脳波の記録電極の装着に際して、メジャー、水性赤ペン、アルコール・ガーゼ（またはアルコール綿）、脳波用ペースト（電極糊）、乾ガーゼ片（例えば2.5×2.5cm）、サージカル・テープ、ティッシュ・ペーパー、耳朶クリップ、皮膚研磨剤（電極接触抵抗降下剤）、くし、タオル、他を必要に応じて準備する。各品をキャスター付き小型ワゴン等の上に整理しておくと便利である[6]。

新品の銀電極はエージング処理（銀電極を銀-塩化銀電極に変換する処理）が必要である。エージングの方法は、例えば、銀電極を飽和食塩水（もしくはペーストなど）に一昼夜つけておいたり、急ぐ場合には、食塩水中に銀電極を浸し、乾電池を2つ直列に接続（3V）して電気分解させると、約1秒程度で陽極側が銀-塩化銀電極化する[6]。エージング処理によって電極表面の銀の光沢は灰黒色に変色する。

3. 検査室への患者誘導

患者氏名の確認を行ったうえで、患者を検査室に導き入れ、椅子に腰掛けてもらう。電極装着に際して、患者に脳波検査の経験の有無や現在の体調、症状等を確認しながら、頭部と耳朶、両手に

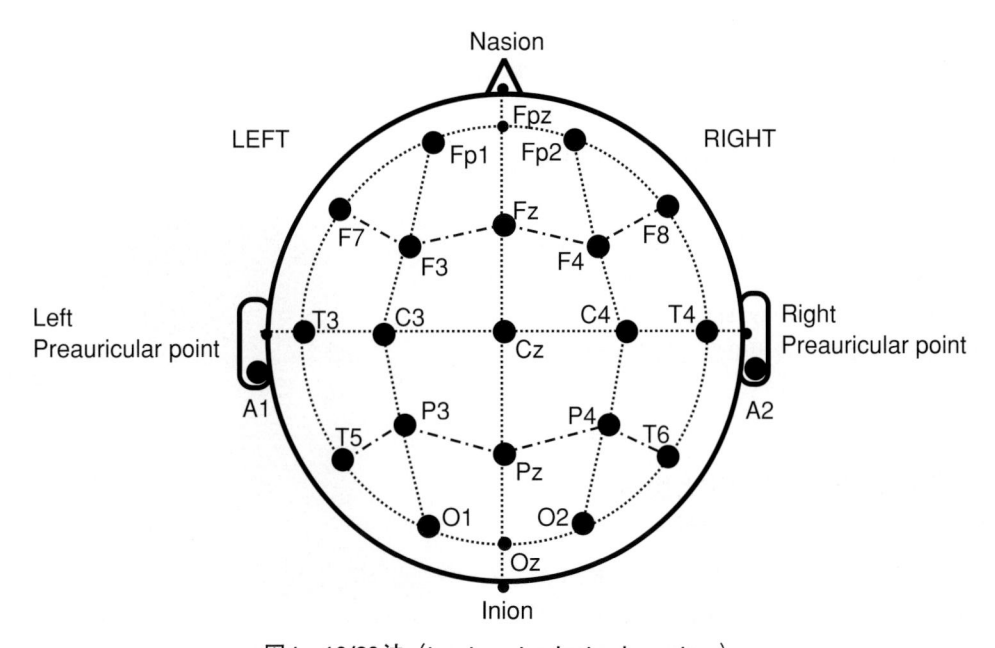

図1　10/20法（ten-twenty electrode system）

表1 10/20法の電極記号と名称・解剖学的位置

国際電極記号	英名称	和名称	解剖学的位置
Fp1	left frontal pole	左前頭極	左前頭葉先端部付近
F3	left frontal	左前頭	左前頭葉中心部
C3	left central	左中心	左中心溝付近
P3	left parietal	左頭頂	左頭頂葉中部
O1	left occipital	左後頭	左後頭葉後端部付近
F7	left anterior temporal	左前側頭	左前頭葉下部
T3	left middle temporal	左中側頭	左側頭葉中部
T5	left posterior temporal	左後側頭	左側頭葉後部
Fp2	right frontal pole	右前頭極	右前頭葉先端部付近
F4	right frontal	右前頭	右前頭葉中心部
C4	right central	右中心	右中心溝付近
P4	right parietal	右頭頂	右頭頂葉中部
O2	right occipital	右後頭	右後頭葉後端部付近
F8	right anteriortemporal	右前側頭	右前頭葉下部
T4	right middle temporal	右中側頭	右側頭葉中部
T6	right posterior temporal	右後側頭	右側頭葉後部
Fz	midline frontal	正中前頭	前頭葉中心正中部
Cz	midline central	正中中心	中心溝付近正中部
Pz	midline parietal	正中頭頂	頭頂葉中心正中部
A1	left Auricular	左耳朶	
A2	right Auricular	右耳朶	
Fpz	midline frontal pole	正中前頭極	前頭葉先端正中部付近

■国際電極記号の数字は奇数が左側、偶数が右側を表す。

24本ほど電極線をつけること、脳波検査は危険が無いこと、検査は小1時間程度かかること等を説明する。患者をリラックスさせるために、患者にあわせた世間話をするのも効果的である。なお、電極装着に先立ち、必要があればトイレに行ってもらうとともに、カツラ着用の患者はカツラを外してもらう。

4. 電極装着部位の決定と脱脂およびペースト塗布

1. 鼻根（Nasion）と外後頭結節（Inion）の位置を決定する。鼻根は両目の間の鼻の付け根の凹んだ部位、外後頭結節は頭蓋骨の後部切根の

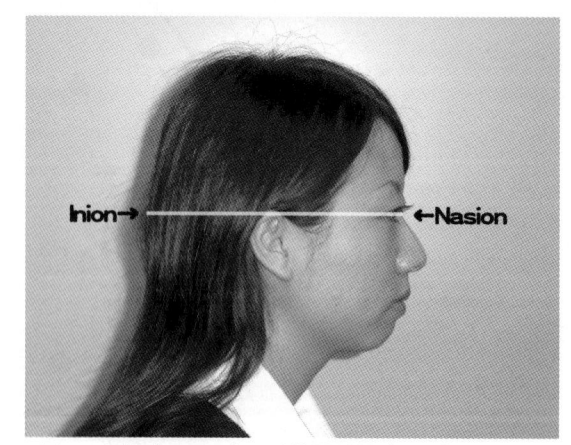

図2 鼻根（Nasion）―外後頭結節（Inion）ラインを水平位置に固定

正中部である。第7頸椎棘突起を目安にすると正中部を決定しやすい。最後に鼻根と外後頭結節が水平面上になるように、被験者に協力してもらい頭部を維持してもらう（図2）。

2. 左右の耳介前点（Preauricular point）を決定する。耳介前点は耳珠（Tragus）の直前で頬骨弓最後部のすぐ直上で指で押すと陥没する部位である[3]。

3. 正中線上に存在するFpz、Fz、Cz、Pz、Ozを決定する（図3）。鼻根から外後頭結節に向けて、頭頂を通るように正中線上にメジャーを合わせ、鼻根-外後頭結節間の10％、20％、20％、20％、20％、10％の部位に水性赤ペンで印を付ける。この赤点が前方から順にFpz、Fz、Cz、Pz、Ozである。ちなみに、CzはVertex（頭蓋頂）ともよばれ、10/20法の中央部に位置する点である。

4. 個々の装着部位を決定した後にFpz、Fz、Cz、Pzの順でアルコール・ガーゼによる脱脂後、ペーストをテント状（ピラミット状）に塗布する。各部を脱脂したりペーストを塗布する場合は、頭髪は髪の流れに逆らわず分け、分けた髪を指で固定し頭皮を露出させる（図4左上）。アルコール・ガーゼは軽くしぼり、装着部位を研磨する（図4右上）。これは頭皮の脂肪や汚れを取り除き、電極インピーダンスを30kΩ以下（目標値10kΩ以下）に下げるためである。アルコール綿（カット綿）よりもアルコール・ガーゼを用いた方がメッシュである分、高い研磨効果が得られる。アルコールに弱い患者の場合はガーゼ片を水で濡らして研磨すると効果的である。なお、Fpzをアルコール・ガーゼで拭くときはアルコールが目に垂れて入らぬように配慮する必要がある。なお、Ozは電極を装着しないので、脱脂およびペーストの塗布は不要である。皮膚のアルコールが乾いたらペーストを直径1cm程度のテント状に盛り上げる（図4左下）。

5. 中心部の冠状線上のT3、C3、C4、T4を決定する（図5）。左右の耳介前点とCzを通る冠状線上にメジャーを合わせ、左右の耳介前点間の10％、20％、20％、20％、20％、10％の部位に水性赤ペンで印を付ける。この赤点が左耳介前点から順にT3、C3、そしてCzを跨い

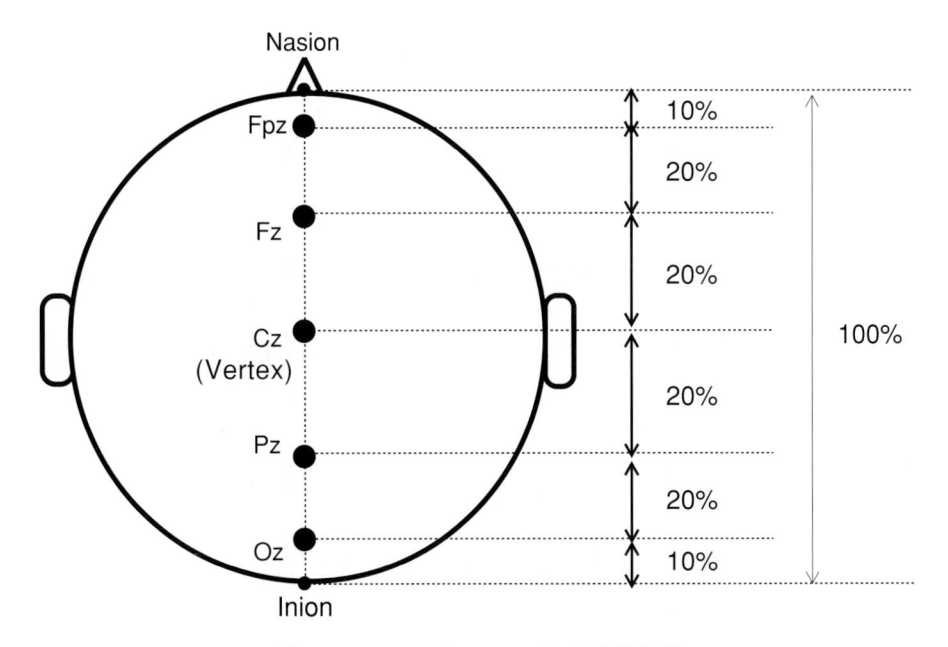

図3　Fpz、Fz、Cz、Pz、Ozの位置決定

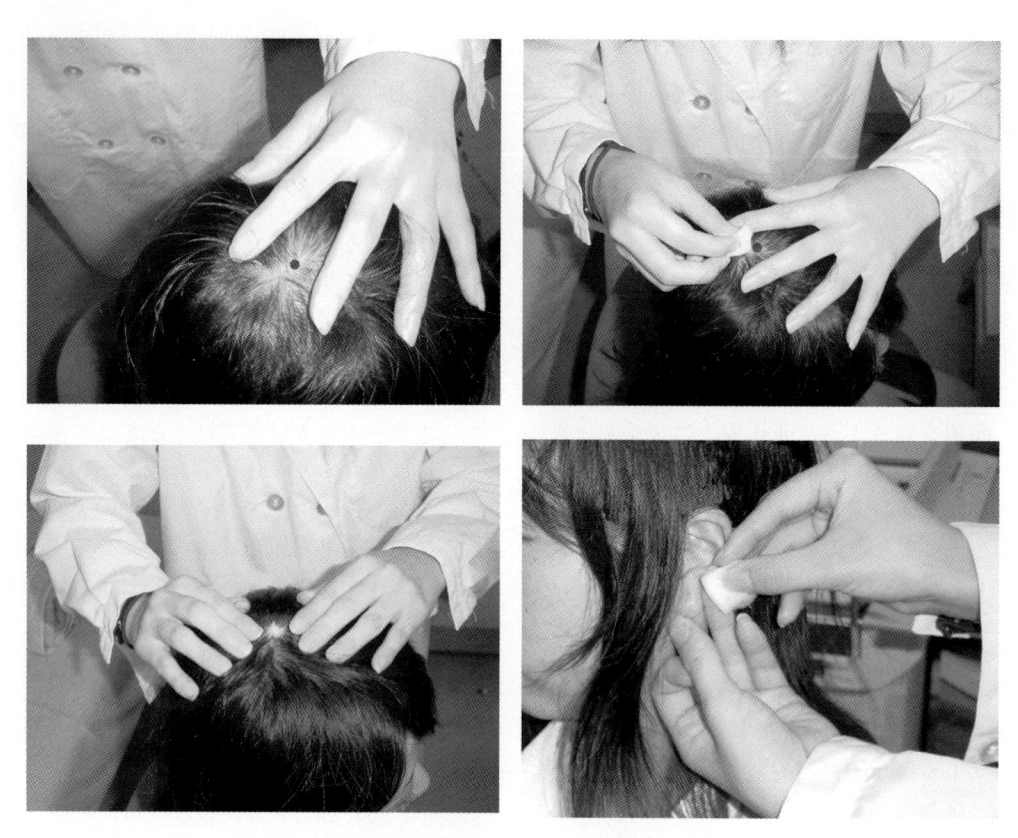

図4 脱脂およびペースト塗布

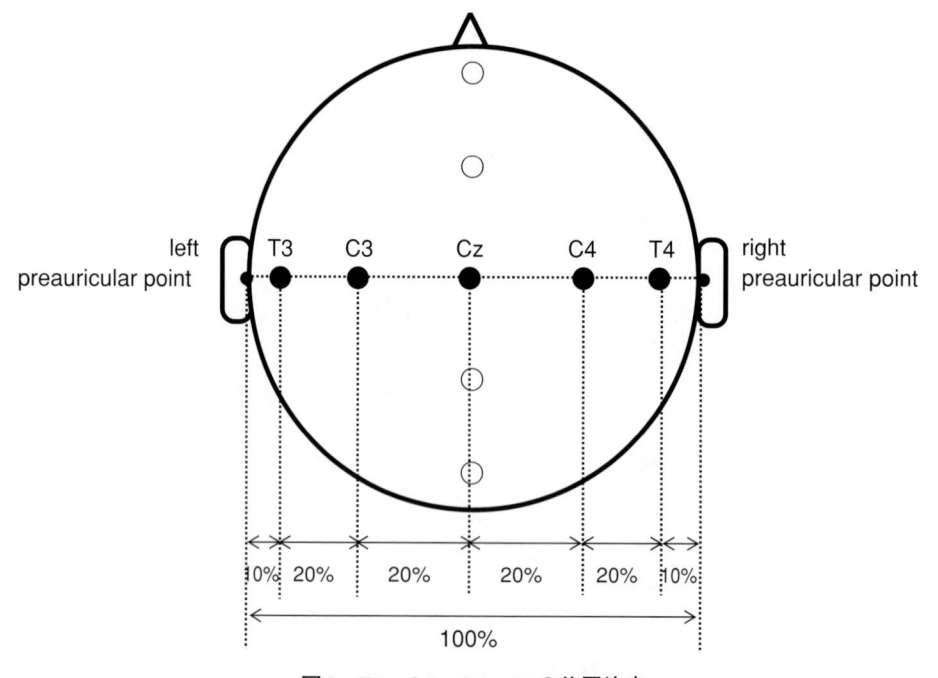

図5 T3、C3、C4、T4の位置決定

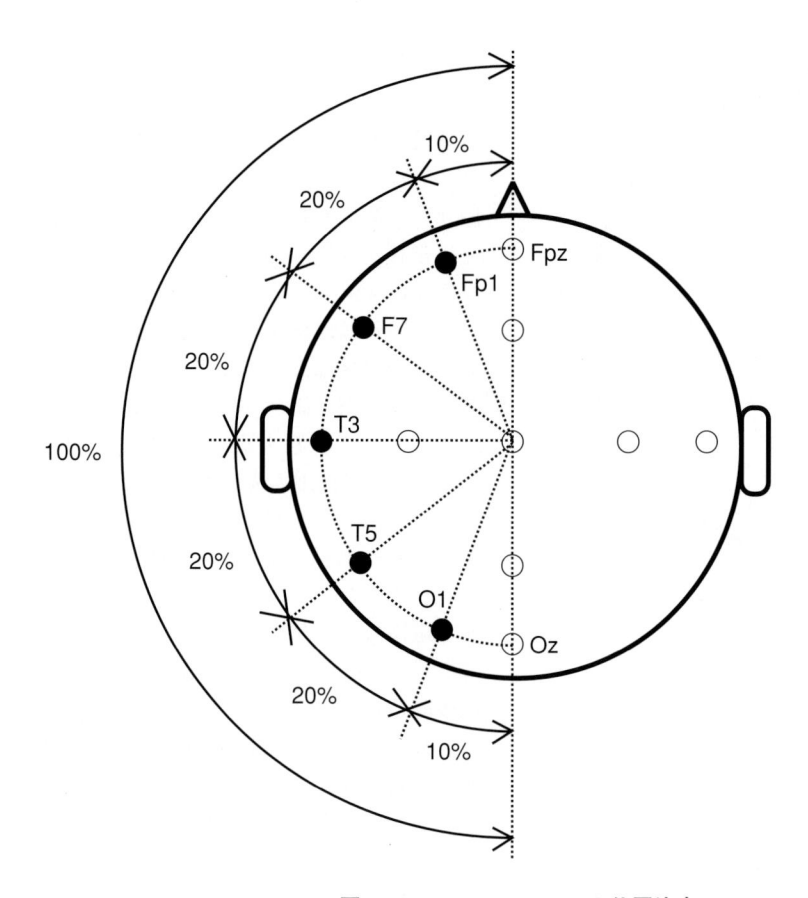

図6　Fp1、F7、T5、O1の位置決定

6. 4.に準じて、電極装着部位の左右差が生じぬように注意しながら、T3、C3、C4、T4の順でアルコール・ガーゼによる脱脂後、ペーストをテント状に塗布する。
7. 左外周線上のFp1、F7、T5、O1を決定する（図6）。Fpz、T3、Ozを通る外周線上にメジャーを合わせ、Fpz−Oz間の10％、20％、20％、20％、20％、10％の部位に水性赤ペンで印を付ける。この赤点がFpzから順にFp1、F7、そしてT3を跨いで、T5、O1である。
8. 4.に準じて、Fp1、F7、T5、O1の順でアルコール・ガーゼによる脱脂後、ペーストをテント状に塗布する。なお、Fp1をアルコール・ガーゼで拭くときはアルコールが目に垂れて入らぬように配慮する必要がある。
9. Fp1、F7、T5、O1と同様に右外周線上のFp2、F8、T6、O2を決定し、電極装着部位の左右差が生じぬように注意しながら、アルコール・ガーゼによる脱脂後、ペーストをテント状に塗布する。
10. F3、P3を決定する（図7）。Fp1とC3を結ぶ線上の中点で、かつ、FzとF7を結ぶ線上の中点に水性赤ペンで印を付ける。この赤点がF3である。また、C3とO1を結ぶ線上の中点で、かつ、PzとT5を結ぶ線上の中点に水性赤ペンで印を付ける。この赤点がP3である。
11. 4.に準じて、F3、P3の順でアルコール・ガーゼによる脱脂後、ペーストをテント状に塗布する。
12. F3、P3と同様に、F4、P4を決定し、電極装着部位の左右差が生じぬように注意しながら、

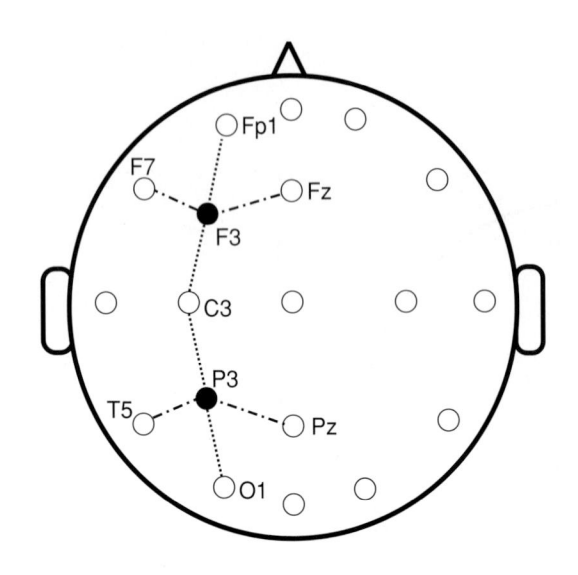

図7　F3、P3の位置決定法

アルコール・ガーゼによる脱脂後、ペーストをテント状に塗布する。
13. A1、A2を決定する。A1、A2は耳朶の前表面である。耳朶を脱脂する場合は、耳朶の裏面に指を添えて耳朶を大きく広げながら、耳朶の前面をアルコール・ガーゼで研磨する（図4右下）。アルコールが乾燥した後、ペーストをテント状に塗布する。

　以上、10/20電極法に基づく電極装着部位の決定は脳波記録の基本である。手を抜かず、多少時間がかかってもメジャーを使用して正確に位置決定を行わなければにならない。ちなみに、電極の位置決定にメジャーを用いない技術者がいるが、これはあたかも精密さを要する標準液を調製するためにホールピペットやメスフラスコを使用せず、駒込ピペットやビーカーを用いているのに等しく、有益な記録手法とはいえない。
　補足だが、10/20法に置いて頭表面の分割の基準となる電極はCz、Fpz、Fp1、Fp2、Oz、O1、O2、T3、T4である。これらの電極装着位置を正確に決定しさえすれば、この他の電極位置はそれぞれの電極を結ぶ線上の中点に位置することになる。

5. 電極の装着

　脳波計の電極ボックスに使用するすべての電極リード線が差し込まれていることを確認する。電極リード線を1本づつ手に取り確認しながら頭皮上に電極を装着する。電極の装着順は、例えば、電極装着部位の決定に準ずると良い。
　電極装着は電極面（銀—塩化銀面）の中央部をテント上に塗布したペーストの頂上部をあわせ、電極表面に均一にペーストが広がるように電極を頭皮に向けて圧着する（図8左上）。ペースト上に単に電極を乗せただけだとペースト層から交流ノイズが混入しやすいので、必ず、電極は頭皮に圧着しなければならない（図8下）。電極を頭皮に圧着すると、電極周辺部からペーストがはみ出す。電極の径よりも多少大きな乾ガーゼ片（例えば2.5×2.5cm）で電極を覆い隠すように合わせ、電極周辺のペーストを乾ガーゼ片のメッシュに入れ込むようにして、電極表層をカバーし圧着固定する（図8右上）。
　ところで、実際の電極装着において、頭皮上のFpzにはデジタル脳波計（通常CF形機器またはBF形機器）ではZ電極（ニュートラル電極）を、また、アナログ脳波計ではE電極（ボディアース）を装着する。他の頭皮上の部位は電極ボックスのそれと一致した電極を装着する。その際、リード線はすべて患者の後方に流す（図9左）。
　ちなみに、頭皮上に電極を固定する場合、テープを用いる方法もあるが、電極が浮いてしまったり、また、電極装着完了後、ネットや包帯で頭部を固定する必要がある。対して、乾ガーゼを用いる方法では電極周囲にはみ出たペーストはガーゼのメッシュの中に入り込むため、脳波記録後の整髪がしやすくなる。それにも増して、本法は電極リード線を水平に引っ張る方向にはかなり抵抗し、強固な固定が可能である[6]。反面、電極リード線を垂直方向に引っ張り上げると容易に電極を外すことができる。
　A1、A2は耳朶クリップやテープで固定する。テープで固定する場合はリード線は耳介に添わせ、耳朶の裏に指を添えて耳朶を広げながら固定

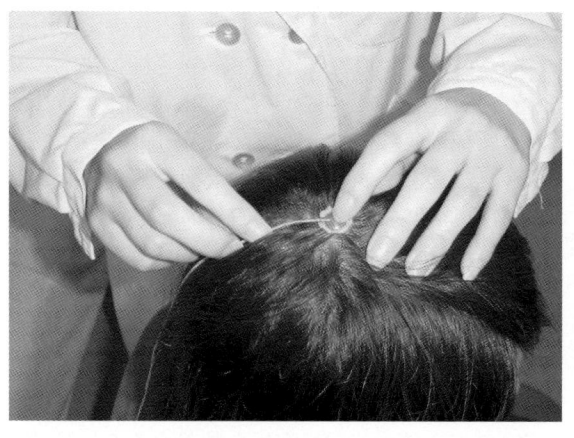

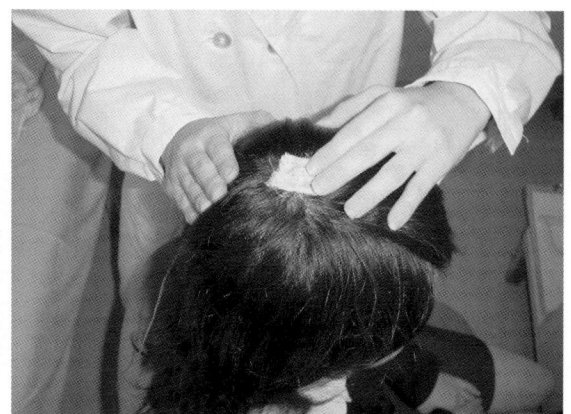

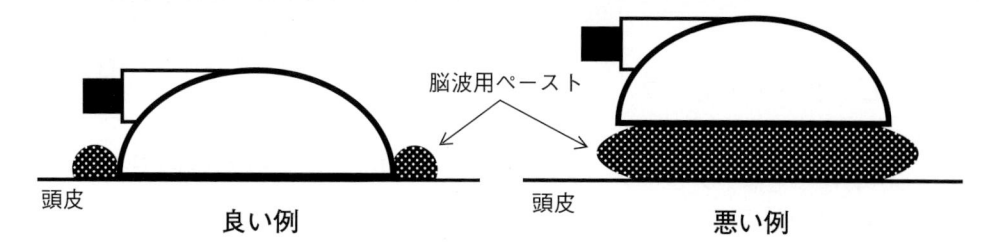

図8 電極の装着と圧着固定

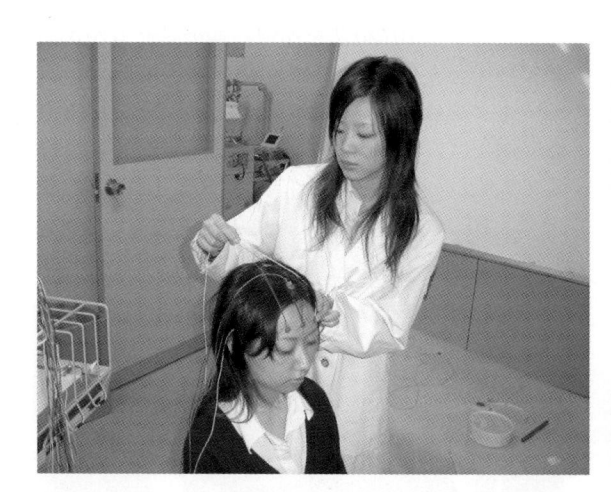

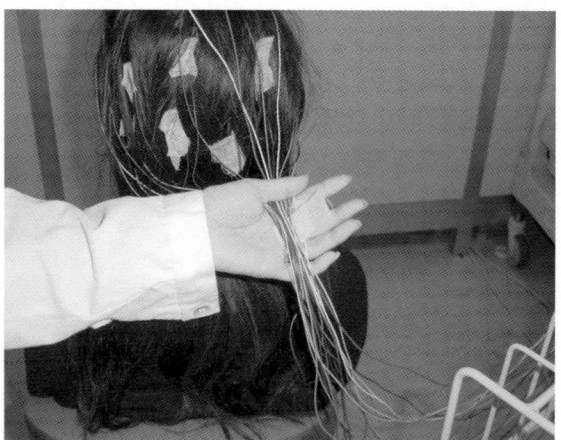

図9 電極リード線の装着と固定

すると良い。
　頭皮上の電極と耳朶電極の装着がすべて終了したら、テープを使ってリード線を束ねる（**図9右**）。これは電磁誘導に起因する交流ノイズの混入を防ぐ対策である。

　脳波検査に際して、通常、心電図Ⅰ誘導を同時記録する。一般的な設定として、X1を右手内側手関節部、X2を左手内側手関節部に装着する。ただし、脳波検査における心電図記録はR波の鑑別という定性的要素が強いので、電極装着部は前

述に縛られることなく、脳波記録の邪魔にならない部位（両手の甲、または、両肩）で充分である。

補足だが、デジタル脳波計では、通常、F3とF4の平均電位（またはC3とC4の平均電位）をシステムリファレンス（Vref）として活用する。したがって、デジタル脳波計を活用する場合、例えば導出するモンタージュにF3とF4が含まれていなくても、それがシステムリファレンスならば必ずF3とF4を装着しなければならない。また、A1、A2（またはFp1、Fp2）はインピーダンスチェック時に使用されるので、これらも装着しておく必要がある。

6. インピーダンスチェック

電極装着が完了した後、必ずインピーダンスチェックを実施し、各部の電極インピーダンスが30kΩ以下（目標値10kΩ以下）でかつバラツキが少ないことを確認することが大切である[6]。インピーダンスチェックは各電極に100nA程度のごく微量の電流を流し、電極インピーダンス（接触抵抗）値を測定する。すべての電極インピーダンスが30kΩ以下になるように努力しなければならないので、電極を再度つけ直す必要もある。この際、皮膚研磨剤（電極接触抵抗降下剤）を活用すると良い場合もある。また、頭皮上に装着するすべての電極の電極インピーダンスが均一になるように常に心掛けなければならない。

7. 臥位の患者の電極装着

ストレッチャー上の患者、または病棟やICU（集中治療室）の患者は椅子に座ることなく、臥位のまま電極を装着しなければならない。この場合も前述の方法に準じて、電極装着部位の計測、アルコール・ガーゼでの研磨、ペーストの塗布、電極装着の順に行う。

①仰臥位の患者の顔部を左側または右側に向けて、鼻根と外後頭結節の位置を決定する。②正中線上に存在するFpz、Fz、Cz、Pz、Ozを決定し、Oz以外の電極を装着する。③患者の顔部を正面（上向き）に直し、左右の耳介前点を決定し中心部の冠状線上のT3、T4、C3、C4を順に決定し電極を装着する。④再び患者の顔部を左側に向け、左外周線上のFp1、O1、F7、T5を順に決定する。その後、F3、P3を決定し、電極を装着する。⑤患者の顔部を右側に向け、右外周線上のFp2、F8、T6、O2を決定する。その後、F4、P5を決定し、電極を装着する。⑥最後に患者の顔部を上向きに直し、左右の耳朶にA1およびA2を、また、左右の上肢に心電図用電極（X1、X2）を装着する。

なお、除脳硬直や除皮質硬直、他の患者は記録者1名で正確な位置に電極を装着することが困難な場合は、医師、看護師、看護助手、他にサポートしてもらい電極装着を行うと有利である。

8. 頭部が左右非対称の患者の電極装着

ヒトの頭の形は均一ではなく、左右非対称の場合も少なくない。頭頂から後頭にかけて俗に絶壁頭とよばれるヒトも以外と多い。また、頭蓋骨欠損、他の患者も存在する。そのような頭部が歪な患者に対して10/20法を如何に適応させるかが悩ましい場合も少なくないが、そのような患者に対しても、実はよく熟慮された方法が10/20法である。例えば、頭の大きさが歪な患者でも、往々にして大脳縦列は正中線上に存在する（図10）。つまり、10/20法に準じて、正中線を境界として、

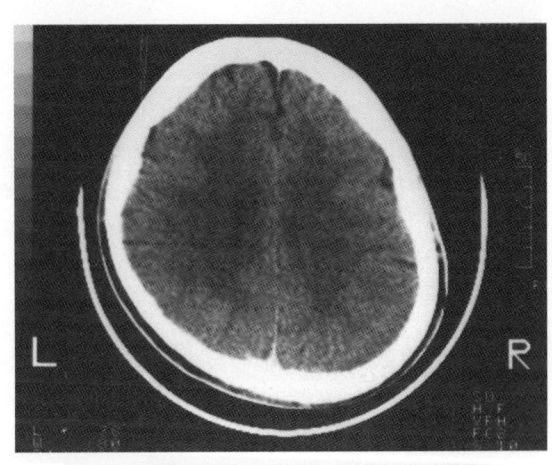

図10 頭部が左右非対称の患者のCT画像

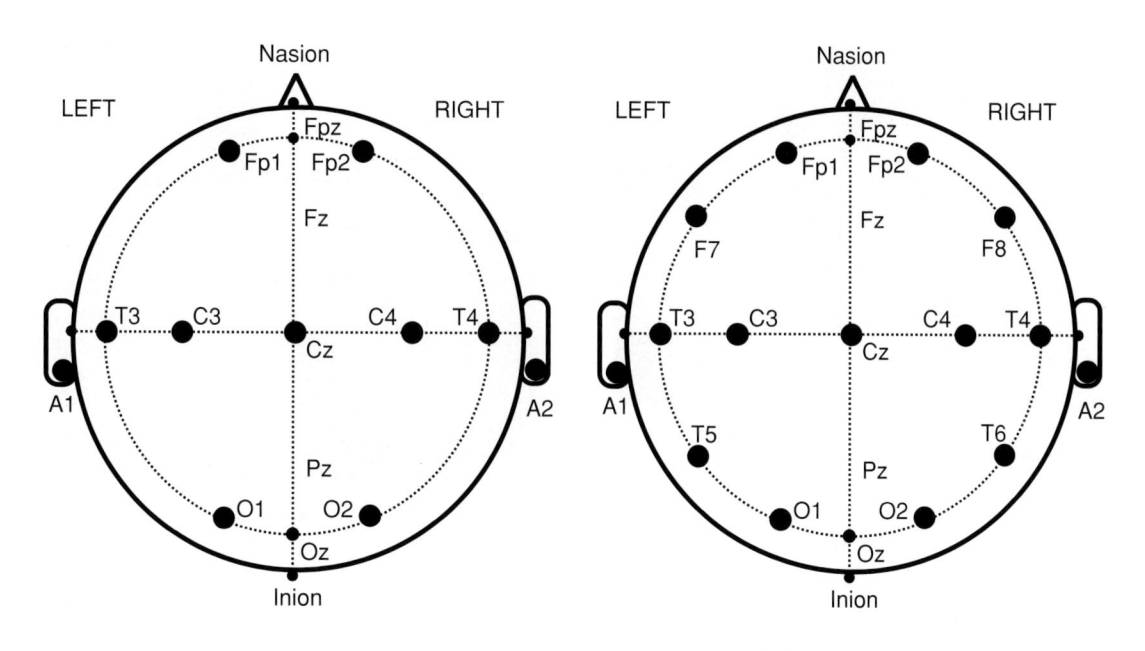

図11 10/20法を基本とした簡単な小児の電極配置例

電極配置上、左右差は生じるが、右半球と左半球を別々に均等分割すれば良いのである。何より大切なことは、患者の頭部の形態と電極配置を如何にしたかをデジカメ画像やイラストなどを活用して脳波記録と一緒に保存することと、それを判定する医師に伝えることである。

9. 乳幼児の電極装着

乳幼児の脳波検査に際しては、一般に経口薬のトリクロリール・シロップを服用させたり、エスクレ座薬をお尻に入れたりして患児が眠った後に電極装着を実施する。眠った患児の電極装着は前述の横になった患者の電極装着に準じて施行する。原則として、電極の装着前からご家族は控室で検査の終了まで待機していただく方が良いかもしれない。ベッド上で電極装着を行う場合には、大人用の枕は取り払い、タオルなどを折りたたみ患児の頭部の下に敷くと良い。乳幼児の場合、成人よりも明らかに頭部が小さいため、10/20法のすべての電極を装着するのが困難な場合も少なくない。1963年にHellstrom、Karlsson、Mussbichlerらによって10/20法を基本とした簡単な電極配置が提唱されており、一般に乳幼児の電極配置法は10/20法の電極の幾つかを抜いたモノとなっている（図11）。

10. エレクトロキャップ

エレクトロキャップを用いた電極装着は非常に簡単で、初心者でも1～2回の装着トレーニングで10分以内に、しかも、正確に電極装着ができるという優れモノである[7]。日本はともかく欧米の認知度は高い。しかし、頭部の形状が無視できないほど歪な患者、頭蓋骨欠損の患者などは適応にならないので注意が必要である。

エレクトロキャップの装着方法は、①ボディハーネスを胸部に装着する。②メジャーリングテープを用いてキャップのサイズを決定する。③耳朶電極を両方の耳朶に装着しゲルを注入する。④エレクトロキャップのFp1、Fp2の電極にスポンジの粘着面が額に付くように取り付ける。スポンジに切り口を入れると電極リード線を固定しやすい（図12左）。⑤Fpラインを決定し、それに添って

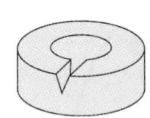

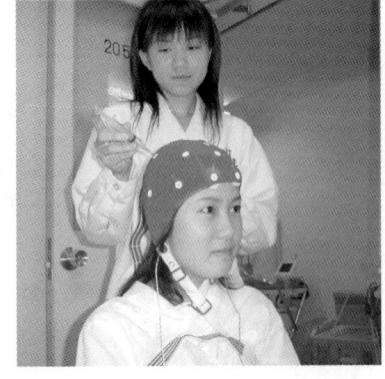

図12　エレクトロキャップの装着

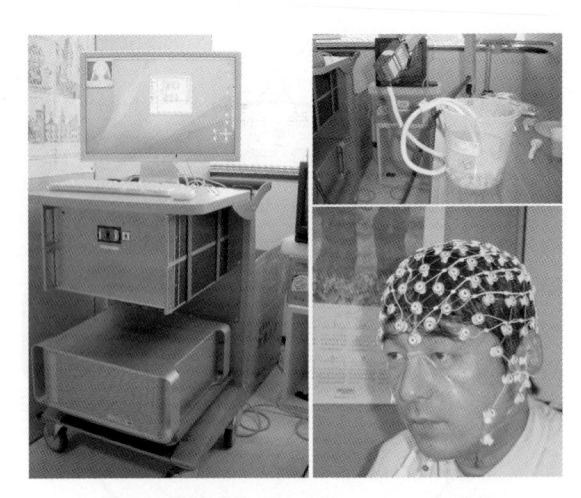

図13　多チャンネルセンサーネット電極

エレクトロキャップを被せる。⑥エレクトロキャップのバンドをボディハーネスに固定する。⑦Fp1、Fp2、T3、T4、O1、O2の位置を10/20法の定位置に調整する。また、浮いた電極がないかどうかを確認する。⑧電極接続用アダプターを接続する。⑨エレクトロキャップの電極孔にシリンジを用いて研磨しゲルを注入する。この時、左右前後にシリンジを動かし研磨すると電極インピーダンスを容易に下げることができる（図12右）。⑩電極インピーダンスを確認しインピーダンスが高い部位を再度シリンジで研磨する。

11. 多チャネルセンサーネット電極

多チャネルセンサーネット電極は電極インピーダンスが50KΩ～100KΩと極めて高値であったとしても脳波は歪まないという特徴がある[7]。また、頭部のさまざまな形状にフィットするとともにペーストを用いないため患者の頭皮が汚れたり傷つくことがない安全な電極である。このため、新生児でも多チャネルのEEG計測が可能である。

多チャネルセンサーネット電極の装着方法は①予め一定時間電極を専用の電界溶液に浸しておき（図13右上）、②Czと左右の耳を基準にして、記録者はネット内部を両手で大きく広げてそっと被験者頭部に被せるだけである（図13右下）。被せた後、③インピーダンスチェック画面を参考にしながら、それぞれの電極が頭皮に接着するように髪を分けて調整する。ただし、本電極を使用するためには入力インピーダンスが200MΩと非常に高値な専用脳波計が必要である（図13左）。

参考文献

1) Jasper HH. : The ten twenty electrode system of the international federation. Electroencephalogr Clin Neurophysiol., 10: 371-375. 1958.
2) 大熊輝男：臨床脳波学．第5版．医学書院．東京．36-44. 2002.
3) 時実利彦，藤森聞一，島薗安雄，他: 新脳波入門，南山堂，東京，93-102, 1982.
4) 石崎博，斎藤正巳，畑田耕志：EEGテクノロジー，星和書店，東京，105-110, 1984.
5) 末永和栄，岡田保紀：最新脳波標準テキスト，メディカルシステムズ研修所，東京，18-23, 2001.
6) 原俊男，石田哲治：脳波の取り方—患者への接し方から脳波計の理論まで，医歯薬出版，東京，9-35, 1972.
7) 所司睦文：脳波記録における標準電極装着法，第2回臨床神経生理技術講習会・東京テキスト，第2回臨床神経生理技術講習会・東京事務局，東京，70-95, 2006.

（所司睦文）

F. 賦活法の実際

　脳波検査は安静閉眼状態だけの記録では、明らかな異常所見を認めないことや、異常があっても出現頻度が低い時などに、異常波の誘発や脳波変化の有無を確認する目的で脳波賦活が行われる。脳波検査のおもな賦活法は、開閉眼、過呼吸、閃光刺激、睡眠、薬物賦活などがあるが、本稿では日常の検査時によく行われる賦活法について、その方法を中心に説明をする。

1. 賦活の順序

　一般的な検査の場合、賦活の順序は開閉眼賦活、過呼吸賦活（睡眠が得られた場合は過呼吸を閃光刺激の前に行う）睡眠賦活、の順で行い、閃光刺激は賦活により重篤な発作が誘発されてしまう場合があり、その後の記録ができなくなるので、記録の後半に行うとよいとされている。

2. 日常行うべき賦活法

　改訂臨床脳波検査基準 2002（日本臨床神経生理学会）に記されている日常の検査でよく行われるべき賦活法は開閉眼に加えて閃光刺激、過呼吸、睡眠の3種類であり、この4種の賦活を行うことが望ましいとされている。

a. 開閉眼試験

　開閉眼試験は基礎律動の反応性、覚醒水準の確認を目的とし、安静閉眼覚醒状態から10秒間目を開けてもらう動作を基準電極誘導法にて、1回以上（当院では3回から4回行う）行うことであるが、状況に応じて双極誘導法でも行ってもよい。開眼は10秒前後が基本であるが20秒程度行うことにより突発波が誘発される場合があるので症例によっては行ってみる価値がある。
　被検者への指示は「ハイそれでは目を開けて下さい、一点を見つめるようにして、なるべく瞬きをしないで下さい」といった掛け声をかける。

　幼児に対しては「お母さんの顔を見て」などと、声をかけるとよい。
　また、小児や協力性の乏しい被検者では安静閉眼ができないこともあるが、そのような場合は母親などに軽く瞼を押えてもらったり、瞼をガーゼやテープで軽く覆ったりするとよい。
　開眼によりα波の抑制（図1）または減衰がみられるが、眠気や意識レベルの低下があると変化は乏しくなる。

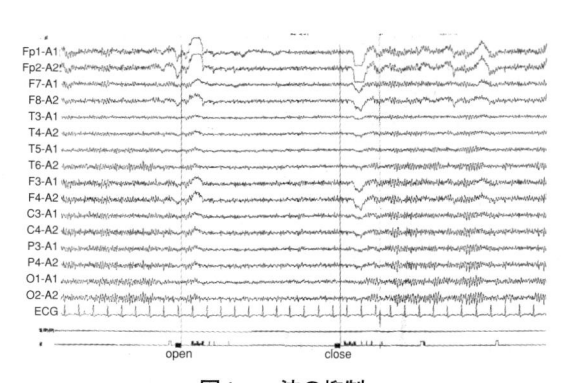

図1　α波の抑制
開眼によりα波が抑制されているのがわかる。

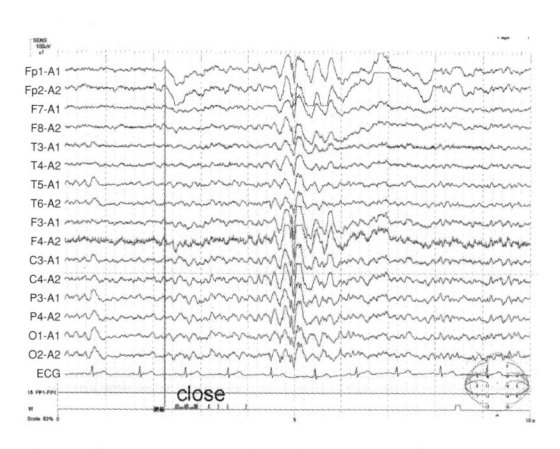

図2　開閉眼によりspike & waveが誘発された症例
この症例に示すように閉眼直後にspikeが出現する場合はspike & waveの形で波形が出現する場合が多い。

また、図2に示すように突発性異常波が閉眼直後に誘発されることがあり、ナルコレプシーでは開眼することによりα律動が明瞭になる逆説的アルファブロック（paradoxical α blocking）が特徴となる。

その他、開眼時にはミュー（μ）律動、ラムダ（λ）波などを認めることもあるが、臨床脳波学的意義付けが明らかにされていない。

b. 過呼吸賦活（hyper ventilation：HV）

過呼吸賦活はビルドアップの有無、被検者に深呼吸してもらい過換気状態にし、突発性異常波の誘発を目的とするが、その施行は閉眼状態において20〜50回/分の割合で3分以上行うことが望ましく、過呼吸開始前に少なくとも1分間は、同一モンタージュで安静時記録を行う必要がある。過呼吸中の脳波記録は持続して行うとともに被検者に意識消失がないか、苦痛の訴えがないかなど、被検者の状態を観察しながら記録する。

過呼吸終了後は少なくとも2分間はそのまま記録を続け、過呼吸記録終了直後には被検者の協力度をwell、fair、poorといったように評価して記載する。

呼吸はインピーダンス法等で脳波と同時記録しながら記録するとよく、被検者を過喚気状態に導くことを目的とし施行時間は検者の判断で延長しても良い。また空腹時、特に血糖値が80mg/dl以下では徐波化は増強され、回復にも時間を要する。

被検者への指示は「これから3分間深呼吸をしてもらいます、掛け声をかけますからそれに合わせて、吸う量よりも吐く量を多くするような感じで精一杯やってください。

途中胸が苦しくなったり、頭が痛くなったらすぐ教えて下さい」「それじゃーいきますよ、すってーはいて！…………………」といった感じで4、5回練習してからはじめるとよい。

また、小児などの場合は図3に示すように風車を吹かせる、ティッシュペーパーを吹かせるといった工夫により容易に施行できる。

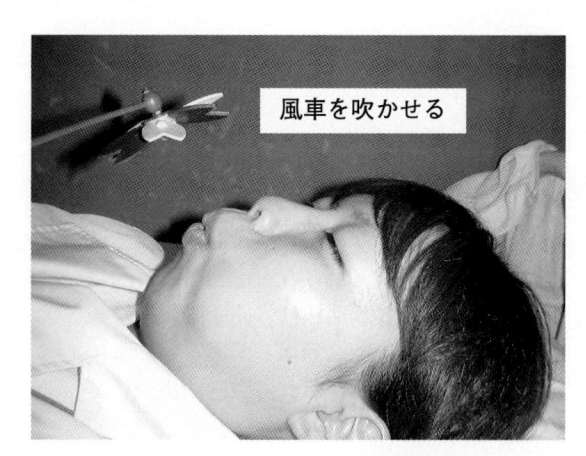

図3　小児の場合の過呼吸施行例
風車を吹かせる、ティッシュペーパーを吹かせるといった工夫により、子どもは容易に過呼吸ができる（写真は正常者による模擬）。

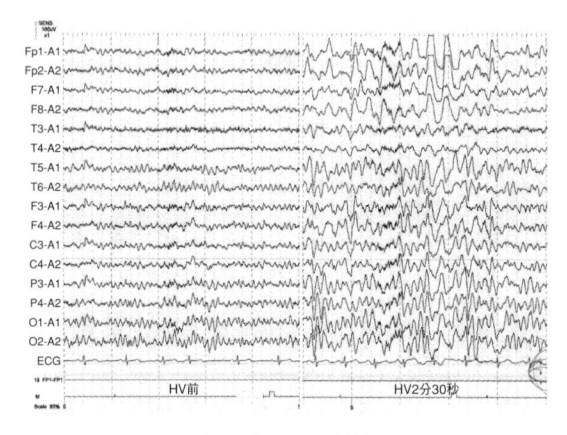

図4　buildup波形
HV前に比べてHV2分30秒で容易に波形の振幅増大と徐波化が起きておりbuildupといえる。また、buildup有無の判定は過呼吸により、背景活動より徐波化した場合にbuildup陽性とする。

正常成人では一部を除きbuildup（波形の振幅増大と徐波化）（図4）などの脳波変化はみられないが、小児ではしばしばbuildupがみられる。てんかんや脳の器質的障害では、過呼吸開始まもなくbuildupが出現し、回復も遅れることがある。

また、過呼吸賦活では突発性異常波が誘発されるが、とくに欠神発作では広汎性の3Hz棘徐波複合が出現し、短時間の意識消失を伴う。このような場合は脳波記録と並行して名前を呼ぶなどの声

かけや指示を行い、被検者の状況や意識消失の確認をする（図5）。また、もやもや病では、いったん回復したbuildupが再度出現するre-buildupが特徴であるが、脱力などの神経症状が出現することもあるので慎重に検査を進める必要がある。過呼吸症候群（HV syndrome）では、手や顔の痺れが出現したり、過呼吸賦活が終了しても過呼吸状態が続き普通の呼吸に戻らないことがあるが、このような場合でも脳波記録は続け、すぐに症状は治まる旨を伝へ、ビニール袋などを口にあてがい、ゆっくり呼吸することを促し、回復するのを待つ、場合によっては主治医の判断を仰ぐようにする。

また、過呼吸中にてんかん特有の波形が頻繁に記録された場合、あるいは被検者に明らかな苦痛や疲労がみられた場合には途中で中止すべきである。

改訂臨床脳波検査基準2002（日本臨床神経生理学会）では重篤な心疾患、急性期の脳血管障害、重篤な呼吸器疾患などの患者、およびもやもや病と診断された患者に対しては過呼吸を実施すべきでないとされている。

c. 睡眠賦活

睡眠賦活は、突発波等の異常波が睡眠により高率に出現することから、その誘発を目的に行われる。また、記録途中の入眠初期は特に出現が高くなるために、その時期を見逃さないように努め、できればstage Ⅱまで記録を続け、音刺激などで覚醒反応を観察する。その後、完全に覚醒させ残りの検査を行う。

検査前夜に睡眠を少し制限し、寝不足で検査にきてもらうのも一つの方法と考える。また、乳幼児では睡眠導入剤としてトリクロリールや抱水クロラールなどが用いられるが、脳波検査では可能なかぎり自然睡眠の脳波を記録し、潜在性の脳波異常を確認することが大切である。やむなく薬物導入睡眠検査をする場合は覚醒脳波記録、過呼吸賦活と記録した後に服薬させ、入眠初期の記録が得られるよう心がける。

被検者には「検査中眠くなったら眠っていただいてかまいませんから、目をつぶっていてください」とさらっとした説明にしたほうが眠りやすい。

また、眠りの浅い敏感な小児では、耳は特に敏感なので、耳に電極をつけずにreferenceをCzや

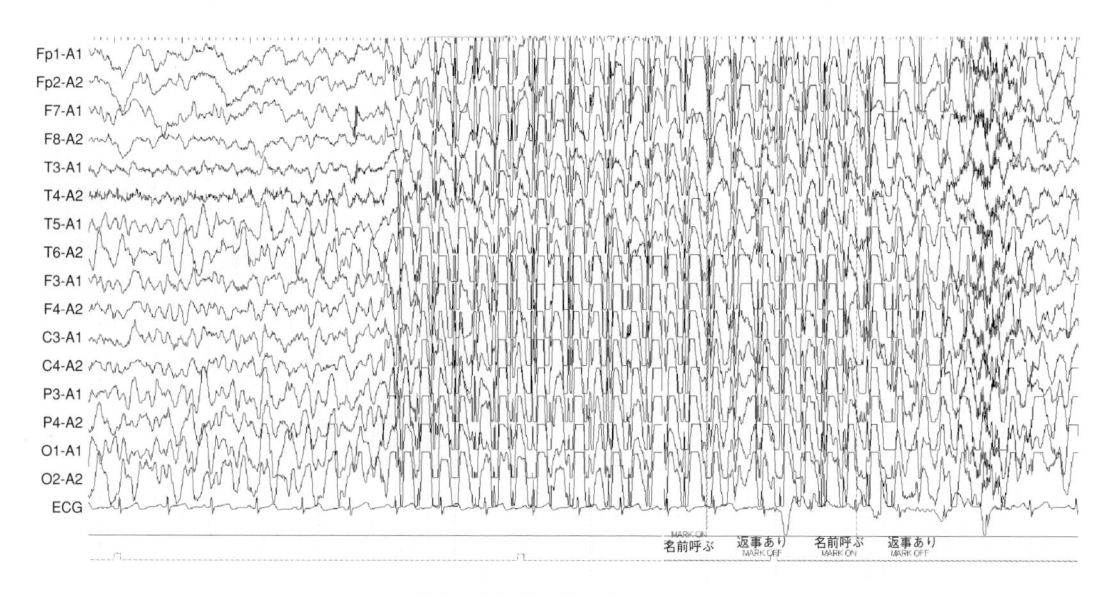

図5　3Hzのspike & wave
上図のように3Hzのspike & waveが記録された場合には名前を呼ぶなどの簡単な方法で意識の確認をし記録に残しておくとよい。

耳を除いたAV誘導法などで、耳朶基準誘導法の代わりをとり、さらに双極誘導を記録し、覚醒させる直前に耳に電極をつけ、起きなければ耳朶基準誘導法を記録するとよい。

前述したように、てんかんでは入眠期に突発性異常波が誘発されやすく、特に側頭葉てんかんの確認に有効である。また、脳の器質的障害などでは睡眠時に紡錘波（spindle）、K複合波（K-complex）（図6）などが患側で減弱するlazyactivityがみられる。

d. 閃光刺激

閃光刺激は光駆動反応の有無の確認、突発性異常波の賦活を目的として行うが、ストロボ装置の発光部は被検者の眼前15～30cmの距離に固定し閉眼状態で、両眼に均等に照射する（図7）。刺激頻度はδ、θ、α、β各帯域を用い低い周波数から順次高くしていく。10秒の閃光後、約10秒間中止して被検者の状態を観察する。規定の周波数だけでなく、被検者の優勢律動や光駆動反応を考慮して刺激頻度を選択追加することも必要である。突発性異常波は10～20Hzで賦活されやすく、賦活効果を高めるために開眼状態で賦活したり、赤色フィルターを用いることもある。

被検者への指示は「写真を撮るときのように目の前で光が点滅しますが、びっくりしないで力を抜いて、目を軽くつぶったままでいて下さい」などとするとよい。

この刺激により、閃光刺激に同期した駆動波が後頭部優位に出現するが、この反応は正常者でもみられ、光駆動反応（photic driving）と呼ばれる（図8）。光駆動反応は、慣れや眠気などで目立たなくなる。

一方、光突発性応答（photo-paroxysmal response）、は閃光刺激により突発性異常波が誘発される現象で、特に光過敏性欠神発作、ミオクロニー発作などで誘発されやすい（図9）。それに対し、光筋原応答（photo-myogenic response）は閃光刺激により顔面などの筋肉が攣縮を起こす現象で、脳波上は筋電図が棘波や棘徐波複合のように混入したもので、突発性異常波ではない。光突発性応答では、閃光刺激をそのまま続行すると臨床発作に移行する場合もあるので、注意が必要である。光筋原応答は閃光刺激を中止すると現象も止まるといわれているのに対し、光突発性応答は刺激の中止後も突発性異常波が引き続き出現する。

以上「改訂臨床脳波検査基準」に即した脳波記録の実際ということでその施行に重点をおき賦活検査について説明した。

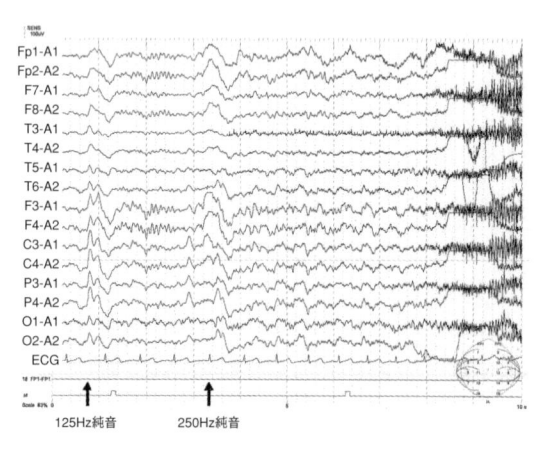

図6　K-complex

音刺激により誘発されたK-complexを示すが、K-complexは左右どちらか一側での波形の欠如があるか否かを判定する。

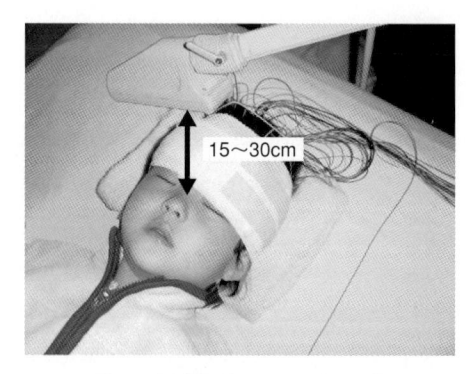

図7　光刺激のストロボの位置

光刺激時のストロボの眼前か15cmから30cmはなして両目に均等に光が届くようにする。また、ストロボがあまり近すぎると前頭極にアーチファクトが混入しやすくなる（写真は正常児による模擬）。

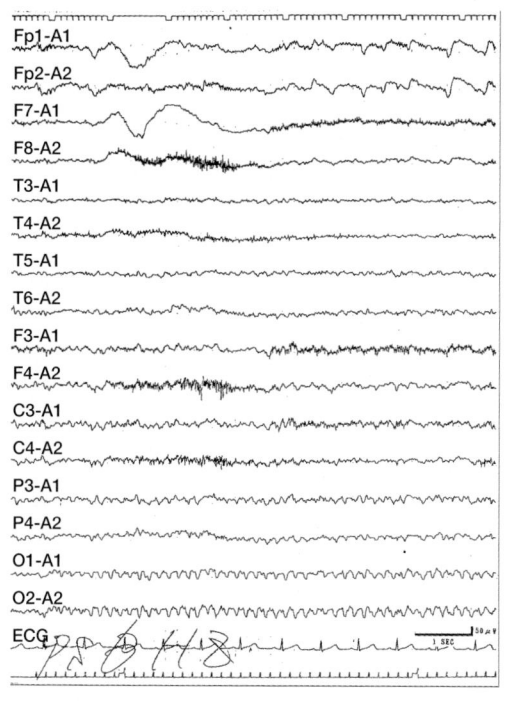

図8 光駆動波形

この例ではO1、O2電極に光刺激に同期して光駆動反応が出ているのがわかる。

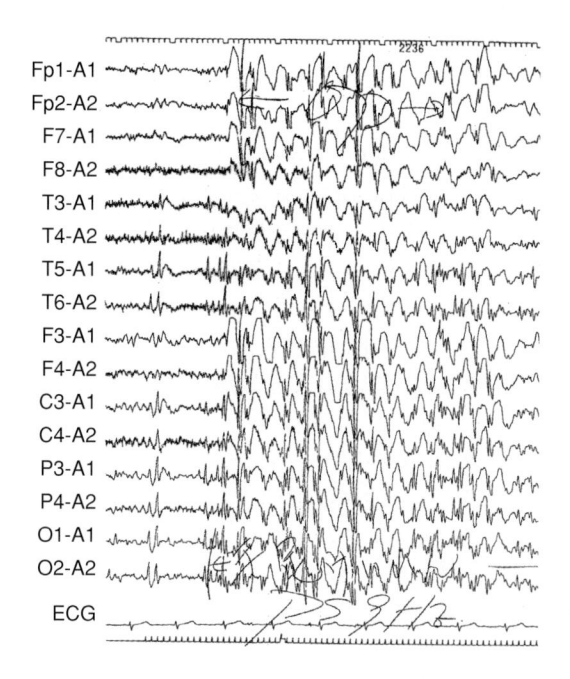

図9 ミオクロニー発作波形

9Hzの光刺激によりpolyspike&waveが出現しているのがわかる。

参考文献

1) 吉川眞由美：脳波筋電図検査の実際：日本臨床衛生検査技師会ライブラリー17．脳波の賦活法（日本臨床衛生検査技師会）．35-51, 1999
2) 大熊輝男：臨床脳波学（第4版）．医学書院, 東京, 1991
3) 藤元佳記：「改訂臨床脳波検査基準」に即した脳波記録の実際．第一回臨床神経生理技術講習会・東京テキスト．25-52, 2005
4) 小国弘量：小児脳波判読の基礎「第一回臨床神経生理技術講習会・東京」テキスト．53-86, 2005
5) 飛松省三：成人脳波判読の基礎「第一回臨床神経生理技術講習会・東京」テキスト．87-129, 2005
6) 森本一至：小児の脳波記録法．医学検査．日本臨床衛 54(11)：55-57, 2005

（藤元佳記）

G. アーチファクトについて

臨床脳波検査はアーチファクトとの戦いであり、特に脳死判定の際にはアーチファクトを取り除くことがきわめて重要な作業となり、臨床検査技師として腕のみせどころである。よって、臨床脳波検査の基本は、アーチファクトを最小限に抑えて判読のしやすい綺麗な脳波を記録することが、われわれに課せられた業務の1つであると思われる[1]。確かに、一般書籍[2~7]によると、アーチファクトはその原因をつきとめて、可能な限り除去することと述べられている。しかし、時としてアーチファクトそのものが、臨床脳波判読の際に大切な情報をもたらすこともあり、アーチファクトを注意深く観察しなくてはならない場合も存在する[2]。以上の内容を症例提示中心に述べる。

1. 一般的概念

アーチファクト（人工雑音）とは脳波以外、すべての雑音またはノイズ（noise）をいう。脳波を記録するときに混入する脳以外から発生する電位である。脳波は非常に微小な電気現象なので記録する際に雑音が混入しやすい[3,4]。その発生箇所は表1のごとく分類される。主たるものを以下に述べる[1~7]。

a. 被検者に起因するアーチファクト

脳波計の外部から混入する雑音は、検査者の取り扱い方でほとんど処理することが可能である。被検者自身の生体電気現象として心電図や脈波、筋電図、眼球運動（上下運動、左右運動、瞬き、眼瞼振戦）、発汗（温熱性、精神性）などがあげられる。また、被検者の動きとして体動や呼吸運動、不随意運動、しゃくり、いびき、咳などがある。

b. 被検者以外に起因するアーチファクト

(1) 交流障害（ハム）は、電磁誘導や静電誘導、漏れ電流の3つが主なものである。混入経路としては、電灯や他の電気機器の併用、脳波計およびベッドアースの取り方やアース線の断線、またベッドの位置や絶縁なども原因となる。

(2) 測定装置

電極の動揺（装着不良、老朽化）やリード線の揺れ、電極の分圧電圧、光刺激パルスの混入、増幅器の内部雑音、スイッチ切換雑音などである。

(3) 環境的因子

レスピレータや点滴、輸液ポンプ、被検者頭部付近での人の動きなどである。

(4) 被検者に装着されたアーチファクト源

心臓ペースメーカーや金属義歯などである。

表1 アーチファクトの分類

アーチファクト	機器外部（CAL波形正常）	被検者によるもの（心電図、脈波、筋電図、呼吸、発汗など）
		交流障害：ハム（静電誘導、電磁誘導、漏れ電流）
		その他の原因（電極不良、電極リード線不良、静電気など）
	機器内部（CAL波形異常）	トランジスタ、抵抗の雑音、ハンダ付不良、スイッチの接触不良、電源不良、ペン先取り付け不良など

2. 症例提示とその解説

図1 心電図によるアーチファクト

　もっとも一般的なものであり、体勢や体型、部屋の湿度や心電図の形で多様性に混入する。心電図のR波が棘波様に混入するものや、期外収縮がθ波様に混入する心電図の同時記録で同期しているので鑑別は容易である。広汎性に混入するものは、肥満や首が太いか心肥大などが原因となる。また、電極の接触抵抗が高いと局在性に混入する。除去法として、電極の接触抵抗をしっかりと落とす。電極間距離の短い双極誘導で記録する。平均基準電極誘導で記録する。平衡型頭部外基準電極法で記録する。などがあげられるが、完全に除去できず逆に鑑別が困難になる場合もあるので注意が必要である。また、デジタル脳波計では、両耳朶短絡（A1+A2）は適切でない。

図2 脈波によるアーチファクト

　電極を装着した頭皮下に動脈が走行しているときにその脈動が脈波として混入するものでる。明らかなものから、鑑別に迷うものまで多様であるが、脈波のアーチファクトを局在性徐波と誤って判読しないように注意が必要であるが、鑑別には電極位置を少し移動させるとよい．ただし、1cm以上移動させるときは反対側の電極も同様に動かす必要がある。また、耳朶に脈波が混入すると半球性に混入する。

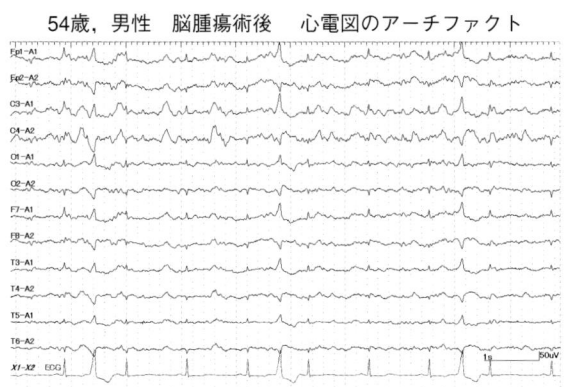

R波と期外収縮によるアーチファクト
図1 心電図によるアーチファクト

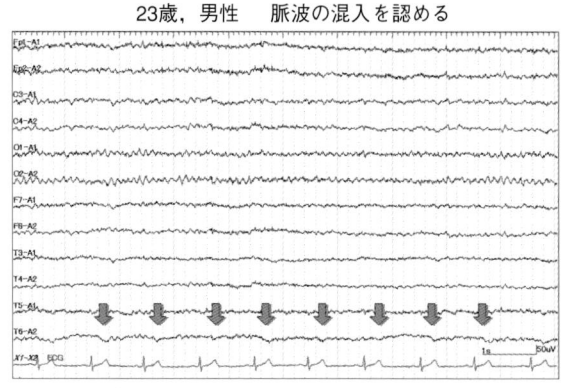

図2 微弱な脳波によるアーチファクト

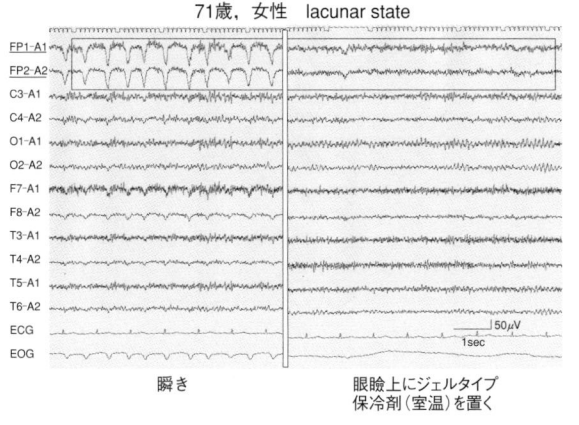

図3 瞬目によるアーチファクトとその対策

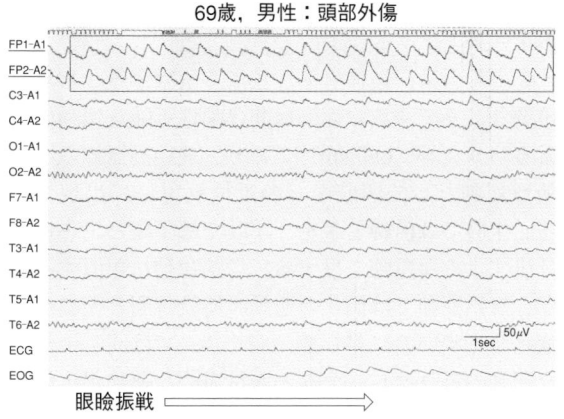

図4 眼瞼振戦によるアーチファクト

図3　瞬きによるアーチファクト
　前頭極部優位に混入する。閉眼することにより眼球（前面が陽極、背面が陰極）が上転し、脳波上楔形のアーチファクトとなる。この場合のアーチファクト除去方法は、眼瞼上に柔らかくてやや重量のあるものを置くと効果的である。

図4　眼瞼振戦
　瞬きによるアーチファクト同様に、前頭極部優位に混入する。脳波上のアーチファクト波形は瞬きとは異なるものの、アーチファクト除去方法は同様である。

図5　歯を食いしばる状態（緊張を含む）
　全般性に筋電図の混入を認め、脳波の波形が不明瞭となる。この場合の筋電図除去方法としては、軽く開口することにより軽減可能となる。

図6、7　筋緊張性頭痛の場合
　前側頭部中心に筋電図が混入しやすい。綺麗な脳波記録を目的とした場合、高周波遮断フィルターを使用することになる。しかし、この作業は、特徴的な筋電図を消失させ、臨床上重要な所見を消去してしまう。よって、この場合は除去してはいけないアーチファクトであるといえる。比較的筋緊張性頭痛が強い被検者では、瘤波～睡眠紡錘波出現期（sleep stage 2）においても筋電図の混入を認めることがある。

図8　一見、棘・徐波複合と間違えそうな筋電図のアーチファクト
　この場合は、被検者を注意深く観察することが重要なことである。症例は非律動性不随意運動によるバリスム（ballism）であり、速い高振幅の不随意運動として四肢などの近位筋優位に出現する。上肢では前腕と手を、下肢では下腿と足を投げ出すような運動を呈する。舞踏運動に類似するが、舞踏運動では個々の運動の持続時間と振幅が変化しやすいのに対して、バリスムでは同じような運動の繰り返し、すなわち常道的な運動が主体をなす点が大きな特徴である[8]。

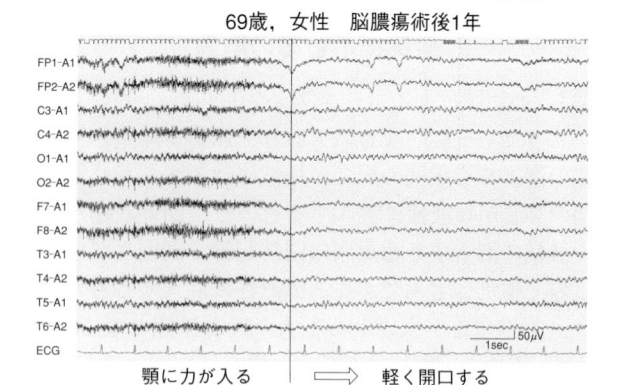

図5　筋電図によるアーチファクトとその対策

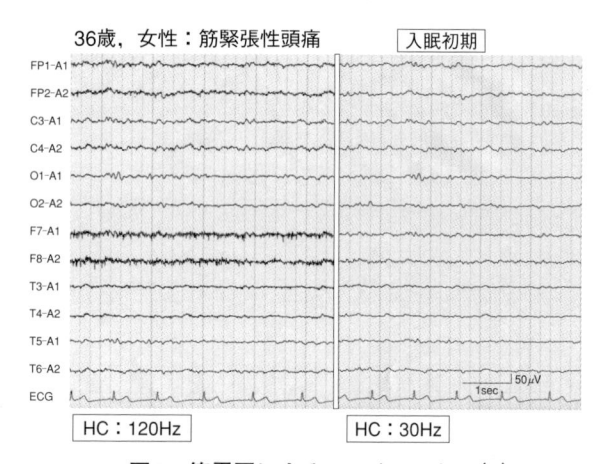

図6　筋電図によるアーチファクト(1)

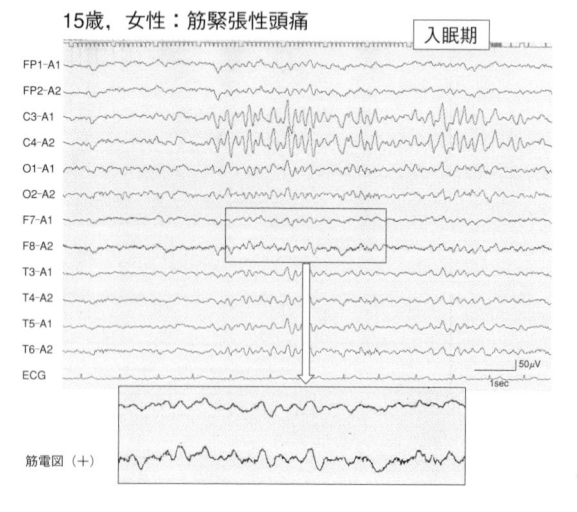

図7　筋電図によるアーチファクト(2)

図9、10 筋電図のアーチファクト

筋電図のアーチファクトであることは、容易に理解できる。重要なことは、筋電図の出現方法を詳細に観察することに尽きる。症例は非律動性不随意運動の舞踏運動（chorea）である。舞踏運動は四肢、軀幹、頸部などの近位筋優位に比較的速く、振幅の高い踊るような不随意運動として出現する。この運動に含まれる筋収縮の持続時間と振幅は一定せず、不規則な運動を呈する。舞踏運動には身体の一部に限局するもの（monochorea）、片側性に出現するもの（hemichorea）、全身性に発現するものなどがある。舞踏運動が全身性に発現する場合には、身体の各部位や左右でしばしば非同期性に出現する[8]。

図11 何の変哲もない、一過性の筋電図混入

臨床上は大変重要な意味を持つアーチファクト所見（被検者観察を含め）である。症例は20歳、男性である。知人に殴打されてから、けいれん発作が出現するようになった。発作は強直性けいれんであり、ほぼ毎日数秒間、数十回ほど出現、明らかな意識消失は伴わなかった。脳波記録中に3

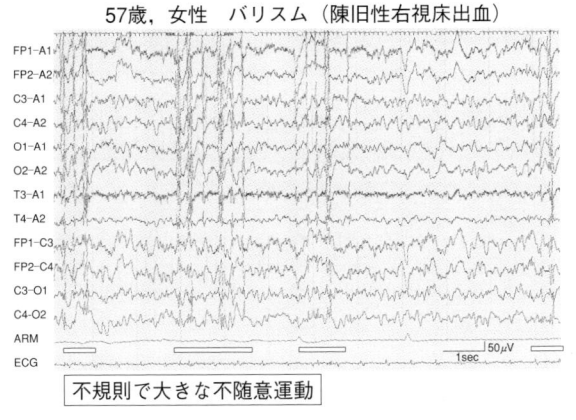

図8 不随意運動によるアーチファクト（1）

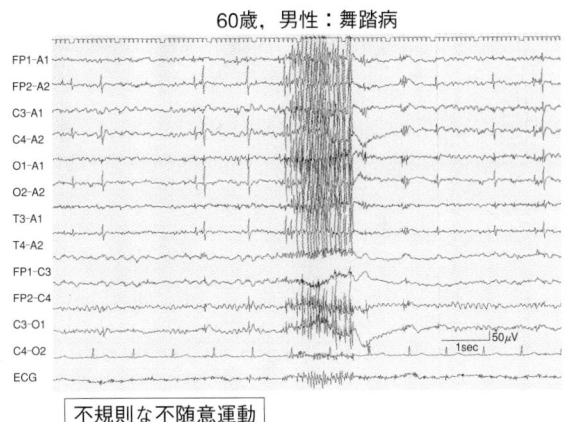

図9 不随意運動によるアーチファクト（2-1）

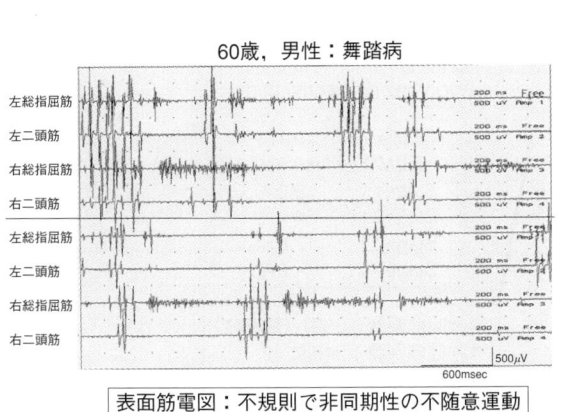

図10 不随意運動の表面筋電図（2-2）

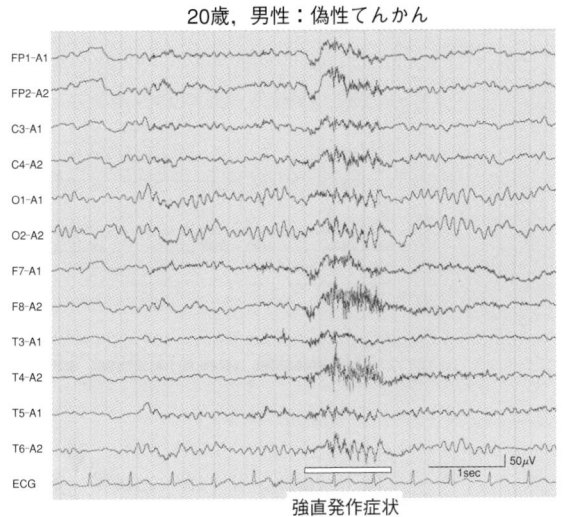

図11 発作時における筋電図のアーチファクト

回の強直性けいれんや失神様症状が出現するものの、脳波上は発作波の出現を認めず、偽性けいれん発作と考えられた。その理由としてはいわゆる本当のてんかん発作であれば、側頭葉てんかんとの鑑別が必要となる。つまり、深部前頭葉基底部あるいは深部側頭葉起源のものであれば、通常の脳波検査において、発作波が出現しにくいと考えられる。しかし、その場合の発作形式は意識障害あるいは変容があり、四肢のけいれんを伴わないため、本例は否定的である。万が一、けいれんを伴えば、二次性全般性てんかんとなるので脳波上は必ず発作波が出現するはずである。

図12、13、14 いびきと覚醒反応によるによる筋電図アーチファクトが混入した症例

結果的に被検者を注意深く観察することが大変

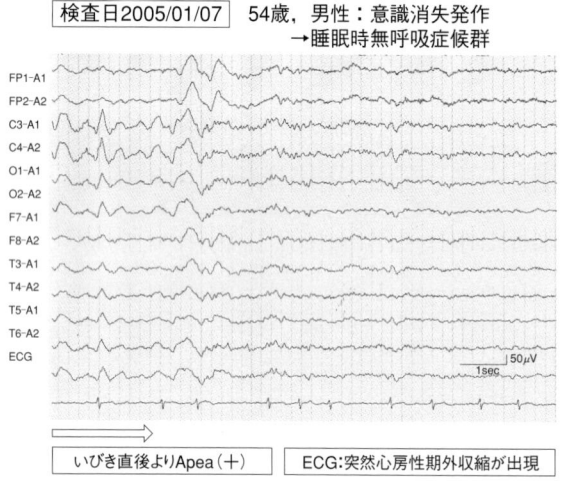

図12 いびきによる筋電図アーチファクト混入以降の脳波

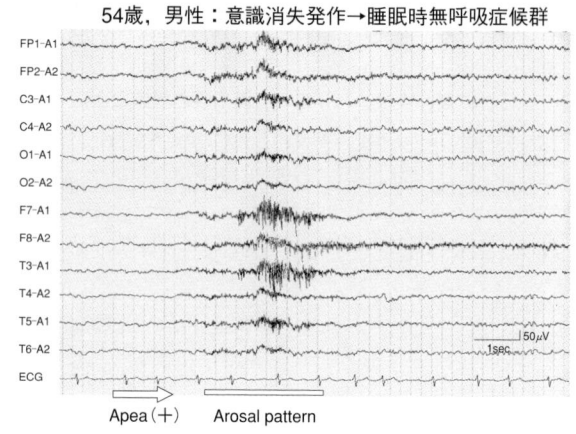

図13 覚醒反応における筋電図のアーチファクト

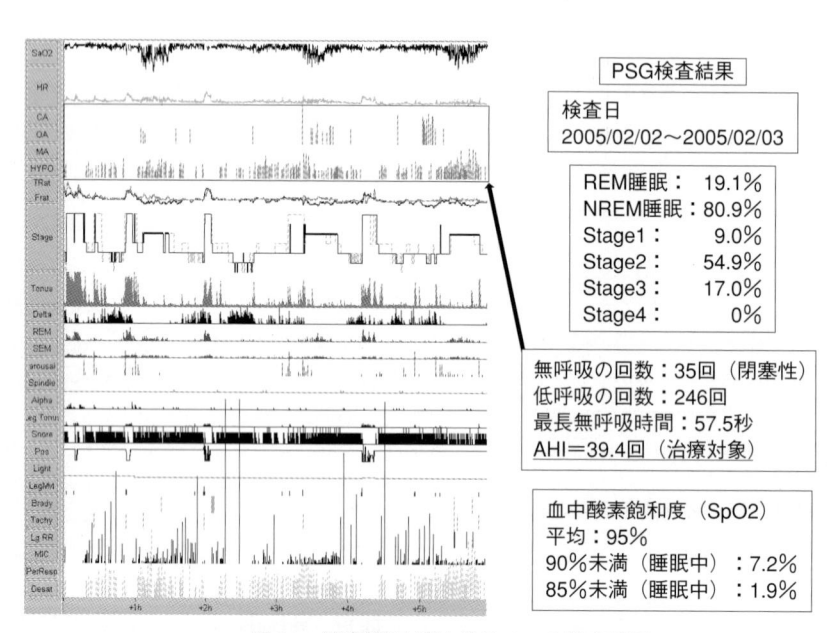

図14 終夜睡眠ポリグラフィの検査結果

重要であった症例を経験した。54歳の男性であり、乗用車を運転中に1～2秒程の意識消失様発作を1度起こした。臨床的にはpsychogenic factorの関与がmainと考えられ、念のために脳波検査を施行した。検査結果は、てんかん性の脳波所見は認めず。睡眠中にいびき（＋）があり、1度のみいびき後に無呼吸（約15秒）と心房性期外収縮を認め、睡眠時無呼吸症候群の可能性を認めたので後日PSG検査にて精査。AHI＝39.4回であり、治療の対象であることが判明した。臨床症状を含め、いびきと覚醒反応を有する、筋電図アーチファクトが混入する脳波の場合は、無呼吸と不整脈の有無を観察した方がよいと考えられた。

図15、16　呼吸によるアーチファクトが混入した脳波

通常10μV/mm、30mm/secで記録するのが一般的であるが、たとえば5μV/mm、30mm/30sec

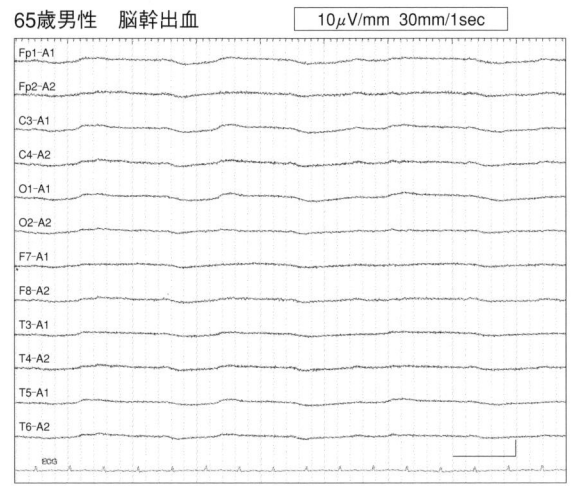

図15　呼吸によるアーチファクト(1-1)

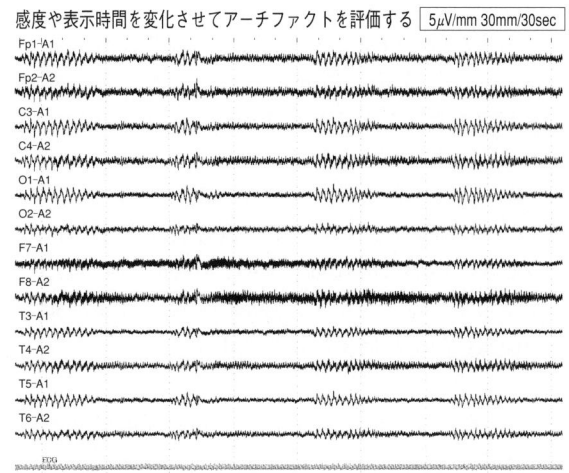

図16　呼吸によるアーチファクト(1-2)

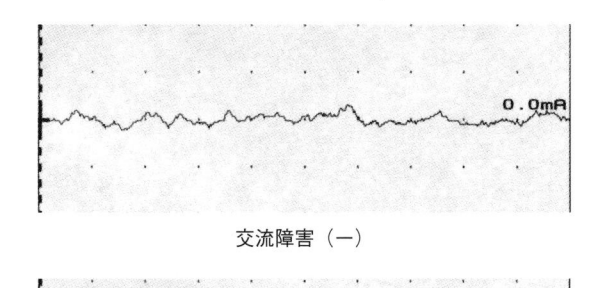

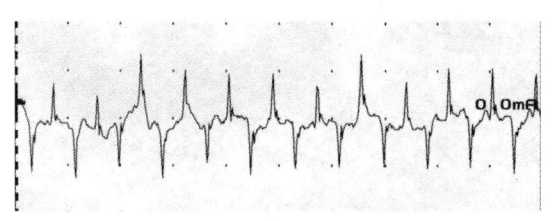

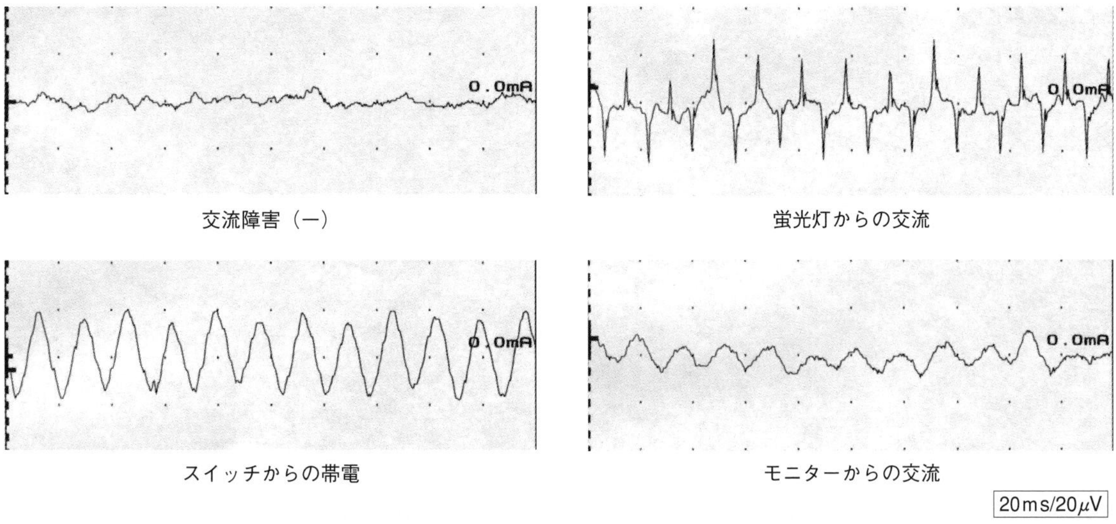

交流障害（－）

蛍光灯からの交流

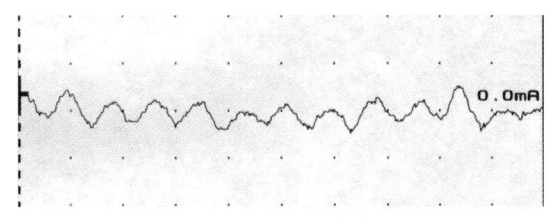

スイッチからの帯電

モニターからの交流

図17　交流障害によるアーチファクト(1)

程度に表示条件を変更することで、Cheyne-Stokes呼吸であることが確認できる。Cheyne-Stokes呼吸は1～3分周期で次第に呼吸が深く大きくなり、一定の大きさになると今度は徐々に減衰していき無呼吸となる。原因は両側大脳半球や間脳の病変、代謝性脳症、低酸素脳症を生じる重度の心不全、脳圧亢進、脳幹障害などであるが、周期が短いほうが予後不良のことが多い。その他にも、中枢性反射性過呼吸では視床下部-中脳-橋の障害、失調性呼吸では橋下部から延髄上部の障害など、意識障害の被検者の脳波検査を記録する際に呼吸の数や深さ、リズムを観察することで重要な情報が得られることがある。デジタル脳波計では表示条件を簡便に変更することができるので、有用な所見を得るため積極的に利用するべきである。

図17 筋電図計を使用して交流障害を人工的に作成した。波形は異なるものの、律動的なハムによる交流である。ただし、波形の振幅は導出電極と交流媒体の位置関係により変化する。

図18 集中治療室のベットサイド脳波記録である。集中治療室は多種多様の医療機器があり、交流障害の巣窟である。高度な検査技術をもってしても、必ず交流障害が混入する。したがって、ハムフィルターを使用することにより綺麗な脳波を記録することができる。

図19 ベットサイドの脳波検査では、検査中に被検者頭部付近を人が移動、何らかの原因で記録電極のリード線が揺れることで脳波上、大きな基線動揺のアーチファクトが混入する。対処方法としては、検査中周りに人が来ないように協力して頂くことに尽きる。特に媒体の小さい新生児や小児では、容易に混入するので注意をする必要がある。リード線の揺れに関しては、記録電極のリード線を1つに束ねて、テープなどでしっかり固定する。

図20 水枕をしたまま、脳波検査をすると水枕

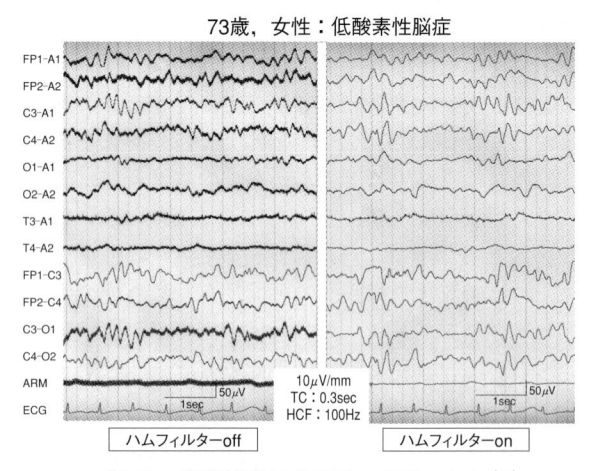

図18 交流障害によるアーチファクト(2)

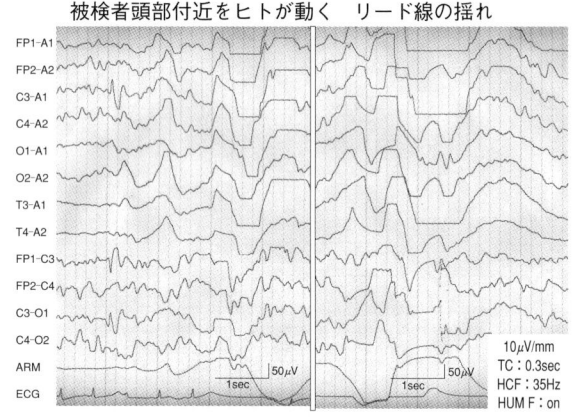

図19 人の動きとリード線からのアーチファクト

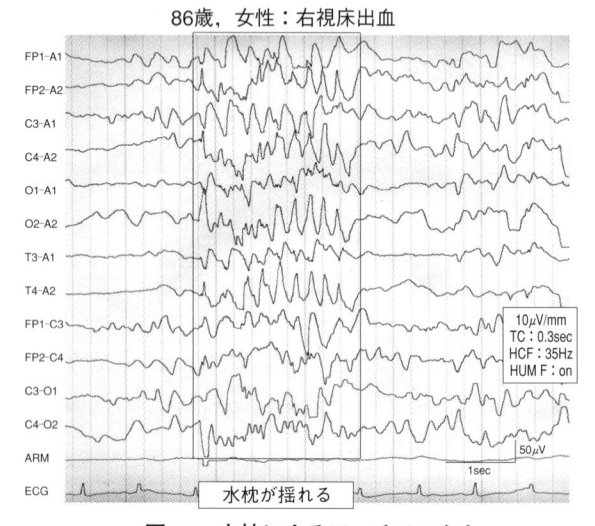

図20 水枕によるアーチファクト

の軽い揺れにより、あたかも全般性の律動異常様のアーチファクトが混入する。このアーチファクトは脳波記録者のみぞ知る波形であり、注意を要する。当然、検者は脳波記録用紙に必ずアーチファクトであることを明記しておかなければならない。いうまでもないが、脳波検査前に水枕を外しておけばこのアーチファクトは回避できる。

図21 ベッドサイドでの脳波検査では、脳死判定時の脳波検査に準じた条件が望ましく、アーチファクト対策として皿電極の電極インピーダンスは2kΩ以下が最適と考えられる。導出電極の活動電極と基準電極のインピーダンスに差がある場合は、アーチファクトが混入しやすい状態となる。よって、頭皮上の電極と両耳朶の電極インピーダンスを2kΩ以下にすることによりアーチファクトは消失した。

図22、23、24 薬剤により脳波が変化することは、広義のアーチファクトと思われる。大脳の神

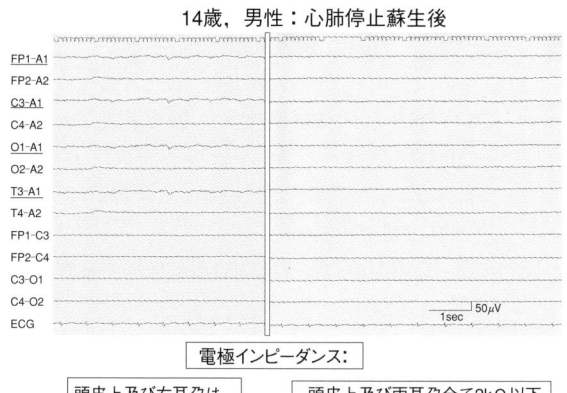

図21 電極インピーダンスの差によるアーチファクト

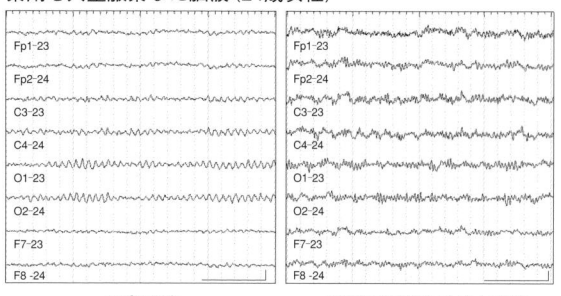

図22 覚醒時の薬剤によるアーチファクト(1-1)

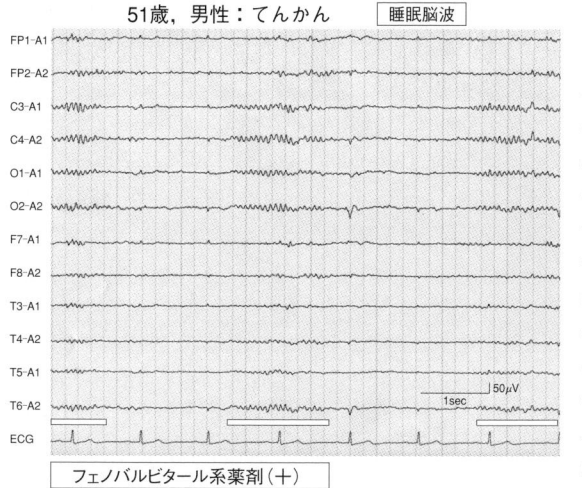

図23 睡眠時の薬剤によるアーチファクト(1-2)

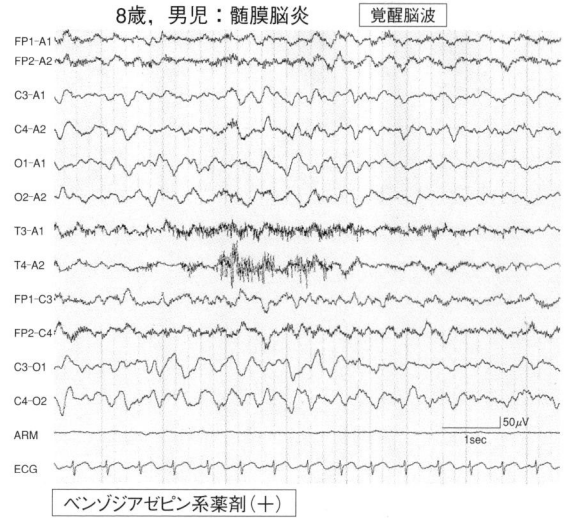

図24 覚醒時の薬剤によるアーチファクト

経細胞の電気的活動に何らかの変化を生じさせる薬剤は、脳波にも影響を与えるといえる。薬剤による影響として、脳波に速波が混入する場合があり、フェノバルビタール系薬剤やベンゾジアゼピン系薬剤が代表的なものである。けいれん発作後や、自殺企図などによる緊急脳波検査時に著明な高振幅速波を全般性に認めたときは、薬剤の影響を念頭におく必要があり、本来の基礎波や突発性異常波の評価は難しく、後日に再度検査をすることが望ましい。一般的には、覚醒時および睡眠時において大脳前半部優位に速波が混入しやすい。また、睡眠紡錘波にも影響し、出現頻度の増加や持続時間の延長を認める。比較的強い大脳の機能低下が存在する場合には、出現するはずの速波を認めないこともある。この所見は、脳波判読において重要な所見となり得るので被検者に上記薬剤の使用有無を確認しておく必要がある。

3. おわりに

以上、臨床脳波検査におけるアーチファクトについて述べた。一般書籍[2〜7]でのアーチファクトに対する考え方は、その原因究明をして除去することにより、綺麗な脳波を記録するための知識本であると思われる。よって、その知識を身につけることにより、アーチファクトの極力少ない脳波記録をし、判読医に提供することが理想の臨床検査技師像であり、またそのように考えている判読医も少なくないことも事実である。今回われわれは、そのことを踏まえたうえで、臨床脳波記録時のアーチファクトに対してのスキルアップを目的とした症例も提示した。そして、アーチファクトそのものやアーチファクト出現時の被検者を観察することにより、臨床脳波の検査結果に多大なる情報をもたらし、治療に直接影響を及ぼすことも可能であることを強調した。"アーチファクトは悪役であり正義の味方ではない"というのが一般的な考え方である。確かに、基本的には正しい考えであり、それに対しての異論はないものの、すべてのアーチファクトが除去の対象となるのではなく、除去もしくは無視をしてはいけないアーチファクトも存在することを十分に理解していただければ幸いと考える。

参考文献

1) 森本一至：ICUでの脳波記録（脳死状態を含む）．第38回日本臨床神経生理学会 技術講習会テキスト．318-327, 2002
2) 大熊輝雄：脳波判読 step by step（第2版）医学書院，東京, 143-158, 1992
3) 脳波・筋電図検査の実際：日本臨床衛生検査技師会, 23-33, 1999
4) 脳波計取扱の実際―電気生理検査技術者のための―：日本光電研修センター, 2001
5) 臨床検査技師のための脳死判定検査ハンドブック：日本臨床衛生検査技師会, 2001
6) 大熊輝雄：臨床脳波学（第4版）．医学書院，東京, 58-63, 1991
7) 脳波アーチファクトアトラス：日本電気三栄, 1988.
8) 平山惠造：臨床神経内科学（第2版）．南山堂，東京, 1991
9) 宇城研悟：脳波の基礎知識と成人脳波の読み方，Medical Technology 34（6）: 562-571, 2006

（森本一至・宇城研悟）

H. 乳幼児・小児脳波検査

1. けいれんの観察ポイント

1. けいれんの持続時間の長さ（けいれんが30分以上持続する場合をけいれん重積症という。持続することによる直接の脳障害の可能性および呼吸障害による2次的な低酸素性脳障害を避けるために速やかにけいれんを止める必要があるが、15分以上けいれんが続いている場合は呼吸状態に留意し、気道の確保や換気が先決である）と短時間に頻発するかどうか。
2. けいれんは左右対称であるかどうか、眼球の上転、手足の硬直、チアノーゼ、顔色の変化（いつもより元気がないなど乳児の場合は大切）などがあるかどうか。
3. 発作終了後、意識障害が続かないかどうか（呼びかけてみる、反応を見て痛み刺激を行うこともある）、局所的に麻痺はないか、頸部硬直はないかなどに気をつける。
4. けいれん後のバイタルサイン（高体温、呼吸不整、血圧の低下など）に注意する。

2. 乳幼児脳波記録

a. 乳児期とは？

生後1ヵ月から1歳までの時期。体の成長は他の次期に比較するとめざましいものがある。検査をする前に、患児が協力できそうなこととまったく協力を望めそうにないことを考慮にいれ、それとなく患児を観察する。

☆運動発達の簡単な目安
　月齢3〜 4ヵ月　　首が据わる
　　　 4〜 6ヵ月　　寝返りができる
　　　 6〜 8ヵ月　　一人座りができる
　　　 7〜10ヵ月　　はいはいができる
　　　 8〜10ヵ月　　つかまり立ちができる

☆精神感覚機能の発達の目安
　月齢1〜 2ヵ月　　人の顔をじっとみつめたり、大きな物体が動くのを追うようになる。機嫌が良い時は喃語を出す。（アー、ウー）
　　　 3〜 4ヵ月　　表情が非常に豊かになり、人からあやされると声を出して笑う。音のする方へ顔を向けようとする。「だっこ」や「おんぶ」ができるようになる。
　　　 5〜 6ヵ月　　お母さんの声と他の人の声を聞き分けたりする。人を見てにこっと笑いかけたり、キャーキャーとかん高い声を出して大人をびっくりさせたりすることがある。お母さんがこわい顔をすると泣きべそをかいたり、イナイイナイバーをすると声をたてて喜んだりする。母親がいなくなると泣いたりするが、おもちゃで一人遊びができ、物を掴んだりすると口にもっていくことが多い。
　　　 7〜 8ヵ月　　だんだん自我がでてくる時期で掴んだものを取り上げると怒ったり、マ・パ・バなどの唇を合わせてだす音を出す。
歯が生えてきたり、夜泣きが多くなる時期である。
　　　 9〜10ヵ月　　身振りをまねするようになる。パチパチとかバンザイとかイヤイヤとかお母さんと同じ動作をする。
　　　11〜12ヵ月　　言葉が1〜2語出てくる。マンマとかパパとかである。言葉の意味も少しずつわかるようになり、「ちょうだい」

と手を出すと持っているものを渡そうとする。「バイバイ」と言うと手を振る。自己主張は強くなり、自分の欲求が通らないとキーキー声で泣いたりする。
卒乳の始まる時期。

　このような特徴を掴んで、まずはお子様と一緒に来られたお母様とのコミュニケーションを計るようにする。脳波検査を受けられる背景は、けいれんや一過性の意識障害、もしくは発達に遅れがある場合など多岐にわたる。例えば今まで何の兆候もなく、わが子のけいれんに初めて遭遇し、これからこの子はどうなるのだろう。どうやって育てたらいいのだろうという、漠然とした不安や心細さを抱えて来られるお母様は多い。まず、何よりも最初に受けとめることはお母様の検査に対する不安である。お母様に100％安心していただき、患児と共に検査を受けていただくことが、検査をスムーズに運ぶための最短の道である。ここを十二分に理解してから検査を始めないと思わぬミスコミュニケーションが生じることがある。

　例えばお互いに、自分の尺度で相手を認識してしまい（子育ての経験や先入観や狭い枠の一般常識）、きちんとした対応をしているつもりでも、疑問や反発が無意識的に生じ、自己意識の強いバリアーの中にいて、相手の言葉を聴いていない場合がある。その時は互いの意志疎通が図られていない状態で物事が進むので、何かささいなきっかけがあればその食い違いが露呈し、相手に対する不信感を持ってしまうこともある。コミュニケーションしているつもりでも実はコミュニケーションになっていなかったということは日常でも、多く見られる出来事であるが、できるだけこれを防ぐには無意識に張っていた自己のバリアーの存在に気づき、注意しながら、受容の力を強めることは大切である。私たち技師が一番最初に心得ておく必要があることは患者様とご家族に対する心のケアである。できるだけご家族に安心していただきながら、患児に検査を受けてもらうためには、お母様の言葉に耳を傾け、言葉の奥にある不安をしっかりと受けとめてあたたかく包むような配慮は大切であると思われる。お母様に患児のことをお聞きする時も真正面に向かい合うよりも、できればお隣に座らせていただいて、お母様の話す呼吸の速度に合わせてうなずいたり、確認のために言葉を繰り返したりすることもお勧めである。

b. 検査前準備〜電極装着

　乳児の場合は、授乳リズムがついているので哺乳の時間等に合わせて検査の優先順位を設定し（哺乳時間が近い場合は先に哺乳させながら、電極を装着し睡眠を先に記録したり、哺乳時間がまだ先であればおもちゃ等であやしながら、覚醒時記録を先に行う）、ご家族の協力を得ながら検査施行する。

　乳児はお母様に抱き抱えられている状態であれば、比較的安静を保つことが可能なのでその状態で電極を付けることは可能である。しかし、障害などによっては触覚防衛反応を持つ患児も多いため、その兆候が見られたら、過敏の軽減を考慮しながら電極を装着する。基本的には技師は声かけをしながら、まずゆっくりと患児の体や頭に触れて触覚にたいする反応を見てから、それを軽減させるための遊びを検査に取り入れることが望ましい。経験上、技師が声かけをしながら背後にいる方が患児がストレスを感じないこともある（白衣に対する恐怖がある時など）ので、電極を付ける前に技師は自分が立つ位置も考慮に入れた方がよい。以下の注意事項などを頭に入れて、当院ではシールなどを使用し、患児の足などにゆっくりとお母様に貼って頂き、患児が興味を示してお母様の手などに貼り返すのを確認してから、技師は頭部をゆったりと触り（毛の流れにそって）そっと刺激を与えるようなタッチで付けている。できれば子供が遊びに飽きる前に電極を装着し終わっていることが望ましい。他の遊びとして足の指に何かを挟んであげたり（柔らかいものや感触の面白いもの）、手に防衛が少ない場合は手にも掴ませてあげたりすることによって、頭に向く注意がそれて、技師は仕事がしやすくなる。ここで注意す

べきは仕事に専心するがあまりに言葉かけを忘れてしまうことである。できるだけ技師が遊びに参加しているような言葉かけを行うことが患児にとってもお母様にとっても安心感を与えることにつながるのである。

☆触覚防衛反応とは？
（作業療法士，相羽秀子先生 参考文献2) より）
顔や体に触れられる刺激（触刺激）に対して、拒否的、感情的に反応する傾向のこと。感覚には外界に危険や害がないかを確かめるもの（防衛反応）と物の感触や形や大きさを触って確かめるために使われるもの（識別反応）の2つの働きがある。通常はこの2つの感覚はバランスをとっているが、脳の働きがうまく行なわれていないと、識別反応よりも防衛反応がたくさん働き、体（皮膚など）に感じた刺激を何か識別することなく、その刺激から逃げようとしたり、刺激のもとを排除しようとして攻撃的になったり、情緒的な反応を示すことになる。

☆触覚防衛反応があるとどうなるか？
足の裏に防衛反応が強くある児はなかなか立てなかったり、歩こうとしなかったり、手に強くある場合は物に触れたがらないため、遊びの広がりがなくなったり、スプーンが持てないなど日常生活に影響を及ぼす。自分で体を動かせる子供の中には、刺激を避けるため用心深く行動するようになったり、逆に触れられないように先手を打って攻撃したりする。さらに大切なことはその児が触覚防衛のため落ち着けなくなるので、多動や注意散漫になることである。触覚防衛は人間生活の広い範囲に影響を及ぼすのでなるべく早く軽減する必要がある。子供を取り巻く人々は、触覚防衛反応のある子供自身がとてもつらい状況にあることをよく理解していくことも必要である。

☆軽減するためには？
防衛反応が出ないように、注意深く「触・圧覚体験」（強くこすったり、体や手足を押すように圧迫を与えること）を多く積ませてあげることが大切である。過敏に反応しないよう刺激に慣れること、識別反応と呼ばれる触覚を発達させることが原則である。

☆感覚刺激を入れる時の注意点とその方法
①顔（頭皮の場合もある）はもともと安全性の保護のため防衛反応が強い場所である。口周辺や手は物の識別をする機能上、感覚を鋭く感じとる場所で防衛反応を示しやすいのでまずは全身の防衛反応の軽減をする。
②毛の流れに逆らう方向の刺激や、鋭いあるいは素早い刺激には防衛反応を示しやすいので、毛の流れに沿ってゆっくり、押さえるように触れていく。
③目を閉じた状態や、背後から刺激されるなど予測できない状態では防衛反応は強くなるので、子供が見えるところから声かけなどをして始める。
④「面白そう、やってみたいな」と思った時、初めて刺激がよい状態で受けられるので、強制的でなく興味を引くような遊びの中で刺激を入れる。
⑤人に触れられることより、自分（子供自身）で触ることの方が受け入れやすいので、自分の手を使って、体や顔を触らせてあげる。
⑥特に過敏な子どもの場合には、他の遊びをしながら、触覚刺激を自然に受け入れてしまっているような活動を選ぶとよい。

c. 脳波記録上の注意点
①アーチファクトの考え方
成人脳波では安静閉眼時の脳波は患者様の協力が得られるので比較的スムーズにアーチファクト混入を取り除くことが可能な場合が多いが、小児の場合は困難であることの方が多い。成人脳波と同じようにアーチファクトが混入しない脳波を目指すことは無理がある（特に覚醒時）。当院では有難いことに小児脳波に関して、判読なさる医師はアーチファクトが混入することは自然なことと受けとめて下さっているので、患児に無理な動き

を強制することもなく、お母様にもできるだけ動きに関しては原則的には注文はつけなくて済んでいる（冬場の静電気等には注意を促すことはあるが）。その代わり、そのアーチファクトがどういった原因から生じたアーチファクトであるのかの鑑別を生じたその時にしっかりと行う。つまり技師は脳波記録を読みながら、同時に記録中の患者の状態まで明確に把握していることが要求される。異常波がアーチファクトなのかそうではないのかの鑑別をできるだけその時に行うことが一番大切である（判読等で医師から患者様のご様子を聞かれた時などにも正確に答えることは義務であり、できればその状態を記録紙に刻明に書き込んでおくこともよい方法である）。そういった意味からも、前回（検査を2回目以上受けられている方）の脳波記録には必ず目を通しておく必要がある。例えば前回は左側に焦点があると医師が記載されていることを知ったうえで、自分の記録中の脳波が右に焦点がある場合、ベテランの技師でも一度は電極配置を確認し、その報告は脳波上に正確に記載する。必要であれば他の技師にも確認してもらう。このような行動をすることによって医師からの技師への信頼も深まっていくと思われる。医師が判読時に疑問を持つ前に、技師が記録中の脳波に疑問を持ち、アーチファクトかどうかの判定・報告をすることが私共の目指す姿勢である。アーチファクトのパターンは体動によるリード線の揺れ一つをとっても多岐にわたるため、実際に洗えるぬいぐるみなどに電極をつけ、抱きかかえながらどの程度揺らすとどのようなアーチファクトが混入するのかをシュミレーションし、大まかなアーチファクトパターンを把握することも大切である。現在はデジタル脳波計に画像の取り込みができるので、室内の患者様の動きは脳波計の前に座っていてもチェックできるが、私たちの先輩は室内カメラなしで、扉も閉めたうえで患者様の状態を実際に見なくても脳波上のアーチファクトを見るだけで患者様の様子をだいたい言い当てることができていた（患者様の行動の特徴についても予測できていたのであろう）。どれだけ機器が便利になっても、そのような先輩の姿勢を見習うことは大切であると思われる。

②脳波記録の優先順位

異常波の出現率の高い意識状態（覚醒～睡眠まで）をできるだけ、検査前に（前回の脳波結果を読み、疾患等による医師からの指導により）、「この児にとって一番重要な記録部分はどこだろうか？」と考える。本来は覚醒時と睡眠時と両方記録できることが最良ではあるが、実際の現場では検査時間に遅れて来たり、検査協力が乏しかったり、寝不足になっていなかったりなど、こちらの予測通りに物事が進まないことも多々あり、時間的な制約は避けられない。そんな時に優先順位を医師との相談のうえで決めておくと、対処しやすい。

例えば、この児はできれば睡眠と覚醒の両方を記録した方がよいけれど、時間的な制約がある場合は基礎波の検討を今日はチェックしたいので覚醒時のみでよいとの医師からのコメントがあれば、残り時間30分しかなくても眠るための配慮はほどほどにして、覚醒時のみに集中できる。また逆にどうしても深睡眠が必要である場合は状況によっては睡眠導入剤の使用が優先されることもある。時間がある時はある時なりの記録の仕方があり、ない時もないなりに優先順位を考えることにより患者様への負担は軽減される。小児の場合はフレキシブルな対応が望まれる。

d. 幼児期とは？

幼児初期が自立歩行の開始から遊び友達の社会に入るまでの時期で1歳～3歳といわれ、幼児期はほぼ3歳ころから始まり、6歳ころまで続く時期で、その時期の大半の子は保育園や幼稚園に通っている。幼児初期には、自立性と自己主張が強くなるが、母子の心理関係はいっそう密着し依存的になるので、母親が不在になるとかんしゃくなどの分離反応を起こす。またしきりに抱っこされたがるので抱き上げようとすると、逆に拒否的な態度を示すことも少なくない。またこの時期は自分の感覚や行動に対して恥や劣等感を抱き始める時なので、軽口や冗談で子供の心に傷を与えないようにしたいものである。幼児期は小紳士・小淑

女時代ともいわれるように、男性または女性として扱われたいニードが前面に出てくるので、子供の自尊心を強化するようなアプローチが望ましい。この時期の子供は大人と対等の会話がだいたい可能になっているとはいえ、思考力はナイーブであるから、複雑な会話で混乱させないように配慮すべきである。

3. 脳波記録ポイント

この時期は覚醒状態で電極をつけるのがとても難しい時期である。採血などの後に白衣の人に会うだけで泣き始める患者様も多い。痛みや嫌なことにはすぐ反応し、我慢させるのは難しく気分屋である。そこでいかに早く、子供が意識を集中している嫌な出来事から、気をそらしてあげられるかが時間短縮における鍵となる。頭の中に残っている、恐怖や痛みを和らげる工夫が大切である。例えば、採血で空腹のままでいらっしゃるのであれば、軽くお食事をしていただいたり、検査前の緊張を解きほぐすために、好きなおもちゃで遊ばせることもある。

遊びは癒しの効果も高く、成長にも深く関与しているといわれる。

基本的に不安や恐れの強い児はお母様から離さないことが原則である。私たちは可能であるならば、覚醒時のまま少々の抵抗にはあっても、気をそらし、だましながら電極を付けていく。できるだけお母様には検査者など存在していないかのように、子どもに話しかけていただき、（絵本を読んだり、子どもと一緒にぬいぐるみに話しかけたりしてもらいながら）、子どもの気が逸れているところを狙って、検査者はすばやく正確に10分以内につける。

経験上、10分以上かかってしまうと子供も検査者がずっと傍にいることの異変に気がつくことが多い。子どもが不安になり、大泣きをして暴れ出すと、汗で電極ははずれてしまうことが多いため、折角の苦労が水泡に帰することもある。

そのような状態を避けるためにも、10分以内にできるだけ触れる回数を少なくして、向きを変えさせずにやさしく触れながらそっとつけられることが望ましい。

どうしても泣き叫んで、異常な興奮へと突入しそうな場合は、一度検査を中止して睡眠導入剤を使うこともある。しかし、睡眠導入剤を使うことによって逆にとても興奮し、眠るまでふらふらになっても体力が続く限り歩き回り、ぐずって手がつけられなくなってしまうこともある。3時間以上もその状態が続くと、ご両親はくたくたになり、次回の睡眠導入剤を使うことをためらわれる方もいる。また、やっと寝てくれて睡眠記録ができても、深い眠りがほとんどで、浅い眠りは時間をかけなければ記録できないし、15分ほど記録して無理やり起こそうとしても子供たちは起きられないことがほとんどである。起きられた子供たちも、まだ眠いのに無理に起こされているのが辛くて、逆に泣きわめいてしまい、記録がアーチファクトだらけになることもある。睡眠導入剤を使用した後で美しい完全覚醒を記録するのは至難の業と言える。

私どもではできるだけ、睡眠導入剤を使用した時は飲ませた直後、すぐにできるだけ覚醒時の記録をするように努める。先に少しでも覚醒時を記録しておけば、その後の子供たちの負担も軽くて済むからである。

睡眠導入剤を何度か使用しても眠ることができず、検査が不能の場合は、できるだけ自然睡眠にて検査をする方法をご両親と相談する。サーカディアンリズム（概日リズム）を考慮し、午後の一番眠たくなる時間を狙って、朝早くからお散歩に行ってもらうことや、午前中、体を動かしていつもより元気に遊んでもらう。この場合はご家族の協力が必要となるので、主治医ともご相談のうえで技師の方も他の予約との時間調整や室内環境など、できるだけご家族と相談して患者様にあった万全の体制を整える。

電極などをつける際に、「この児は頭を触られるのがイヤで、帽子もすぐにとってしまいます」というお母様からのお申し出がある時は、覚醒時の検査で注意を逸らすことはもちろんだが、それ以外に前述の触覚防衛反応を軽減する方法を取り

入れてみる。まず、検査者が何度か頭を触って、マッサージなどしてみて、その反応をみてささっと頭の包帯を巻いてみる。その時に子供はすぐに頭に手を伸ばし、包帯をとってしまおうとすることが多い。包帯をとろうとするその手に、ちょうど子供の手に握りやすい感触の変わったものを掴ませてあげる。ぐにゃっとしたものやひんやりしたもの、押すとキューっと音のでるものなど、触って「あれ？」と一瞬子どもの気を引きそうなものがいい。そして子供がそれに気をとられている隙に、電極をそっとつけていく。その時にお母様にはできるだけ、子供たちが手足に注意が向くようにお願いしておく。検査者が頭に触れている時は、頭に触っている刺激の過剰反応を分散させるために、お母様に足をトントン触ってもらうことも効果がある。

また、製薬会社からもらうシールなども大きな役割を果たす。お母様が子供たちの手や足に貼ったりすると、子供たちはお母様の手に貼ってみたりして頭に気がいかなくなる。遊んでいる間に検査者は電極をすべてつけ終わることもある。

検査中の子供たちのベッドからの転倒落下には十分に注意する。検査前にこの子がベッドから落ちたり、転倒するリスクがあるかどうかを十分にチェックすることは大切である（睡眠中の発作や寝相の悪さ、お母様と子供との体力の差など）。お母様が検査者との会話に気をとられて、子供から目を離しても、検査者はできるだけ子供を手の届く範囲で視界に入れながら、お母様との会話をすること。

お母様が会話に夢中になって、子供を支える力をゆるめてしまい、子供がすき間から落ちそうになったことがあった。検査者はお母様だけに子供をまかせっきりにしてはいけない。

私どもの検査室で使う脳波検査のベッドには柵はない。しかし、ベッド4辺のうちの2辺は壁に密着させているため、あとの2辺は検査者とお母様が立てば、その場で子供が突然発作を起こしたとしても、壁にぶつからないように対応さえすれば、ベッドからずり落ちる心配は少なくなる。脳波検査では転落による事故が非常に多いとの統計がでているが、私どもでそういった事例が統計から見ると、とても低いのはそういったことも影響していると思われる。

4. 学童期脳波記録

a. 学童期とは？

小学校入学の6歳から、第2次性徴の現れる思春期までの間をいう。この時期の子供は家族からの支援に加えて、学校生活から大きな影響を受けながら、パーソナリティを発達させていく。この時期までに子供は感染や疲労に対する免疫力を身につけてくる。学童期の初期には、子供は親への一次的な依存心を放棄し始め、親との一次的な同一化も弱くなりだす。親に対する盲目的な服従や尊敬心が弱まるのは、親をいっそう現実的にみることが可能になるからである。それに、自分の意見や考えの正しいことを主張するようになるし、自分の決めたことの正しさを説明できるようにもなる。親が決めた決まりや価値基準と友達仲間からの期待に開きがあったり、相違があるのに気づくとき、子供は秘密をもつようにもなる。

子供と大人の関係はしだいに変化する。小学校2〜3年ごろまでは、教師は子供にとって親の代理者にみられる。しかし小学校3〜4年生になると、特に男子は教師に隠れて、教師の悪口を言ったり、話し方や歩き方をまねて嘲笑したりする。

学童期の子供は、仲間との集団行動を通して、社会生活上の規範や権利について学ぶ。仲間うちでのおきてを遵守する経験の中で、相手の気持ちや権利への配慮とか、公平と不公平の判断とか、あるいは集団への義務感といった大人になって必要となる社会性や道徳性が育つ。このような経験により、社会的に望ましい良心が形成されてくる。

学校生活で度重なる失敗の経験をすると、子供は自信のない生き方や、世間を恨み続けるといったライフ・スタイルを身につけてしまうことがある。社会的には不適格な自分と考えるようになるほどの劣等感は、その後の生活全般に暗い影を落とすことがある。病弱児もまた、病気のためにほかの子供と同じように行動できないので、劣等感を

経験することが多いといわれている。子供の自尊心を傷つけないような配慮が、ナースを始め病児に関わるすべての大人に期待される。慢性病の場合は劣等感を強めないようにしながら、その病気に関する知識を学習させ、その努力を支援し、病気を受容できるようなケアがなされることが大切である。学童期の勤勉性を適度に刺激し、社会的な適格感を体得するように、医療チームが援助を推し進めることが重要である。

脳波記録のポイント
 この頃から肉体的な活動よりも、思考の発達が目立ってくるので、小学校低学年からはテレビの話や興味のある本についての話などから、話のきっかけを作りやすい。親や先生の言うことをどんなことでも比較的素直に聞く傾向があるが、言われたことは絶対と考え、臨機応変な考え方はまだできないので、できるだけ具体的にいろいろな場合に対応できるように教えて、禁止事項は少なくするようにしている。
 小学校高学年からは男女の性差も顕著になり、おしゃれや服装に気をつかう子が増えてくる。親離れが始まり、一人で検査をしたがる子供の気持ちはできるだけ尊重している。

b. 軽度の発達障害児との関わり方
 私が新人の頃、多弁でとりとめもなく話してくれるけれど何が言いたいのか、最後までわからなかった子や話せるのに技師には何も言わず黙りこくってしまい、お母様としか話さない子やパニックを起こしてしまう子にもお会いした。その度にどうしたら検査がうまくいくだろうと考え、いろいろな方法を試みた。
 障害や疾患名は同じでもその子にはその子の特性があり、大きな個人差があることを、ご家族や臨床心理士の先生からも多くのことを教えていただいた。
 ここでお伝えするADHD（注意欠陥多動性障害）、LD（学習障害）、HFPDD（高機能広汎性発達障害）、軽度MR（軽度精神発達遅滞）はあくまでも検査前に検査者が関わり方の目安として準備する典型的な情報である。実際には個人差があり、それぞれにタイプ別や伴いやすい障害などがあり、その重症度や取り巻く環境にも差異があり、複雑である。例えばLDの患者様がADHDを合併することも少なくないし、HFPDDでも学習の障害を抱えていることはある。

★ADHD（AD/HD Attention-Deficit/Hyperactivity Disorder 注意欠陥多動性障害）
頻度：2～17％とばらつきがあり、小学生でおよそ3～5％。圧倒的に男児に多く、女児の3～5倍。
ADHDの3つのタイプ
 ・不注意優勢型
 ・多動性/衝動性優勢型
 ・混合型
   （※参考文献[4]より抜粋）
 子供の行動上の問題点から規定された障害。多くの子供はさまざまな経験の中から自分をコントロールすることを学んでいき、場面にあった行動をとれるようになる。しかしコントロールがきかず、動きが多く、注意が散漫で、突発的な行動を起こす児のなかにADHDがいるとされる。原因として遺伝的なもの、環境物質、未熟児出産、感染による脳機能異常、微細な脳損傷があげられ、二次的には児童虐待、家庭内の不安定さ、愛情剥奪、てんかんなどによりADHDに見られる症状が出現することがある。症状の出現は幼児期から。じっとしていない。目を離すことができない。振り向きもせず一直線に走ってしまう。多動傾向は公園、マーケットなどの広い空間で著明になる。頑固。あまり昼寝をしない。注意されたことが守れない。気に入らないとかんしゃくを起こす。慣れていない時などはネコをかぶり比較的大人しいが慣れてくると表面化する傾向がある。学童期は授業中、席につけないなど入学時にはみられるが、学年が上がるにつれて過動な状態は減少する。注意力の障害については多動性の減少とともにはっきりしてくる。宿題や学校の連絡を忘れる。注意が散漫になる。チックや夜尿を伴いやすい。

☆関わり方☆基本的には検査中は聞き役に徹する

ことが大切で、興奮気味でおしゃべりしすぎる時（多弁）には絵本などをお母様に読んで頂いたりする。こちらからの話かけは質問形式になってしまうことがあるので、患児からの話しかけの内容が続くように短めの返答やうながしを行う。指示する時もいっぺんに多くの指示は出さない。声をかけ励ますこと。うまくできるように足場作りをして、成功したらほめてあげること。

★LD（Learning Disorder 学習障害）
頻度：1〜2％
LDのタイプ：
　読字障害・書字障害・算数計算障害・上記の混合性障害
定義（※参考文献4)より抜粋）
　基本的には全般的な知的発達には遅れがないが、聞く、話す、読む、書く、計算する、推論する能力のうち特定のものの習得と使用に著しい困難を示すさまざまな状態を示すもの。学習障害は、その原因として、中枢神経系に何らかの機能障害があると推定されるが、視覚障害、聴覚障害、知的障害、情緒障害などの障害や、環境的な要因が直接の原因となるものではない知的発達は正常であるにもかかわらず、努力しても読むこと、書くこと、計算することなどのある特定の能力を身に付けることが困難、あるいは不可能であり、中枢神経系に原因があると推定される場合をいう。全般的な精神発達の遅れはなく、視力・聴力の異常、環境や心理面の問題によらないことが前提（特異的発達障害）。症状は「読み書き障害」で、小学校入学前後に初めて明らかになることが多い。

☆関わり方☆検査中は書くことや読むこと、勉強、学校の話はこちらからはできるだけ避ける。学童期の問題点としては、本人が努力しているのに報われないため自信を失ったり、他の子供からかわれたり、いじめられたりして不登校の要因になったりすることが少なくない。何よりも大切なことは、この障害は本人が怠けていて生じたものではないことを周りの人がよく理解して、努力していることを評価すること。勉強以外の好きなことや得意なことを見出し、その能力を育てる援助をする。

★HFPDD（High Functioning Pervasive Developmental Disorder 高機能広汎性発達障害）
広汎性発達障害
　1）社会性の障害
　2）コミュニケーションの障害
　3）想像力の障害
　4）多動や不器用など行動や指先の発達にも乱れを生じる。
高機能群の定義……知能指数IQ70以上
　広汎性発達障害とは自閉症と同質の社会性の障害を中心とする発達障害の総称である。知的障害を伴わない広汎性発達障害をHFPDDと呼ぶ。高機能自閉症、アスペルガー症候群、高機能のその他の広汎性発達障害（非定型自閉症）の3つが含まれる。原因は不明だが「子育てが原因ではない」ことだけは確かである。症状としては一方的でかみ合わない会話が多い（話題が飛ぶ）。集団行動は不得意である。人の気持ちを読むことや、人の気持ちに合わせて行動することができにくい。友達と一緒に遊ぶことは少なく、みんなの横で一人好きなことをしていることが多い。全体に不器用で、5歳時点でも簡単なひも結びがうまくできない。文字、数字、標識、自動車の種類、電車の種類、時刻表、バス路線図、世界の天気予報など機械的でパターン的なものに関心を示す。

☆関わり方☆最初に患児からの言葉が技師に向かってよく出ていても、こちらが話したつもりのことが子供には伝わっていない可能性があることを心にとめておく。検査においては興味のある対象物のカタログや絵本などを持参してもらったり、またはこちらで集めておいたチラシやカタログを見せておき、集中している間に電極をつけ、できるだけ前回の検査と同様な手順で行う。患児には予告が有効な場合が多いので「次に〜するからね」とゆっくり声をかけて安心感を与える。もしパニックになったら、場所

を変え、落ち着くまでそっとしておくこと。
そして「嫌だった、くやしかった、いらいらした」気持ちへの共感を示すようにする。次に理由や原因を追及するのではなく、何がしたかったのかを尋ねる。最後に本人がしたかったことをするには、どうしたらよいかを教える。前もってご家族に興奮やパニックが起こりやすい状況をお聞きし、それを避ける工夫もよい。

☆パニックを起こしている最中に保護者がとるべき行動として薦められているもの
1）「よしよし」というなだめる言葉をかけない。
2）叱ったり、怒鳴ったりしない。
3）パニックを起こしている場所から別の場所に移動させる。
4）移動させる時にぐちぐち叱らない。
5）パニックが収まるのを待って、穏やかに言葉をかける。
以上、技師は保護者が動きやすいように、配慮する。

★軽度のMR（Mental Retardation）
発達障害の分類
　　精神遅滞…………全体的で均一な遅れ
　　広汎性発達障害…全般的で不均一な遅れ
　　特異的発達障害…言語と会話の障害
　　　　　　　　　　学習能力障害
　　　　　　　　　　運動能力障害
頻度：MRは1％、軽度MRはその半数と指摘。
精神遅滞の区分：
　　軽度（IQ50〜69）……到達精神年齢9〜12未満
　　中等部（IQ35〜49）……到達精神年齢6〜9未満
　　重度（IQ20〜34）………到達精神年齢3〜6未満
　　最重度（IQ20未満）………到達精神年齢3歳以下

MR（精神遅滞）とは医学的診断名である。知的能力が有意に劣っている。（ほとんどの場合IQ70未満）適応障害が存在する。（コミュニケーション、身辺処理他）18歳未満の発達期に明らかとなる。軽度MRとはIQが50〜69範囲にあり、精神年齢が9〜12歳未満で適応障害がある子とされている。小学校低学年で医学的検査をしても軽度MRの子はほとんど「正常範囲」の結果となる。選択的緘黙（家族やなれた人以外の人とは話をしない）がある。ある程度の年齢に達しないと確定診断は困難であることが多い。おしゃべりはするものの、正確な言語理解が困難なため、会話が成り立ちにくいが、それでも聞かれたことに関連した内容を話す努力が見られる。全体的な発達の遅れがあるために、対人関係の発達も数ヵ月単位で少しずつ遅れ、ほかの同年齢の子に比べた時、親から比較的容易に離れられる年齢になっても、親から離れることに強い不安を示す場合がある。

☆関わり方☆経験上ではあるが、従順でそれほど検査には支障をきたさないことが多い。技師としては、簡単な言葉でわかりやすく、精神年齢が9〜12歳ぐらいの子供に対応するような言葉がけをし、あたたかい雰囲気で患児が安心感を持てるように配慮する。30代でも親と一緒に検査を望む方にはご一緒にどうぞとお伝えしている。

参考文献

1) 石山陽事, 池田昭夫, 小林勝弘, 他：臨床神経生理学：改訂臨床脳波検査基準2002, 日本臨床神経生理学会, 東京, 31（2）pp221-242, 2003
2) 相羽秀子：暮らしとリハビリ 触覚防衛反応について. 医療・福祉情報誌HOPE第14号, 2000
3) 巷野悟郎：最新保育保健の基礎知識（日本保育園保健協議会編）. 東京, 2000
4) 小枝達也, 加我牧子, 杉山登志郎, 他：ADHD, LD, HFPDD, 軽度MR児 保健指導マニュアル ちょっと気になる子供たちへの贈り物. 診断と治療社, 東京, 2002
5) 五十嵐正紘, 絹巻 宏, 柳川幸重：こどもを上手にみるためのルール20. 医学書院, 東京, 1999
6) 岡堂哲雄：小児ケアのための発達臨床心理. へるす出版, 東京, 1983
7) 横田俊一郎・渡辺 博：キッズ・メディカ安心百科子ども医学館. 小学館, 東京, 2001

（安田久美子）

I. 小児脳波判読

緒言

　脳波検査は、中枢神経系の機能を簡便にかつ動的に評価する方法であり、小児では特に発作性疾患の鑑別や意識障害の判定、発達現象の評価目的で施行される。特に小児期はけいれんを起こす頻度が高く、日常診療においてはその鑑別診断の目的で本検査を施行することが多い。また、意識障害については、急性髄膜脳炎、脳症をはじめとするさまざまな疾患に合併する意識の水準、変容を客観的に判定するために用いられる。脳波の発達は、脳の形態的発達に相関し、脳の発達的変化の速度や部位の特徴を反映するため、各個人の段階的な発達的変化を評価するために施行される場合もある。最近はどうしても脳画像検査に頼る傾向が強いが、小児では脳波でなければ得られない情報も多く、その判読も小児の発達や脳波の特性を理解したうえで行う必要がある[14, 15]。以下にその注意点を記載した。

1. 脳波の導出法

　脳波の導出には電極の配置法（electrode placement）と、モンタージュが大切である。国際臨床神経生理連合では10-20電極法を推奨している。また、モンタージュは、基準電極導出法と双極導出法を組み合わせて作成するが、日本臨床神経生理学会では脳波検査用標準モンタージュを提案している[1, 17]。小児のてんかん診断に際しては、ルーチン脳波検査として覚醒、睡眠、過呼吸、光刺激を施行する。特にてんかん波の検出には睡眠脳波、特に睡眠段階1期から2期の浅睡眠脳波を記録することが重要である。なるべく自然睡眠脳波を記録するため、前夜の睡眠を制限するなどの工夫が必要だが、困難な場合は睡眠導入剤を使用する。また、頭皮上脳波検査では、脳深部など記録困難な部位も多いので想定し得る焦点部位によっては特殊誘導（Sphenoidal、Zygomatic、Supraorbital電極）を併用するとてんかん波の検出率が上がる[6]。その他、発作時脳波を記録する場合は長時間ビデオ・脳波同時記録を、異常運動と脳波の相関を評価する場合は表面筋電図、眼球運動などのポリグラフ検査を使用する。なお、服用中の抗てんかん薬は原則として検査のために中止しない[14, 15]。

2. 脳波の判読

　小児脳波の特徴としては、①発達現象を認める、②内的・外的影響を受けやすい、③素因性波形が比較的よくみられる、④異常波にも年齢依存性が認められる、⑤異常所見の検出率が高い、⑥臨床と関連性が高い、⑦検査の特殊性などがあげられている[9]。したがって、成人より異常波の検出率は高いが、発達・素因・年齢依存性などを考慮すると、非特異的で"心配のない"脳波異常も多くあり、小児脳波の判読には熟練を要する[4, 11]。

a. 正常脳波

　まず、患児の年齢、検査目的、患児の状態、安静閉眼時の基礎律動を確認する。脳波活動の振幅自体は、頭蓋の厚さや頭蓋内病変、皮膚肥厚など種々な条件に影響されるが、周波数は大脳皮質の状態をよく反映すると考えられている。異常脳波には一般的に、①正常人には認められない波形の出現、②正常人に当然認められるべき波形や振幅の減少、欠如、徐波化、あるいは局所的分化のないもの（例えば広汎α波型）の2種が考えられるが、小児の場合はそれに加え③脳波の発達の遅れを付け加えることができる[9]。

1) 覚醒・睡眠脳波

　成人に至るまで、脳波の背景活動には発達現象が認められる。特に、覚醒時における後頭葉α波の周波数や睡眠時の頭蓋頂鋭波、紡錘波の形態、覚醒反応には年齢依存性変化が認められるので、各年齢での正常・異常の判定に有用である（図

1)。幼小児では成人、年長児に比較し、生理的波形でも尖鋭であり棘波あるいは鋭波と間違えやすいので注意が必要である[11]。

2) 各種刺激に対する反応

開閉眼や光刺激、過呼吸を施行する。光刺激にて出現する光駆動反応は、両側後頭部に刺激周波数に同調した周波数またはその整数倍もしくは整数分の1の周波数の律動波が出現する現象であるが正常反応である。また、過呼吸にて出現する非特異的な徐波（build up）は、年少時では正常でも程度が強くみられるので年齢による補正が必要である。それでも、程度が強い時や左右差がある時には脳の未熟性や機能異常が示唆される。

b. 小児にみられるアーチファクト

小児では体動,発汗,眼球や眼瞼の動き,心電図や点滴,電極接地不良などのアーチファクトが混入しやすいうえ、異常脳波と形態的に類似するので鑑別が必要である。一般的に脳波はある広さを持つ電場を形成しているので、ある程度の振幅を持つ異常波が1つの導出のみに限局し、隣接する導出領域に波及していない場合はアーチファクトの可能性を考慮すべきである[11]。

c. 小児に認められる特殊波形[4]

1) Pseudopetitmal pattern（Hypnagogic paroxysmal spike and wave activity）

睡眠第1期に、中心・頭頂部優位の広汎性高振幅徐波群発と多少の棘波成分の混在を認める。好発年齢は1～8歳（2歳がピーク）で、熱性けいれんの既往もしくは遺伝と関連し、素因性脳波異常と考えられている。全般性両側同期性3Hz棘徐波複合と形態的にやや類似する（図2）。

2) 14＆6Hz陽性棘波

正常小児2.3～58％の片側あるいは両側側頭後頭部に出現する。臨床的意義は、いまだ議論が多いが正常の亜型あるいは自律神経系の機能異常を示唆する所見と考えられている。発作性高振幅徐波に先行した場合は全般性不規則性棘徐波複合と類似するので注意が必要である。

3) 律動性側頭部θ群発（Rhythmic temporal θ bursts, psychomotor variant rhythm）

入眠期に多い5～6.5Hz律動性θ群発で、小児には少なく思春期から成人に多く認められる。精

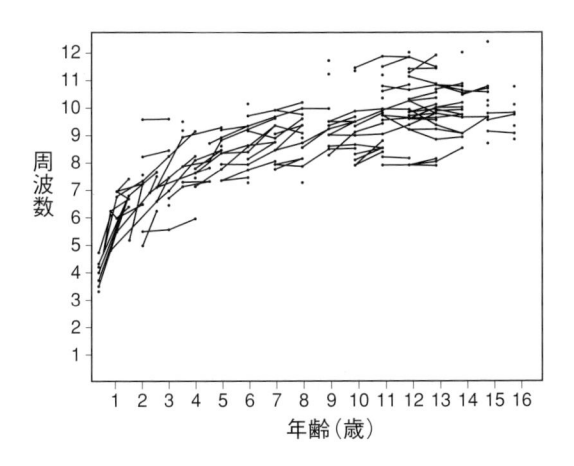

図1 小児脳波の発達過程、後頭部脳波の周波数と年齢（正常小児132例の検討）

1～3歳までは中心・頭頂優位型であったα波は4歳頃より後頭部優位となり、8歳頃には成人と同じ10Hzの周波数が出現するようになる。
（文献[2] Lindsley, D.B. A longitudinal study of the occipital alpha rhythm in normal children; Frequency and amplitude standards, J Gen Psychol 55:197-213, 1939 より引用）

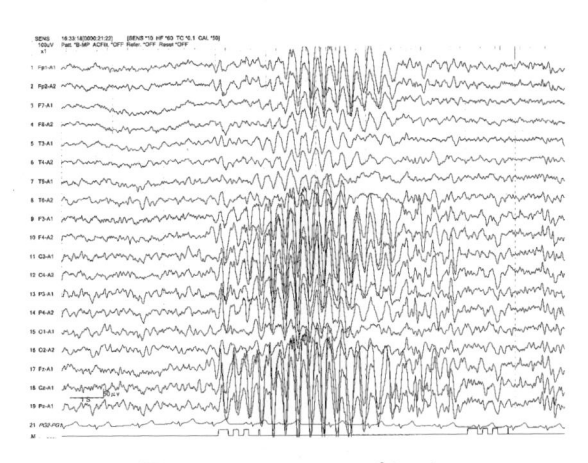

図2 Pseudopetitmal パターン

6歳0ヵ月　女児、熱性けいれん
睡眠段階一期で、中心頭頂部優位の発作性全般性高振幅徐波群発を認める。

神症状や自律神経異常など非てんかん性の問題と関連が深い。

4）6Hz棘徐波複合

過呼吸や入眠期に、比較的低電位の広汎性4〜7Hz θ波で前頭部あるいは後頭部優位で出現することが多い。成人に好発するが、時に思春期や学童期にも認められる。これらは後頭部優位ではほとんど問題ないが、前頭部優位では時にてんかんとの相関があり注意が必要である。

5）中心部棘波（midline spike）

3〜7歳、主に5〜6歳の児の0.5〜3％にみられる浅睡眠時に前頭部や頭頂部の中心線上に出現する棘波である。成因は不明だが、ローランド棘波との関連つまりけいれん性素因の存在が示唆される。

6）過度紡錘波（extreme spindles）

持続性で律動性のある高振幅紡錘波。脳性麻痺などの器質性脳疾患や精神遅滞の児に多くみられる。また、ベンゾジアゼピン系の薬物投与時にもみられることがある。

7）間欠律動性δ活動

間欠的に単律動δ波（monorhythmic delta waves）の群発がみられることがある。前頭部優位である場合は、frontal intermittent rhythmic delta activity（FIRDA）と呼ばれ、疾患特異性は乏しいが、成人の場合は譫妄、痴呆等の脳機能低下や脳症、偏頭痛、深部脳腫瘍などでみられる。また後頭部優位の場合は睡眠や開眼で抑制されることが特徴でありoccipital intermittent rhythmic delta activity（OIRDA）と呼ばれる。やはり疾患特異性には乏しいが小児の場合はてんかん、熱性けいれんやその素因の存在[5]、深部脳腫瘍などでみられる。

3. 異常脳波

異常脳波は、大きく突発性（発作性）脳波異常と基礎律動の異常（非突発性脳波異常）の2つに大別され、さらに突発性脳波異常は、てんかん性脳波異常と非てんかん性脳波異常の2つに大別されうる。また、その広がりから局在性と全般性の2分類が可能である[11]。

a. 背景脳波の異常

生理的にも20％以内の範囲で、後頭部α波の左右差はあり得る（大抵は右半球優位）。よって振幅の左右差だけでなくα波の周波数の差や徐波の量にも注目すべきである。

1）広汎性異常

大脳に広汎で非均等な障害がある患者では、両側の非対称性基礎律動の異常を認める。一般的には脳波活動の乏しい平坦な脳波がもっとも脳障害が強く、次に脳波活動の周波数がより遅い部分がこれに続く。また、広汎α波の出現もみられることがある。これらは種々の原因による脳の全般性機能障害が示唆される。

2）局在性異常

限局性の徐波化や出現すべき脳波が欠如するLazy phenomenonなどでは局在性の脳機能障害が示唆される。

b. 突発性脳波異常

1）てんかん性脳波異常

a）局在性てんかん波

焦点性あるいは局在性に認められるてんかん波で、主に棘波や鋭波が主体である。幼児期には後頭部、学童期には中心側頭部、年長児には前頭部・前側頭部に多く出現するといわれている。

b）全般性てんかん波

周波数により>3Hzの速棘徐波複合、3Hz棘徐波複合と<3Hzの遅棘徐波複合に分けられる。

2）非てんかん性脳波異常

前述のFIRDAやOIRDAの律動性高振幅徐波群発や過呼吸時のbuild up、小児期のPseudopetitmal patternなどがこれにあたる。

4. けいれん性疾患の鑑別

けいれん性疾患、特にてんかんとの鑑別に脳波検査はもっとも重要な役割を担う。初回脳波で異常が検出できる割合は小児で約75％であり、8％弱は繰り返す脳波検査でも異常が検出されないと

されている[18]。また、小児期に認められるてんかん波の特徴の1つとして発達性変化がある。年齢依存性にてんかん波焦点部位が移動することも多く、それ以外にも多焦点化、全般化、鏡面焦点、両側同期性焦点など年齢によって変化する。これらの現象は潜因性や症候性部分てんかんでも認められる[13]。また、小児期には特徴的な臨床発作症状と脳波異常を持つ特異なてんかん群が存在する。これらの臨床・脳波学的特徴を持ったてんかん型は、特異なてんかん症候群として国際抗てんかん連盟（ILAE）の"てんかん、てんかん症候群及び発作性関連疾患の分類"に分類されている[14]。このうちいくつかの特徴について以下に述べる。

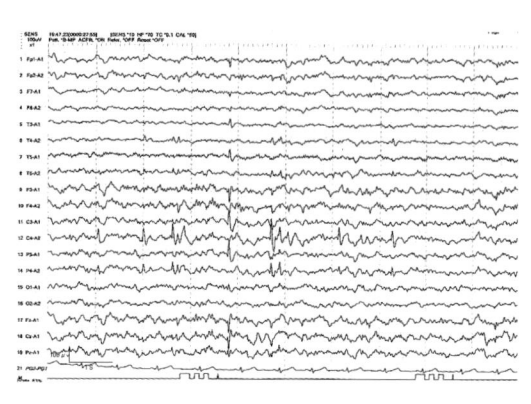

図3 ローランド棘波
6歳8ヵ月 男児 BECT
睡眠第二期で、両側独立した中心・側頭部に二相性鋭波を認める。

I.（焦点性、局在性、部分性）てんかんおよび症候群

a. 特発性

1) 中心・側頭部に棘波をもつ良性小児てんかん（BECCT）

3〜14歳に発症（ピークは5〜8歳）し、15〜16歳以前に寛解に至る発作で、正常発達小児に発症する。睡眠中、特に入眠直後と明け方覚醒前に好発する一側顔面周囲や口部周囲から同側の上肢に及ぶ短い間代ないし強直間代発作であるが、発作中に意識が保たれている場合や同部の体性感覚異常が先行ないしそれのみに終始する場合も少なくない。また、時に全般性強直間代発作に進展する。遺伝性素因により発症するとされ、男児に多い[16]。

脳波所見では、先端が丸い二相性で、高電位の中心・側頭部棘波あるいは鋭波がみられ、これに続いて徐波がみられることが多く、時に群発する。睡眠で賦活され一側から他側へ拡延し、あるいは左右交互に移動する傾向を示す。単極誘導では、C3/C4を最大振幅とする陰性鋭波と同期してFp1/Fp2に陽性鋭波をみるため両者間のsylvius溝やroland溝に水平双極子の存在が疑われている。脳磁図では下口唇を刺激して得られるroland溝の体性感覚領野近傍に焦点の存在が示唆されている（図3）。

2) 早発型良性後頭葉てんかん（Panayiotopoulos型）

初発年齢は1〜12歳（80％は3〜6歳）。夜間睡眠中の突然の嘔吐、眼球偏位、蒼白などの自律神経症状を伴い、意識障害は数分以上から数時間とけいれん重積状態を呈する。発作は全経過中数回以内で発症後1〜2年以内に寛解する[12]。脳波所見は先端が丸く高電位の鋭波、鋭徐波が、当初は後頭部、年齢とともに中心側頭部や前頭極部に多焦点性に出現する。睡眠で賦活されやすい。前述したてんかん波の移動、多焦点化、広汎化が高頻度にみられる。現在では後頭部焦点の重要性が乏しいことから単にPanayiotopoulos症候群と呼ばれている。

3) 側頭葉てんかん

成人の難治性部分てんかんの約70％を占めるてんかん型で、成因として良性腫瘍や局在性脳形成、一側海馬萎縮を伴う内側側頭葉てんかん症候群（MTLE = mesial temporal robe epilepsy）がある。発作は上行性胃部不快感や自律精神症状などの前兆の後、運動停止、自動症等の複雑部分発作が出現する。脳波所見は、側頭部棘波、鋭波、徐波が一側性あるいは両側性に認められる。前側頭部から中側頭部に最大振幅を有する。MTLEの場合は側頭葉内側に焦点が存在するためにSphenoidal電極やZygomatic電極で最大振幅となる。

4) 前頭葉てんかん

前頭葉のどの部分に局在があるかにより、単純部分発作、複雑部分発作、二次性全般化発作などを呈する。発作は睡眠中に多く、しばしば群発しやすく、重積状態を呈することもある。心因発作と見誤られるような激しい運動性自動症を呈する場合もある。発作間欠期脳波所見では、前頭葉内の局在により一側前頭部の棘波あるいは鋭波、両側同期性対称性棘徐波複合が出現するが、前頭葉内側面に焦点がある場合はまったくてんかん波を認めない場合もある。

5) Rasmussen症候群

好発年齢は5～15歳で、慢性局在性脳炎と難治性部分てんかんの合併である。一側性の焦点性発作と進行性の同側皮質欠損症状、頭部MRIにて進行性の一側半球性大脳萎縮を認める。脳波所見は、症状が進行するにつれて明瞭になるが、一側半球性の徐波化と常に一側半球性発作起始（ただし半球内では多焦点性）の存在は特徴的である。しかし患側優位の両側同期性てんかん発射は約半数に認められる。

II. 全般てんかんおよび症候群

a. 特発性

1) 小児欠神てんかん

発達正常の学童（主に6～7歳）に好発。遺伝素因が強く女児に多い。欠神発作が1日数回以上出現するのが特徴で、思春期に全般性強直間代発作が出現することもある[3]。治療によく反応し発作予後は良好である。脳波所見は、覚醒時の基礎波は正常であり、過呼吸負荷等で全般性両側同期性3Hz棘徐波群発が出現する（図4）。発作波は一般的には前頭中心部優位であり、周波数は群発当初は3Hzだが後半は2.5Hzと遅くなり終了直後に発作後徐波を残さない。睡眠時脳波では、同様の全般性3Hz棘徐波に加え、より不規則で時に部分優位の全般性棘徐波が出現する。

2) 覚醒時大発作てんかん

主に10歳代に発症し、遺伝素因の関与が比較的認められる。断眠により誘発されやすい全般性強直間代発作が覚醒直後や午後に起こりやすい。

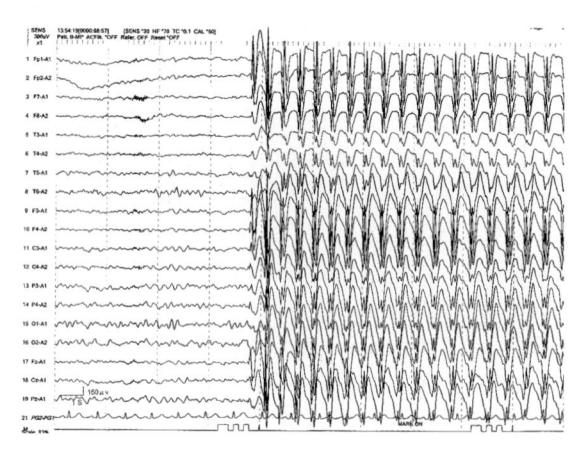

図4　欠神発作

8歳2ヵ月　女児　小児欠神発作てんかん
過呼吸時に全般性両側同期性3Hz棘徐波複合群発と欠神発作を認めた。

欠神やミオクロニー発作を認めることもある。発作間欠期脳波所見では、覚醒時基礎波は正常で、睡眠時を中心に全般性両側同期性4～6Hz棘徐波を認める。

3) 若年性ミオクロニーてんかん

思春期発症で性差はない。発作は覚醒直後に多く、断眠によって誘発される単発あるいは反復する非律動性不規則性両側ミオクロニーれん縮を特徴とする。れん縮の結果、いきなり転倒する場合もあるが意識障害はない。全般性強直間代発作を伴うことが多く、まれに欠神発作を伴う。多くは治療によく反応するが怠薬により容易に再発する。脳波所見では、覚醒時の基礎波は正常であり、覚醒時・睡眠時ともに発作間欠期には全般性両側同期性3～5Hz棘徐波と多棘徐波を認め、時に光過敏性を有する。ミオクロニー発作時には、一致する全般性両側同期性3～5Hz多棘徐波群発を認める。

b. 潜因性あるいは症候性

1) West症候群

1歳未満発症（ピークは生後4～7ヵ月）で、シリーズ形成する強直れん縮、精神運動発達の停止、脳波上のhypsarrhythmiaを3主徴とする（時に要

素を欠くことがある)。発作予後と発達予後は不良である。脳波所見は、無秩序な高振幅徐波と棘波を呈するhypsarrhythmiaが特徴的な所見である(図5)。覚醒時よりNREM睡眠時によくみられる。発作時脳波は無変化、全般性低振幅化、全般性大徐波、全般性β波バーストなどに一致して強直れん縮を生ずる。

2) Lennox-Gastaut症候群

　生後1〜8歳(多くは就学前)発症で、軸性強直発作、失立発作、非定型欠神発作など多種類の発作型が合併する。発作頻度は多く、てんかん重積状態を伴うこともあり、難治性である。約60％はWest症候群から移行する。脳波所見は、発作間欠期に背景活動の徐波化と1〜2.5Hzの全般性遅棘徐波複合および多焦点性発射、睡眠時脳波ではrapid rhythmと呼ばれる律動性棘波バースト(〜10Hz)が出現する[8]。

3) ミオクロニー失立発作てんかん

　生後7ヵ月〜6歳(主に2〜5歳)発症で男児に多く、発症までの発達は正常なことが多い。遺伝素因の関与が大きい。発作はミオクロニー発作、失立発作、ミオクロニー失立発作、間代および強直性要素を伴う失神、全般性強直間代発作など多彩である。てんかん発作発症時には治療抵抗性であるが後に軽快する予後良好群と、後に強直発作が主体となる予後不良群に大別される。脳波所見では、覚醒時の基礎波は頭頂部優位の4〜7Hz高振幅θ律動(開眼で抑制されない)が認められる。睡眠時には全般性2〜3Hz棘徐波や多棘徐波を示すが、多焦点性てんかん性異常はない。

III. 症候性か全般性か決定できないてんかんおよび症候群

a. 全般発作と焦点発作を併有するてんかん(徐波睡眠時に持続性棘徐波を示すてんかん)

　発達正常な幼児期から学童期発症。睡眠時の部分あるいは全般発作と覚醒時の非定型欠神を認めるが、発作予後は良好であることが多い。典型的な脳波所見は学童期全般から出現し、睡眠時背景脳波の80％以上は持続性全般性棘徐波である。一見全般性にみえても、前頭部や中心側頭部に優位な焦点部位を認めることが多い。

5. 意識障害の判定

　意識水準の評価、判定でもっとも重要なのは背景脳波の基礎律動であり、特に覚醒状態の記録は不可欠である。意識障害が疑われる場合には、痛み刺激や呼名などにより、できる限り覚醒水準を上げて記録し、基礎律動の変化をみる必要がある[7]。脳波記録時に患者の意識状態を確認し、背景脳波の周波数、振幅、左右差、局在性、覚醒睡眠サイクル保持の有無、覚醒刺激にて周波数の変化を確認する。急性脳炎や脳症の初期では意識障害が軽度であるため、睡眠脳波では明らかな異常が検出できない場合があり、必ず覚醒刺激を与えるなどして覚醒レベルを上げて評価すべきである。

まとめ

　発達変化を伴う覚醒時背景脳波、てんかん波に類似する生理的睡眠発射やてんかん症候群に特異的な脳波パターンに精通し、それらを考慮しながら注意深く脳波を判読する必要がある。乳幼児期から学童期にかけてはけいれん発作や意識障害のみならず脳性麻痺、発達障害、失神発作や頭痛な

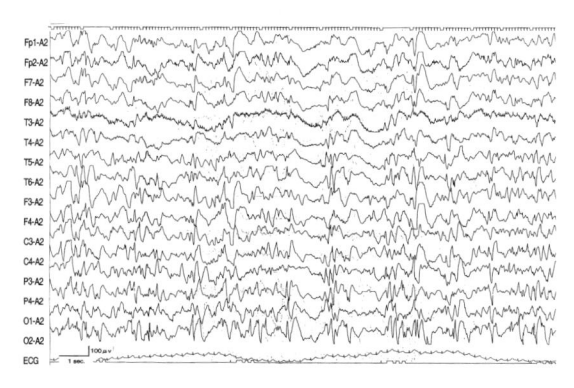

図5　Hypsarrhythmia
生後5ヵ月　女児　症候性West症候群
睡眠時脳波で全般性不規則性高振幅徐波や棘徐波を左右独立あるいは、非同期性に認める。

どの主訴から脳波検査を施行する機会は多い。しかし、小児期はてんかん性脳波異常を含めてさまざまな異常波やてんかん波類似の生理的発射を検出しやすい時期であるため、それらを熟知して脳波の判読を行わないと、不必要な画像検査や投薬に結びつく可能性もあり、注意が必要である[4,14,15]。

参考文献

1) Klem GH, Luders HO, Jasper HH, et al: The ten-twenty electrode system of the International Federation, Electroenceph Clin Neurophysiol S52 : 3-6, 1999
2) Lindsley D B : A longitudinal study of the occipital alpha rhythm in normal children; Frequency and amplitude standards, J Gen Psychol 55 : 197-213, 1939
3) Loiseau P, Panayiotopoulos CP, Hirsch E : Childhood absence epilepsy and related syndromes. In Roger J, Bureau M, Dravet C, Genton P, Tassinari CA, and Wolf P, (eds) : Epileptic syndromes in infancy, childhood and adolescence (3rd edition) . London and Paris: John Libbey Eurotext Ltd p285-303, 2002
4) 西村 敏, 小国弘量：乳児期から学童期にみられる心配のない脳波異常. 小児科47：1103-1113, 2006
5) 西村 敏, 小国弘量：熱性けいれん後の特異な意識障害遷延状態の脳波, 臨床神経生理学32：265-272, 2004
6) 大熊輝雄：脳波検査法―脳波記録の技術面, 大熊輝雄編：臨床脳波学（第5版）. 医学書院, 東京, 392-393, 1999
7) 大熊輝雄：意識障害時の脳波, 大熊輝雄編：臨床脳波学（第5版）. 医学書院, 東京, p392-393, 1999
8) Ohtahara S, Yamatogi Y, Ohtuka Y : Prognosis of the Lennox syndrome; long-term clinical and electroencephalographic follow-up study, especially with special reference to relationship with the West syndrome. Folia Psychiatr Neurol Jpn 30: 275-287, 1976
9) 大田原俊輔：異常脳波の判読. 小児神経学の進歩9：71-80, 1980
10) 大田原俊輔：小児脳波の特徴と脳波検査法, 福山幸夫編：小児脳波と臨床, 金原出版, 東京, p1-35, 1980
11) 小国弘量, 福山幸夫：小児脳波の判読―正常と異常, 特にピットフォールについて―（福山幸夫, 編）. 小児脳波と誘発電位の臨床. 小児科MOOK 増刊2, 金原出版, 東京, p53-64, 1990
12) Oguni H, Hayashi K, Imai K, et al: Study on the early-onset variant of benign childhood epilepsy with occipital paroxysms otherwise described as early-onset benign occipital seizure susceptibility syndrome. Epilepsia 40: 1020-1030, 1999
13) Oguni H, Hayashi K, Osawa M: Migration of epileptic foci in children. In: Stefan H, Andermann F, Chauvel P, Shorvon S. eds. Advances in Neurology vol 81, Placiticity in epilepsy: dynamic aspects of brain function. Lippincott Williams & Wilkins, Philadelphia, p131-143, 1999
14) 小国弘量：小児脳波判読の基礎, 臨床神経生理学 33: 511-523, 2005
15) 小国弘量：脳波検査. 小児科46：735-741, 2005
16) Panayiotopoulos CP : Benign childhood epilepsy with centro-temporal spikes, In Panayiotopoulos CP (ed) : The epilepsies: seizures, syndromes and management. Oxford: Bladen Medical Publishing p224-234, 2005
17) 飛松省三：脳波の導出法. 臨床神経生理学34：44-53, 2006
18) 吉永春美：臨床脳波の有用性と限界. 日研化学, 東京, 2000

〈平野嘉子、小国弘量〉

J. 成人脳波

1. 成人の正常脳波像

a. 成人の覚醒脳波像

健常成人の、安静、覚醒、閉瞼状態の脳波は、典型的には頭頂〜後頭部優位に中等電位のαリズムが目立った左右差なく中等量〜多量に出現し、これに低〜中等電位のベータ波とシータ波がわずかに混在し、δ波を認めない（図1）。

αリズムは通常、優勢周波数が9〜11Hz、振幅が20〜50μVである。その分布は、頭頂〜後頭部優位のことが普通だが、より広汎性に出現する場合や、前頭〜中心部優位の場合もある。またαリズムの出現量には大きな個人差がある。一定の時間のうちα波が出現している時間の割合をα波百分率と呼ぶが、健常成人の半数以上ではα波百分率が60〜80％である。しかし健常者でもαリズムの出現量が極めて乏しい場合があり、その場合でも異常脳波とは判定しない。

αリズムは開瞼で減衰し、これをα-attenuationあるいはα-blockingという。αリズムの減衰現象は他にも、たとえば光刺激などの刺激や、暗算や思考活動などでも見られる。

徐波については、低〜中等電位で波形の不整なθ波が、少数（10秒間に2〜3個程度）見られる

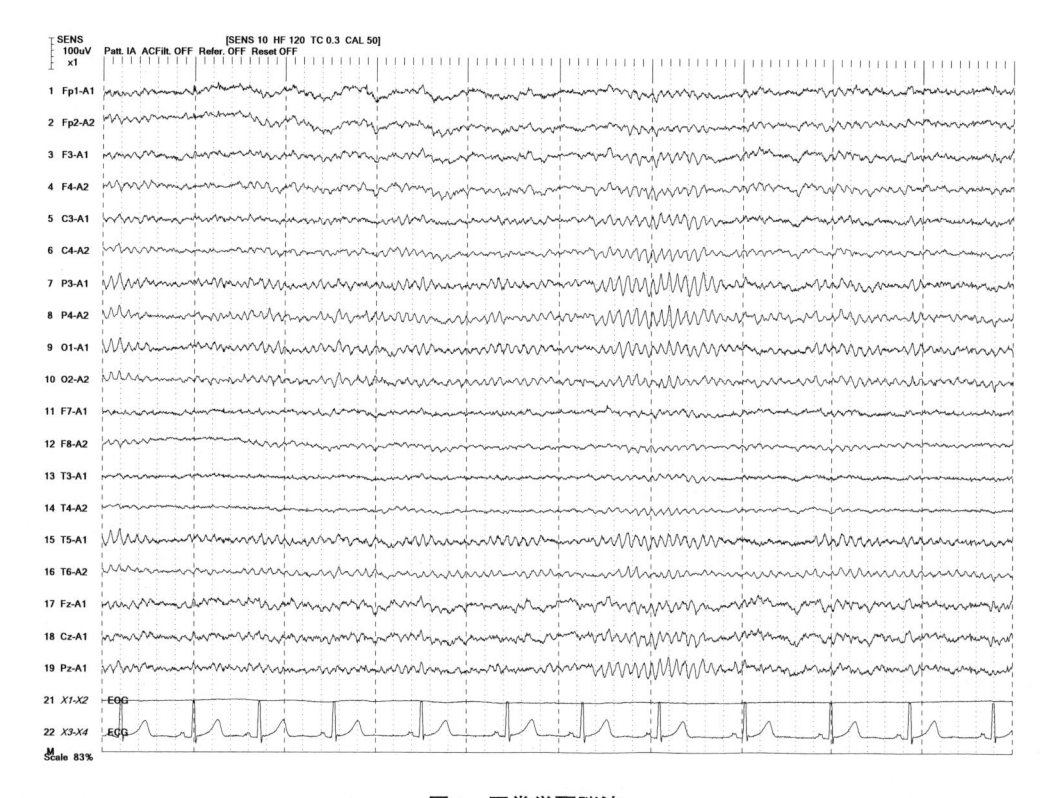

図1 正常覚醒脳波
21歳女性、てんかん。安静、覚醒、閉瞼状態の記録。P〜O優位に中等電位のαリズムがほとんど左右差なく出現し、これがもっとも目立つ律動となっている。この他には、低電位のベータ波とシータ波がごくわずかに見られる。

のは正常範囲内である。これを超える多数あるいは高振幅のθ波が見られたり、δ波が見られる場合、異常脳波と判定される。ただし児童・思春期にしばしば目立って見られる、後頭三角波と呼ばれる約3Hzの徐波は、20歳代前半までの若年成人で引き続いて見られる場合が多く、これは正常所見である。

速波は、低～中等電位の不規則なβ波が、前頭～中心～側頭部などに左右差なく少量見られるのが普通である。ただしベンゾジアゼピン系その他の薬物を服用中の場合、振幅の高い速波リズムが多量に出現することがある。

正常覚醒時脳波でときに出現するその他の波として、μ律動がある。これは中心部優位の、下向きに凸のアーチ型の波形で、後頭部のαリズムよりも少し速い周波数のα帯域の律動波である。μ律動は開瞼で抑制されず、対側の体性感覚刺激や四肢の随意運動により抑制される。

b. 成人の睡眠脳波像（軽睡眠期まで）

本章では脳波室のルーチン検査で見られる入眠から軽睡眠期までの脳波像を図示する。より深い睡眠や一晩の睡眠構造については、「終夜睡眠ポリグラフ検査」の章を参照されたい。

眠気が出現してうとうとしてくると、まずαリズムの振幅・出減量が減少し、やがて消失する。目だった脳波成分が認められなくなる時期で、これを「抑制期」と呼ぶ。通常、この時期では少し覚醒度があがるたびに一過性にαリズムが出現して、また消失するなどの推移を繰り返す。もう少し睡眠が深まるか、あるいは抑制期とほぼ同時期に、前頭～中心～頭頂部優位に、低振幅の波形の不整なθ波が数個連なって出現してくる。さざなみのように見えるので、この時期を「漣波期」と呼ぶ。この「抑制期」と「漣波期」は浅眠期の脳波に相当する（図2）。

これより少し睡眠が深まり軽睡眠初期になると、中心正中部で最大振幅の、高電位で約3～5Hzの波がぽつんぽつんと出現してくる。頭蓋頂鋭波（vertex sharp transient）あるいは瘤波（hump）と呼ばれる（図3）。

瘤波は小児では、非常に高振幅でしばしば鋭い波形で、単独のみならず2～3個連なって出現したりする。若年成人では高振幅で目立つ場合があるが、加齢とともに減弱し、成人の15～20%では欠如する。

さらに睡眠が深まってくると、約14Hzの律動波が、中心～頭頂部優位に、0.5～2秒ほど連続して出現するようになる。この律動波は律動全体として紡錘形をしていることから、紡錘波と呼ばれる。紡錘波の出現初期は、瘤波の直後に引き続いて出てくることが多く、この時期を「瘤波・紡錘波混合期」と呼ぶ。より睡眠が深まると、瘤波は姿を消し、もっぱら中心～頭頂部の約14Hzの紡錘波のみが目立って出現する。さらに睡眠が深まると、14Hzの紡錘波に加えて、前頭部優位に12Hzを主体としたやや遅い紡錘波が出現してくる。紡錘波が出現する時期を「紡錘波期」と呼び、軽睡眠期の脳波像に相当する（図4A, B）。

また、紡錘波が出現するくらいの睡眠深度になると、K複合（K complex）も見られるようになる。K複合は前頭極～前頭～中心部優位に、瘤波に似た遅く高振幅の成分と、引き続く紡錘波成分からなる波形で、睡眠中に音などの感覚刺激で誘発されたり、自発的に出現したりする（図5）。

軽睡眠初期から軽睡眠期にかけて、睡眠時後頭部陽性鋭一過波（positive occipital sharp transient of sleep；POSTS）と呼ばれる特徴的な波が出ることが、少なからずある。後頭部優位に陽性の切れ込みが、両側性（片側優位のこともある）に繰り返し出現するもので、正常所見である（図6）。

さらに睡眠が深くなると、高振幅の多型性のδ波が、前頭極～前頭～中心部優位あるいは広汎性に出現してくる。睡眠が深まるに連れてこの出現量は増加する。徐波睡眠期と呼ばれ、中等度睡眠期および深睡眠期に相当する。脳波室でのルーチン検査では、成人ではこの段階まで睡眠が深まることは少ない。

以上、入眠から軽睡眠期までの脳波像を詳述した。徐波睡眠期とレム睡眠については「終夜睡眠ポリグラフ検査」の章を参照されたい。

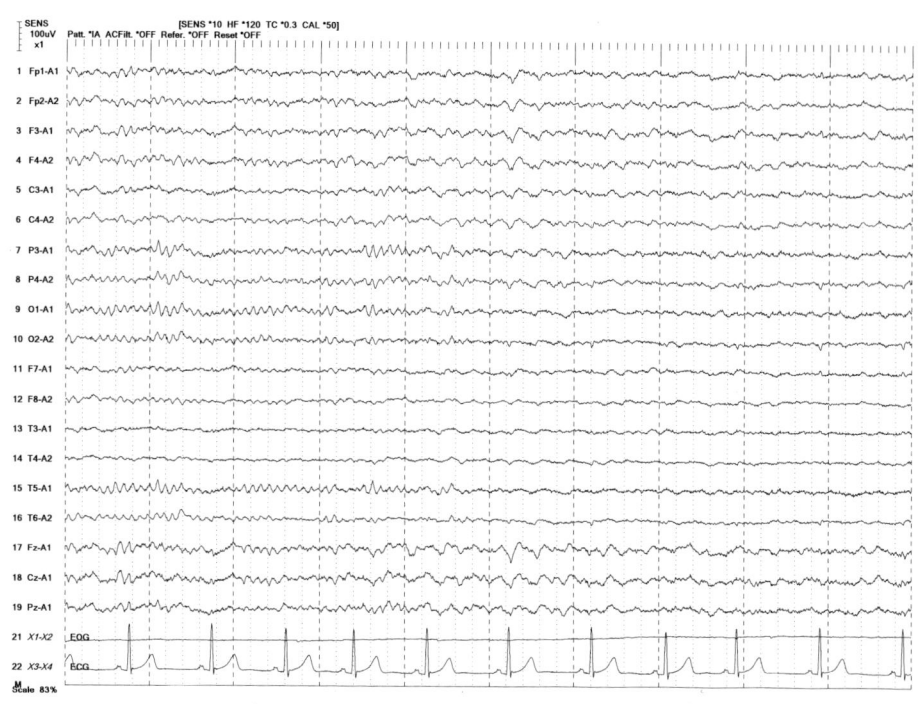

図2 正常睡眠脳波 抑制期～漣波期

図1と同一記録。αの出現量が減少し、消失していく。それに代わって図の中程あたりから、両側F～C～P優位に、低振幅の波形の不整なθ波が数個連なって出現してきて、さざなみのように見える。浅眠期の脳波である。

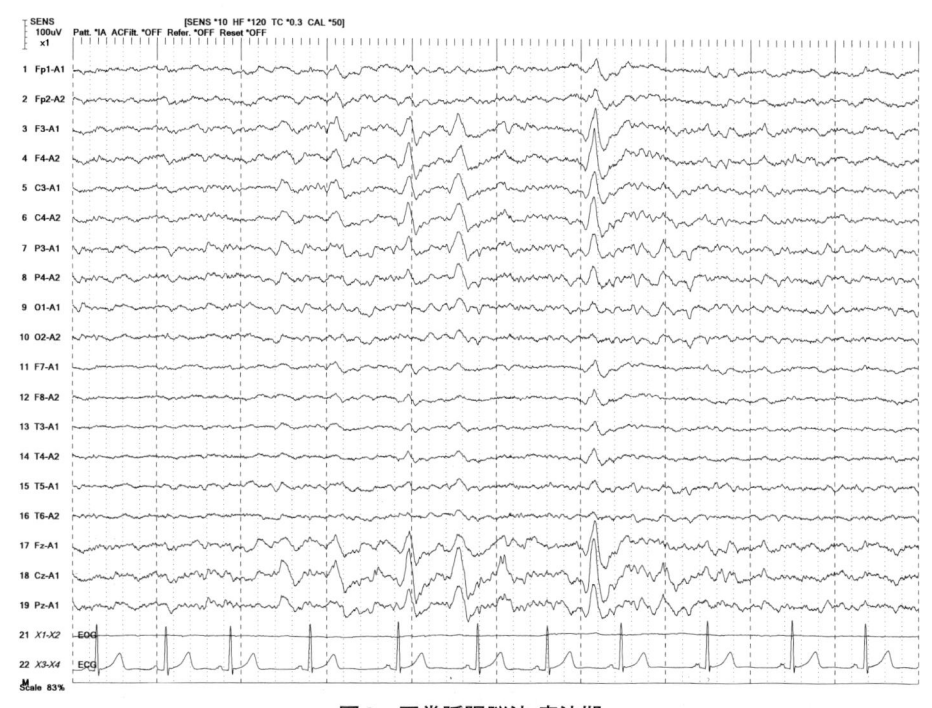

図3 正常睡眠脳波 瘤波期

図1、2と同一記録。図2より睡眠がやや深まった、軽睡眠初期の脳波。両側F～C優位（Czで最大振幅）に、高電位で約4～5Hzの瘤波がぽつんぽつんと出現している。

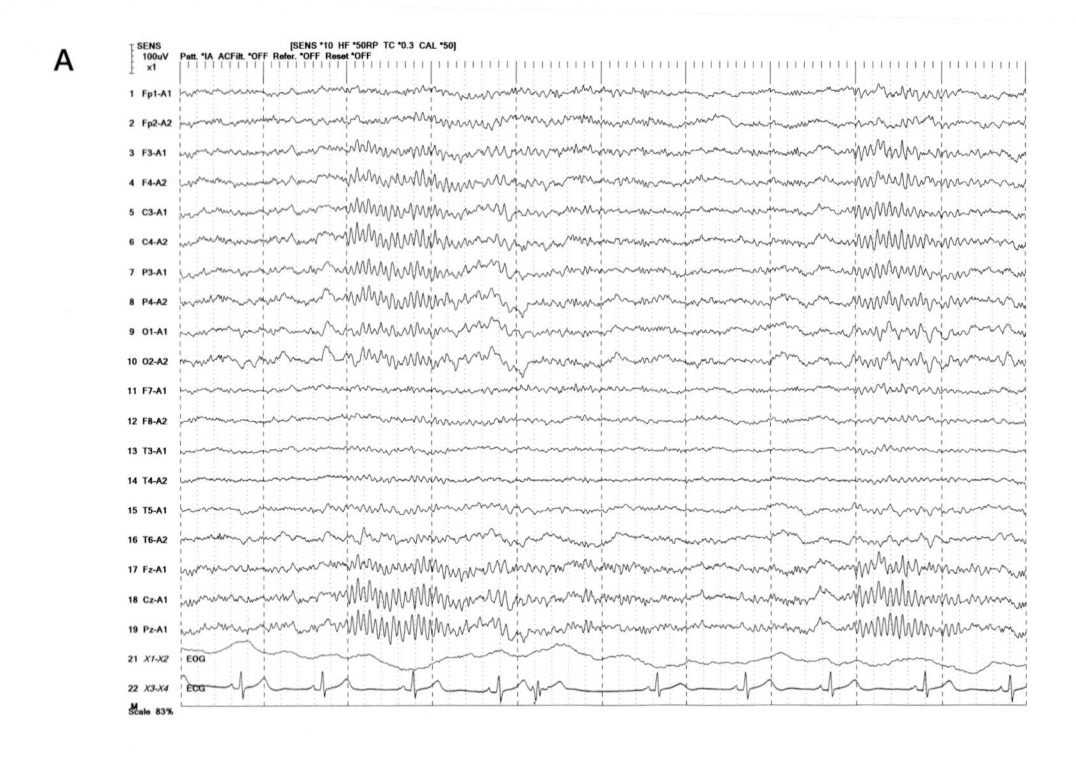

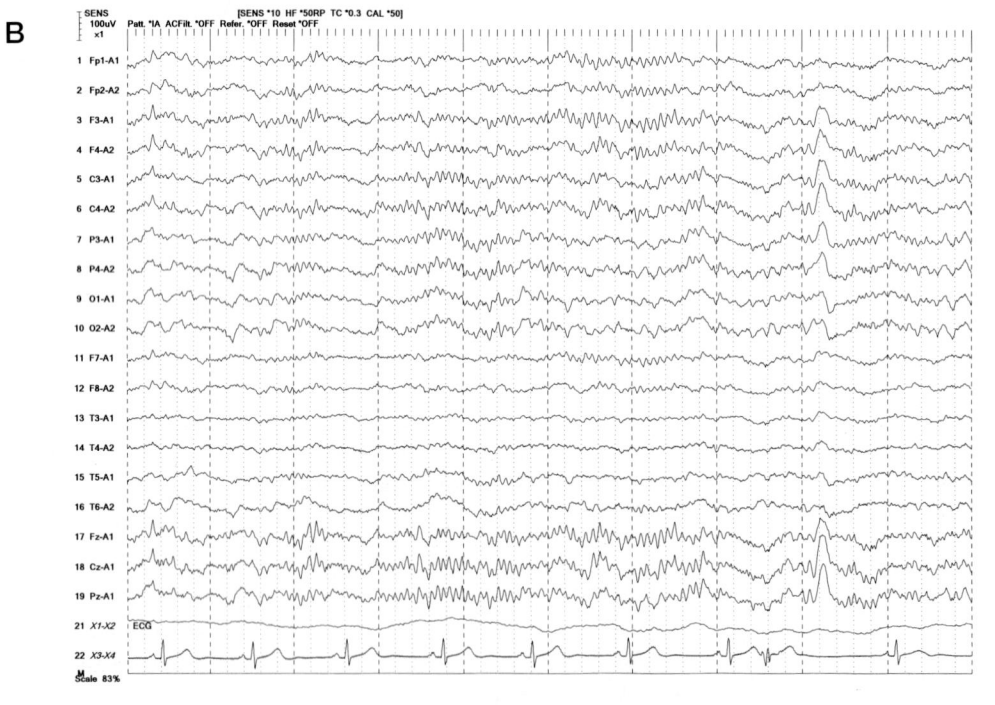

図4　正常睡眠脳波　紡錘波期

26歳女性、てんかん。図3より睡眠が少し深い時期（軽睡眠期）の脳波。Aでは、両側C〜P優位の約14Hzの紡錘波（spindle）が目立って出現している。BはAよりも少し睡眠が深まった時期で、14Hzの紡錘波に加えて、F〜C優位（この図ではやや左優位）に約12Hzの紡錘波が出現している。

図5　正常睡眠脳波 K複合

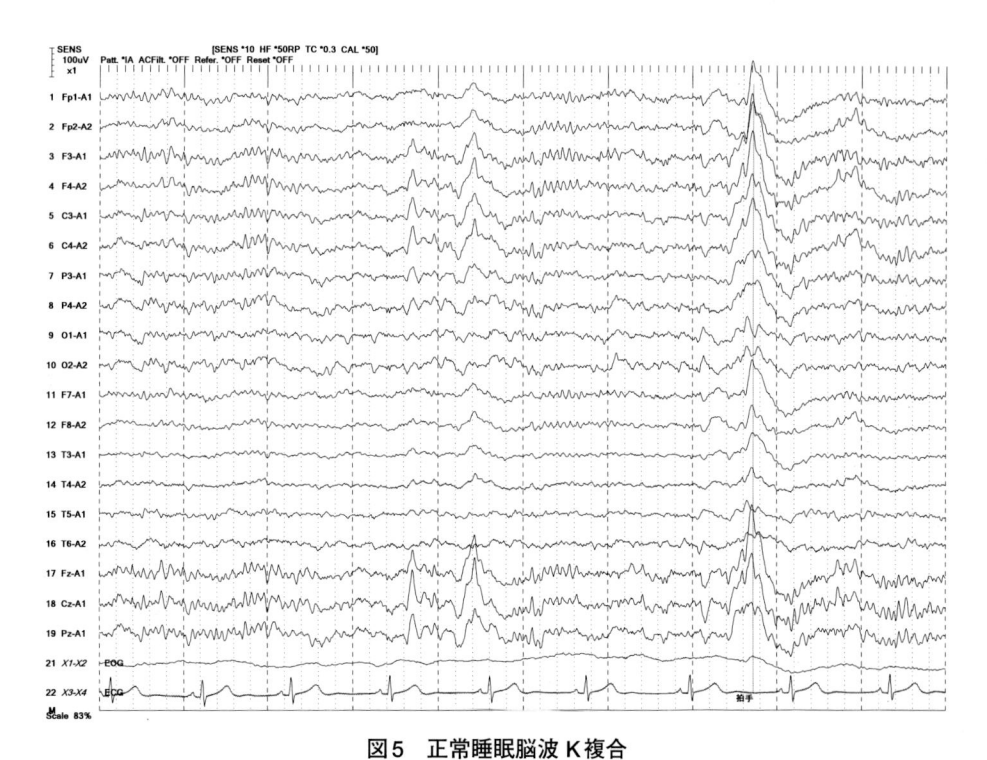

図4と同一記録で、軽睡眠期の脳波である。図の右側で、検査者の拍手による音刺激に反応して、両側Fp〜F〜C優位に、K複合が誘発されている。

図6　正常睡眠脳波 睡眠時後頭部陽性鋭一過波

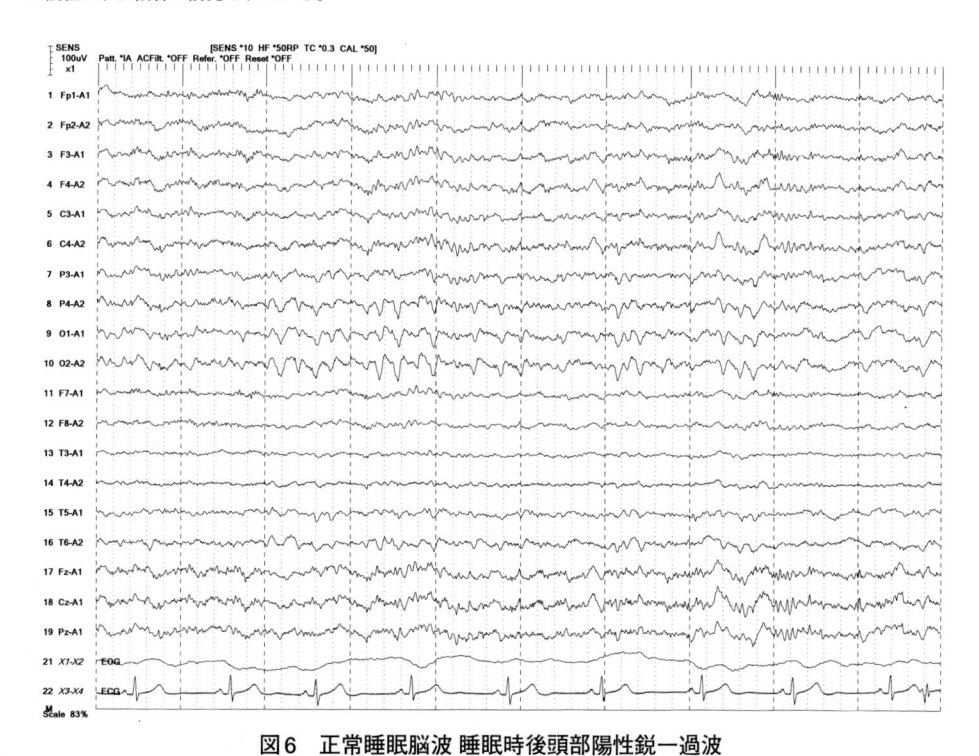

図4、5と同一記録で、同じく軽睡眠期の脳波である。両側O優位に、陽性の切れ込みが約4-5Hzの周期で繰り返し出現している。睡眠時後頭部陽性鋭一過波と呼ばれる正常所見である。

2. 成人に見られる異常脳波

本章では紙数の関係で、典型的な異常脳波像を図示するにとどめる。

a. 背景活動の異常

背景活動の異常は、徐波化が重要である。徐波化は、大きく三つに分けると理解しやすい。αリズムの徐化、広汎性の徐波増加、局在性の徐波増加である。

αリズムの徐化は、αリズムの優性周波数が遅くなり、8Hz前後になることを言う。αの徐化は、同時にα波の振幅変動の減少、出現の単調化、出現部位の広汎化を伴うことがあり、これをdiffuse slow αと呼ぶ。全般性の脳機能の低下を意味する所見である。なおαリズムの徐化が著しいと、7Hzを主体とするθ帯域まで徐化し、α帯域を逸脱してしまうこともある。

広汎性の徐波増加は、軽度から重度までさまざまな程度で生ずる。脳機能の全般的な低下を意味し、なんらかの脳器質障害や、代謝性疾患などによる脳機能異常、あるいは意識障害時、あるいは薬物の影響などで出現する。

局在性の徐波増加は、脳表に比較的近い大脳皮質に局所的に脳障害があるときなどに出現する。

αの徐化と広汎性の徐波増加が見られる例を図7に、局在性の徐波増加が見られる例を図8に示す。

b. 突発活動

突発活動は、てんかんをはじめとするさまざまな脳機能異常で出現する。出現部位により局在性、広汎性（全般性）にわけられる。ここでは代表例として、局在性の棘波（図9）、局在性の徐波（図10）、全般性の棘徐波複合（図11）を示した。

最後に、てんかん発作時の脳波の一例を図12

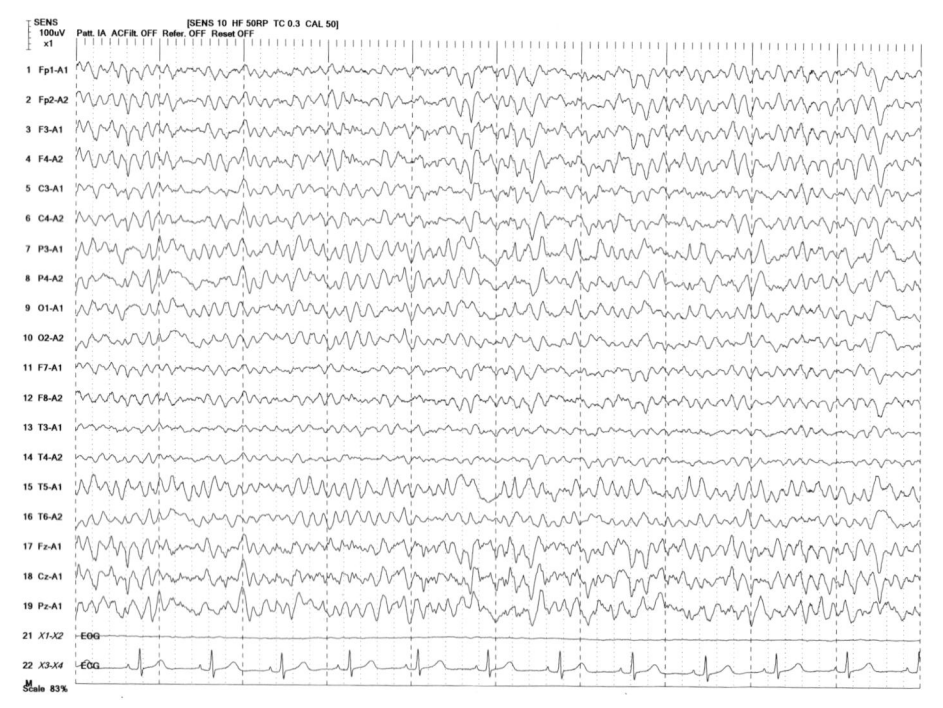

図7　背景活動の徐波化（αの徐化と広汎性の徐波増加）

25歳女性、症候性局在関連てんかん。αが徐化し、P〜O優位あるいはFp〜F優位に、7〜8Hz、すなわちθ〜α帯域波の律動となっている。それに加え、4〜5Hzのθ波が散在し、約3Hzのδ波も混入し、背景活動が広汎性に徐波化している。

図8　背景活動の徐波化（局在性の徐波増加）

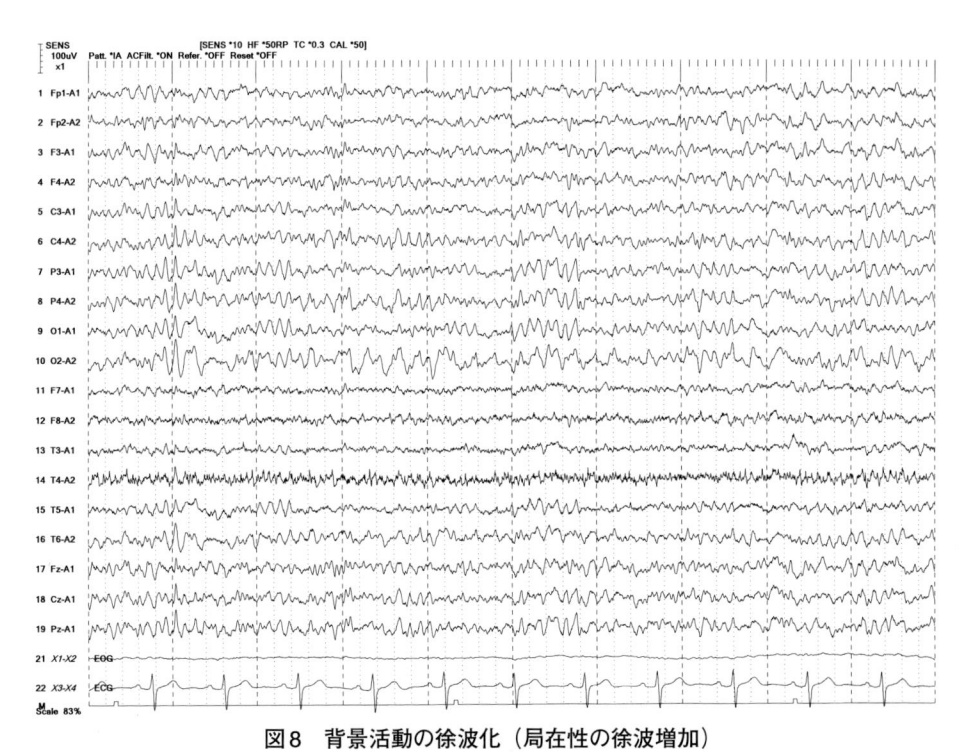

20歳男性、症候性局在関連てんかん。両側P～左O優位に9～10Hzのαリズムが中等量出現しているが、右Oではαリズムの出現が不良で、かつ3～5Hzの徐波が断続的に出現している。他誘導でも低電位のθ波が多めに出現し、軽度の徐波化が広汎性に認められるが、右Oの局在性の徐波がもっとも目立つ所見である。

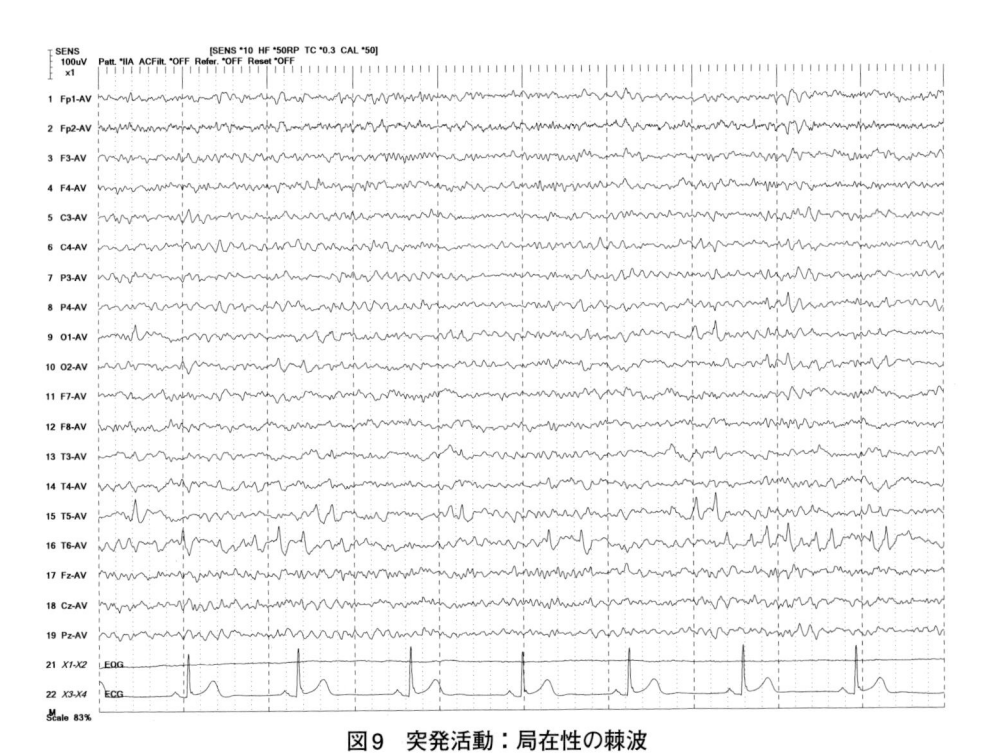

図9　突発活動：局在性の棘波

35歳男性、症候性局在関連てんかん。平均基準電極導出。右pTに陰性の棘波が頻発している。それと独立して、左pTにも陰性の棘波が出現。

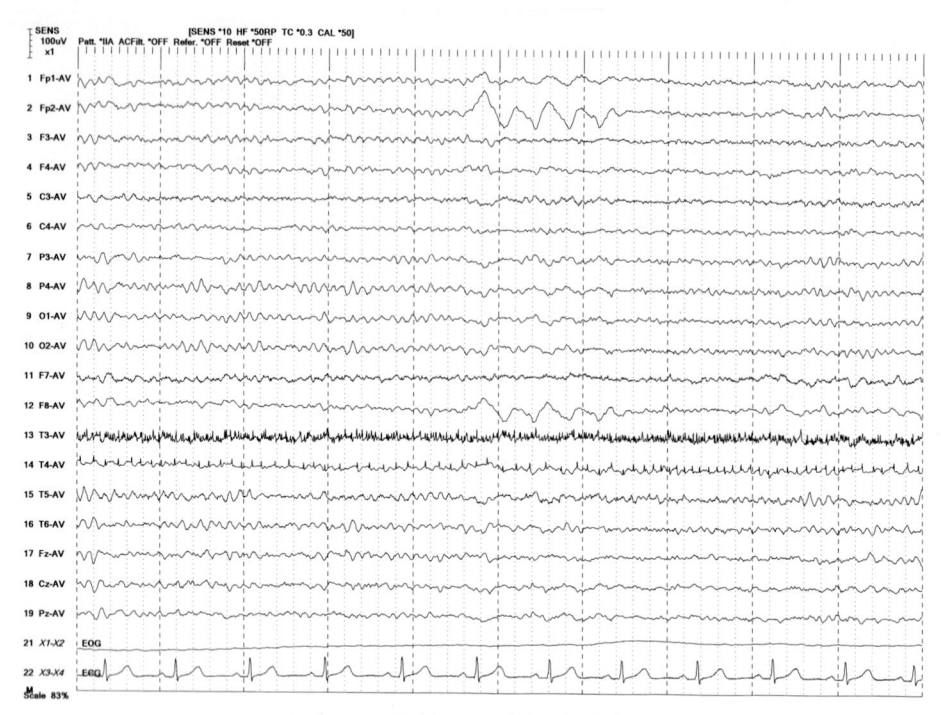

図10　突発活動：局在性の徐波

24歳女性、症候性局在関連てんかん。平均基準電極導出。右Fpに、中等～高電位の2.5Hzのδ波が数個連なって突発している。右aTにも波及している。

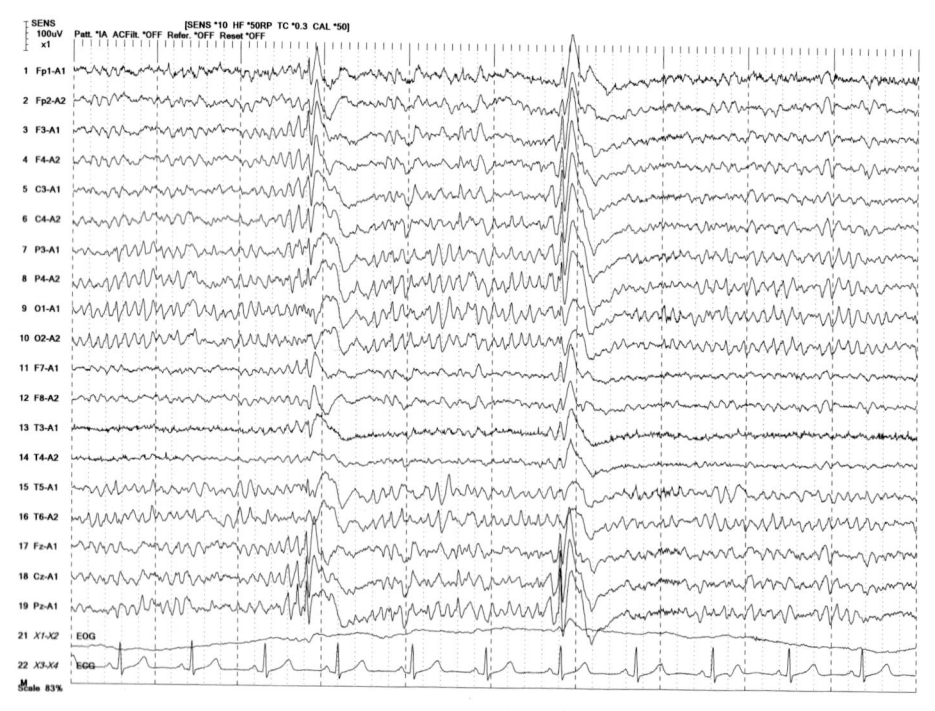

図11　突発活動：全般性の棘徐波複合

30歳女性、特発性全般てんかん。全般性に高電位の3～4Hzの棘徐波複合が孤立性に2回突発している。

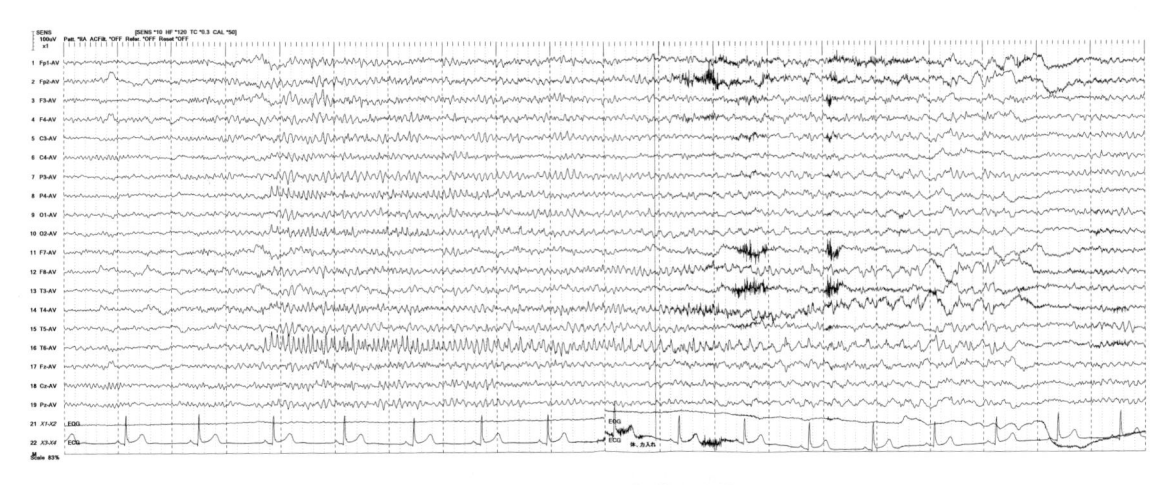

図12　てんかん発作時の脳波

図9と同一記録。平均基準電極導出。睡眠中、右pT優位の棘波が律動的に連続して出現し始める。数秒後から周波数が漸減し、徐波律動に移行し、全経過約14秒で終了する。臨床症状としは、棘波律動開始数秒後から、体に力が入り、若干の体動があり、筋電図のアーチファクトが混入してくる。部分発作の発作時脳波である。

に示す。てんかん発作時の脳波像には、本図のような棘波律動の他、棘徐波複合の律動、徐波の律動などがあるが、頭皮脳波で所見が明らかでないことも稀ではない。脳波測定中に、長く続く棘波や速波の律動、あるいは棘徐波複合や徐波の律動を認めた場合、臨床症状として何らかの変化（体動、開瞼、呼吸の乱れその他）を伴っているかどうか、すぐによく観察することが大切である。律動性の脳波変化に一致して何らかの症状が観察される場合、てんかん発作の可能性が高い。

（加藤昌明）

K. 高齢者の脳波

60歳以上の高齢者に認められる脳波像の変化は、本質的には向老過程に伴って起こる脳の種々の病理学的変化によると考えられる。したがって、理想的に全く健康な高齢者の脳波像は、原則的には若年正常成人のそれと差異はないといえるが、以下のような特徴がある。①基礎活動の徐波化、②反応性の低下、③側頭部領域に特殊波形の出現、④入眠期に出現する特殊波形の増加、がある（表1)[1]。脳波の判定基準は、理想型基準と統計的基準とがある。脳波判定は臨床的に問題のない老年者に基づく統計的正常脳波基準によって、老年者の脳波の判定が行われるのが一般的である。

1. 健常高齢者の基礎活動の変化

a. 徐波の出現量の増加

δ波の振幅は明らかな年齢変化を示さないが、出現量は小児から成人にかけて著明に減少し、高齢者ではわずかに増加する。

θ波の振幅と出現量は年齢とともに減少し、高齢者では再び増加する。

表1　加齢に伴う脳波変化（松浦）

1. 背景活動の徐波化
    α波の徐化,広汎化
    θ波の増加
2. 反応性の変化
    開眼によるα抑制の低下
    光駆動反応の変化
    過呼吸反応の低下
3. 側頭部領域の特殊波形の出現
    側頭部徐波
    カッパ律動
    ウィケット棘波など
4. 主に入眠期に出現する特殊波形に増加
    前方部緩徐律動など

正常高齢者にみられるθ波は振幅の高くない散在性に比較的速いθ波（6〜7Hz）が増加し、遅いθ波（4〜5Hz）の出現率は若年成人との差はみられない[2]。

b. α波の周波数と出現量

優勢なα波の周波数は老化によってわずかずつ低下する。これは老人の脳波のもっとも重要な特徴とされている。α波の優勢周波数は若年成人で平均10.8Hzであるが、60歳・70歳代では9Hz、80歳以上では8Hzと減少する。α波の帯域をさらに分けて検討すると、8〜9Hz未満の遅いα波は減少せず、9〜13Hzのより速いα波が減少していた。したがってα波の優勢周波数の低下は、速い帯域のα波の出現量の減少によるものと考えられる[2,3]。また、α波全体の出現量は老年期には低下するとされている[2]。

c. α波の出現部位の広汎化

高齢者では、本来優勢である後頭部と他部位とのあいだのα波の出現量および平均振幅の差が若年成人より低下しており、後頭部優位性が乏しくなり、広汎化傾向を示す[2]。

d. β波の増加

β波の振幅は明らかな年齢変化を示さないが、β波出現量は高齢者、とくに女性で増加する。しかし、80歳をすぎるとβ波は著明に減少する[4,5]。早期にβ波が消失するのは認知障害の徴候であるとの意見もある[6]。

2. 健常高齢者の脳波反応性

a. 開眼

高齢者では開眼によるα波の抑制（α-blocking）が低下する。

音刺激や光刺激などによってもα波の抑制がみられるが、高齢者、とくに脳器質障害をもつ例で

は抑制がみられなくなる[7]。

b. 光駆動反応

高齢者では光刺激に対する反応が低下するという報告[7,8]、若年成人と変わらない[9]、あるいは増強する[10]というさまざまな報告がある。若年成人では光駆動を示す周波数帯域は$α$波帯域のことが多いが、高齢者では速波帯域で光駆動が多い[7,9,11]。これらの相違は、対象とした高齢者の選択基準の差異によると思われ、脳器質性障害をもつ例では光駆動反応が減弱あるいは消失することと関連しているのかもしれない[7,9]。

c. 過呼吸賦活

高齢者では過呼吸に対するbuild-upが減弱するか、出現潜時が延長し、回復時間も遅延する[8,9]。高齢者では十分な換気が得られにくいことが過呼吸に対する反応の低下に関係している可能性があり、脳血管の反応性低下を示しているかどうかは必ずしも明らかではない。

このほかに、突発性波の出現が少ないこと、また、健康度の差を反映して個人差が大きいことも高齢者の脳波の特徴である。

3. 睡眠

高齢者は、睡眠の経過では、睡眠相が前進し就床時刻が早くなる。深睡眠期（第4段階）は減少し、軽睡眠期（第2段階）が増加し、夜間睡眠が断片化し、覚醒回数が増加する、すなわち夜間の睡眠が浅くなる。REM期は軽度の減少がみられる。一方、昼間の眠気・居眠りが増加し、日中の覚醒水準が低下し多相性睡眠となる（表2）[12]。

4. 睡眠脳波波形の加齢変化

高齢者では頭蓋頂鋭波（hump, 瘤波）の波形が鈍となり、振幅が低下し、出現頻度も減少し、出現しなくなる例もみられる。

睡眠紡錘波（spindle）の周波数、出現頻度およ

表2 加齢による睡眠ポリグラフおよび睡眠脳波波形の変化

	睡眠ポリグラフ	睡眠脳波波形
全体	・睡眠段階移行回数の増加 ・中途覚醒の増加 ・睡眠効率の低下	・睡眠時後頭一過性鋭派（POSTS）の波形の鈍化、頻度の減少
入眠・軽睡眠	・入眠潜時の延長 ・入眠期（Stage1）の増加 ・軽睡眠期（Stage2）の増加 ・速い眼球運動を伴う睡眠段階1および2の出現	・入眠期の頭蓋頂鋭波（瘤波）の鈍化、振幅低下、頻度の減少 ・入眠直後に睡眠紡錘波が出現 ・睡眠紡錘波の周波数増加、出現頻度減少、出現間隔延長 ・K複合の振幅低下、出現頻度減少
中等度・深睡眠	・中等度睡眠（Stage3）の減少 ・深睡眠（Stage4）の減少	・睡眠$δ$波の振幅低下
レム睡眠	・レム潜時の短縮 ・レム睡眠の減少 ・眼球運動密度の減少 ・筋れん縮の減少 ・持続した筋放電を伴うレム睡眠の出現	・鋸歯状波の増加

び持続時間も減少し、出現間隔が延長する。入眠してすぐに睡眠紡錘波（spindle）が出現することもある。

軽睡眠期のK複合（K-complex）の振幅が低下し、出現頻度も減少する。

中等度睡眠期や深睡眠期の特徴である睡眠δ波の振幅が低下し、出現頻度も減少する。したがって中等度睡眠期と深睡眠期が減少する。

5. 高齢者の脳波に見られる特殊波形

高齢者に特徴的な脳波波形として、側頭部に出現する特殊波形には、側頭部徐波、カッパ律動（κ律動、kappa rhythm）、ウィケット棘波（wicket spike）があり、入眠期に出現する特殊波形には、前方部緩徐律動（anterior bradyrhythmia）と成人潜在性律動性脳波発射（subclinical rhythmic EEG discharge of adults：SREDA）がある。

a. 側頭部に出現する特殊波形

側頭部徐波（図1）

健常高齢者でも側頭部に限局したθ～δ帯域の徐波がしばしば出現する。前側頭部優勢に出現し、4分の3が左側でそのほかは右側または両側に出現する[13]。臨床症状は伴わず、異常所見とは断定できない。

カッパ律動（図2）

両側とくに左側の中側頭部に出現する6～12Hzの律動波で、覚醒時だけでなく入眠期やときに軽睡眠期にも出現する。耳朶が活性化されるため、基準導出では広汎性α律動のような様相を呈する。また、左右半球で極性が逆となるためT3-T4の双極導出で目立つ[14]。α律動との鑑別点は出現部位の違いと開眼や眠気で抑制されないことである。高齢者に多く出現する正常波形である[14]。

ウィケット棘波（図3）

中（～前）側頭部に出現する鋭い波を混じる高振幅の6～11Hz群発波で、両側性であるが交代性に一側優位（とくに左側）に出現し、棘波と異なり徐波を伴わない[14]。覚醒時にもみられるが、入眠期や軽睡眠期にもっともよく認められ、睡眠が深くなると消失する。高齢者に多くみられる。

b. 入眠期に出現する特殊波形

前方部緩徐律動（図4）

高齢者に出現する高振幅の1.5～2.5Hzの多形性δ波で、やや律動的に2～10秒の持続で間欠的に、前頭部に限局し出現することが多いが中心部あるいは前側頭部に波及して出現することもある。入眠期あるいは軽睡眠期に出現し、入眠期に軽度の刺激が加わったときに誘発される覚醒反応

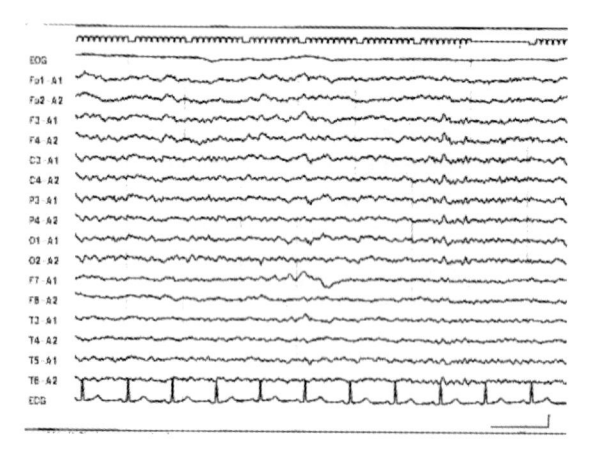

図1 側頭部徐波（79歳、女性）
本症例は頭部CT検査で左側側頭部に異常はみられなかった

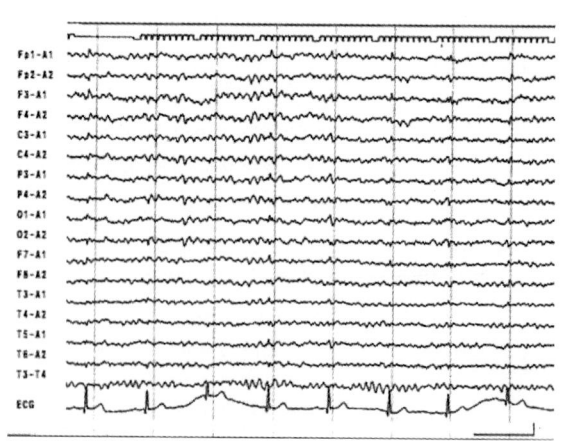

図2 カッパ律動（69歳，女性）
同側耳朶を基準電極とした基準導出法ではあきらかでないが、双極導出法のT3-T4導出を追加するとカッパ律動が認められる

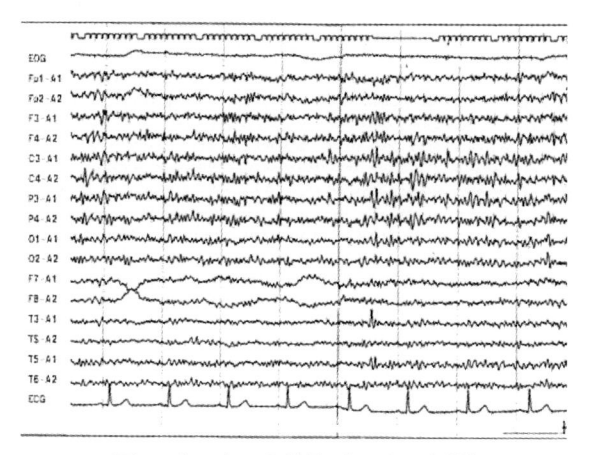

図3 ウィケット棘波（76歳、女性）
T3に鋭い波形を伴ったウィケット棘波が突発している

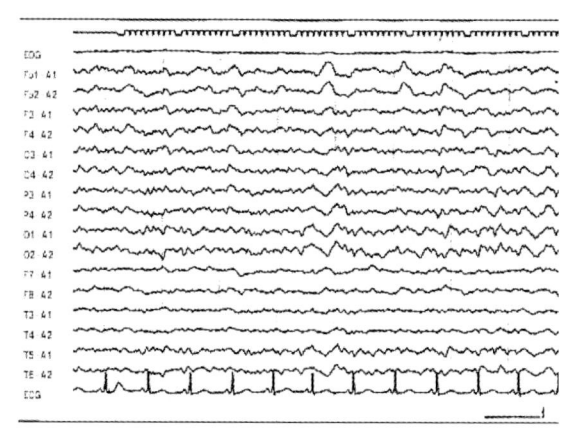

図4 前方部緩徐波律動（67歳、女性）
入眠期に前頭部に限局して中〜高振幅の2.5Hzのδ波が出現

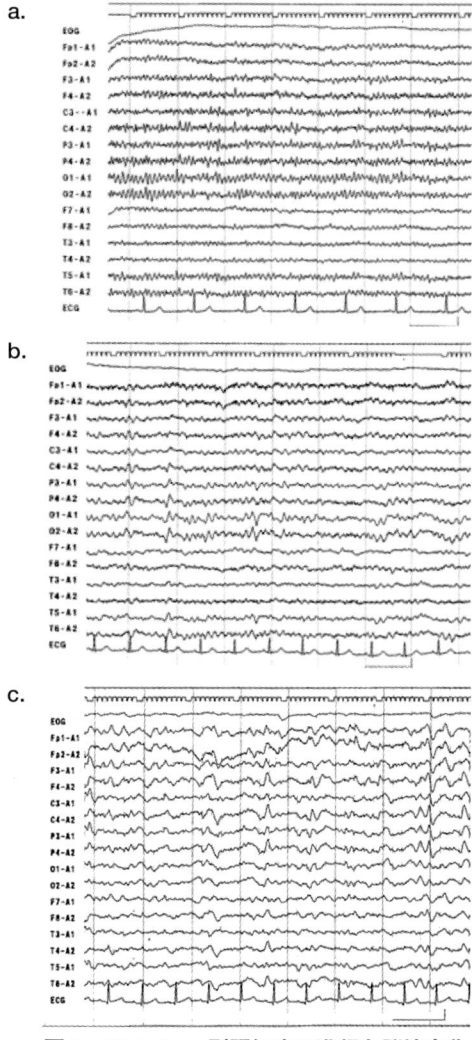

図5 Alzheimer型認知症の進行と脳波変化
a. 73歳女性、発病初期の脳波
b. 73歳女性、高次機能障害がみられる中期の脳波
c. 80歳女性、人格解体の症状認められる末期の脳波

表3 Alzheimer病とPick病の脳波変化

	Alzheimer病		Pick病	
	臨床症状	脳波所見	臨床症状	脳波所見
初期	健忘	正常範囲〜α波の貧困化, θ波の混在, 相対的速波優位の低振幅不規則波形	性格変化	正常
中期	巣症状	α波の徐波化と出現量の減少, θ波主体	多幸, 脱抑制, 失語	正常
末期	人格荒廃	中等度〜高度のθ波とδ波, 両側前頭部のδ波群発, 棘波, 鋭波, 三相波様	人格荒廃	α波の徐波化, 振幅低下
終末期	植物状態	大徐波の振幅と出現量の低下, 平坦化	植物状態	θ波の増加, 低振幅化

として出現することもある[15]。海野らは、入眠期に出現するものは軽睡眠期に出現するものより高齢者に多くみられ、覚醒時の背景活動も徐波化し、脳機能低下を示唆する所見であるとした[16]。

6. 認知症と脳波

痴呆の明らかな患者の脳波は、原因疾患によらず広汎性の徐波化を示すものが多く、α波の周波数・出現量・振幅は減少する等の非特異的異常であって、原疾患の経過、病態の差異に対応して多少の特徴が認められる。また、老人における脳波変化は知的機能の低下と関連している。

Alzheimer型認知症の脳波（図5）

Alzheimer型認知症の中でも初老期に発症するものは、より脳波の異常が高度である。δ波群発を含む脳波の著明な徐波化はAlzheimer型認知症の末期に特徴的にみられる。

また認知症の重症度と脳波変化とはよく相関し、疾患の進行とともに一定の変化を示す。初期には正常範囲、ないしは軽度の異常、中期にはα波の徐波化と出現量の減少、θ波の増加、末期には中等ないし高振幅のθ波群発を伴うようになり、終末期には大徐波の振幅と出現量の低下、低振幅波形となる（表3）[17]。

Pick病（図6）

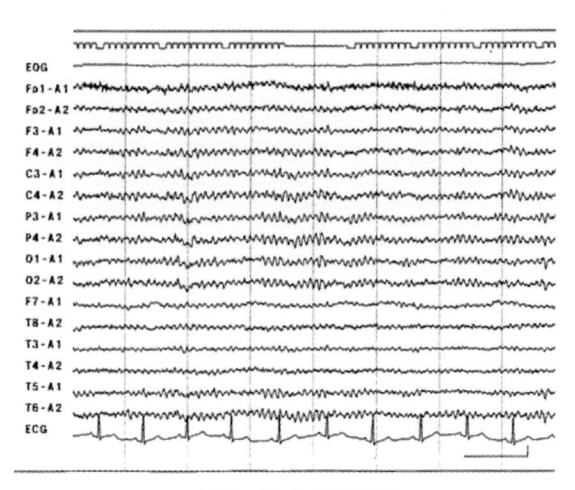

Pick病の脳波変化は、Alzheimer型認知症より明らかに軽度で、高度の認知症が存在するにもかかわらず正常脳波を示すことも多い。末期に至って初めてα波の徐波化、出現量や振幅低下するがAlzheimer型認知症のように高度の徐波化を呈することはない[17]。

脳血管性認知症の脳波（図7）

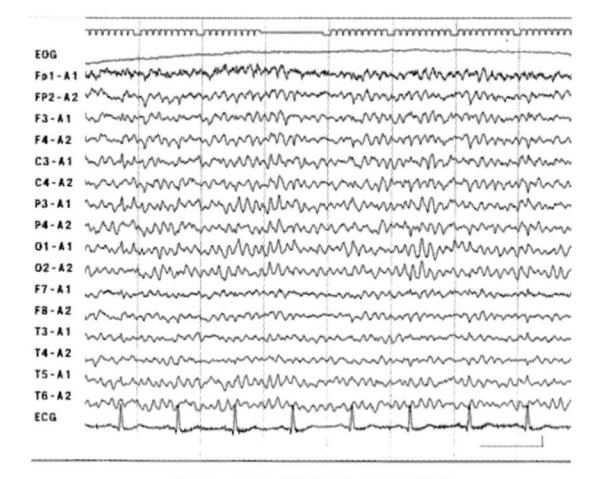

脳血管性認知症の脳波はAlzheimer型認知症の脳波と比して多彩で、広汎α波型、局在性徐波、鋭波などが出現する。とくに脳波の局在所見は脳血管性認知症を示唆する。また認知症の程度が同等の場合は特に初期では、Alzheimer型認知症よ

図6　Pick病の脳波
55歳、女性。基礎律動は10〜11Hz徐波の混入は少なくほぼ正常脳波。

図7　脳血管性認知症の脳波
78歳、男性。基礎律動8〜9Hz広汎性α律動、徐波の混入をみる。

り脳血管性認知症の方がより脳波異常が顕著である[18]。

その他の痴呆の脳波
Lewy小体病

Alzheimer型認知症と比してより基礎活動の徐波化が目立ち、側頭部に徐波群発が出現し、FIRDA、三相波、偽周波性鋭波などの突発性異常

波の出現が多く、特に側頭部徐波群発は本疾患に特徴的な意識消失発作の有無と関連している[19]。

Huntington舞踏病

安静覚醒時にα波が乏しく低電位の速波を主体とし、これに低電位の徐波を混じ、病期の進行とともに低電位化も進行する。また小さな棘徐波や6Hz陽性棘波が出現するようになる[20]。

参考文献

1) 松浦雅人：高齢者脳波の読み方. 臨床脳波 45：447-453, 2003
2) 中野隆史, 宮坂松衛, 山本紘世, 他：コンピュータ解析からみた老人脳波の特徴――一般成人との比較において――脳波と筋電図 7：267-275, 1979
3) 山内育郎：老人脳波の周波数分解について. 精神経誌 62：1605-1619, 1960
4) Silverman AJ, Busse RH：Studies on the processes of aging：electroencephalo-raphic findings in 400 elderly subjects. Electroenceph Clin Neurophysiol 7：67-74, 1955
5) Nakano T, Mitasaka M, Ohtaka T, et al：Longitudinal changes in computerized EEG and mental function of the aged：a nine-year follow-up study. Inter Psychogeriat 4：9-23, 1992
6) Williamson PC, Merskey H, Morrison S, et al：Quantitative electroencephalo- graphic correlates of cognitive decline in normal elderly subjects. Arch Neurol 47：1185-1188, 1990
7) 吉田亮一：老年者脳波に対する光刺激の研究（第1報）. 臨床神経 21：449-456, 1981
8) Hughes JR, Cayaffa JJ：The EEG in patients at different ages without organic cerebral disease. Electroenceph Clin Neurophysiol 42：776-784, 1977
9) Torres F, Faoro A, Loewenson R, et al：The electroencephalogram of elderly subjects revisited. Electroenceph Clin Neurophysiol 56：391-398, 1983
10) Kikuchi M, Wada Y, Takeda T, et al：EEG harmonic responses to photic stimulation in normal aging and Alzheimers. Clinical Neurophysiol 113：1045-1051, 2002
11) 大友栄一, 椿　忠雄：老年者の脳波に関する研究2). 臨床神経 5：584-590, 1965
12) 松浦雅人：高齢者脳波の読み方（4）睡眠脳波波形とせん妄. 臨床脳波 45：652-658, 2003
13) 末永和栄, 松永雅人：発生源導出法による高齢者の側頭部徐波. 精神科治療学 16：947-951, 2001
14) 末永和栄, 松永雅人：日常の脳波検査で見逃されているカッパ律動とウィケットスパイク. 精神科治療学 16：501-506, 2001
15) Niedermeuer E, Lopes da Silva F：Electroencephalography. Basic Principles, Clinical Applications, and Related Fields. Urban & Schwarazenberg, Baltimore, p258-259, 1982
16) 海野佳子, 畑隆志, 吉本紅子：Anterior Bradyrhythmiaの臨床的意義. 臨床脳波 36：296-304, 1983
17) 松本秀夫, 松元寛仁：Alzheimer病とPick病における脳波像の変遷とその病理学的背景. 神経進歩 23：1219-1246, 1979
18) Constantinidis J, Krassoievitch M, Tissot R：Corre'lation entre les perturbations e'lectroe'ncephalographiques et les le'sions anatomo-histrogiques dans les de'mences.Encephale 58：19-52, 1969
19) Briel RC, Mckeith IG, Barker WA, et al：EEG findings in dementia with Lewy bodies and Alzheimer's disease. J Neurol Neurosaurg Psychiatry 66：401-403, 1999
20) 倉知正佳, 山口　誠, 藤沢　清：Huntington舞踏病の覚醒時および睡眠時の脳波所見. 臨床脳波 14：172-176, 1972

（石井みゆき）

L. 特殊脳波記録

この章では、通常のten twenty法による頭皮脳波記録に加え、てんかん焦点診断のために用いられる特殊脳波について概説する。てんかん焦点の正確な同定は、外科治療の適応を決定するうえで重要な役割を果たしていて、脳波所見、発作型、画像所見が一致することが必要である。今回、脳波を用いた焦点同定法に加え、外科治療成績が良好な側頭葉てんかんを例に、その発作型および画像所見についても解説する。

1. 脳波による焦点の局在診断について

てんかん焦点の局在診断は、主にてんかん性異常波（特にスパイク）の出現部位と振幅を考慮して決定される。てんかん性異常波出現部位と振幅のパターンと焦点部位とには一定の関係がある。図1にaverageを不関電極とした場合のてんかん性異常波出現部位のパターンを示す[6]。ただし脳波は電気活動であり、非常に素早く伝搬し実際の焦点とは異なった部位でスパイクが出現する可能性があるため、スパイクの振幅のみだけではなく他の検査とあわせた総合的判断を行う必要がある。

a. 侵襲的手法を用いた頭皮脳波

内側側頭葉てんかんは、側頭葉内側に位置する海馬を首座とする側頭葉辺縁系から生じる発作である（図2）。側頭葉の内側に位置していて頭皮から離れているため、頭皮脳波ではより減弱した異常脳波として記録される。

蝶形骨誘導脳波や卵円孔誘導脳波等の侵襲的手法を用いると側頭葉てんかんの異常波が検出しやすくなる（図3）。

1）蝶形骨誘導脳波

頬骨弓の下縁で、下顎骨の関節突起と筋突起の間の間隙から翼状突起の外側板のつけ根に針を刺入し、電極を留置する（図4, 5）。電極を留置した直後は筋電図が混入しやすいので数時間後あるいは翌日に脳波を記録することが必要となる。また軽く開口し、リラックスさせた状態で脳波を記録することが筋電図の除去に役立つ。

ただし、蝶形骨誘導脳波は、厳密には側頭葉底面から鈎にかけての電気活動を頭蓋骨越しに記録する方法である。そのため頭蓋内電極の診断精度には及ばず、かつ脳波異常が海馬に限局している場合の診断は困難である[6]。

1) 内側側頭葉焦点
   SP＞aT＞Fp, mT
2) 外側側頭葉焦点
   mT＞aT, pT＞F, C, P
3) 前頭葉眼窩面焦点
   Fp＞aT＞F
4) 前頭葉内側焦点
   F（両側）＞Fp（両側）
5) 前頭葉外側焦点
   F＞Fp＞aT, C
6) 運動感覚野焦点
   C＞F, P
7) 後頭葉焦点
   O＞pT＞P

SP：蝶型骨誘導

図1 Averageを不関電極とした場合のてんかん性異常波出現部位のパターン

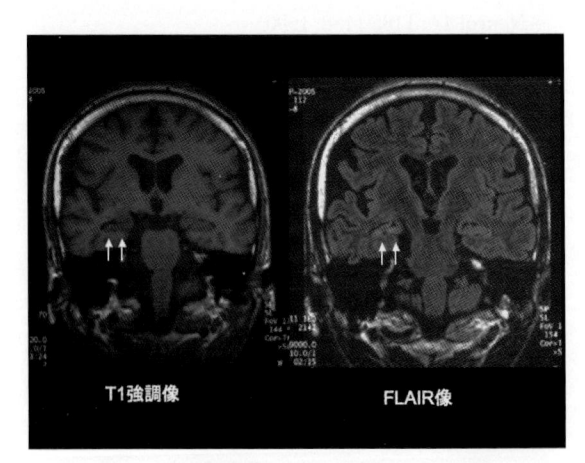

図2 右側頭葉てんかん患者のMRI画像
右海馬は萎縮し、FLAIR像で白く描出されている。

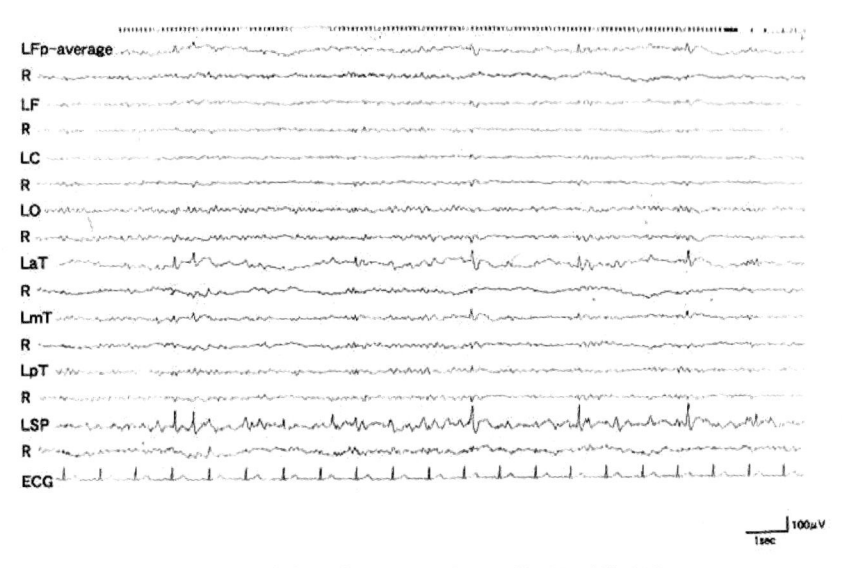

図3 左側頭葉てんかん患者の蝶形骨誘導脳波
左蝶形骨誘導で最大振幅のスパイクが記録され、次に左aT,その次に左Fp, mTの順でスパイクが記録されている。

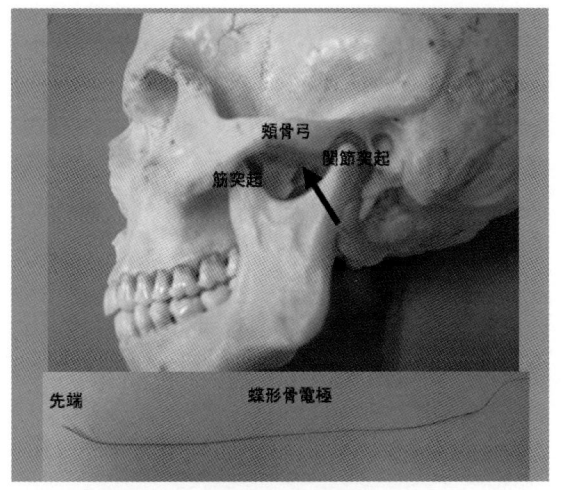

図4 側面からみた蝶形骨誘導電極の刺入点（上段）と蝶形骨電極（下段）

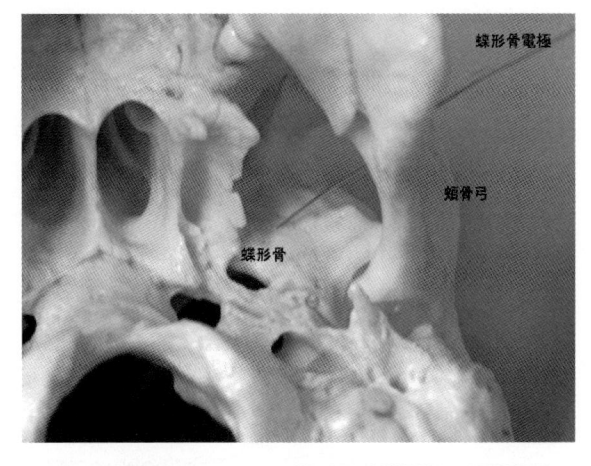

図5 頭蓋底部からみた蝶形骨誘導電極の設置部位

2) 卵円孔誘導脳波

チューリッヒ大学で開発された方法で、頭蓋底部にある卵円孔から頭蓋内へ電極をすすめ海馬周囲の脳波を記録する。海馬の電気活動を記録するうえでは、蝶形骨誘導電極脳波よりも精度の高い方法であるが、全身麻酔が必要な点や、髄液漏、くも膜下出血、三叉神経障害などの合併症をきたす恐れがあるため、本邦ではあまり行われていない[10]。

b. 発作時頭皮脳波

発作時脳波を記録するためには長時間頭皮脳波ビデオモニタリングを行う必要がある。脳波ビデオモニタリングでは発作型および長時間の間欠

期頭皮脳波所見も得ることができる。

1）発作型

ビデオ記録を行うことで、発作の開始から終了までを繰り返し客観的に検討することができる。観察のポイントとして、患者の発作が真のてんかんあるいはその他の疾患（偽発作など）か、部分発作か全般発作か、発作の頻度がどれくらいかなどに注目する。

臨床発作型を丹念に検討することは、焦点局在の診断だけではなく、どの時点を発作時脳波の起始と判断するかに重要な役割を果たしている。典型的な内側側頭葉てんかんの発作型は、まず動作が停止し虚空を凝視することから始まる。口をペチャペチャしたり、手をもぞもぞするなどの自動症を伴うことがある。前兆として腹部不快感や既視感などを伴うことがあり、患者はこの時点では記憶がある。発作は通常1分以上で、前兆を除いて、患者は発作を記憶していない。

2）発作時脳波

頭皮脳波による発作焦点の同定には、長所と短所がある。

頭蓋内脳波との比較では、脳全体をカバーでき、非侵襲的で乳幼児にも可能だという利点がある。一方、欠点としては、発作開始から時間が経過し、かつ多くの部位に伝搬した状態を記録している。空間分解能、時間分解能が悪い。発作時のアーチファクトの混入が多い。側頭葉以外では信頼性に欠けるといった点があげられる。

実際の判定にあたっては、発作起始が局在性か全般性かをまず判定する。局在性の場合には、focal（限局性）かregional（やや広い）か半球性かあるいはnonlateralized（局在がはっきりしない）かを判定する。局在判定には、周波数の増減や振幅の増大に着目する。発作起始の同定には、熟練した専門家の判断が必要であり、判定者によって結果が異なることも多々ある。前述した発作症候学を理解し、どの時点の脳波を判定するかが重要となる。側頭葉てんかんでは律動性の徐波の出現[3]が特徴的とされている（図6）[9]。

c. 頭蓋内留置電極による皮質脳波

外科手術で頭蓋内に電極を留置し、脳表から直接皮質脳波記録を行う。長時間ビデオモニタリングを行い、発作焦点を同定する。頭皮脳波の5～10倍の大きさの振幅がえられ、周波数はより高周波数で波形はよりsharpになる。長所として深部

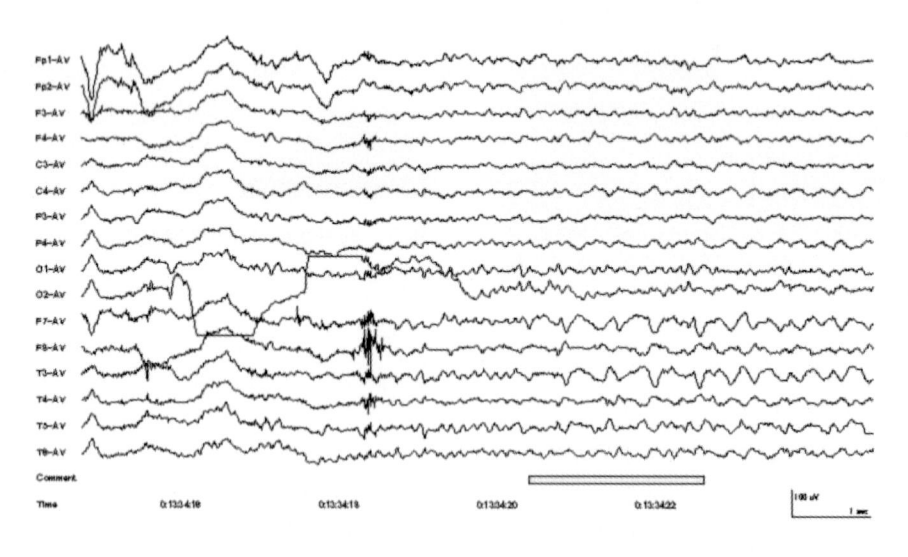

図6　左側頭葉てんかん患者の発作時脳波
F7（L aT），T3（L mT），Fp1（L Fp），T5（L pT）に律動性の徐波が出現している。

脳皮質から直接脳波記録が可能で限られた神経細胞群の脳波記録が可能なことがあげられる。頭皮や頭蓋骨による脳波の減弱が回避でき、筋電図によるアーチファクトがない。脳機能マッピングも可能である。短所としては髄膜炎、脳出血などの合併症の危険性がある。脳の限られた範囲の記録しかできず周囲の脳波の影響をうけやすい。また故障した電極の交換ができないなどがあげられる[5]。

電極の種類として、脳表から脳内に刺入する深部電極と、硬膜下電極がある。大脳外側表面には多電極を有する格子状電極を留置し発作記録と脳機能マッピングを行う。深部電極は内側側頭葉てんかんの検出率が良好である。硬膜下電極は安全性が高く内側側頭葉、大脳間裂面の脳波測定に有用である。

海馬起始の発作時脳波はスパイクとその後の低振幅速波が特徴的である（図7）。新皮質てんかんの発作起始の同定には発作波・高周波数の速波と同時に、あるいは引き続く4-10Hzの徐波が特徴的であるとの報告がある[7]。硬膜下格子電極上で、高周波数速波が多チャネルに同時に出現すると発作焦点の局在判断が困難となる[8]。しかし診断機器の改善やコンピューター解析の導入により高周波オシレーション[1,4]などの以前では記録困難であった現象がとらえられるようになり、発作時皮質脳波の解析は現在でも徐々に進歩を示している。

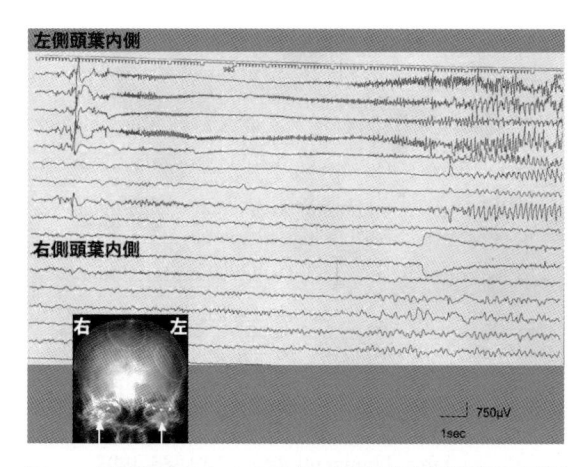

図7　左側頭葉てんかん患者の側頭葉内側硬膜下電極（左下：矢印）からの発作時脳波
左側側頭葉内側の電極から、スパイクとその後の低振幅速波が出現している。

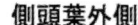

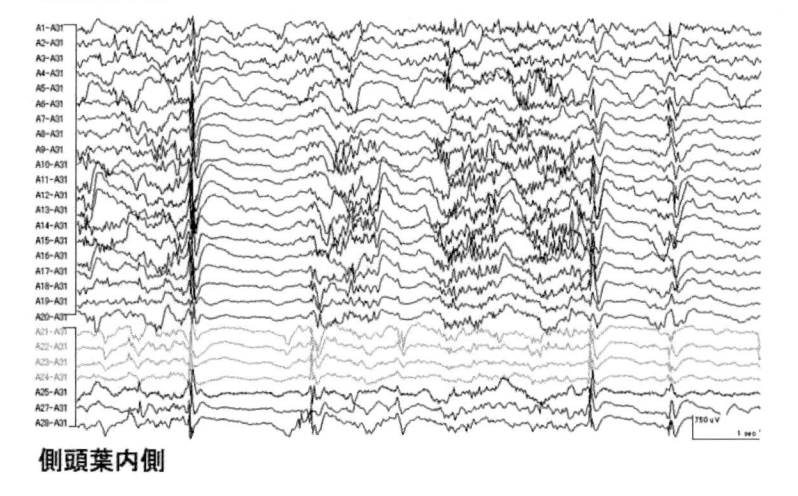

図8　セボフルラン2.5％の濃度で測定した側頭葉内外側の術中皮質脳波
側頭葉内側、外側に激しいスパイクが出現している。

d. 術中皮質脳波

　てんかん外科治療の際に、脳表から直接皮質脳波を測定することが焦点切除の指標となる。術中皮質脳波は、間欠期のみであるが、開頭部位すべての脳波異常について詳細な情報を与えてくれる。また切除前後で脳波を記録することで、焦点の切除が十分であったかどうかの判定基準となる。しかし未解決の問題点としては短時間の間欠期脳波記録であり、麻酔薬の影響を受けやすく、多誘導でスパイクが焦点部位よりも広範に出現する傾向があることがあげられる。図8にセボフルラン2.5％の濃度で測定した側頭葉内外側の術中皮質脳波を示す。焦点診断のためには他の術前検査とあわせた総合的判定が必要である[2,6]。

参考文献

1) Akiyama T, Otsubo H, Ochi A, et al: Topographic movie of ictal high-frequency oscillations on the brain surface using subdural EEG in neocortical epilepsy. Epilepsia 47: 1953-1957, 2006
2) Chatrian GE, Quesney LF: Intraoperative electrocorticography. In: Engel JJ, Pedley T, (eds) Epilepsy: A Comprehensive Textbook. Philadelphia, Lippincott-Raven, 1748-1765, 1997
3) Geyer JD, Bilir E, Faught RE, et al: Significance of interictal temporal lobe delta activity for localization of the primary epileptogenic region. Neurology 52: 202-205, 1999
4) Jirsch JD, Urrestarazu E, LeVan P, et al: High-frequency oscillations during human focal seizures. Brain 129: 1593-1608, 2006
5) 前原健寿：てんかん治療の最前線. 神経筋疾患のとらえかた. 文光堂, 東京, 368-384, 2001
6) 清水弘之：図説 てんかんの診断と手術. 朝倉書店, 東京, 1997
7) Spencer SS, Guimaraes P, Katz A, et al: Morphological patterns of seizures recorded intracranially. Epilepsia, 537-545, 1992
8) Spencer SS, Sperling MR, Shewmon DA: Intracranial Electrodes In: Engel JJ, Pedley T, (eds) Epilepsy: A Comprehensive Textbook. Philadelphia, Lippincott-Raven, 1719-1747, 1997
9) Sperling MR, Clancy RR: In: Engel JJ, Pedley T, (eds) Epilepsy: A Comprehensive Textbook. Philadelphia, Lippincott-Raven, 849-886, 1997
10) Wieser HG and Morris III H: Foramen ovale and Peg electrodes In: Engel JJ, Pedley T, (eds) Epilepsy: A Comprehensive Textbook. Philadelphia, Lippincott-Raven, 1707-1717, 1997

〔前原健寿〕

M. 事象関連電位検査

1. 事象関連電位とは

　感覚刺激情報などの事象によって生じる脳電位反応は非常に小さく（1～10μV前後）、自発的に生じる背景脳波（α波など）に埋もれてしまい、通常の脳波記録では認めにくい。これを明瞭にするために、特定の事象の開始時点に脳波を加算平均することにより、その事象に関連した電位を抽出する方法が用いられる。これを加算平均法（averaging）といい、得られた電位を事象関連電位（event-related potential；ERP）と呼ぶ。α波など背景脳波が事象とは無関係に生じるので加算平均することで無関係な波は相殺される、という仮定に基づく（図1）。

　従来の認知心理学における行動指標では、刺激に対する反応の正答率や、反応時間などを扱い、刺激と反応の間の脳活動はブラックボックスとして扱わざるを得なかった。ERPを測定することにより、外からは観察できない心理活動に関するさまざまな知見が得られるようになった。ERPの利点は時間的解像度が非常に高い点である。サンプリングレートで解像度は決まるが、1000 Hzだと1msecの解像度となる。ただし、脳波が反映しているのは、錐体細胞（pyramidal cell）の発火（活

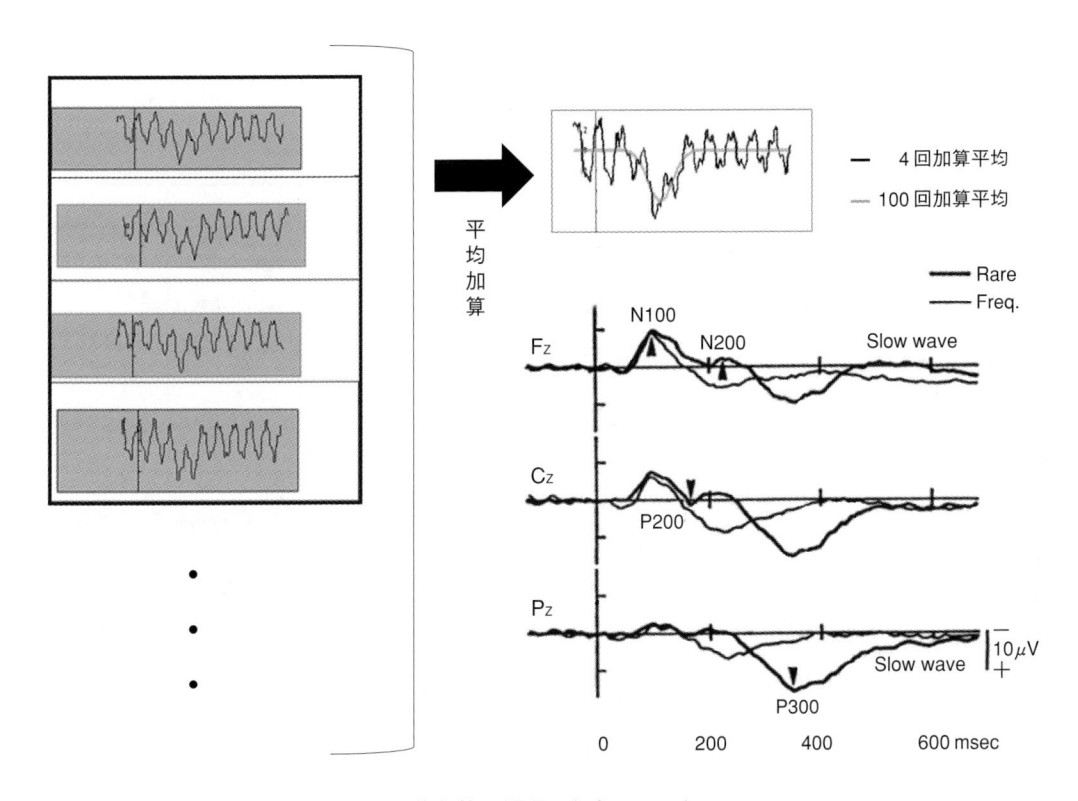

図1　平均加算の原理のシミュレーション

感覚刺激情報などの事象によって生じる脳電位反応は非常に小さく、α波などの背景脳波に埋もれてしまいよくわからない（左側の生波形）。特定の事象の開始時点に脳波を加算平均することにより、その事象に関連した電位を抽出することができる（右上；4回加算波形と100回加算波形）。右下は聴覚刺激によるP300（誘発電位測定指針案（4），1997）[16]。低頻度の標的刺激（Rare）に対して300 msec後に陽性電位の成分（P300）がPz優位に出現している。

動電位）ではなく、シナプス後電位（post-synaptic potentials, PSP）の集合的な変化を反映しているので、ERPも後者を反映している点に注意が必要である。したがって、情報処理活動そのものを観察しているのではなく、それを準備したり、応援したり、抑制したりしているような過程と考えるほうが妥当かしれない。ERPの欠点は、空間的解像度が低い点である。髄液、頭蓋骨、皮膚などにより影響を受けるので、多数の電極を頭皮上に置いてもそれだけ空間的解像度が改善されるわけではない。また発信源が頭皮に近くないとやはり検出は難しい。ERPとして記録できるのは、頭皮上で観察できる電場を形成するように配置されたある程度大きな神経集団（典型的には頭皮に平行して並んだ大脳皮質の錐体細胞の集まり）が一斉に活動するときだけである。錐体細胞がどのよう

な向きで並んでいるのかによって、頭皮上で計測される位置も大きく変わってくる。例えば、ミスマッチ陰性電位（MMN：後述）は、側頭葉が発生源であるにも関わらず、脳電位図マッピングでは前頭-中心部で最も陰性として示される。つまり、ERPは脳活動の測度であっても、脳で生じるすべての活動をその場所で波形の振幅として反映するわけではない。これがERPのデータを解釈するときの制約条件となる。MMNの場合には、前頭-中心部で最も陰性であるのに対し後側頭部が陽性である、というように極性の逆転を示すので、側頭葉付近を発生源として考えることになる。

2. 誘発電位と事象関連電位

広義の誘発電位は狭義の誘発電位（外因成分）と事象関連電位（内因成分）に大きく分類される。狭義の誘発電位とは外界からの物理的刺激に直接

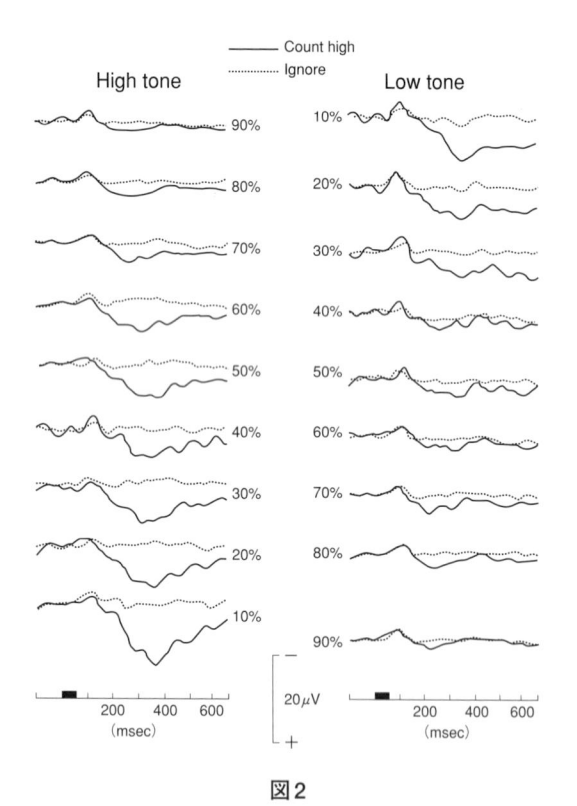

図2
高音刺激でも低音刺激でも刺激提示頻度が減少するとP300振幅は増加する（Duncan-JohnsonとDonchin, 1977）[2]。無視するとほとんど出現しない。

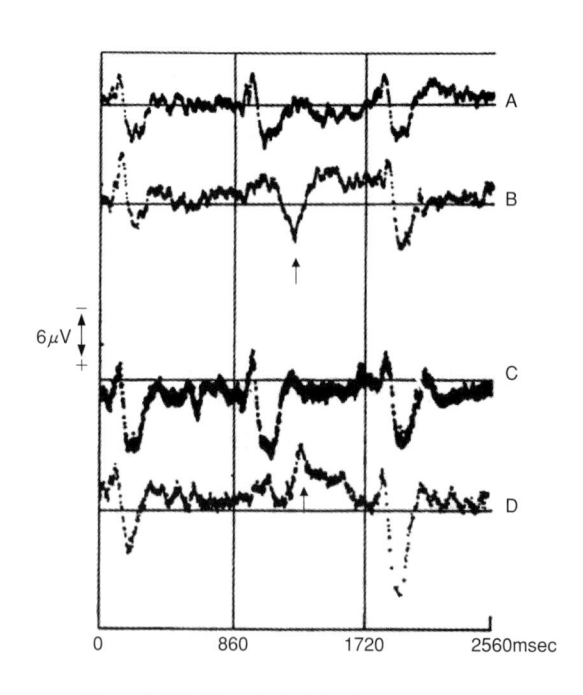

図3 欠落刺激による反応（Klinkeら, 1968）[5]
860 msecにて、出現すべき時に刺激が出現しないと、事象関連電位が出現する（↑）。外界における物理的変化はまったくないので、内因性成分であることの最も直接的な証拠となる。

的、受動的に反応してほぼ恒常的に出現する電位で、振幅、潜時、頭皮上分布などがほぼ一定で、刺激の物理的特性に依存する成分である。それに対し、感覚刺激に対して受動的に生じる電気的応答だけではなく、準備、注意、認識、記憶との照合、識別、課題解決、記銘、随意運動などの精神活動によって変動する成分が事象関連電位である。欠落刺激（一定の間隔で提示される刺激のうちあるところだけ欠落する）のような外界における物理的変化がない場合に出現する成分がある[5]（図3）が、これは事象関連電位が内因成分であることの直接的は証拠である。外因成分である狭義の誘発電位と内因成分である事象関連電位とのだいたいの境は刺激開始100msecとされる[1]。外因性成分と内因性成分という分類の他に、人間の情報処理システム理論では自動的処理（automatic process）と制御的処理（controlled process）という分類もある。注意に依存しない自動的処理過程と、心的努力に依存する制御的処理過程とが区別され、訓練によって後者は前者に移行することが知られている。後述するP300やN400は後者に近いが、MMNは前者に近い。ある事象関連電位がどのような心理過程に対応するのか推測することは重要なことであるが、安易に一対一的な対応は戒めた方が良い。さまざまなパラダイムによりその電位がどのように変化するかを観察しながら、その性質をひとひとつ確認していくことが望ましい。

以下に代表的な事象関連電位である、P300、MMN、N400（CNVは次章）について述べるが、これらは旧脳波と筋電図学会（現日本臨床神経生理学会）による誘発電位測定指針案（1997年改訂）[16]に基づく。

3. 事象関連電位の測定方法

<電極>
銀—塩化銀の不分極電極を、生理食塩水中で約24時間熟成させた後で使用する。電極間のインピーダンスは5KΩ以下となるようにする。
<記録部位>
国際10-20法によるのが望ましい。最低でも、正中線上の3部位（Fz, Cz, Pz）と、眼球運動（EOG；electrooculogram）などのアーチファクトの監視のための眼球運動との4チャネルを同時記録する必要がある。
<基準電極>
正中部の記録では、左右の耳垂（または乳様突起）電極を連結したものでよい。しかし、側頭部の左右差や側頭下部の極性の逆転をみる場合には、頭部外平衡型基準電極を使用するか、鼻尖基準電極を使用したほうがよい。ただし、これらの方法では実験室の電気シールドに一層の留意が必要である。
<遮断周波数>
対象とするERP成分によって異なってくるが、遅い成分を観察したい時には、低域遮断周波数は小さければ小さいほど（時定数は長ければ長いほど）よい。N400やその後の後期陽性成分などを対象とする場合には低域遮断周波数0.1Hz（時定数1.5秒）ぐらいは必要である。高域遮断周波数は、交流を除去できる30Hzぐらいでもよい。
<眼球運動の監視>
ERP測定中の最大のアーチファクトは瞬目によるEOGである。刺激提示後あるいはボタン押しなどの反応後、瞬目は起きやすい。特に前頭部の電極は瞬目による影響が出やすく、20回ぐらいの加算回数であると残ってしまう。したがって開瞼にてERPを測定する時には必ず（閉瞼でもできるだけ）EOGを測定しなければならない。両耳垂連結を基準電極とする場合には、垂直方向のEOGのみをモニターすればよいので、電極を左右どちらかの目の眼窩上縁と下縁において、双極導出するのが一般である。しかし、基準電極との間の導出でもかまわない。EOGが出現した除外基準は±80～100μVが一般的であるが、投稿論文には明記すべきである。いずれの方法を採用しても、ERPの総平均加算波形とともにEOGの総平均加算波形を並べて提示することを勧める。
<教示・予備訓練>
被験者の能動的課題遂行がERP測定に不可欠である。無視条件でも、読書などに集中してもらわ

図4

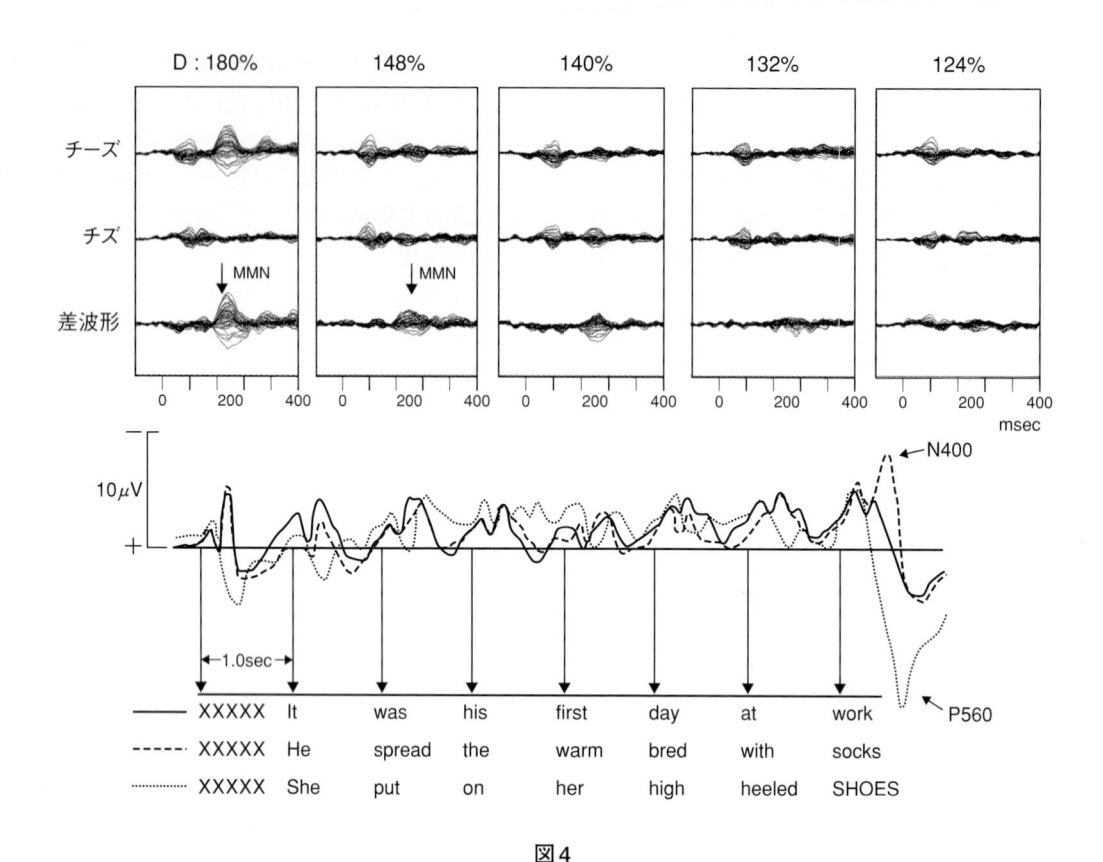

上：母音の長さの違いによるMMN（Inouchi, et al, 2004）[4]。脳磁図の左半球のセンサーのみ提示した。チーズ（Cheese）の母音の長さをチズ（地図）のそれより（124%, 132%, 140%, 148%, 180%）長くして提示すると、132%以下であるとMMNは出現しない。これは行動指標（長母音か短母音かで区別させる）と一致する。下：文提示によるN400（KutasとHillyard, 1980）[6]。先行する文脈から意味的に逸脱した単語に対して400 msec後に陰性成分（N400；破線）が出現している。意味的に逸脱しない大文字単語に対しては陽性成分（P560；点線）が出現している。

ねばならない。特に精神・神経疾患患者の場合は教示・予備訓練は重要である。課題遂行の教示のほかに、アーチファクトの混入を避けるために、体動、瞬目、嚥下をできるだけ少なくするように被験者に指示する。しかし、抑制／禁止を強く求めると、被験者は実験課題とこの抑制／禁止の2種類の課題を行うことになってしまう。30秒ぐらいの測定時間の後に15秒ぐらいの休憩時間をつくり、この間に瞬目や嚥下を行ってもらう方法もある。この方法の欠点は1.5倍の検査時間がかかることであるが、瞬目によるアーチファクトのreject数はかなり減少させ、かつ覚醒レベルを維持させることが可能である。

＜生波形の観察＞

測定中は平均加算された途中経過の波形よりも、生波形を観察すべきである。瞬目や体動によるアーチファクトがどれだけ入っており、rejectされる試行数を予測するぐらいの気持ちで観察を続けるべきである。眠気がでてくると開眼していてもα波の出現が増加してくるので、休憩時間に声かけして被験者覚醒レベルを上げなくてはいけない。

＜振幅の計測・基線＞

刺激提示前の一定期間（50～200msec）の平均振幅を0とした基線と成分の頂点との間で振幅を測定することが多い。二峰性などで頂点を決める

のに悩む波形が多い時には区間を決めて平均振幅を測定すべきである。

＜臨床応用＞

加齢、認知症、統合失調症[8]（図5）、うつ病などで各事象関連電位の振幅の低下、頂点潜時の延長が繰り返し報告されているが、臨床診断に有用な特異的変化はない。

4. P300

P300は1965年Suttonら[12]によって初めて報告された。被験者に対して容易に識別できる数種類の刺激を与え、そのなかから出現頻度の少ない特定の刺激（標的刺激）を識別させ、それに何らかの反応をさせるような課題を与えておくと、標的刺激提示300msec後に陽性電位が出現する。これをP300と呼ぶ。ある刺激だけにキー押しをさせる選択的反応時間課題と提示回数の少ない方の刺激の提示回数を数えさせる計数課題とがある。前者のほうが、反応時間という心理学的指標が得られること、個々の刺激について反応の正誤を知ることができること、また、被験者にとって計数課題よりやさしいことなど利点が多い。ただし、装置的に反応時間の測定など負担が増えるし、筋電図の混入の危険性も高まる。

＜刺激＞

最低2種類の刺激を設け、標的となる低頻度刺激は10～20％、高頻度刺激は80～90％とする。純音刺激では、2000Hzと1000Hzの組み合わせが最も多い。高低両頻度刺激の提示順序は無作為（ランダム）とする。提示間隔は、平均1.5secくらいがよいが、提示間隔を一定にしても大きな問題はない。

＜記録部位＞

最低でも、正中線上の3部位（Fz, Cz, Pz）が必要である。

＜加算回数＞

刺激提示前100msecから刺激提示後600～700msecまでの期間が加算平均処理には最低必要である。低頻度刺激と高頻度刺激に対する記録を別々に加算して、2組の加算波形を求める。低頻度刺激波形には、20～50回の加算が必要である。

＜P300の性質＞

- 非標的刺激より標的刺激のほうがP300振幅は大きい[2,16]（図1、図2）。
- 頻度が低いほどP300振幅は大きい[2]（図2）。
- 被験者の刺激への関与度が高いほどP300振幅は大きい。無視するとほとんど出現しない[2]（図2）。
- 期待に反した刺激のほうがP300振幅は大きい。

5. MMN

オドボール課題で出現するN200の下位成分にMMN（ミスマッチ陰性電位;mismatch negativity）がある。同じ刺激が繰り返された時に生じる記憶痕跡と一部異なる新奇な刺激が提示されるとその違いを自動的に検知する、聴覚野付近[4]に出現する活動である。MMNはその電位が小さいので、

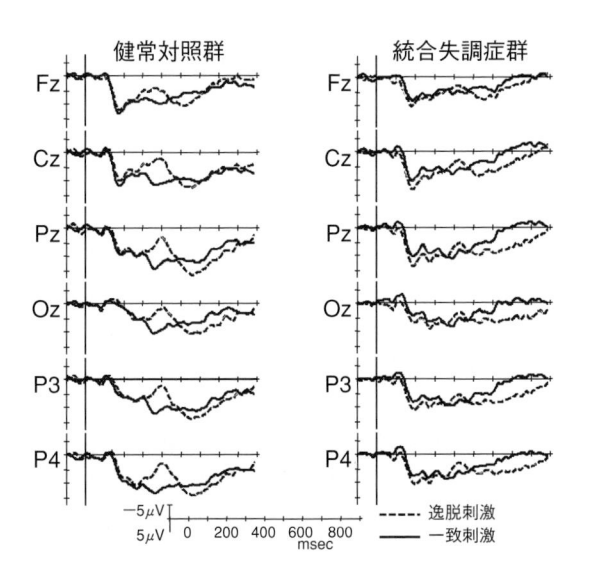

図5　意味的逸脱単語によって出現したN400

意味的に逸脱した条件（姉は3時に紅茶を建てます）では意味的に一致する条件（姉は3時に紅茶を飲みます）よりも波形が300msec付近より陰性に偏位し、400msec付近でその差は最大となる。統合失調症患者ではその差（N400効果）が少ない。(Ohta, et al, 1999)[8]

100回ぐらいは加算回数が必要である。また、低頻度刺激に対してMMNだけが出現してくる条件、いわゆるREAD条件（被験者に課題を行わせず、本や雑誌を読ませて音刺激を無視してもらう）が勧められている。加算回数を優先させるために、刺激の提示間隔を500msecくらいに短縮してもよい。

＜MMNの性質＞

MMNについてはすでに多くの研究があり、性質が明らかになっている[15]。

- 同じ刺激パラメーターで測定されたものであれば、オドボール課題のような弁別課題と無視（READ）条件とで潜時、振幅などに差がない。
- 動物や新生児にも出現する。
- 提示間隔が短いほど、出現頻度が低いほどMMN振幅が大きくなる。
- 高頻度刺激の後の最初の低頻度刺激には大きなMMNが出現するが、低頻度刺激の続く低頻度刺激では少ない。高頻度刺激であっても低頻度刺激の後に与えられたものには出現する。
- 刺激間に弁別閾値を越える差がないとMMNは出現しない[4]（図4）。

6. N400

N400は、1980年にKutasら[6]によって報告された。7単語からなる文を1語ずつ提示して被験者に黙読させ、先行する文脈から意味的に逸脱した文末に単語を提示したところ、400msec付近に陰性の成分が出現することを彼女らは報告した（図4）。モダリティとして視覚刺激で行われることが多いが、聴覚刺激でも出現する[14]。その後、N400は意味的に逸脱した単語のみならず、あらゆる単語刺激で出現するが、以下に述べる要因によってその振幅が異なることが明らかになってきた。

＜課題＞

単語刺激では一語ずつ文形式で提示される場合と、単語リスト、単語対、4字熟語などで提示される場合がある。N400は反復効果の影響が大きいので、刺激として出現する単語はすべて異なる方が望ましい。ただ読む（聴く）だけでもN400は出現する。しかし、臨床応用する際には、患者がしっかり意味的処理を行っているかどうか確認するために、課題を課さざるを得ない。課題には、提示された最後の（あるいは他の位置の）単語に対して行われる。一致課題（先行する文脈と文脈と意味的逸脱があるか）、関連課題（先行する単語と意味的な関連があるか）、語彙判断課題（その文字のつづりが単語として存在するか）、再認課題、再生課題などがある。

＜N400に影響を与える要因＞

N400は先行する文脈より意味的に逸脱した単語に対して出現するが、振幅に対してはさまざまな要因が影響を与える。

- 期待度

先行する文脈から予測される、その単語に対する期待度が低いとN400振幅は増大する[9]。「彼女は3時に紅茶を眺めた」という文は意味的逸脱がないものの期待度が低いので「・・・飲んだ」という文末刺激よりN400振幅が大きい[9]。

なお、意味的逸脱があっても、文脈にふさわしい単語と意味的関連がある場合にはN400振幅が低下する[7]。たとえば「The pizza was too hot to」と提示すると、「drink」は文脈に対して意味的に逸脱しているが、文末単語としてもっともふさわしい単語「eat」と意味的に関連するのでN400振幅は減少する。

- 単語の出現頻度

出現頻度の低い単語のほうがN400振幅は増大する。したがって、N400を複数の条件間で比較する場合、刺激として使用する単語の出現頻度をマッチさせなければならない。

- 反復効果

他のERP以上にN400は反復効果の影響を受けやすい。この反復効果は意味的逸脱のある単語、期待度が低い単語[9]、出現頻度が低い単語のほうが大きい。

- 文中位置

単語が文の初頭であるとN400振幅が最も大きく、後ろになるに従って低下していく[17]。この位置による影響は出現頻度の低い単語ほど大きい。

- 文法的逸脱

一致した結論は得られていない。統語的な誤りではN400以外の成分（LAN[3], P600[11, 13]）に変化があるようだ。

＜N400の発生源＞

脳磁図を用いた研究から下部前頭前野および上・中側頭回付近が候補に上がっている[10]。

参考文献

1) Coles MGH, Rugg MD : Event-related brain potentials : an introduction. In Electrophysiology of Mind, Event-related Potentials and Cognition (ed. Coles MGH, Rugg MD). Oxford University Press, Oxford, 1-23, 1995
2) Duncan-Johnson CC, Donchin E : On quantifying surprise : The variation of event-related potentials with subjective probability. Psychophysiology 14: 456-467, 1977
3) Friederici AD, Pfeifer E, Hahne A : Event-related brain potentials during natural speech processing; Effect of semantic morphological and syntactic violations. Cognitive Brain research 1: 183-192, 1993
4) Inouchi M, Kubota M, Ohta K, et al : Human auditory evoked mismatch field amplitudes vary as a function of vowel duration in healthy first-language speakers. Neuroscience Letters 366: 342-346, 2004
5) Klinke R, Fruhstorfer H, Finkenzeller P : Evoked responses as a function of external and stored information. Electroencephalogr Clin Neurophysiol 25: 119-122, 1968
6) Kutas M, Hillyard SA : Reading senseless sentences : Brain potentials reflect semantic incongruity. Science 207: 203, 1980
7) Kutas M, Hillyard SA : Brain potentials during reading reflect word expectancy and semantic association. Nature 307: 161-163, 1984
8) Ohta K, Uchiyama M, Matsushima E, et al : An event-related potential study in schizophrenia using Japanese sentencesSchizophrenia Research 40: 59-170, 1999
9) 太田克也：視覚N400. Clinical Neuroscience 18 (2)：41-43, 2000
10) Ohta K, Takashima A, Shirahama Y, et al : N400m response elicited by incongruous and congruous with low expectancy completion of sentences. In Recent Advances in Human Brain Mapping (ed. Hirata K, Koga Y, Nagata K, et al). Elsevier Science, Amsterdam, 153-157, 2002
11) Osterhout L, McLaughlin J, Bersick M : Event-related brain potentials and human language. Trends in Cognitive Sciences 1 : 203-209, 1997
12) Sutton S, Braren M, Zubin J, et al : Evoked-potential correlates of stimulus uncertainty. Science 150 (700)：1187-1188, 1965
13) 高沢　悟, 伊藤憲治, 中込和幸, 他：意味的逸脱、統語的逸脱に関連する事象関連電位. 臨床脳波 42 (12)：763-771, 2000
14) 立花久大：聴覚N400. Clinical Neuroscience 18 (2)：38-40, 2000
15) 投石保広：N2－MMN, N2b, NA－. 事象関連電位 (ERP) マニュアル－P300を中心に－ (加我君孝, 古賀良彦, 大澤美喜雄, 他編). 篠原出版, 東京, 287-297, 1995
16) 投石保広, 下河内稔：誘発電位測定指針案 (4). 事象関連電位. 脳波と筋電図 25 (3)：11-16, 1997 (http://jscn.umin.ac.jp/guideline/file/EPrecording1997_draft.pdf)
17) Van Petten C, Kutas M, Kluender T, et al : Interactions between sentences context and word frequency in event-related potentials. Memory & Cognition 18: 380-393, 1990

（太田克也）

N. 随伴陰性電位（Contingent Negative Variation : CNV）

1. はじめに

随伴陰性電位（CNV）は、事象関連電位の一つで、予告刺激（S1）と命令刺激（S2）の間に記録される緩徐な陰性電位であり、1964年にWalterによって報告された[14]。CNVは予告刺激と命令刺激を一定の刺激間間隔（Inter-stimulus Interval: ISI）で呈示し、S2刺激後にボタン押しなどの運動を行う課題で前頭中心部優位に出現する。予告、命令という一対の刺激によってのみ出現するこの電位は、認知、注意、期待、準備といった高次脳機能を反映すると考えられている。

2. CNVの発生源について

サルを用いた発生源推定で、前期CNVとそれに続く緩電位は両側前頭前野、運動前野、補足運動野を起源とし、後期CNVの電位は一次運動感覚野から記録された[3]。ヒトでのCNVの硬膜下記録では、前期CNVは補足運動野から、後期CNVは補足運動野に加えて前頭葉底部、一次運動野、内側および外側前頭前野からも記録された[2,5]。これらの報告より、CNVは前頭葉機能を反映していることが示唆される。さらに、視床、脳幹、視床下部といった大脳皮質の皮質下構造からも広範にCNVは記録され、CNV発生への関与が報告されている[8]。

3. 測定方法

測定方法は誘発電位の正常値に関する小委員会：誘発電位測定指針案（1997年改訂）に準拠する[13]。

①電極の装着

国際10-20法による正中線上のFz、Cz、Pzの3点を導出電極（−）とし、基準電極（+）には両耳朶連結を用いる。また眼球運動によるアーチファクトの監視を目的としたEOGの同時記録を行う。電極は銀—塩化銀電極をエイジング処理して用い、電極装着時には、皮膚との接触抵抗を十分に落とし、電極間インピーダンスを5KΩ以下にする。

②記録条件

<増幅器>

感度	$30 \sim 50 \mu V/DIV$
高域フィルタ	$30 \sim 100 Hz$
低域フィルタ	$0.01 \sim 0.05 Hz$
分析時間	5sec
加算回数	$20 \sim 30$回
Sampling rate	200 Hz以上

<刺激装置>
- 予告刺激（S1）
  刺激頻度 $0.1 \sim 0.2$ Hz
  刺激種類（音刺激の場合）
    音圧80 dBHL 純音（$10 \sim 100$ msec）
    あるいはクリック
    幅（duration）0.1 msec
- 命令刺激（S2）
  刺激種類（光刺激の場合）
    LEDゴーグルによるフラッシュ
    またはパターン刺激
    応答用のボタンを押すことでS2刺激が終結する。
  S1-S2間隔　$2 \sim 3$ sec

刺激の方法は検査目的によってさまざまだが、一般的にはS1に聴覚刺激、S2にはS1とは異なるモダリティである視覚刺激が用いられている。

③課題と教示方法

<課題：予期的反応時間課題>

予告刺激（S1）と命令刺激（S2）を一定間隔で呈示し、命令刺激（S2）に対してなるべく早く反応するように被検者に指示する。反応はボタン押し等が用いられ、ボタンを押すことで刺激が終了するように設定する。ボタン押しは被検者の利き手で行わせる。

<教示方法>
　CNVは被験者の心理的要因による影響が強いため、課題遂行のための説明を十分に行い、理解と協力を得ることが肝心である。そのためにはわかりやすい説明で、被検者自身がリラックスした状態で課題を遂行できるような工夫が必要である。
（説明の例）
　「光が見えたらボタンを押してください。ただし、光が出る前にヘッドホンからピーという音が聞こえます。この音は光が見える前の予告の音です。音が聞こえたら出来るだけ集中して光が出るのを待ってください。光が出てからボタンを押すまでの早さも調べていますので、出来るだけ早くボタンを押してください。」
　被検者には開眼で一点を注視するように指示する。

4. CNV波形成分

　図1に典型的な波形を提示する。CNVは複合波であり、単一な現象を捉えた波ではない[12]。したがって前期成分と後期成分では頭皮上の分布も異なっており、それぞれの成分について評価する必要がある。
　初期CNVはS1刺激後約400〜800msecにFz優位に出現し、後期CNVはS2刺激前1000msecからCz優位に緩徐な陰性電位が認められる。
　後期CNVはボタン押しによる準備電位（bereitschafts potential：BP）が一部関与しているが、CNVが外的刺激によって促される随意運動の準備状態を反映するのに対し、BPは自己のペースによる自発的随意運動の準備状態を反映するもので、両者は対照的であり、同一ではない[1]。初期CNVがS1刺激に対する定位反応を反映し、後期CNVはS2刺激に対する注意、期待、反応課題に対する準備を反映している[16]。
　図2に実際の検査波形を提示した。

5. 計測方法

基線：S1前500msec〜1000msecの脳波平均振幅を用いる。
頂点振幅：CNVの最大振幅
　　　　　　正常値15〜20μV
平均振幅：S2前150 msec間の平均振幅

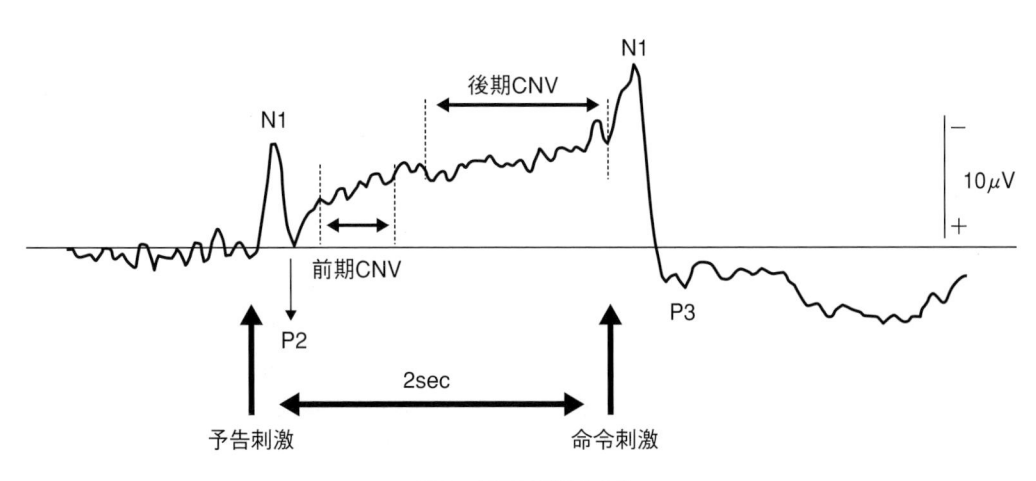

図1　CNVの波形成分

前期CNVは予告刺激後400〜800msec、後期CNVは命令刺激前1000msecに出現する緩徐な陰性電位である。予告刺激、命令刺激後にそれぞれ出現しているN1、P2、P3は予告刺激、命令刺激のそれぞれに対して出現するN1とP300である。

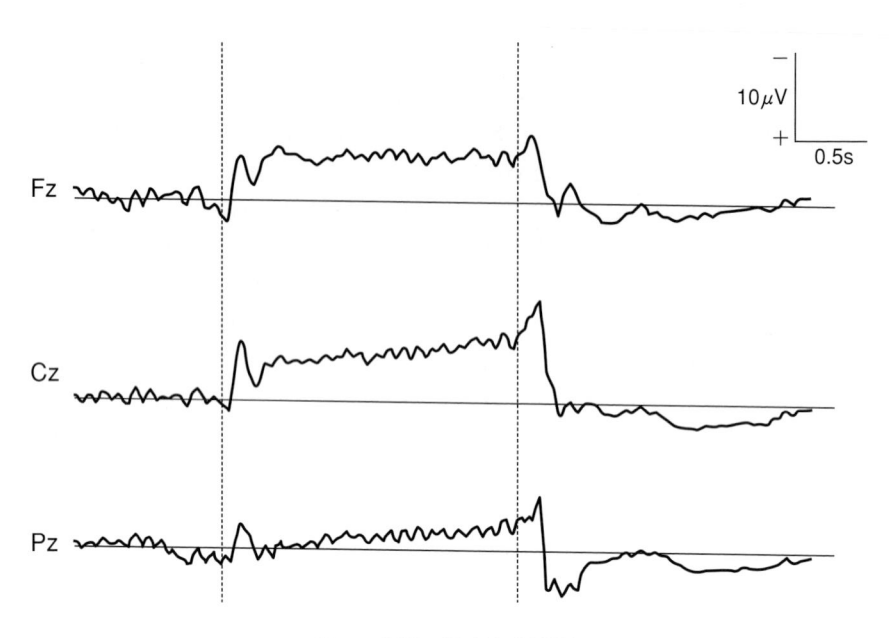

図2　実際に記録した波形

35歳、男性。予告刺激（S1）は80dBクリック音の聴覚刺激、命令刺激（S2）はLEDゴーグルによるフラッシュ刺激、Lo-cut　0.05Hz、Hi-cut　30Hz、ISI 2sec、加算回数は30回で施行した。前期CNVはFz優位で振幅が増大し、後期CNVはCz優位に振幅の増大を認める。
最大振幅：8.2μV　　面積計測法：8693μV・msec

面積計測法：S1後400〜450 msecからS2までの面積
　　　　　正常値3000〜12000μV・msec

正常値は課題の設定や測定条件により異なるため、検査を行う際は必ず施設内で正常コントロールによる施設正常値を設定する必要がある。

6. CNV記録時の心理的要因

①注意散乱

検査中の環境は重要であり、課題に集中するとCNV振幅は増大するが、何らかの注意散乱をきたす要因が加わることで、CNV振幅は減少する。たとえば、検査中に話しかける、音楽を聞かせる、単純な図形等を提示するといった行為により、CNV振幅は減少する[7]。

②不安、ストレスの影響

特に後期CNVは情動に強く影響されており、不安また過度のストレスによってCNV振幅は減少する。これは検査時の被験者の心理状態によって左右される大きな要因であり、注意が必要である。

③課題に対する慣れ

課題を繰り返すと慣れ現象が起こり、そのために徐々に振幅が低下する。

④覚醒度

覚醒レベルの低下はCNVを低下させる要因である。覚醒度が保たれているかどうかを常に監視しながら、課題を遂行させる。

以上の心理的要因は検査をする上で常に念頭に置く必要がある。検査室の環境、検査説明、検査時間、課題の種類など、十分考慮し、測定波形を判読する際も、これらの要因による振幅の低下が起こる可能性について熟知した上で進めなければいけない。

7. 年齢および性差の影響

CNVは注意を要する課題であり、小児に応用する場合、大人と同様の課題ではやや困難を伴う。しかし年齢に合う興味深い課題を呈示することで、3歳前後から記録が可能である[11]。小児期は加齢とともに振幅が増大しながら12歳ごろに成人のCNVへと変化する。一方、老齢期には早期CNVが消失し、徐々にCNV振幅が低下する[6]。また、性別では女性のほうが、わずかにCNV振幅が増大する[4]。

8. CNVの臨床応用

CNVは精神神経疾患を中心に、応用範囲が広く、多くの興味深い報告がなされている。ここでは代表的な疾患におけるCNVの特徴について簡単に触れる。
① 感情障害：軽躁状態でCNV振幅は増加するが、抑うつ状態、躁状態では減少する[9]。
② 不安障害：不安神経症ではCNVの発現が遅く不安定で、平均振幅は減少する[15]。一方、強迫神経症ではCNVは増大した。
③ ヒステリー：CNVの欠如あるいは減少する[10]。
④ 器質性疾患：痴呆、脳血管障害、パーキンソン症候群でCNVは減少する[10]。

参考文献

1) Ikeda A, Shibasaki H : Invasive recording of movement-related cortical potentials in humans. J Clin Neurophysiol 9 (4) : 509-520, 1992
2) 池田昭夫, 柴崎 浩：ヒトの随伴陰性変動（CNV）の硬膜化記録. 臨床脳波 37 (8) : 505-511, 1995
3) Gemba H, Sasaki K, Tsujimoto T : Cortical field potentials associated with hand movements triggered by warning and imperative stimuli in the monkey. Neurosci Lett 113 (3) : 275-280, 1990
4) Knott JR, Peters JF : Changes in CNV amplitude with progressive induction of stress as a function of sex : Electroencephalog. Clin Neurophysiol 36 (1) : 47-51, 1974
5) Lim SH, Dinner DS, Pillay PK : Functional anatomy of the human supplementary sensorimotor area: results of extraoperative electrical stimulation. Electroencephalogr Clin Neurophysio 191 (3) : 179-193, 1994
6) Loveless NE, Sanfort AJ : Effects of age on the contingent negative variation and preparatory set in a reaction-time task. J Gerontol 29 (1) : 52-63, 1974
7) McCallum WC, Walter WG : The effects of attention and distraction on the contingent negative variation in normal and neurotic subjects. Electroenceph Clin Neurophysiol 25 (4) : 319-329, 1968
8) McCallum WC, Papakostopoulos D, Gombi R, et al : Event related slow potential changes in human brain stem. Nature 242 : 465-467, 1973
9) Nakamura M, Iida H, Fukui Y, et al : Melancholia and excessive CNV recovery after nonresponse condition. Folia Psychiatr Neurol Jp 36 (1) : 81-88, 1982
10) 中村道彦, 安田 究：CNV：事象関連電位, 事象関連電位と神経情報科学の発展（丹羽真一, 鶴 紀子, 編）. 新興医学出版社, 東京, 96-112, 1997
11) Prevec TS, Ribaric K, Butinar D : Contingent negative variation Audiometry in children. Audiology 23 (1) : 114-126, 1984
12) Rohrbaugh JW, Syndulko K, Lindsley DB : Brain wave components of the contingent negative variation in human. Scienc 191 : 1055-1057, 1976
13) 誘発電位の正常値に関する小委員会：誘発電位測定指針案（1997年改訂）. 脳波と筋電図 26 : 185-200, 1998
14) Walter WG, Cooper R, Aldridge VJ, et al: Contingent negative variation : An electrical sign of sensotimotor association and expectancy in the human. Nature 203 : 380-384, 1964
15) Walter WG : Electrophysiologic contributions to psychiatric therapy. Curr Psychiatr Ther 25 : 6-13, 1966
16) Weerts TC, Long PJ : The effects of eye fixation and stimulus and response location on the contingent negative variation (CNV). Biol Psychol 1 (1) : 1-19, 1973

（長田美智子）

O. 終夜睡眠ポリグラフ検査

1. はじめに

睡眠ポリグラフ（polysomnograph：PSG）とは、睡眠構築や睡眠に伴う生体現象を客観的に評価するため記録されるものである。PSGの基本は1968年に発表されたRechtschaffen & Kalesの方法[1]が国際的基準として用いられており、各種のパラメータが追加されているが、最小限必要とされる生体現象の導出は、脳波、眼球運動、頤筋筋電図である。この3つのパラメータで睡眠段階の判定が行われる。

閉塞型睡眠時無呼吸症候群（obstructive sleep apnea syndrome：OSAS）に代表される睡眠呼吸障害が、近年PSG適応疾患例として圧倒的な割合を占めている。その他過眠症としては、ナルコレプシー、特発性過眠症など、睡眠随伴症として代表的なのがREM睡眠行動障害や夜尿症、睡眠運動障害として周期性四肢運動障害、むずむず脚症候群などが分類されている。また睡眠関連てんかんなども適応疾患である。これら疾患の病態にあわせて、心電図、呼吸曲線、呼吸運動、いびき、体動、体位、直腸温、血圧、酸素飽和度などの導出項目が追加される。

2. 記録装置

最近ではPSGに従来のアナログ脳波計を使用している施設は少なくなっているが、高価なPSG専用機器がなくとも8素子以上の多用途脳波計と同等の感度や諸性能を備えた多素子記録計があれば、PSG記録は可能である。インク書きの紙記録による波形判定は、後述する睡眠ポリグラフ専用機器のような画面で判定するより、はるかに理解しやすい。初心者はまず3cm/1秒で記録される臨床脳波から入って、覚醒と睡眠脳波の違いに習熟することが大切である。そのうえで1cm/1秒の紙記録によるPSGのスコアリングを習得することをお勧めする。

近年急速に普及しているのが睡眠ポリグラフ専用機器であるが、多くはコンピュータ処理（デジタル信号処理）によるPSG記録と自動解析機能が装備されている。紙記録が不要なのでデータが扱いやすいため、一般病棟において専門技師の終夜監視なしに記録している施設もある。吉野ら[2]は、脳波計とPSG専用機器の比較をしているが、データ保管のスペースは紙記録の2300分の1（1.5GB 5インチ光磁気ディスク）、検査要員は3分の1、解析時間は5分の1と報告している。現在は安価な大容量のハードディスクが普及しているので、保管スペースは30万分の1と計算できるであろう。リモンタージュ、リフィルタリング等の機能を利用すれば、アーチファクトに対して解析時でも対処が可能である[3]。睡眠変数（PSGを解析することにより算出される各種パラメータ）の計算やヒプノグラム（睡眠経過図）の出力などはコンピュータのもっとも得意とするところであり、簡単で便利な機能である。

PSGのスコアリングにかかる労力や時間を短縮するために開発されたのが自動解析の機能である。呼吸関係はかなりの信頼性があるものの、脳波の解析結果は信頼できるものとはいえず、マニュアルでのオーバーリードが必ず必要である。

3. 検査の前に

被験者ができるだけ通常の睡眠をとれるよう環境を整えることが必要である。特に不眠の症例や睡眠随伴症などは、環境が変わっただけで入眠困難になることが多い。第一夜効果（first night effect）といわれるように、被験者が環境に慣れないため、総睡眠時間の減少、入眠潜時の延長、頻回の中途覚醒、REM潜時の延長、REM出現率の低下などが見られることも報告されている[4]。そのためPSGは連続2夜以上の検査が必要であり、さらに検査前日被験者が慣れるために、脳波電極や必要な装置の1部を病室で装着させて眠ら

せる方法をとる場合もある。しかし、近年急増している閉塞型睡眠時無呼吸低呼吸症候群の場合は過度の眠気が病態であり、環境の変化が睡眠に影響を与えることは少なく、第1夜効果を考慮する必要はほとんどないといえる。

被験者には検査前1～2週間、睡眠日誌[5]を記録してもらい、それを参考にPSGの開始、終了時刻を決定するとよい。常用薬、アルコールに関しては、それらの睡眠構築に対する影響を除外した記録をとる必要がある場合には、中止後のリバウンドを考慮して2週間の休止期間を設けることが望ましい[6]。ただ睡眠時無呼吸症のような疾患では、アルコールに依存して重症度も変化するため、日常的に飲酒習慣のある被験者については、適度な飲酒は認めて検査を行う施設もある。薬物についても評価目的が睡眠呼吸障害等であるなら常用薬の使用は認め、また過度の緊張で検査時入眠できない被験者には、睡眠導入剤（4％抱水クロラール）を使用する場合もある。

4. PSGの記録

a. 睡眠段階の記録

Rechtschaffen & KalesのPSG記録方法を図1に示す。この図の場合脳波は中心部からのみ導出しているが、できれば左右の中心部と後頭部の4チャネル記録が望ましい。中心部の記録では頭頂部鋭波や睡眠紡錘波が、後頭部の記録ではアルファー波が記録されやすいので、入眠覚醒の判定に有用である。またRechtschaffen & Kalesの方法では、脳波は反対側の耳を基準としているが、高齢者ではカッパー波の混入で入眠の判定が困難になることがあり、同側の耳を基準としたほうがわかりやすい場合もある[7]。眼球運動と頤筋筋電図はREM睡眠を判定するために重要である。REM睡眠は骨格筋が脱力するため、上気道の支持筋や呼吸筋である肋間筋も脱力し無呼吸が重症化しやすい。

b. 呼吸関係の記録

呼吸関係のセンサ類として、呼気による温度変化を鼻や口からの気流として検出するエアーフローセンサ（サーミスタ・サーモカップル）や鼻カニューラで呼気吸気による圧変化を測定するプレッシャーセンサ、胸や腹の呼吸運動を記録するストレンゲージセンサやピエゾクリスタルセンサ（圧電素子）、インダクティブセンサなどがある。

従来もっとも一般的に用いられていたサーミスタ・サーモカップルなどの温度センサは、低呼吸

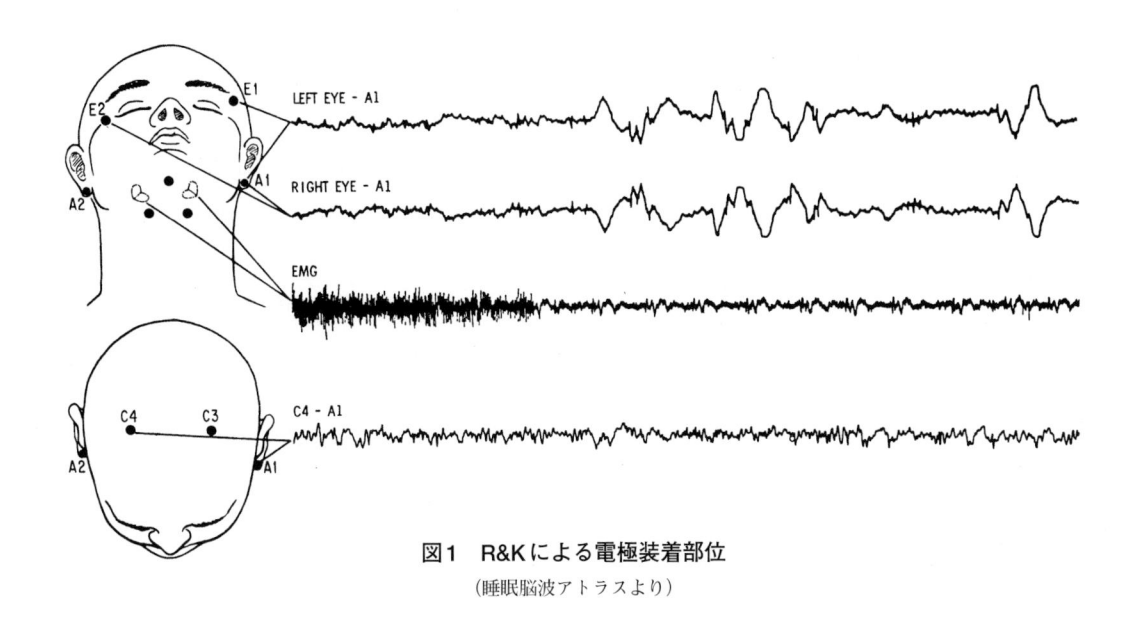

図1　R&Kによる電極装着部位
(睡眠脳波アトラスより)

の診断には適さないといわれる。換気量測定のゴールドスタンダードであるニューモタコに対して、温度センサは低呼吸時の直線性がまったくなく、その信頼性をDランク（使用に適さない）としたのは、1999年のAASM（American association of sleep medicine）の勧告である[8]。確かに、サーミスタとプレッシャーセンサを同時記録すると、その差は歴然とする。しかし一方でプレッシャーセンサは口呼吸を検出できないため、サーミスタとプレッシャーの同時記録による評価が望ましい。

パルスオキシメータによる動脈血酸素飽和度（SpO_2）も無呼吸評価の重要なパラメータであり、無呼吸スクリーニングとして簡易モニタでは必要不可欠なセンサである。装着の仕方によって値が低く出たり体動に弱いなどの問題点があるので、できるだけ動きの少ない薬指に装着する。発光部と受光部がずれないよう、また締め付けすぎると血液循環が悪くなり、値が低く出る。またパルスオキシメータはもともと、周期的に酸素飽和度が変化する睡眠時無呼吸の診断用には作られておらず、酸素飽和度を算出する際の移動平均や体動ノイズ除去機能が正しい値を表出していない可能性を示唆する報告もある[9]。

鼾のセンサはマイクロフォンを首に装着して気管音を記録したり、振動センサで鼾の振動を記録する他、枕の下に圧電素子のセンサを入れて、鼾による振動を記録することもある[10]。ただ首にセンサを装着する場合、装着が不完全だと脈波の混入がみられたり、テープ固定により首周りがかぶれ易いなどの問題がある。寝返りなどの体動によるノイズの混入が鼾と鑑別できないこともある。簡単なのはプレッシャーセンサで、フィルタ設定を高域に合わせるだけで同時に鼾を記録することができるが、口呼吸の場合は検出不能である。鼾を主訴として受診する患者が多いので、治療により鼾がどれだけ改善されたかは重要な情報である。できるだけ定量的に記録することが望まれる。

c. 心電図

無呼吸症の場合は不整脈の合併も多く、心電図はその評価として重要である。近年循環器疾患合併の無呼吸症例がクローズアップされ、心房細動や心室頻脈などの症例に遭遇することも多い。不整脈監視は睡眠検査技師のもっとも重要な役割といえる。また無呼吸からの呼吸再開時、覚醒反応に伴う心拍の激しい変動が夜間の交感神経活性を起こし、それが早朝高血圧の原因となることも示唆されており、この心拍変動も重要なパラメータである。

d. 四肢筋電図

前脛骨筋筋電図は周期性四肢運動障害（PLMD : Periodic limb movement disorder）の診断に重要で、これは睡眠中周期的に足関節が屈曲けいれんし、そのために睡眠障害になっている病態である。無呼吸症で特に60歳以上の高齢者に合併することが多い[11]。われわれの施設では、無呼吸の治療器であるCPAP（後述）を装着すると、かえってPLMが増加することも経験しているが、これは無呼吸によりマスキングされていたPLMが表出するためと考えられる[12]。

またなかには上肢の不随運動を伴った症例もあり、前腕や上腕に筋電図電極を装着することもある。

e. 体位

無呼吸や鼾は体位に依存することが多い。通常仰臥位では無呼吸や鼾はより重症化するので、体位も重要な情報である。体位センサには交流型と直流型がある。交流型は耐用年数が長い反面、発信器が他チャネルに干渉しやすい。直流型のロータリーセンサは発信器が不要なので干渉はしないが寿命が短く、誤動作も多いという欠点がある。

5. 記録感度の調整と機器校正

表1に生体現象の標準的な記録条件を示す。波形をもっとも歪みの少ない状態で記録することが大切で、記録する波形の周波数範囲、振幅範囲を知っておく必要がある。外部入力により取り込むSpO_2やCPAP圧などは、校正を行って正しい値が表示されているか確認する。

呼吸モニタに関しては、被験者に指示に従って

表1 生体現象の記録条件（睡眠ポリグラフチャネル構成）

CH	信号	誘導	時定数	感度(50μV)	備考
1	左眼球運動	Fp1-A1	1.5	3.5mm	感度を1/2に
2	右眼球運動	Fp2-A1	1.5	3.5mm	感度を1/2に
3	鼾	F3-F4	0.03		センサにより感度は適宜
4	頤筋電図	P3-P4	0.03	21.0mm	坑重力筋は高感度（3倍以上）
5	脳波	C3-A2	0.3	7.0mm	ドリフト混入時は時定数0.1秒
6	脳波	C4-A1	0.3	7.0mm	
7	脳波	O1-A2	0.3	7.0mm	
8	脳波	O2-A1	0.3	7.0mm	
9	鼻口呼吸		2.0-3.0		ペンが振り切れないよう感度調整
10	胸呼吸		2.0-3.0		
11	腹呼吸		2.0-3.0		
12	心電図	A2-Pz	1.0		右耳垂-左鎖骨で導出
13	左前脛骨筋電図	F7-T3	0.03	7.0mm	
14	右前脛骨筋電図	F8-T4	0.03	7.0mm	
15	酸素飽和度	EXT-1			(gain 1=50μV/7mm)
16	CPAP圧	EXT-2			(paper speed 1.0cmm/sec)

誘導は脳波計を用いたときのモンタージュ例である。各生体現象の周波数範囲や感度を理解したうえで設定することが大切である。ノイズ除去の目的で極端なフィルタをかけると、本来の生体信号を歪めることもある。

呼吸してもらい、吸気と呼気の位相が合っているか、感度は適当か調べる。仰臥位だけでなく、側臥位でも感度が変わらないか見ておく。表2には電極やセンサ類装着手順のフローチャートを示す。

記録開始したら、まず患者校正を行う。眼球運動のチェックとして左右視、上下視、瞬目、脳波に混入するアーチファクトの鑑別として安静開眼、噛む、嚥下など、呼吸関係では息止め、鼻呼吸、口呼吸、前脛骨筋筋電図の振幅確認として足関節屈曲などを行う。また体位センサのチェックのため側臥位での記録も確認する。

6. 診断と治療効果判定

a. 睡眠構築の評価

睡眠段階の判定はRechtschaffen&Kalesの方法[1]が用いられる。判定は1エポック（30秒または20秒）ごとに行う。各睡眠段階の特徴を脳波、眼球運動、頤筋筋電図のパラメータごとに比較したものを表3に示す。

表2 PSG装着手順のフローチャート

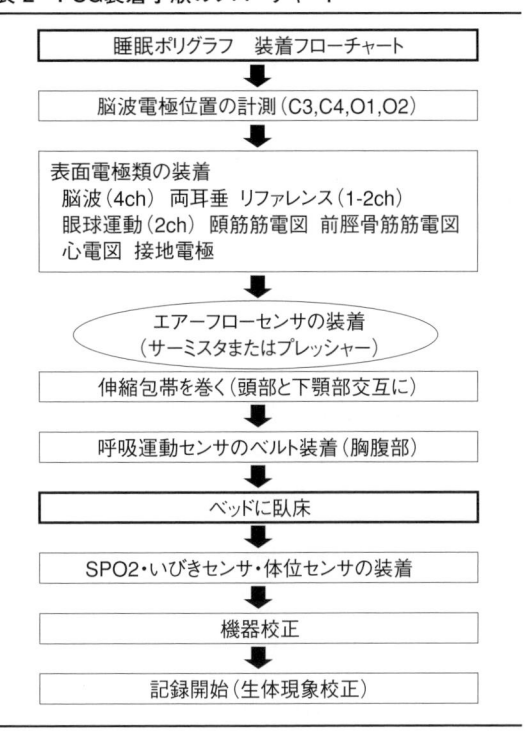

睡眠ポリグラフ　装着フローチャート
↓
脳波電極位置の計測(C3,C4,O1,O2)
↓
表面電極類の装着
　脳波(4ch)　両耳垂 リファレンス(1-2ch)
　眼球運動(2ch)　頤筋筋電図　前脛骨筋筋電図
　心電図　接地電極
↓
エアーフローセンサの装着
（サーミスタまたはプレッシャー）
↓
伸縮包帯を巻く（頭部と下顎部交互に）
↓
呼吸運動センサのベルト装着（胸腹部）
↓
ベッドに臥床
↓
SPO2・いびきセンサ・体位センサの装着
↓
機器校正
↓
記録開始（生体現象校正）

表3 睡眠段階判定表

	AWAKE	stage1	stage2	stage3	stage4	REM
EEG	アルファー波 （8〜13Hz） 50％以上 後頭優位 開眼時消失	アルファー波 50％未満 vertex sharp wave *LVMF 体動後	K-COMPLEX Spindle *LVMF（背景波） デルタ波 （0.5〜2Hz, 75μV） 20％未満	デルタ波 20〜50％ Spindle（＋or－）	デルタ波 50％以上	Saw tooth wave 鋸歯状波 stage1に近い *LVMF
EOG	閉眼時SEMs 開眼時REMs 瞬目	SEMs（＋）	SEMs（－） 安定	デルタ波（＋）	デルタ波（＋＋）	REMs
EMG	高レベル	高レベル	中レベル	低レベル	低レベル	最低レベル twich

各睡眠段階の特徴を一覧表にまとめた。このように対比させてみると覚えやすいものである。　　　　*LVMF：Low Voltage Mix Frequency

判定した睡眠段階を時間経過で図示したものを睡眠経過図（hypnogram）という（図2）。入眠から浅睡眠－深睡眠－浅睡眠－REMを1周期として、通常1晩に3〜5回の睡眠周期が出現する。前半の周期は深睡眠が多く、明け方になると深睡眠はなくなり睡眠段階2とREM睡眠の比率が高くなる。REM睡眠はいわば体の眠りといわれるように骨格筋は弛緩し、脳波は覚醒に近いパタンを示す。したがって明け方にREM睡眠が増えるのは、それだけ覚醒しやすい状態を作っているわけである。最初のREM睡眠は約90分で出現するとされているが、ナルコレプシーでは入眠後15分以内にREM睡眠が出現することがあり入眠時REM期（sleep onset REM period：SOREMP）という。

睡眠構築を量的に表すため睡眠変数（sleep variable）を計算する。覚醒回数や無呼吸数を1時間当りの指数（Index）として計算するときは、この睡眠変数の計算が非常に重要となる。代表的な睡眠変数の定義を表4に示す。

b. 無呼吸の診断

前述のように、通常呼吸モニタとして記録されるのは口および鼻孔の気流、胸と腹の運動であるが、そのパタンにより閉塞型、中枢型、混合型に分けられる（図3）。上気道閉塞に対して無呼吸の最初に呼吸努力を伴わず、次第に呼吸努力が増加する混合型は、病態学的に閉塞型に含まれる[7]。閉塞型無呼吸は上気道の構造と機能の異常、中枢型無呼吸は呼吸調節系の異常とされてきたが、閉塞型無呼吸と中枢型無呼吸の1部の発生起序は類似していることが報告されている[13]。近年注目されてきた循環器の心不全患者に見られるチェーンストークス呼吸もベースに閉塞型無呼吸の病態があって、無呼吸と過呼吸を繰り返すうちにCO_2の換気応答が変化して中枢型無呼吸を惹起している可能性が示唆されている[14]。

診断基準については1999年AASM（American Academy of Sleep Medicine）から発表されたタスクホース[8]を示す。睡眠時無呼吸症は4つの病態に分類され、それらは閉塞型睡眠時無呼吸低呼吸症候群（Obstructive sleep apnea-hypopnea syndrome: OSAHS）中枢型睡眠時無呼吸低呼吸症候群（Central sleep apnea-hypopnea syndrome: CSAHS）チェーンストークス呼吸症候群（Cheine-Stokes Breathing Syndrome: CSBS）睡眠時低換気症候群（Sleep hypoventilation syndrome: SHVS）である。これらの徴候、診断基準、重症度、PSGの特徴を表5にまとめた。

無呼吸や低呼吸のイベントの基準が確立されておらず、施設によってばらつきがあるのは否めない。一般的には先のAASMタスクホース[8]が用いられている。これでは無呼吸と低呼吸は区別せず、呼吸の基準振幅から50％以上の低下、または低

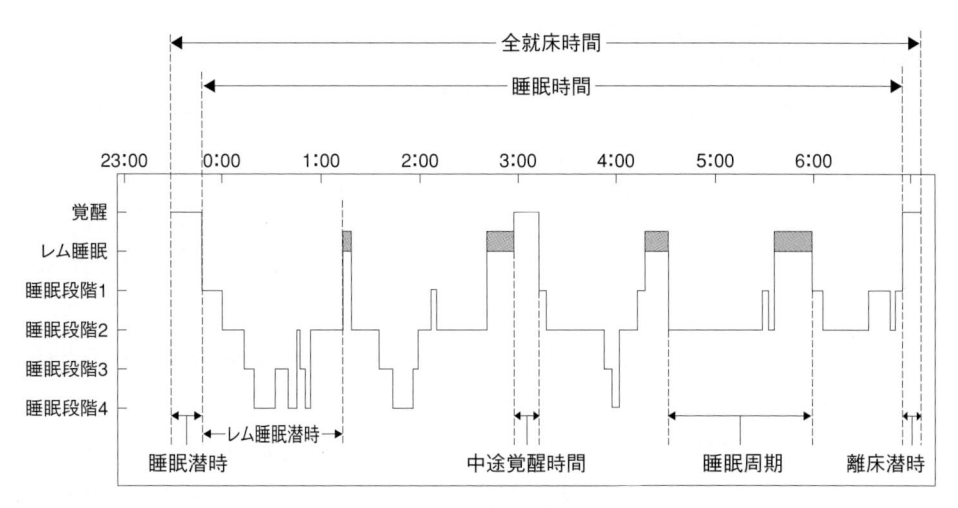

図2 睡眠経過図

この図に示された睡眠変数の定義は、表4を参照して是非理解する必要がある。

表4 睡眠変数の定義

略語		
TIB	time in bed	消灯から点灯までの時間
SPT	sleep period time	入眠からの最後の覚醒までの時間
TST	total sleep time	全睡眠時間（TIB-WASO）
SE	sleep efficiency	睡眠効率（TST/TIB）
WASO	wake time after sleep onset	中途覚醒時間
SL	sleep latency	入眠潜時
RL	REM sleep latency	入眠から最初のREMが出現するまでの時間
	REM density	レム密度：1分あたりのREM出現数
	sleep cycle	睡眠周期（REM終了から次のREM終了まで）
BOL	bed out latency	離床潜時

下が50％未満でも3％以上の酸素飽和度低下またはarousalを伴うものを、無呼吸低呼吸イベントと定義している。10秒以上の持続を必要とするのは従来と同じである。基準振幅の解釈があいまいで、睡眠中安定した呼吸があればイベントの前2分間の平均振幅を基準とするが、ない場合は前2分間における3つの最大呼吸の平均振幅を基準とする。

c. 治療効果判定

閉塞型睡眠時無呼吸症治療の第1選択はCPAP（Contineous Positive Airway Pressure：持続陽圧呼吸）療法である。CPAPは1種のコンプレッサーで部屋の空気を取り込み、加圧した空気を鼻マスクで気道に送り、閉塞した気道を開かせる装置である。

図4に診断時とCPAP治療時のヒプノグラムを示す。診断時と治療時を比較すると、無呼吸低呼

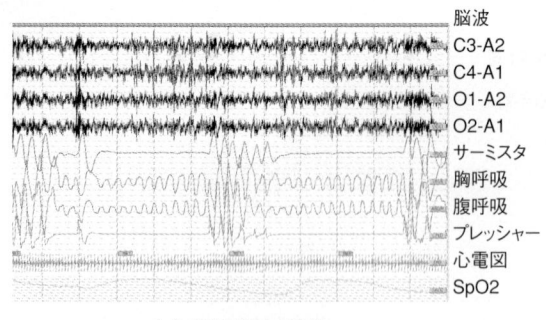

(a) 閉塞型無呼吸

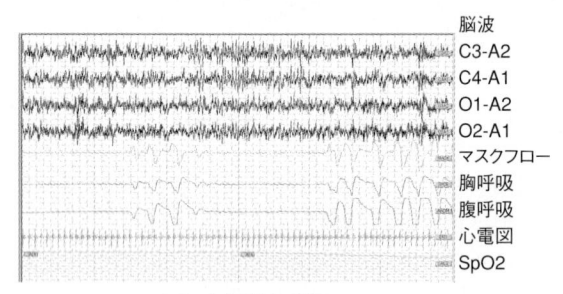

(b) 中枢型無呼吸

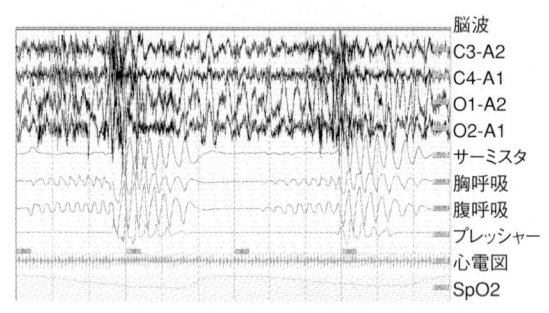

(c) 混合型無呼吸

図3 無呼吸のパタン

(a)は胸と腹の呼吸運動が逆位相になっているので、閉塞型の無呼吸である。(b)は胸と腹の呼吸運動がエアフロー（マスクフロー）と同期して平坦になっているので中枢型 (c)は前半が中枢型で後半が閉塞型になっており混合型である。

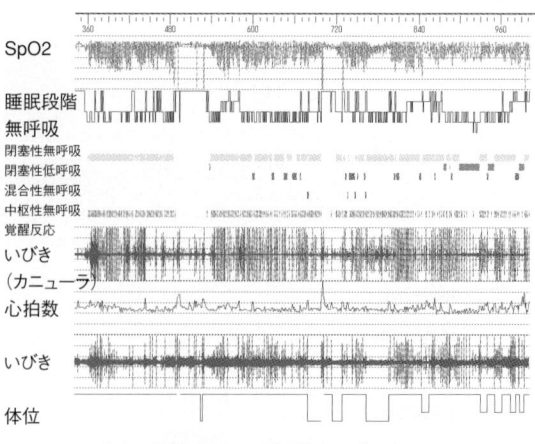

(a) 重症SASの診断時ヒプノグラム

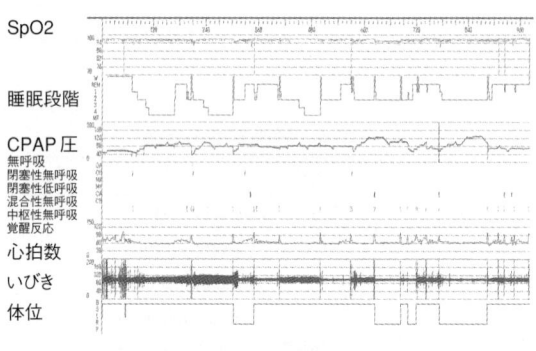

(b) 重症SASの治療時ヒプノグラム

図4 診断時と治療時のヒプノグラム（33歳、男性）

(a)は診断時（AHI 63.3 arousal index 57.0）(b)は治療時（AHI 1.6 arousal index 3.6）である。AHIは無呼吸と低呼吸の総睡眠時間1時間当りの回数、arousal indexは覚醒反応の1時間当りの回数を表す。診断時は動脈血酸素飽和度の低下が著しく、閉塞型無呼吸（OA）や覚醒反応（Arousal）のイベントも多数出現して、睡眠の分断が顕著である。いびきも終夜記録されている。(b)のCPAP治療時は、閉塞型無呼吸やいびきは消失、深睡眠やREM睡眠が過剰に出現している。これは治療開始当初に一過性にみられる現象で、REM rebound、Slow wave reboundという。睡眠の分断化も改善されている。

表5 AASMタスクホースによる無呼吸症候群の診断基準

	基本的徴候	診断基準	重症度	PSGまたは検査上の特徴
OSAHS	睡眠中繰り返す上気道の閉塞 吸気努力あるが気流低下または停止 酸素飽和度の低下 覚醒反応による呼吸再開 覚醒反応による分断睡眠	A. 日中傾眠 B. 睡眠中の窒息感やあえぎ 　　睡眠中の頻回の完全覚醒 　　熟眠感の欠如 　　日中の倦怠感 　　集中力の欠如 C. 終夜モニターで閉塞性呼吸 　　イベントが5回以上/時間 　　A＋CまたはB＋C	呼吸イベントの数 軽症：5～15回/時間 中等症：15～30回/時間 重症：30回以上/時間	呼吸イベントの持続は10～50秒 仰臥位が主体 酸素飽和度の低下 　（イベント終了後30秒以内に最低値） 酸素飽和度はのこぎりの歯状パターン 繰り返す覚醒反応 睡眠段階1の増加と睡眠段階3/4、 　REMの減少
CSAHS	上気道の閉塞を伴わない無呼吸 酸素飽和度の低下 繰り返す覚醒反応 正常または低炭酸ガス血症	A. 日中傾眠 　　睡眠中の頻回の覚醒反応 B. 終夜モニターで中枢性呼吸 　　イベントが5回以上/時間 C. 覚醒時正常炭酸ガス血症 　　（$PaCO_2<45torr$） 　　A＋B＋C	データなし	中枢性無呼吸・低呼吸が覚醒から 　睡眠への移行時に出現 覚醒反応を伴い過換気のエピソード出現 →$PaCO_2$低下→中枢性無呼吸反復 浅睡眠時出現、睡眠段階2・REMで減少、 　3・4で出現せず 軽度酸素飽和度低下
CSBS	周期的な呼吸の変動 中枢性無呼吸又は低呼吸と過呼吸を 繰り返す（漸増漸減パターン） 重症うっ血性心不全患者 神経疾患・神経機能障害患者 脳血管障害患者	A. 心不全又は脳神経疾患の存在 B. 漸増漸減が3サイクル以上 　　a. 中枢性AHI＞5、 　　b. 漸増漸減＞10分 　　A＋B＋a または A＋B＋b	データなし	中枢性無呼吸低呼吸の周期性 　（漸増漸減パターン） NREM睡眠で見られる 過呼吸のピークでAROUSAL 　（心拍数、血圧変化）
SHVS	睡眠中の$PaCO_2$の増加、 高度低酸素血症 多血症、肺高血圧、肺性心、呼吸不全 酸素飽和度の低下（エピソードなし） REM睡眠で最悪	A. 肺性心 　　肺高血圧 　　日中傾眠（他の因子で説明不能） 　　多血症 　　覚醒時高炭酸ガス血症 　　（$PaCO_2>45torr$） B. 睡眠中$PaCO_2$＞覚醒時座位$PaCO_2$+10torr 　　睡眠中SPO_2の低下がイベントで説明不能 　　A（どれか1つ）＋B（どちらか1つまたは両方）	1または2で重症 1.SpO_2が総睡眠時間の 　50％以上で85％以下 2.肺性心または両心不全	$PaCO_2$の増加で低換気を検出 数分続くPaO_2の低下（REM睡眠で著明）

1999年AASM（American Academy of Sleep Medicine）から発表された睡眠時無呼吸症の4つの病態について、これらの徴候、診断基準、重症度、PSGの特徴をまとめた。

吸の呼吸イベントは激減し、深睡眠やREM睡眠が増え、分断化されていた睡眠も安定していることがわかる。

こうしてCPAPが無呼吸治療に有効だった症例は、1晩のCPAP圧変動から最適な治療圧が決められ、在宅のCPAP治療に移行する。

参考文献

1) Rechtschaffen A and Kales A eds. : A manual standardized terminology, techniques and scoring system for sleep stages of human subjects. Public Health Service US Government Printing Office, 1968（清野茂博訳：睡眠脳波アトラス. 医菌薬出版, 東京, 1971）

2) 吉野聡子：当院における終夜睡眠ポリグラフ検査23年の推移・評価. 日本呼吸管理学会誌9（2）: 236-240, 1999

3) 川名ふさ江：デジタルファイリング脳波計のシステムと脳波記録. 保存. 臨床検査42（1）: 113-115, 1998

4) 野沢胤美：終夜睡眠ポリグラフィ．臨床検査マニュアル．p1247-1262, 文光堂, 東京, 1988
5) 野田明子：睡眠日誌法．臨床睡眠医学．p114-119, 朝倉書店, 東京, 1999
6) 早河敏治：終夜睡眠ポリグラフィ．臨床睡眠医学, p81-96, 朝倉書店, 東京, 1999
7) 末永和栄：カッパ律動の脳波学的研究．臨床神経生理学 32 (4): 295-303, 2004
8) AASM task force : Sleep-related breathing disorders in adults : Recommendation for syndrome definition and measurement techniques in clinical research. Sleep22 (5): 667-689, 1999
9) 中野 博, 他：睡眠呼吸障害のスクリーニングのための新しいオキシメトリー・アルゴリズム．Therapeutic Research 26 (5): 931-937, 2005
10) 末永和栄：圧電素子を用いた呼吸いびきセンサの試作．臨床検査 34 (5): 598-599, 1990
11) 名嘉村博：睡眠時無呼吸症候群と周期性四肢運動異常の関係の検討．沖縄医学会雑誌 38 (1): 51, 1999
12) 樋口真希：閉塞性睡眠時無呼吸低呼吸症候群患者の周期性四肢運動発現機序に関する検討．日本睡眠学会第26回定期学術集会プログラム・抄録集. p129, 2001
13) 木村 弘：睡眠時呼吸異常の病態生理．睡眠呼吸フォーラム講演集．沖縄：浦添病院睡眠呼吸ストレスセンター, p84-92, 1998
14) 葛西隆俊：慢性心不全に伴う中枢性睡眠時無呼吸を伴うチェーンストークス呼吸．日本呼吸管理学会誌 12 (3): 412-418, 2003

〈川名ふさ江〉

P. 日中の過眠検査

眠気の評価法

日中の過度な眠気を評価することは、睡眠障害を診断するうえで重要な項目の一つである。眠気はナルコレプシー、特発性過眠症、睡眠不足症候群、閉塞性睡眠時無呼吸症候群（Obstructive sleep apnea syndrome; OSAS）、周期性四肢運動障害、服薬の影響、その他多くの精神・神経疾患、内科疾患において症状として現れる。過度な眠気は例えば車の運転中などの日中起きていなければならない、注意していなければならない状況で起こるものとされており、一般健常人においても約5％の人でみられるといわれている[3,12]。

眠気を量的に測定することは非常に難しく、眠気の指標については必ずしも定説はない。ここでは臨床において広く用いられている日中の眠気の評価法を客観的なものと主観的なものに分けて紹介する。

1. 眠気の客観的評価法

日中の眠気を客観的に評価する方法として、MSLT（multiple sleep latency test）とMWT（maintenance of wakefulness test）がある[18]。どちらも、脳波、眼球運動、おとがい筋筋電図などのポリグラフ測定を日中に2時間間隔で4～5回施行する。MSLTは被験者に「眠ってください」と指示し、どれだけ早く眠るかという入眠傾向を評価するのに対し、MWTでは「起きていてください」と指示してどれだけ長く起きていられるかという覚醒維持能力を評価する。MSLTとMWTはポリグラフ記録を用いるため手技が煩雑で、解析にも労力と費用を要するため、MWTの簡便法としてOSLER（Oxford sleep resistance）テスト[15]などが提案されている。

MSLTはCarskadonらによって開発され、1986年に標準的な測定方法の手順が作成された[4]。その後1992年にAmerican Sleep Disorders Association（ASDA）がその臨床使用についてのガイドラインを作成した[2]。MWTは1982年にMSLTとは別の施設で初めてMitlerらが考案し[13]、2005年にはMSLTとMWT両検査の実施手順がAmerican Academy of Sleep Medicine（AASM）によって発表されている[18]。

a. MSLT

眠気が強いほど入眠するまでの時間（入眠潜時）が短くなる。MSLTはこれを応用して、入眠潜時を測定することにより眠気の程度を客観的に評価する検査法である。

4回以上測定を行うことによって異常なレム睡眠潜時（sleep onset REM period ; SOREMP）の検出についても確かな情報を得ることができ、ナルコレプシーおよび特発性過眠症の鑑別診断にも用いられる。病気の診断以外では睡眠薬を用いて不眠症治療を行っている場合に、翌日への睡眠薬の持ち越し効果があるかどうかを調べるためにも用いられる[2]。過度の睡眠分断や断眠によって入眠潜時が左右されてしまうので、OSAS患者、経鼻的持続陽圧呼吸療法（nasal continuous positive airway pressure; nCPAP）を受けているOSAS患者および不眠症、概日リズム障害、薬物、精神障害、神経障害による睡眠障害患者の日常評価に用いることは推奨されていない。睡眠不足の影響をなくすために、睡眠被験者は検査前夜に6時間以上の睡眠をとっていることが必要である。また、MSLT実施1～2週間前から日中の眠気や昼寝、終夜睡眠について睡眠日誌に記録したり、ミニモーションロガーを装着して活動量を測定し、被験者の睡眠習慣を把握することも重要である。

1) 方法

AASMでは、MSLT検査前夜に被験者の通常の睡眠時間帯に合わせた終夜睡眠ポリグラフ検査を施行することを推奨しているが[19]、コスト面を考え日本では連続して施行している施設は少ない。

起床してから1.5～3時間後に1回目の睡眠ポリ

グラフ測定を開始し、測定は2時間間隔で4～5回行う。検査中の部屋の照明は暗くし、検査中は物音をたてないように静かにする。検査室の温度も被験者が快適な温度に調節しておく。

各ポリグラフ測定前に以下のバイオキャリブレーション（生体情報波形の確認）を行う。
　①30秒間安静開眼。
　②30秒間安静閉眼。
　③頭を動かさずに目を左右に5回動かす。
　④瞬きをゆっくり5回行う。
　⑤奥歯をかみ締める。

消灯直前にSSS（Stanford sleepiness scale, 後述）などの眠気の自覚的評価を行う。

験者は被験者にベッドに横になってもらい、「目を閉じて眠るようにしてください」と指示し、消灯する（図1、表1）。

2）入眠判定

臨床MSLTでは、睡眠段階1を含む、何らかの

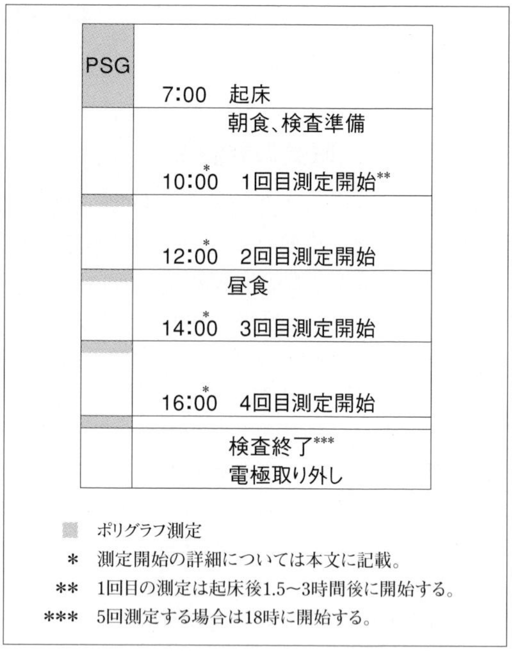

```
PSG
       7:00   起床
              朝食、検査準備
      10:00*  1回目測定開始**
      12:00*  2回目測定開始
              昼食
      14:00   3回目測定開始
      16:00*  4回目測定開始
              検査終了***
              電極取り外し
```

▨ ポリグラフ測定
＊ 測定開始の詳細については本文に記載。
＊＊ 1回目の測定は起床後1.5～3時間後に開始する。
＊＊＊ 5回測定する場合は18時に開始する。

図1　MSLT検査の流れ（7時に起床した場合）

表1　MSLTとMWTの相違点

	MSLT	MWT
適応	ナルコレプシー・特発性過眠症の診断、過眠に対する治療効果判定など	過眠に対する治療効果の判定、公共交通機関運転手の過眠の判定など
前夜の睡眠	6時間以上（PSGで確認、Splitnight PSG後は不可）	規定なし
モンタージュ	脳波（C3-A2、C4-A1、O1-A2、O2-A1）、左右眼球運動、オトガイ筋電図、心電図	脳波（C3-A2、C4-A1、O1-A2、O2-A1）、左右眼球運動、オトガイ筋電図、心電図
検査環境	消灯	0.10-0.13lux（被験者前額部）
検査時の姿勢	臥位	起座位
測定開始時の指示	目を閉じて眠ろうとしてください	まっすぐ前を見て、なるべく長く目覚めていてください
測定	2時間間隔4～5回	2時間間隔4～5回
初回測定	朝の起床後1.5～3時間で開始	朝の起床後1.5～3時間で開始
個々の測定	最低20分、入眠した場合は最初の入眠後15分後まで（SOREMP判定のため）	最大40分（20分）、入眠した場合はただちに終了
測定の合間	カフェイン摂取不可、各測定開始30分前より禁煙	カフェイン摂取不可、各測定開始30分前より禁煙
入眠の判定	睡眠段階1が3エポック出現した最初のエポックまたはそれ以外の睡眠段階が出現したエポック	睡眠段階1が3エポック出現した最初のエポックまたはそれ以外の睡眠段階が出現したエポック
正常値	平均入眠潜時10分以上　SOREMP1回以下	平均入眠潜時8分以上（40分法）
保険適応	なし	なし
備考	鼻口呼吸フローといびき音をいびきがある患者に必要であるならば追加する	40分法が推奨されている

睡眠段階が1エポックでも出現したエポック、研究においては睡眠段階2、3、4、レムが1エポックでも出現もしくは睡眠段階1が3エポック以上連続して出現した最初のエポックを入眠とし、消灯から入眠した時間までを入眠潜時とする。

3）測定終了判定

臨床においてMSLTを施行する場合、ナルコレプシーの診断に用いるためのSOREMPを測定するため、入眠後もそのまま15分間測定を続ける。レム睡眠が出現した場合はそこで検査を終了とする。検査中被験者が入眠しなかった場合は20分で検査を終了とする。

ナルコレプシーが疑われる被験者では測定終了毎に夢の内容、入眠時幻覚・睡眠麻痺の有無についても被験者に確認しておくことが必要である。

4）検査の注意・禁止事項

①安定剤や睡眠薬などは入眠潜時に影響し、三環系抗うつ剤などはレム睡眠潜時に影響を与えるため、検査を施行する2週間前から中止する。
②検査当日はアルコール、カフェインの摂取を禁止する。
③喫煙は測定30分前から禁止する。
④過度な運動は測定15分前から避ける。
⑤測定と測定の間は被験者はベッドに入っていてはならない。

5）結果

各ポリグラフ測定の入眠潜時を判定し、4～5回の平均入眠潜時を算出する。またSOREMPの回数を評価する。

6）評価

ナルコレプシーの診断基準では、平均入眠潜時は8分以下、SOREMPが2回以上出現することが必要とされている。特発性過眠症の診断基準では平均入眠潜時は8分未満、SOREMPも2回未満と定められている[1]。健常成人の平均入眠潜時は4回測定では10.4分5回測定の場合で11.6分であった[18]。

b. MWT

検査手順はMSLTと似ているが、MWTでは眠気を評価するのではなく決まった時間のなかで起きていられる能力（覚醒維持能力）を測定する。ナルコレプシーや睡眠関連呼吸障害の治療効果を判定するのにMSLTよりも鋭敏であるといわれている。

MWTでも睡眠時間による影響を減らすために、被験者が検査施行前に夜間きちんと睡眠をとっているかを担当医は知っておく必要がある。

1）方法

起床してから1.5～3時間後に1回目のポリグラフ測定を開始し、ポリグラフ測定は2時間間隔で4回行う。1回目の測定は午前9時から10時の間に開始することが望ましい。測定時間については20分法（MWTの原法）[13]、30分法、40分法があり、病的な眠気のある患者でも個人のモチベーションによりしばしば20分以上起きていられることがあり、この天井効果の影響をなくすために、現在では40分法が推奨されている[5,16,17]。

MSLTでは被験者はベッドに横になって検査を行うが、MWTではリクライニングチェアやベッドの上に座り、頭はクッションや背もたれに寄りかかった状態で行う。部屋の照明は0.10～0.13ルクスが望ましい。

検査開始までの手順はMSLTと同じであるが、MWTでは検査開始時に験者は被験者に「できる限り起きていてください。前を見て、電気は見ないようにしてください」と指示を出す。

2）入眠判定

1エポックのうち15秒以上睡眠が見られたエポックを入眠したところと入眠潜時とする。

3）結果

各ポリグラフ測定の入眠潜時を判定し、4～5回の平均入眠潜時を算出する。

4）評価

平均入眠潜時が8分以下であると覚醒維持能力に問題があるとされる。成人健常者の平均入眠潜時は30.4±11.2分であった[18]。

c. OSLERテスト

ポリグラフ記録は煩雑で、施行、解析に労力と費用を要することから、脳波などのポリグラフ測定行わずに覚醒度を判定するMWTの簡便法とし

てOSLERテストが英国では提案されている[15]。日本の健常成人を対象に行ったMWTとOSLERテストの同時測定では、平均睡眠潜時についてMWTとOSLRERテストの間に強い相関が得られ（r=0.973, p<0.0001）、各施行毎の睡眠潜時もよく相関していた[6]。

1）方法

MWTと同様のスケジュールで、40分の測定を1日に4～5回、薄暗い遮音された部屋で行う。MWTとの一番の違いはOSLERテストでは、脳波などのポリグラフ測定は行わず、ランダムな間隔で点灯する視覚刺激に反応してボタンを押すという行動指標を用いる。そのため簡便に施行することができる。

2）入眠判定

ボタン押しができているうちは「覚醒」とみなす。脳波上睡眠段階1の状態でも刺激に対して反応できてしまうという問題があるため[15]、連続7回ボタン押しが消失した時点を入眠潜時とする。

2. 眠気の主観的評価法

a. エップワース眠気尺度日本語版調査票（Japanese version of Epworth sleepiness scale: JESS）

ESS (Epworth sleepiness scale)[11]は主観的な日中の眠気を測定するため、読書、テレビを見るなどの8項目の日常生活でよく行う活動の各場面においての自記式評価尺度である。それぞれの項目に対する回答方式は4段階の選択肢であり、それぞれの項目の回答に0～3の点数が与えられている。各項目の点数を合計し、ESSの総合得点（0～24点）を算出する。得点0～8が正常、9～12が軽度の眠気、1～16が中等度の眠気、17以上が重症度の眠気と評価される。

ESSはさまざまな施設で広く使用されてきたが、これまでのESS日本語版にはいくつかのバージョンがあることや、8項目のうち2項目が車に関する項目（車に同乗している時、車を運転している時）であったため、欠損値が多い、回答できない項目があるなどの問題があった。そこで、日本人の生活様式に適した項目に修正された新しい日本語版JESS[7]が作成された（表2）。

b. SSS, KSS（Kwanseigakuin sleepiness scale）

SSS[8]はHoddesらが1972年に生態リズムに関する研究のために開発した眠気の尺度である。この尺度は、等間隔法（サーストン法）によって眠気の強度に従い、20個の記述がすでに7項目に分類されており、被験者は1～7の該当する項目を選択するというものである。選択された番号が測定値となる（7がもっとも眠気が強い）。日本語版の標準化がなされていなかったため、SSSを日本人向けに改編した尺度として、関西学院大学の石原らが1982年にKSSを考案した[9]。KSSは0～7での範囲の尺度値が付与された22の項目からなり、被験者が選択した項目（複数回答可）の平均尺度値を測定時点での眠気とする（表3）。

c. VAS（visual analogue scale）

眠気を感じる状態では敏捷性が低くなることに基づいて作成されている。これは100mmの水平線分の両極に"非常に眠い"、"はっきりと目覚めている"を配置し、被験者にその時の自分の眠気の状態を線分上に垂線を引く方法である。"はっきりと目覚めている"を0点とし、そこから被験者の引いた垂線までの距離を眠気の尺度値（0～100）とする。臨床場面よりも研究分野で用いられていることが多い。

d. 自覚症しらべ（fatigue complaints）

日本産業衛生協会産業疲労研究会[14]が1970年に疲労感を測定する目的で作成し、2002年に新版が発表された[10]。5因子25項目からなる尺度で、「Ⅰ群 ねむけ感」、「Ⅱ群 不安定感」、「Ⅲ群 不快感」、「Ⅳ群 だるさ感」、「Ⅴ群 ぼやけ感」で構成されている。それぞれの項目は"まったくあてはまらない"、"わずかにあてはまる"、"すこしあてはまる"、"かなりあてはまる"、"非常によくあてはまる"の5段階評価し、各項目1～5点（"まったくあてはまらない"が1点）の得点を単純総和する（表4）。

表2　日本語版ESS（JESS）質問票

JESS™（Japanese version of the Epworth Sleepiness Scale）ESS日本語版

・もし、以下の状況になったとしたら、どのくらい**うとうとする**（数秒〜数分眠ってしまう）と思いますか。**最近の日常生活**を思いうかべてお答えください。

以下の状況になったことが実際になくても、その状況になればどうなるかを想像してお答え下さい。（1〜8の各項目で○は1つだけ）

すべての項目にお答えしていただくことが大切です。

できる限りすべての項目にお答え下さい。

		うとうとする可能性はほとんどない	うとうとする可能性は少しある	うとうとする可能性は半々くらい	うとうとする可能性が高い
1)	すわって何かを読んでいるとき（新聞、雑誌、本、書類など） →	0	1	2	3
2)	すわってテレビを見ているとき →	0	1	2	3
3)	会議、映画館、劇場などで静かにすわっているとき →	0	1	2	3
4)	乗客として1時間続けて自動車に乗っているとき →	0	1	2	3
5)	午後に横になって、休憩をとっているとき →	0	1	2	3
6)	すわって人と話をしているとき →	0	1	2	3
7)	昼食をとった後（飲酒なし）、静かにすわっているとき →	0	1	2	3
8)	すわって手紙や書類などを書いているとき →	0	1	2	3

（Mumay W, Johns and Shunichi Fukuhara, 2006）

表3　SSS（Stanford sleepiness scale）とKSS（Kwanseigakuin sleepiness scale）のリスト

SSS	KSS	尺度値
1-Feeling active and vital; alert; wide awake	活力がみなぎっている	0.58
2-Fuctioning at a high level, but not at peak; able to concentrate	気力が充実している	0.82
3-Relaxed; awake; not at full alertness; responsive	能率がよい	1.22
4-A little foggy; not at peak; let down	足どりが軽い	1.56
5-Fogginess; beginning to lose interest in remaining awake; slowed down	視野が広いように感じる	1.71
6-Sleepiness; prefer to be lysing down; fighting sleep; woozy	考えることが苦にならない	2.11
7-Almost in reverie; sleep onset soon; lost struggle to remain awake	やや機敏である	2.38
	身体がだるくない	3.03
	ゆったりとくつろいでいる	3.46
	だるくもないし、すっきりもしていない	3.63
	気がゆるんでいるわけではない	3.95
	気が散りやすい	4.21
	何となく眠気を感じるが,活動していると忘れる	4.39
	頭がさえていない	4.68
	思考がにぶっている	4.86
	頭がぼんやりしている	5.10
	目がしょぼしょぼしている	5.37
	まぶたが重い	5.54
	ふとんが恋しい	5.74
	眠気と戦っている	6.17
	知らず知らずのうちにまぶたがくっつく	6.33
	眠くて倒れそうである	6.48

表4 自覚症しらべの質問項目[19]

名前

記入日時　　月　　日　　時　　分

今のあなたの状態で次のようなことについて、どの程度あてはまりますか。すべての項目について1〜5の5段階のうち、あてはまる番号1つに○をつけてください。

	まったくあてはまらない	わずかにあてはまる	少しあてはまる	かなりあてはまる	非常に良くあてはまる
1 頭がおもい	1	2	3	4	5
2 いらいらする	1	2	3	4	5
3 目がかわく	1	2	3	4	5
4 気分が悪い	1	2	3	4	5
5 おちつかない気分だ	1	2	3	4	5
6 頭がいたい	1	2	3	4	5
7 目がいたい	1	2	3	4	5
8 肩がこる	1	2	3	4	5
9 頭がぼんやりする	1	2	3	4	5
10 あくびがでる	1	2	3	4	5
11 手や指がいたい	1	2	3	4	5
12 めまいがする	1	2	3	4	5
13 ねむい	1	2	3	4	5
14 やる気がとぼしい	1	2	3	4	5
15 不安な感じがする	1	2	3	4	5
16 ものがぼやける	1	2	3	4	5
17 全身がだるい	1	2	3	4	5
18 ゆううつな気分だ	1	2	3	4	5
19 腕がだるい	1	2	3	4	5
20 考えがまとまりにくい	1	2	3	4	5
21 横になりたい	1	2	3	4	5
22 目がつかれる	1	2	3	4	5
23 腰がいたい	1	2	3	4	5
24 目がしょぼつく	1	2	3	4	5

参考文献

1) American Academy of Sleep Medicine. International Classification of Sleep Disorders, 2nd edn, Diagnostic and Coding Manual. Westchester, IL: American Academy of Sleep Medicine, 2005
2) America Sleep Disorders Association: The clinical use of the multiple sleep latency test. Sleep 15: 268-276, 1992
3) Bixler ED, Kales A, Soldatos CR, et al: Prevalence of sleep disorders in the Los Angels metropolitan area. Am J Psychiatry 136; 1257-1262, 1979
4) Carskadon MA, Dement WC, Mitler MM, et al: Guidelines for the multiple sleep latency test (MSLT); a standard measure of sleepiness. Sleep 9: 519-524, 1986
5) Doghramji K, Milter M, Sangal RB, et al: A normative study of the maintenance of wakefulness test (MWT); preliminary report. Sleep Res 25: 233, 1996
6) 榎本みのり, 有竹清夏, 山崎まどか, 他：睡眠の評価技術. BIO INDUSTRY 23: 42-47, 2006
7) 福原俊一, 竹上未紗, 鈴鴨よしみ, 他：日本語版the Epworth Sleepiness Scale (JESS)；これまで使用されていた多くの「日本語版」との主な差異と改訂. 日呼吸会誌 44: 896-898, 2006
8) Hoddes E, Zarcine V, Smythe H, et al: Quantification of sleepiness; a new approach. Psychophysiology 10: 431-436, 1973
9) 石原金由, 斉藤 敬, 宮田 洋：眠けの尺度とその実験的検討. 心理学研究 52: 362-365, 1982
10) 井谷 徹：新版「自覚症しらべ」の活用法. 労働の科学 57: 305-308, 2002
11) Johns MW: A new method for measuring daytime sleepiness; the Epworth sleepiness scale. Sleep 14: 540-545, 1991
12) Lavie P: Sleep habits and sleep disturbances in industrial workers in Israel; main findings and some characteristics of workers complaining of excessive daytime sleepiness. Sleep 4: 147-158, 1981
13) Mitler MM, Gujavarty KS, Browman CP: Maintenance of wakefulness test; a polysomno-

graphic technique for evaluation of treatment efficacy in patients with excessive somnolence. Electroencephalogr Clin Neurophysiol 53: 658-661, 1982

14) 日本産業衛生協会産業疲労研究会：産業疲労の「自覚症状しらべ」(1970) についての報告. 労働の科学 25: 12-62, 1970

15) Priest B, Brichard C, Aubert G, et al: Microsleep during a simplified maintenance of wakefulness test.;A validation study of the OSLER test. Am J Respir Crit Care Med 163: 1619-1625, 2001

16) Poceta JS, Timms RM, Jeong DU, et al: Maintenance of wakefulness test in obstructive sleep apnea syndrome. Chest 101: 893-897, 1992

17) Sangal RB, Thomas L, Mitler MM : Maintenance of wakefulness test and multiple sleep latency test; measurement of different abilities in patients with sleep disorders. Chest 101: 898-902, 1992

18) Standards of Practice Committee of the American Academy of Sleep Medicine: Practice parameters for clinical use of the multiple sleep latency test and the maintenance of wakefulness test; An American Academy of Sleep Medicine Report. Sleep 28: 113-121, 2005

19) 城　憲秀：新版「自覚症しらべ」の提案と改定作業経過. 労働の科学 57: 399-304, 2002

（榎本みのり、有竹清夏）

III. 感覚系の検査

A. 感覚器の特性

1. 感覚とは

　体内外からの働きかけ（刺激）によって脳に生じる直接的な意識内容が感覚（sensation）である。感覚情報を基にわれわれは、外界や自身について知覚（perception）する。知覚は、感覚に経験や学習に基づいた感覚対象の意味などが加わったものである。たとえば、「高低や強弱、長短のある音列」という意識内容は感覚で、それを「言葉」や「音楽」ととらえるのが知覚である。

2. 適合刺激

　ある感覚受容器がもっとも鋭敏に反応する種類の刺激を適合刺激と呼ぶ。臨床神経生理検査のいくつかは、調べたい感覚系の適合刺激を検査刺激に用いているが、適合刺激でなくとも、同じ感覚受容器への刺激は同じ感覚を生む。眼の適合刺激は光だが、ボールが強く当たっても、眼には火花が飛び、光を感じる。これは、感覚受容器を介さず伝導路を途中で刺激しても同じである。実際、末梢感覚神経伝導検査や体性感覚誘発電位では、伝導路である末梢神経を電気で刺激する方法が一般的である。ただ、こうした非生理的刺激による検査では、それがどの感覚についての検査であるかが問題となる[9, 12]。たとえば、末梢感覚神経伝導検査は同じ神経上で刺激し記録する単純な検査系だが、その神経により伝えられる感覚は多種多様、単純ではない。知っておくべきは、経皮的電気刺激で表面電極から記録できるのは太い有髄線維の活動電位のみで、温度覚や痛覚を伝える細い有髄線維や無髄線維は含まれない、ということだ。腓腹神経など皮神経からの記録であれば、筋や腱の固有受容器からの感覚線維も含まれない。すなわち、当該皮膚の触・圧覚、振動覚に対応する検査ということになる。こうした認識を各検査ごと明確に持っておくことが臨床神経生理検査では大変重要である。

3. 感覚の閾値（threshold）

　ある感覚やその大小が意識されるのに必要な最小の刺激強度を閾値という。実用上は、感覚の有無や差異を50％の正答率で識別できる強度とするのが一般的である。閾値には、検知閾（絶対閾）、認知閾、差閾（弁別閾）、最終閾の4つがある[6]。検知閾はある感覚を生むのに必要な最小刺激強度のこと、認知閾はその感覚の性質を識別するのに必要な最小刺激強度のことで、たとえば、味がするかどうかは検知閾、それが甘いか苦いかわかるのが認知閾である。味覚や嗅覚の認知閾は検知閾の約2倍だが、それ以外の感覚で両者は区別されない。差閾とは感覚の大きさに違いが生じる二つの刺激の最小刺激強度差のことで、刺激を強くしていっても感覚の大きさがそれ以上変化しなくなる最小の刺激強度は最終閾という。

　閾値は、ひとつには、感覚受容器の感度に規定される。たとえば、振動覚の検知閾は200Hz前後でもっとも低く、$1\mu m$というわずかな皮膚の凹みをも感知するが、それは振動覚受容器であるパチニ小体の反応閾値が200Hz前後で最低となることによる[3, 13]。光覚の検知閾は、明所視では波長560 nmの光（黄色）、暗所視では500nmの光（青緑色）で最低となるが、これらは、網膜視細胞で

明所視に関わる錐体の視物質と暗所視に関わる杆体の視物質ロドプシン、各々の吸光度が最大となる波長に一致する[3,13]。感覚受容器の感度はそれが置かれた条件で異なり、たとえば、杆体の光覚感度は暗順応（後述）により100万倍も変化する。また、温覚や冷覚の閾値も温度で変わり、25～30℃では、皮膚温が高いほど温覚閾値は低く、冷覚閾値は高い[13]。

閾値は、感覚受容器の分布密度にも依存する。たとえば、視力は2点を離れた点と識別する閾値のことだが、明順応時には、錐体の分布密度がもっとも高い中心窩に対応する中心視野でもっとも良い。一方、暗順応時は杆体の密度が高い網膜周辺視野の方が良く、夜空を見上げた時、注視するより少し視点をずらした方が星がよく見えることで経験される。また、ヒトの皮膚には感覚点という特に検知閾の低い部位が各感覚ごと点状に存在し（触点、温点、冷点、痛点など）、そこには特有の感覚受容器があるが、各感覚点の分布密度は体部位で異なる。たとえば、触・圧点の密度は鼻や指で100/cm²と高く、大腿は11～13/cm²と低い[13]。触・圧覚の検知閾もこれと対応し、鼻や指の方が大腿より低い。

なお、検知閾を超えて刺激が強くなれば、感覚も相応に大きく感じられるが、心理物理学的には、感覚種にほぼかかわらず、感覚の大きさ（E）と刺激強度（S）とは、

$$E = K(S - S_0)^n \quad (Kは定数、S_0は検知閾)$$

という関係にあることが明らかにされている（Stevensのべき関数）[3,6]。べき数nは感覚種で異なり、たとえば300Hzの音の大きさでは0.67、冷覚では1.0、食塩の塩味では1.4であるという[3]。

4. 順応（adaptation）

感覚は、刺激が一定でも常に一定とは限らない。明所から暗所に入ると、直後は見えなかったものが、同じ光量でもしばらくして見えるようになるし、服の触感を身につけている間中同じように意識し続けることはない。このように、一定の刺激で感覚が次第に変わることを順応という。

順応には、上位中枢の影響もあるが、末梢では感覚受容器の変化による順応と、感覚神経の発火頻度が変化（一般には減少）するインパルスの順応とが知られる[3]。

受容器の変化による順応には、視覚の暗順応がある。暗所視に関わる網膜視細胞である杆体の細胞内（外節）には感光色素蛋白ロドプシンがあり、光で分解される。これに始まる一連の光化学反応が杆体に膜電位変化を起こし、光信号が電気信号に変換され視覚が伝達される。暗順応は、光で分解されたロドプシンが再合成され、外節中で濃度が次第に上昇していく過程と考えられており、他、細胞内Ca濃度の変化も寄与するとされる。こうした機序のため暗順応の完了には30分から1時間を要する[13]。

インパルスの順応は、聴神経や体性感覚に関わる皮膚の機械受容器に見られる。後者は、順応の速さにより、速順応受容器（マイスナー小体、パチニ小体など）と遅順応受容器（メルケル触板、ルフィニ小体など）に大別される[9,13]。皮膚を押した時、速順応受容器は皮膚が凹んでいく時のみインパルスを発射し、凹みが一定になると発射しなくなるが、遅順応受容器は、凹みが一定の間もインパルスを発射し続ける。このようにして、速順応受容器は主に皮膚の変位の加速度や速度の検出器として、遅順応受容器は変位の大きさの検出器として働いていると考えられている。

5. 対比（contrast）

影の輪郭を見つめると、輪郭近傍の影はより暗く、明るい側はより明るく感じられ、輪郭を挟んで明暗の細い帯が見える。Mach帯と呼ばれるものだが[3]、このように、同種の感覚で性質や強さに差のあるものが近接していると、その差が際立つ現象を対比という。Mach帯のように空間的近接による同時対比の他、時間的に先行する感覚と続く感覚との間に起こる経時対比もある。

ある感覚神経細胞が反応する末梢の刺激範囲を受容野と呼ぶが、ある受容野からの興奮性入力は、中継核を経て大脳皮質へと送られるなか、シナプ

ス前抑制や後抑制、あるいは反回抑制などにより各レベルで周辺の感覚神経細胞を抑制する。周辺抑制あるいは側方抑制というが、これにより興奮性受容野の周囲には抑制性受容野が現れる。対比はその結果であり、感覚はより鮮明に、定位も正確となる。

6. 感覚受容器と感覚伝導路

a. 体性感覚

皮膚や粘膜など体表面からの感覚（表面感覚）である触覚、圧覚、温覚、冷覚、痛覚と、筋肉や腱、関節といった体の奥からの感覚（深部感覚）である固有感覚（運動覚・位置覚）、深部痛を合わせて体性感覚という。振動覚は、圧刺激に刺激の律動性という時間因子が加わり生じるやや特殊な感覚だが、臨床的には深部感覚に含めるのが一般的である。

各々の感覚は異なる機械受容器に発し、異なる末梢感覚神経により後根から中枢へと伝えられる（表1）。大脳頭頂葉の中心後回（第3、1、2野）にある一次体性感覚野までの伝導路は、四肢・体幹では以下のとおりである。

1）固有感覚
　（1）刺激同側の後索を一次ニューロンの中枢側軸索が上行、延髄後索核で二次ニューロンとなり、対側に交叉して内側毛帯から視床に至る経路（図1A①）、(2) 脊髄後角で二次ニューロンとなり同側の背外側索を第1、第2頸髄の外側頸髄核まで上行、ここで三次ニューロンとなって対側へと交叉し、延髄で内側毛帯に合流する経路（脊髄頸髄核視床路：図1A②）があり、後者が主とする文献[5]もある。下肢は、(3) 後索に入った固有感覚線維の多くが上部腰髄で後索を離れ後角基部内側のクラーク柱に終枝し、後索を薄束核まで上行するものはむしろ少ない[1,5,8]。クラーク柱からの二次ニューロンは刺激同側の後脊髄小脳路を経て、多くは小脳に至るが、一部は延髄薄束核やや頭側のZ核で三次ニューロンとなり、対側に交叉後、内側毛帯に合流する[5]（図1A③）。

内側毛帯以降は、いずれも視床の後外側腹側核（ventral posterolateral nucleus; VPL核）でニューロンを換え、一次体性感覚野に至る。なお、筋の伸展受容器からの入力は3a野、関節嚢や周囲組織の深部受容器からの入力は2野に主に投射し、皮膚からの触覚入力は3b野に投射する[1,3]。

2）振動覚
　固有感覚と同じ伝導路とされる[5]（図1A）。振動覚と固有感覚とで障害が乖離する症例の研究から、振動覚は脊髄側索も上行するとの意見がある

表1　体性感覚と感覚受容器、末梢神経の対応

体性感覚	感覚受容器	末梢神経の線維型					
		Lloyd-Hunt 分類 グループ	Erlanger-Gasser 分類 タイプ	直径（μm）	伝導速度（m/s）	髄鞘
固有感覚	筋紡錘　一次終末（環らせん終末）	Ia	Aα	12〜22	70〜120	有髄
	ゴルジ腱器官	Ib				
	筋紡錘　二次終末（散形終末） 関節のパチニ小体など機械受容器	II	Aβ	5〜12	30〜70	
振動覚	パチニ小体（70〜300Hz） マイスナー小体（〜40Hz）					
触覚・圧覚	毛包受容器, パチニ小体, マイスナー小体 メルケル触板, ルフィニ小体など					
温度覚・痛覚	自由神経終末	III	Aδ	2〜5	12〜30	
		IV	C	0.1〜1.3	0.5〜2	無髄

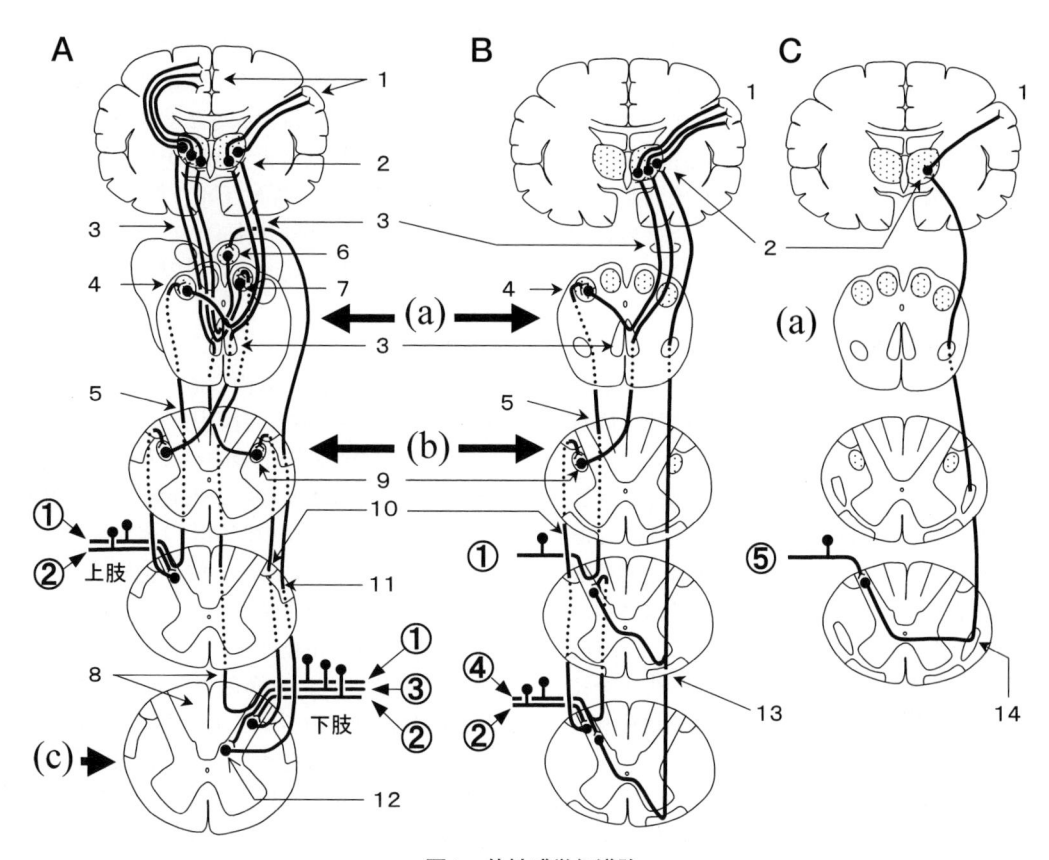

図1 体性感覚伝導路

A：固有感覚・振動覚伝導路。①後索―内側毛帯路，②脊髄頸髄核視床路，③クラーク柱―後脊髄小脳路。
B：触覚伝導路。識別のある触覚は①後索―内側毛帯路，識別のない触覚は②脊髄頸髄核視床路および④前脊髄視床路。
C：温度覚・痛覚伝導路。⑤外側脊髄視床路。
(a)：延髄下部，(b)：第1および第2頸髄，(c)：腰髄上部。
1：大脳一次体性感覚野，2：視床VPL核，3：内側毛帯，4：楔状束核，5：楔状束，6：Z核，7：薄束核，8：薄束，9：外側頸髄核，10：背外側索，11：後脊髄小脳路，12：クラーク柱，13：前脊髄視床路，14：外側脊髄視床路。

が[1,10]、後索内に機能的層構造があり、振動覚は固有感覚より腹側を上行するという見解もある[11]。

3）触覚、圧覚

（1）形や大きさ、材質など刺激の空間的性状や正確な定位、あるいは時間パターンについて識別のある触・圧覚は、上記の後索―内側毛帯系（図1B①）、(2) 識別のないものは、脊髄後角で二次ニューロンとなり、以後2つの経路：(i) 数髄節のうちに対側へ交叉し、前脊髄視床路を上行（解剖学的には外側脊髄視床路との区別ははっきりしないとし、単に脊髄視床路とする文献もある[8]）、視床VPL核で三次ニューロンとなり一次感覚野に至る経路（図1B④）と、(ii) 上述の脊髄頸髄核視床路（図1B②）があるとされるが、後者はヒトでの発達が不十分で、ない個体もあることから議論がある[1,8]。

4）温度覚、痛覚

脊髄後角で二次ニューロンとなり、対側へと交叉、外側脊髄視床路（痛覚が前方、温度覚が後方[2,8]）を上行し視床VPL核で三次ニューロンとなって一次感覚野に至る（図1C⑤）。なお、脊髄後角における末梢侵害受容線維から二次ニューロンへ

のシナプス伝達は、上位からの下行性線維や触圧覚を伝える末梢Aβ線維からの入力により修飾される（ゲートコントロール説）。痛みが付近の皮膚をさすると和らぐのは、こうした機序によるもので、触刺激が抑制性介在ニューロンを介してシナプス前性に痛覚信号の伝達を抑制するためと考えられている。

b. 内臓感覚と関連痛

空腹感や嘔気、内臓痛、尿意、便意、性感など内臓から来る感覚を内臓感覚という。内臓に固有受容器はなく、温度受容器や圧受容器もほとんどない[4]。痛覚受容器が主だが、体性組織に比べはるかにまばらなため、内臓痛の局在は不明瞭である。求心線維は、胸腹部内臓が交感神経、頭頸部および骨盤部内臓は副交感神経で、多くは後根から脊髄に入る[1]。後角で二次ニューロンとなり、以後体性痛覚と同じく外側脊髄視床路、視床を経て一次感覚野に至る。皮質領域は体性感覚野と混在している。

心臓の痛みを肩や腕に感じるなど、内臓痛はしばしばその臓器から離れた体性組織にも痛みを感じるが、これを関連痛という。内臓からの求心線維と体性感覚神経とが後角で同じ脊髄視床路ニューロンに収束するため、実際は痛みのない体性感覚神経の受容野にも痛みが投射される、という機序が考えられている。関連痛を生じる体部位は臓器により決っており、痛みを発する内臓と発生学的に同じ起源の体節である[4]。

c. 視　覚

視覚は感光色素を含む網膜視細胞に発する。視細胞には明所視、中心視、色彩視に関わる錐体と、暗所視、周辺視、白黒視に関わる杆体がある。ヒトの錐体は3種類が知られ、それぞれ赤、緑、青の光を吸収する視物質を含む。視細胞からの信号は、双極細胞を介して、神経節細胞へと伝わる。神経節細胞の軸索が視神経である。網膜内には他、網膜面に沿った水平方向の情報伝達に関わる水平細胞、アマクリン細胞もある。

視神経は視交叉を経て視索となり外側膝状体に達するが、視交叉で対側にわたるのは、耳側視野に対応する鼻側網膜からの線維のみである。このため、視交叉後の視覚伝導路では、これと反対側の視野からの視覚情報が両眼から合流し伝えられる。主に後頭葉内側面（第17野）にある一次視覚野までは、外側膝状体でさらにニューロンを換え、視放線を経て達する（図2A）。

d. 聴　覚

聴覚は内耳の蝸牛管内にある基底膜上に並んだ有毛細胞に発するが、音の周波数によって基底膜上の異なる場所の有毛細胞が興奮する（場所説）。有毛細胞にはらせん神経節細胞の末梢側軸索がシナプスを形成し、中枢側軸索（蝸牛神経）が延髄上部の蝸牛神経核に入る。蝸牛神経核で二次ニューロンとなり、橋下部の上オリーブ核から外側毛体、中脳下部の下丘と上行するが、それぞれの中継核でニューロンを換えず素通りする線維があり、同じ線維束の中に二次線維と三次線維、あるいは四次線維が混在する。多くの線維が上オリーブ核、外側毛帯、下丘で交叉し、対側視床の内側膝状体に終枝するが、一部は交叉しない同側路もある。内側膝状体ですべての線維がニューロンを換えHeschlの横側頭回（第41、42野）にある一次聴覚野に達する（図2B）。

e. 味　覚

味覚は味蕾にある味細胞に発する。味蕾の大部分は舌にあるが、軟口蓋、口蓋垂、咽喉頭にも分布する。舌前2/3にある茸状乳頭上の味蕾は鼓索神経（顔面神経）、後1/3にある有郭乳頭の味蕾は舌咽神経舌枝、葉状乳頭は両神経支配である。また、口蓋の味蕾は浅在性大錐体神経（顔面神経）、咽喉頭部は上喉頭神経（迷走神経）が支配している[7]。

ヒトでの中枢伝導路は不明な点があるが、サルとほぼ同じと考えられている。すなわち、味細胞とシナプスを形成する顔面、舌咽、迷走神経中の一次味覚線維は、同側の延髄孤束核に頭尾方向にこの順で入り、二次ニューロンとなって同側中心被蓋路[1,7]（内側毛帯を含むとの記述もある[2]）を

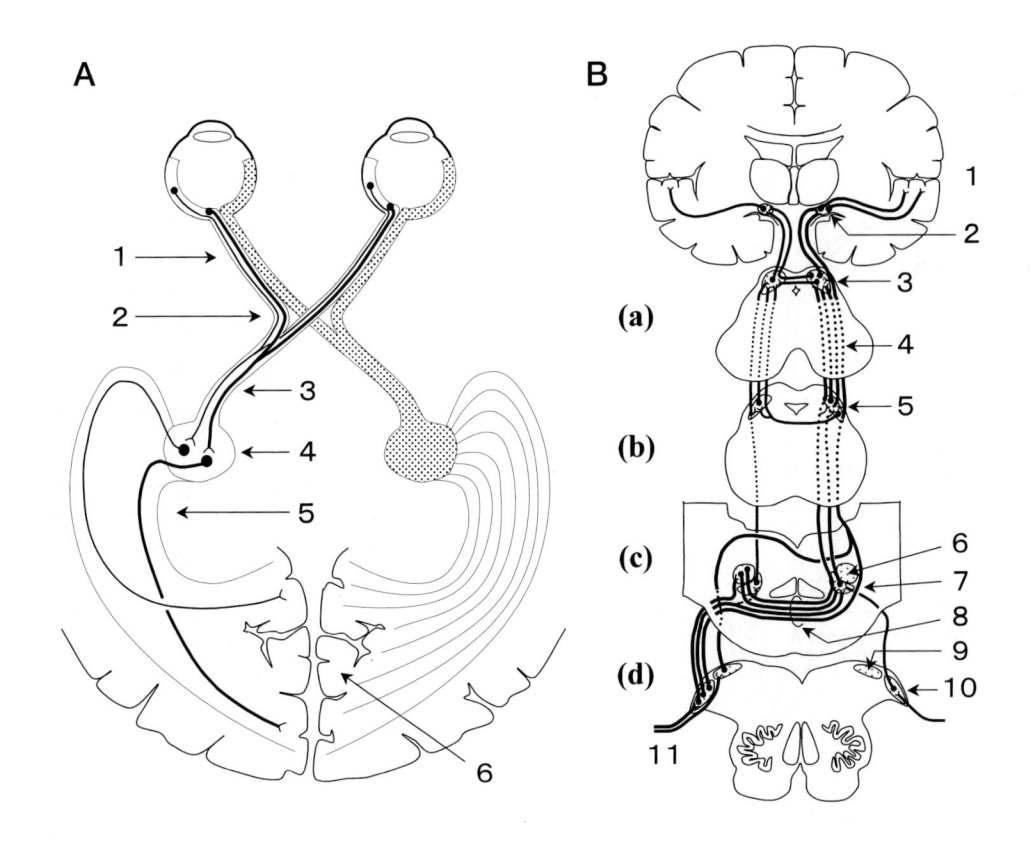

図2 視覚伝導路および聴覚伝導路
A：視覚伝導路。1：視神経，2：視神経交叉，3：視索，4：外側膝状体，5：視放線，6：大脳一次視覚野。
B：聴覚伝導路。(a)：中脳下部，(b)：橋上部，(c)：橋下部，(d)：延髄上部。1：大脳一次聴覚野，2：内側膝状体，3：下丘，4：外側毛帯，5：外側毛帯核，6：上オリーブ外側核，7：上オリーブ内側核，8：台形体，9：蝸牛神経背側核，10：蝸牛神経腹側核，11：蝸牛神経。

上行，視床の後内側腹側核小細胞部で三次ニューロンとなり大脳皮質頭頂弁蓋（第43野）および隣接する島傍皮質にある一次味覚野に至る[7]（図3A）。

f. 嗅　　覚

嗅覚は，鼻腔上部の上鼻甲介から鼻中隔にわたる嗅上皮にある嗅細胞に発する。嗅細胞の中枢側は無髄神経線維で，数百本ずつの束が嗅神経束（嗅糸）を形成し，篩骨を貫き嗅球に入る。二次ニューロンは嗅球内の僧帽細胞や房飾細胞で，外側嗅索を通って側頭葉前内側部にある一次嗅覚野（前梨状皮質，扁桃周囲部）に至る（図3B）。途中，軸索側枝を前嗅核にも送り，前交連を通る前嗅核からの線維により嗅球は左右で連絡する。サルでは，においの弁別に眼窩前頭皮質の外側後部（LPOF）が関与していることが示され，一次嗅覚野からは外側視床下部外方の無名質を経由した投射がある[7]（図3B①）。

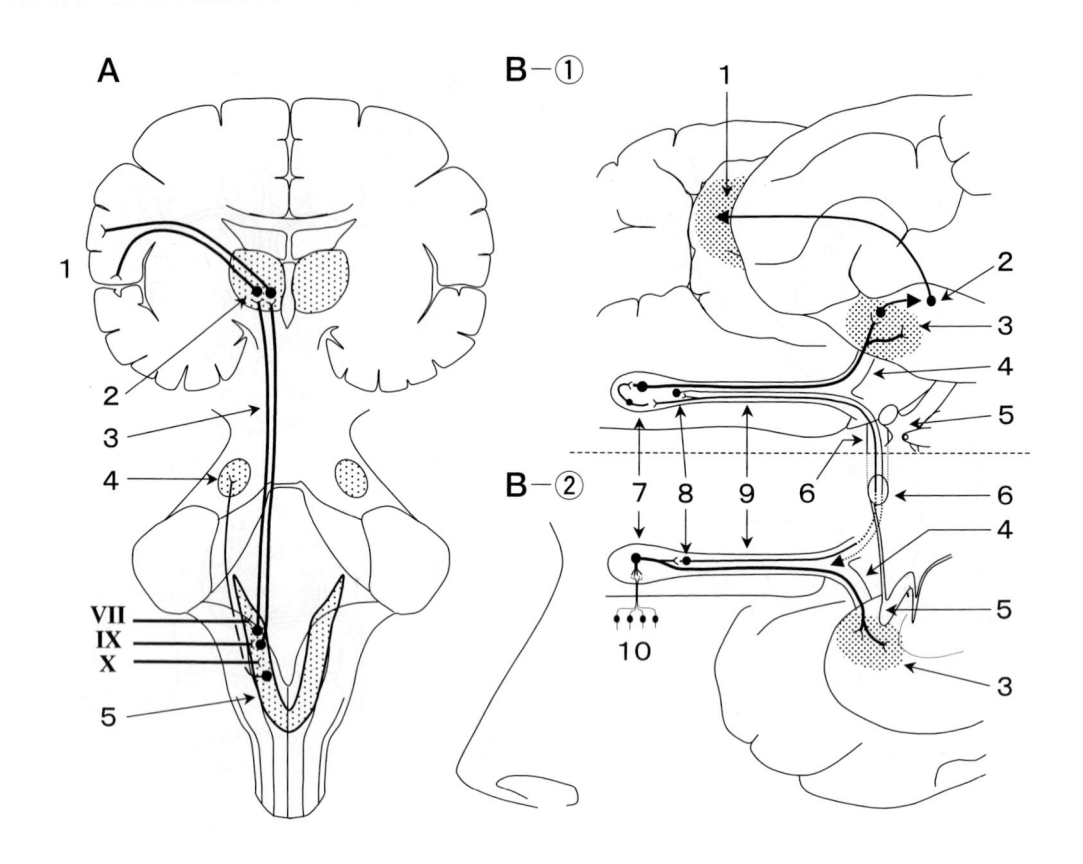

図3 味覚伝導路および嗅覚伝導路

A：味覚伝導路。VII：顔面神経，IX：舌咽神経，X：迷走神経。1：大脳一次味覚野，2：視床後内側腹側核小細胞部（VPMpc），3：中心被蓋路，4：結合腕周囲核（橋味覚野），5：孤束核。
B：嗅覚伝導路。①：左脳底面，②：右脳内側面。1：眼窩前頭皮質外側後部，2：原嗅野皮質，3：大脳一次嗅覚野（前梨状皮質，扁桃周囲皮質），4：外側嗅条，5：視交叉，6：前交連，7：嗅球，8：前嗅核，9：嗅索，10：嗅神経。

参考文献

1) Carpenter MB, Sutin J：カーペンター神経解剖学（近藤尚武，千葉胤道，訳）第8版．西村書店，新潟，pp156-168, 201-413, 450-493, 552-613, 1995

2) Duus P：神経局在診断；その解剖，生理，臨床（半田肇，監訳）第3版．文光堂，東京，pp1-37, 89-154, 305-334, 1988

3) 古川太郎：感覚．現代の生理学（古川太郎，本田良行，編）第3版．金原出版，東京，p219-324, 1994

4) Ganong WF：皮膚感覚，深部感覚，内臓感覚．医科生理学展望（岡田泰伸，訳者代表）原著20版．丸善，東京，p145-157, 2002

5) Gilmann S：Joint position sense and vibration sense : anatomical organisation and assessment. J Neurol Neurosurg Psychiatry 73：473-477, 2002

6) 小川　尚：感覚機能；総論．標準生理学（本郷利憲，廣重　力，監修）第5版．医学書院，東京，p200-203, 2000

7) 小川　尚：感覚機能；味覚と嗅覚．標準生理学（本郷利憲，廣重　力，監修）第5版．医学書院，東京，p279-295, 2000

8) 後藤文男，天野隆弘：臨床のための神経機能解剖学．中外医学社，東京，p18-39, 1992

9) 橋本　勲：Air-puff自然刺激による体性感覚誘発電

位．誘発電位—基礎から臨床応用まで—（下地恒毅, 編）．西村書店, 新潟, p1-20, 1992
10) Netsky MG : Syringomyelia—a clinicopathologic study. Arch Neurol Psychiatry 70 : 741-777, 1953
11) Ross RT : Dissociated loss of vibration, joint position and discriminatory tactile senses in disease of spinal cord and brain. Can J Neurol Sci 18 : 312-320, 1991
12) 柴﨑　浩：体性感覚誘発電位．神経生理を学ぶ人のために（柳澤信夫, 柴﨑　浩, 著）第2版．医学書院, 東京, p210-236, 1997
13) 外山敬介：感覚．新生理学（小幡邦彦, 外山敬介, 高田明和, 他 著）第3版, 文光堂, 東京, p137-214, 2000

〔叶内　匡〕

B. 体性感覚誘発電位（SEP）

1. はじめに

　生体に体性感覚刺激を与えると、それに対する反応が感覚伝導路を経て大脳皮質にまで伝えられる。その過程で生じる電気的活動によって体表に引き起こされたわずかな電位変化を、加算平均法によって抽出したものが体性感覚誘発電位（somatosensory evoked potential；SEP）である。SEPは、感覚伝導路の非侵襲的評価方法として、今日臨床で広く用いられている。本書は実際の検査技術の教科書と設定されているので、本稿においても、検査前の設定（モンタージュの選択を含む）、実際の検査法や注意点に特に重点を置きながら、述べていくこととする。得られた結果の評価法（正常値）や臨床応用については別稿を参照していただきたい[11,13]。

2. SEP検査の種類

　SEPは原理的には感覚神経成分を含む神経であるなら、どの神経を刺激しても何らかの反応を得ることができる。例えば、口唇部の三叉神経刺激、上肢では正中・尺骨・橈骨神経浅枝、下肢では伏在・総腓骨・浅腓骨・腓腹・脛骨神経、陰部神経（陰茎背神経）刺激のSEPなどが試みられている。神経幹でなくても、指のリング電極による刺激、さらには髄節性SEP（segmental SEP）と称して皮膚の小部分の電気刺激なども行われることがある。

　また、電気刺激以外にも、痛覚に対応すると考えられるCO_2レーザー刺激、触覚に対応すると考えられるair-puff刺激、微細な関節運動による刺激など、より自然な感覚に近い刺激に対するSEPも検討されている。

　しかし、このような、一般的でない神経や限られたmodalityの刺激で得られるのは、通常皮質成分のみであり、伝導路由来の皮質下成分の評価は困難である。このため臨床応用は限られており、主に研究的興味で用いられるにとどまっている。皮質下成分まで評価が可能であるのは、太い神経幹の刺激であり、特に上肢では正中神経手首部、下肢では脛骨神経足首部の刺激によるSEPが、臨床にもっとも広く用いられている。

　SEPは潜時の時間帯によって短潜時（およそ数十msec以内）、中潜時、長潜時などに分ける場合があるが、後2者は皮質成分であり、しかも覚醒レベルや注意等の影響も受けやすく、安定した電位ではない。臨床に主に用いられるのは、皮質下成分と早期皮質成分からなる短潜時SEP（short-latency SEP；SSEP）であり、覚醒レベルの影響や個人差も少なく、安定した結果が得られる。このSSEPを簡単にSEPと称することも多い。

3. SEP各成分の起源

　SEPの各成分が感覚伝導路の電気的活動を基盤としてどのようなメカニズムで生成されるのかの詳細については、別稿を参照していただきたい[10,12]。近接電場電位と遠隔電場電位（far-field potential；FFP）という言葉があるが、近接電場電位とは、正中神経SEPでErb点上で記録されるN9や、皮質電位など、発生源となっている電気的活動の近くに電極を置いた時に記録される電位を指すものである。これに対して、遠隔電場電位とは、探査電極、基準電極のいずれも発生源から遠く離れているのにもかかわらず記録される電位で、具体的には、正中神経SEPで頭皮上電極と刺激対側肩などの非頭部基準電極（non-cephalic reference）を結んだ時に得られる、P9、P11、P13/14、N18などの皮質下成分を指して用いられることがほとんどである。頭皮上のどこに探査電極を置いても、波形がほとんど変わらないという特徴を有する。

　正中神経SEPならびに脛骨神経SEPにおいて、導出される各成分と、その想定される起源を図1、図2にまとめた。これら各成分の起源の詳細な説明についても別稿を参照していただきたい[10,12,13]。

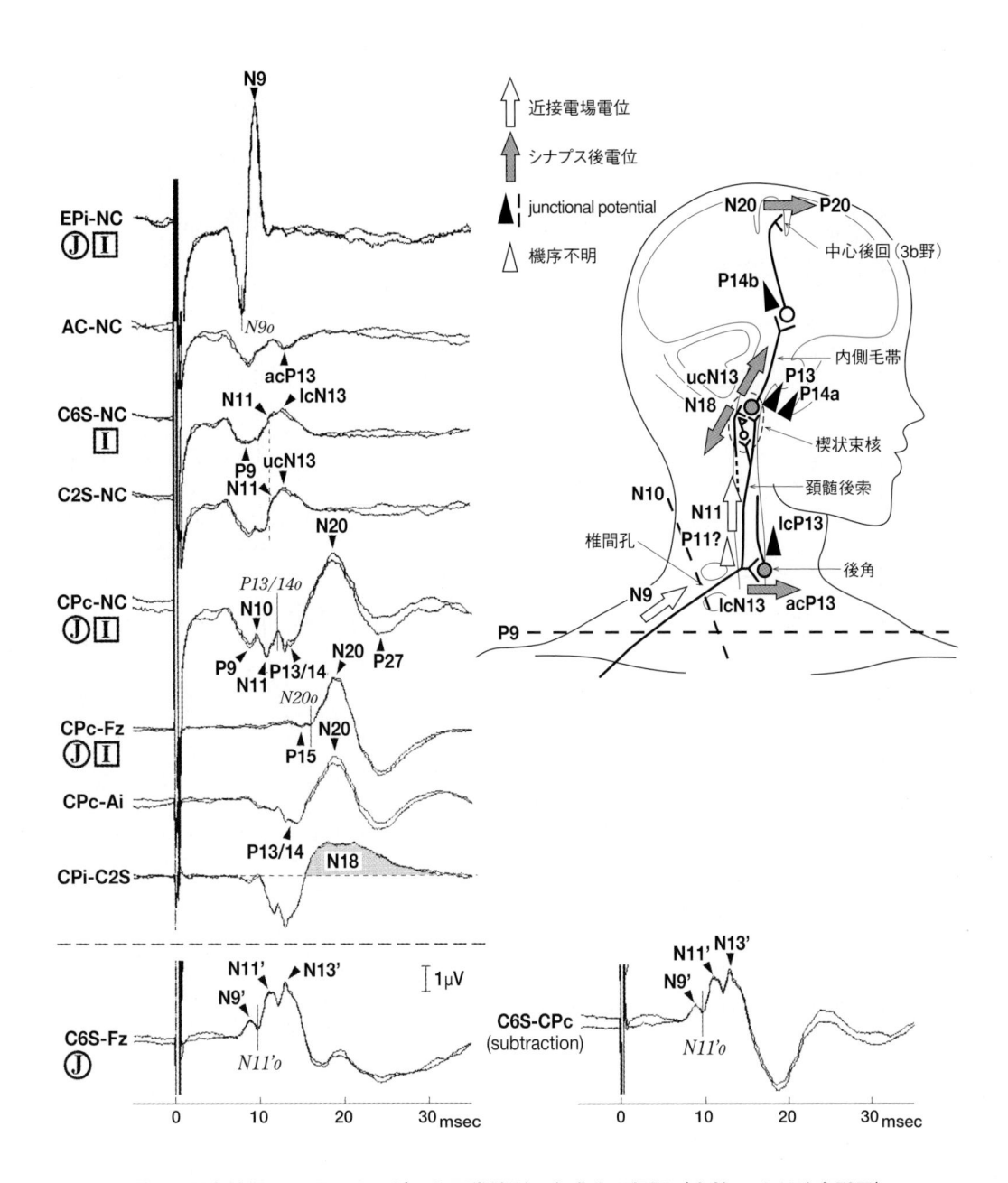

図1　正中神経SEPモンタージュと正常波形、各成分の起源（文献12より改変引用）

EPi：刺激同側Erb点、NC：非頭部基準電極＝刺激対側肩、AC：前頸部（正中より5cm対側）、CPc (i)：刺激対側（同側）C3 (4) とP3 (4) の中間、Ai：刺激同側耳朶。左の9誘導に逆行性SNAPを加えた10誘導を、筆者は正中神経SEPのルーチンモンタージュとして用いている。8チャネル機の場合には、一番下のC6S-Fzを除く8誘導を記録し、C6S-NC、CPc-NCの両波形間で引き算を行って、右下のC6S-CPc誘導の波形を算出している。皮質下成分の部分については、基準電極がFzでもCPcでもほとんど差がないことがわかる。斜体は筆者らが潜時の評価に用いている4つの潜時ポイント[8]である。左の誘導名の下の記号は、各ガイドラインでの4誘導推奨モンタージュを示す。Jが日本脳波筋電図学会推奨モンタージュA[4]、IがIFCN（国際臨床神経生理学連合）推奨モンタージュ[5]である。両者は等価であり、加算後波形間の演算によって足りない誘導を補うことも可能である。右上に、筆者の説を元に構築した各成分の起源の概念図を示した。近接電場電位、シナプス後電位、junctional potentialをそれぞれ区別してある。楔状束核においては、後索線維の側枝が楔状束核内の介在ニューロンを経て、別の後索線維のシナプス前終末にシナプスして陰性のEPSP（primary afferent depolarization；PAD）を生ずる。これがN18の起源である[7,9]。

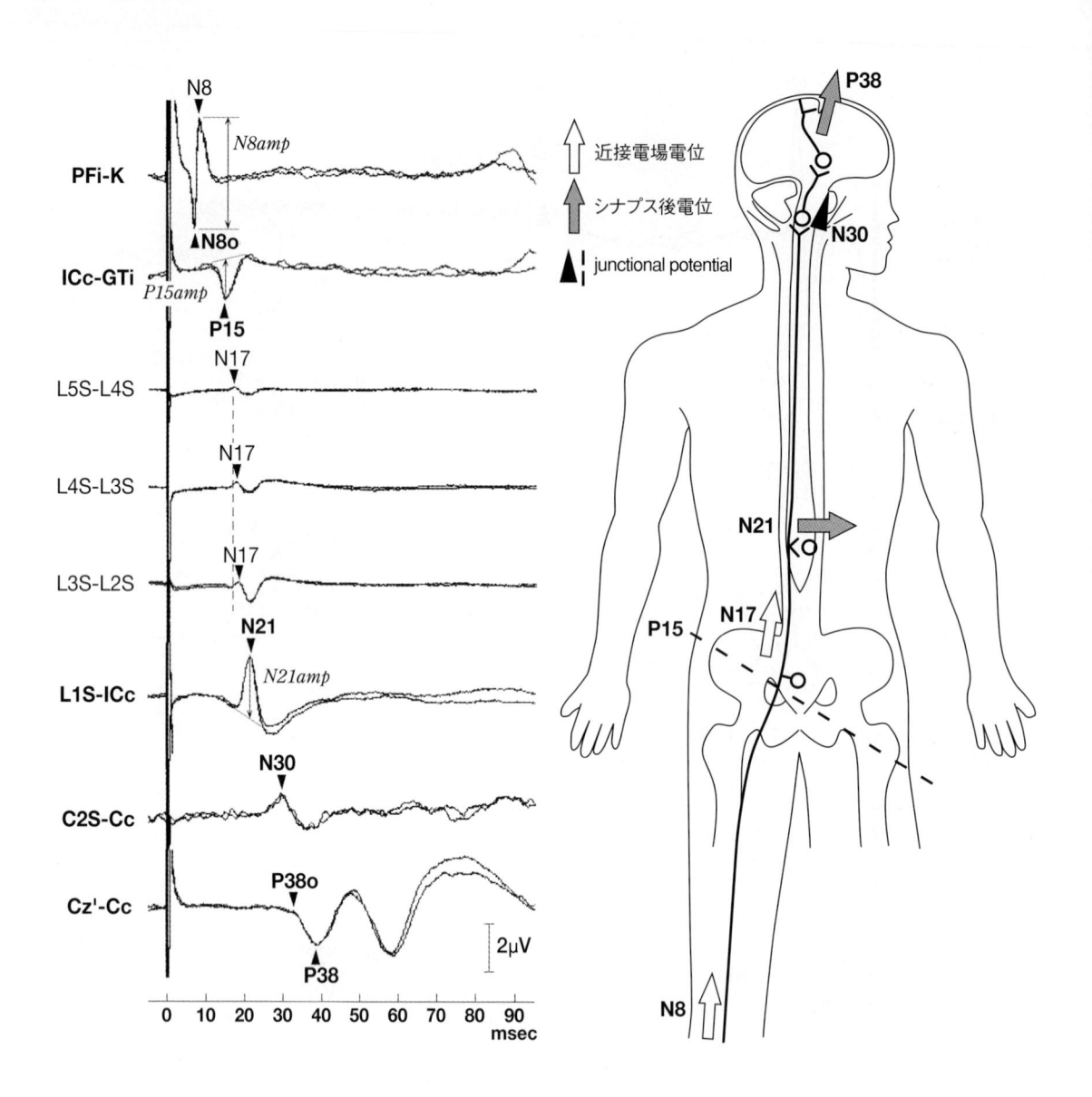

図2 脛骨神経SEPモンタージュと正常波形、各成分の起源（文献12より引用）

PFi：刺激同側膝窩、K：刺激同側膝内側、Cc：刺激対側中心野。
左の8誘導のうち、太字で示した5誘導を通常のルーチンモンタージュとして用いている。馬尾電位の記録を試みる時はこの8誘導を用いる。馬尾電位N17は頭側ほど潜時が遅れる伝導性電位の性質を示す。太字で示した成分名6つを潜時の評価パラメータとして、斜体で示した3つの成分を振幅の評価パラメータとして用いている。各成分の起源の概念図を右に示した。

4. 誘導とモンタージュの選択
（非頭部基準電極誘導の意義）

探査電極と基準電極の一組の組み合わせが誘導（lead, derivation）であり、複数の誘導の組み合わせがモンタージュと呼ばれる。SEP検査においてどのような誘導・モンタージュを選択するかということは、検査を始める前提としてもっとも重要なポイントのひとつとなる。

各学会からSEPの推奨モンタージュを含むガイドラインが提示されている[2,4,5]。これらのうち、実際にどのモンタージュを用いるかは、器械のチャネル数、許容される検査時間、被検者条件（小児など）、検者の技術水準、検査目的や想定される障害部位などを考慮して決定すべきであり、またそれらに応じて臨機応変に使い分けられるべきである。正中神経SEPにおいては、最近のガイドラインでは非頭部基準電極誘導が推奨される傾向があるが、非頭部基準電極誘導は筋電図や心電図の混入が多いのでその記録は技術的にやや難しく、時間も要する。技術の十分でない検者が、非頭部基準電極誘導主体の8誘導モンタージュでただやみくもに検査しても、使い物にならない波形ができ上がるだけである。また、小児や理解の悪い患者で筋電図がなかなか抜けない場合には、非頭部基準電極誘導の加算を得る事は困難となる。

非頭部基準電極は、絶対それを用いなければいけないというものではなく、目指す成分を記録するための最適な誘導は必ずしも非頭部基準電極誘導ではないことも多い。

例えば、正中神経SEPの最初の皮質成分であるN20/P20電位は、頭皮上の2つの電極を結ぶ双極誘導であるCPc-Fz誘導（CPcは刺激対側のC3ないしC4電極とP3ないしP4電極の中間＝C3（C4）電極の約3cm後方）を用いると、CPcに出るN20電位とFzに出るP20電位が加算されて、N20電位としてもっとも大きく記録することができる。かつて、頭頂N20と前頭P20とは起源が異なるので、両者を加算するのはよくないとして、この誘導が批判されたことがあったが、今日では、N20と P20は中心後回前壁の3b野で生成されるdipole（電気双極子）の両極であるということで意見の一致を見ており[1,6]、同一の電位の反映である両者を足し合わせることに問題はない。このCPc-Fz誘導は、筋電図の混入がもっとも少なく、最近潜時基準点として用いられることが多くなったN20 onsetの潜時ももっとも明確に認識できるなどの、さまざまな利点を有する。

また、陽性の遠隔電場電位に引き続いて頭皮上に広く分布する陰性の遠隔電場電位で、延髄楔状束核に由来するN18電位は、当初非頭部基準電極誘導で記載されたものだが、筆者らはCPi-C2Sの双極誘導を用いることで、平坦な基線が得られ、20msec以上にも及ぶ長い持続時間を有するN18電位の正確な認識にきわめて有用であることを強調してきた[7,9]。

後頸部電極を頭皮上と結ぶC6S（C5S）-Fzなどの誘導は、いわゆるN13電位を記録する方法として、短潜時SEP研究の当初より広く用いられて来た。しかしこの誘導では、後頸部電極で記録される、頸髄下部後角由来のlcN13電位と、頭皮上で記録される、主に内側毛帯由来のP13/14電位という、起源の異なる2つの電位を加算することになると強い批判がなされた[3]。これは確かにそのとおりだが、筆者らは、これらの電位に先行するN11やP11の電位は一般に安定性が低く、C6S-Fzの双極誘導で両者を加算したいわゆるN11（N11'）電位がまだしも安定しており、その立ち上がりを潜時測定の基準点として用いる方法を提示してきた[8]。このように、C6S-Fz誘導にも利点はあり、非頭部基準電極誘導よりも筋電図混入も若干少なくて取りやすい。ガイドラインの推奨モンタージュで、この誘導をまだ残しているものがあることも、あながち非難すべきものではないと考えている[4]。

以上みてきたことからもわかるように、最終的に大事なのは、どのモンタージュを採用するかだけではなく、その誘導・モンタージュで各成分がどのように記録されるのかを正しく理解していることである。それができていれば、どのような誘導を用いようとも、それで導出される波形を正しく解釈することができ、局在診断などにおいても

間違うことはなくなる。また、想定される疾患や検査の目的に応じて、あるいは器械のチャネル数が限られている場合などでも、自由に誘導やモンタージュを選ぶことができるようになるのである。

筆者らは、正中神経においては後述の逆行性SNAPモニターを含む10誘導モンタージュを標準としており（図1）、目的状況に応じて適宜増減している。8チャネル機を用いる場合には、SNAPを当初のチェックだけとして検査中の持続モニターをあきらめ、加算後波形間の引き算で1誘導（C6S-CPc）を算出することで、10誘導と等価の結果を得ることができる（図1）。4チャネル機しかない場合の正中神経SEPのモンタージュとしては、日本脳波筋電図学会（現日本臨床神経生理学会）推奨のAモンタージュ[4]、ないし、IFCN推奨のモンタージュ[5]が妥当だが（図1）、必要に応じて加算後波形間の引き算なども行って少ないチャネル数を補うとよい。

脛骨神経SEPについても各学会から推奨モンタージュが提示されているが、必ずしも十分とはいえない[2,4]。筆者らは脛骨神経においては5誘導を標準とし、馬尾電位を見る場合には3つの双極誘導を追加して8誘導としている（図2）。

5. 実際の検査での技術的ポイント

実際のSEP検査における諸々の技術的ポイントに細心の注意を払うことが、正確で、かつ美しいSEP波形を記録するために不可欠である。紙面も限られているので、本稿ではそのもっとも重要な点を概観するにとどめる。技術的側面の詳細については、別稿を参照していただきたい[13]。

a. 器械の設定

増幅器のゲインは20μV/div程度（全体±5divとして）とし、±3divを超えるとrejectをかけるぐらいに設定する。周波数帯域は、筆者らは5Hz〜2kHzをルーチンに用いている。既存のガイドラインでは[2,4,5]、20〜30Hzのlow-cut filterも許容されているが、正中神経SEPのN18のような持続の長い電位は波形が変化するので注意を要する。Hum-filterは決して用いてはならない。分析時間は上肢では50msec、下肢では100msecなどを用いる。器械によっては見えている部分の倍の範囲（20 div）を加算するというモードがあるが、これに設定されていると、見えない部分で生じたrejectで加算がなかなか進まなくなるので、用いるべきではない（10 divとする）。

b. 刺激の設定

SEPで誤った結果が得られる原因として一番多いのは、刺激強度の不足であり、特に脛骨神経においてはそれがきわめて起こりやすい。刺激不足の波形は、末梢神経障害と誤って解釈されてしまう（図3）。刺激強度の指標として、一般に支配下筋に軽い収縮が起こる程度とされるが、これはしばしば不十分である。

筆者らは正中神経においては、示指で逆行性SNAPを記録して刺激強度決定の指標としている。この方法で行うと、最適刺激部位も容易に探すことができる。SNAPがほぼ最大上になる刺激強度で検査を行うが、通常の被検者では4〜6mA程度（刺激持続時間0.2msec）でこれが実現できる。

脛骨神経では母趾や小趾など内側外側両方の足趾がすべてなるべく低い閾値で底屈する部位を探し、かつ母趾を含む複数の足趾へ刺激がピッピッと放散する感じが生ずる閾値の2倍で検査を行っている。痩せた若い人では、10mA内外で上記の条件が実現でき、太った人でも20mA以上が必要なことは稀である。ただし、閾値のもっとも低い最適刺激部位を探して、そこで刺激電極をしっかり固定する作業は高い技術とコツを要する。あらかじめ脛骨神経を爪で触って同定して、それがもっとも浅いところから刺激部位を探し始めるとよい。

刺激頻度としては、筆者らは正中4.9Hz、脛骨2.9Hzを基本としているが、これでも痛みが強い場合には、刺激強度を手加減するのではなく刺激頻度を下げるとよい。人の感じる痛みは刺激の電流の強さだけでなくその時間的加重に大きく依存するからである。特に脛骨神経では、われわれは

A) stim. = 2.9Hz, 18mA

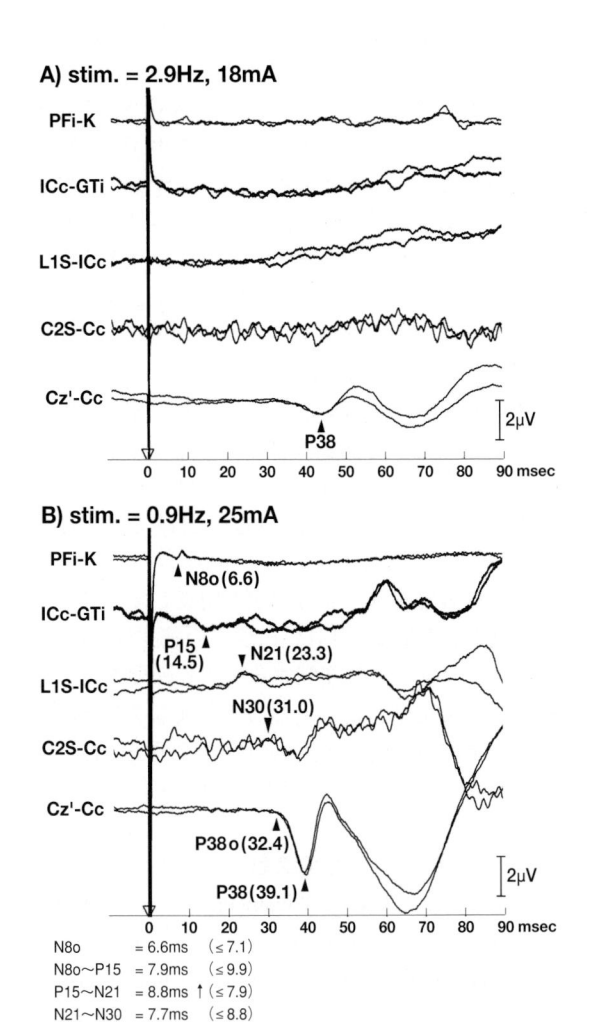

（波形図：PFi-K, ICc-GTi, L1S-ICc, C2S-Cc, Cz'-Cc、P38 を示す、2μV スケール）

B) stim. = 0.9Hz, 25mA

（波形図：PFi-K, ICc-GTi, L1S-ICc, C2S-Cc, Cz'-Cc）
- N8o (6.6)
- P15 (14.5)
- N21 (23.3)
- N30 (31.0)
- P38o (32.4)
- P38 (39.1)

N8o	= 6.6ms	(≤ 7.1)
N8o～P15	= 7.9ms	(≤ 9.9)
P15～N21	= 8.8ms ↑	(≤ 7.9)
N21～N30	= 7.7ms	(≤ 8.8)
N21～P38o	= 9.1ms	(≤ 13.2)

図3　脛骨神経SEPでの刺激不足の1例

69歳女性、右下肢のしびれ感を訴える患者での右脛骨神経SEP。1回目（A）は熟練技師の施行したものだが、末梢〜脊髄の成分がすべて消失し、皮質成分のみが遅れて出現していて、高度のニューロパチーを疑わせる所見であった。その後施行した腓腹神経感覚神経活動電位は1.2μV（順行性、正常3μV以上）と確かにニューロパチーの存在が示されたが、これほどのSEP消失をきたすものではないと考えられたため、筆者が再検した。2回目（B）のSEPでは、膝でのN8の振幅は低いものの、以後の成分も良好に同定できた。潜時を見るとP15〜N21間の延長が明らかであり、別に施行した左脛骨神経SEPでは同部の延長は見られなかったため、腰が原因の右下肢しびれであろうと推測した。Bでは、最も適切な刺激部位を十分に探し、刺激頻度を0.9Hzまで落として十分な強さの刺激を与えることで、正しい波形が得られたものである。

ほとんどの被検者で、1Hz台〜2Hz台前半まで刺激頻度を下げて検査をしている。時には1Hz以下、最低0.3Hzぐらいまで下げることさえある。

c. アーチファクト対策

きれいな波形を得るためには、刺激のアーチファクト、交流障害、心電図、筋電図などの種々のアーチファクト対策が重要である。

刺激電流によるアーチファクトは、適切な配慮を行いさえすれば、まったく問題とならない程度に軽減させることは一般に容易である。刺激電極のリード線と記録やアースのリード線が交わらないようにすること、良好なアース（一般に水で濡らすタイプのフェルトの巻アースが最良の結果が得られる）を用いることなどの基本的注意に加え、記録電極の接触インピーダンスを低下させることはすべてのアーチファクトの軽減に有効である。必要に応じて研磨砂入りのスキンピュアペーストを用い、接触インピーダンス5kΩ以下を目標とする。一般に頭皮内は接触インピーダンスを落とすのは容易だが、特に殿部〜下肢の皮膚ではしばしば困難で、10kΩ前後でよしとせざるを得ないことも多い。

特に病室やICUなどの電気的に劣悪な環境で記録をする場合には、交流障害が問題となりやすい。記録電極のリード線がベッドの下や床の近くに垂れないで、なるべく被検者の身体の上のみを通るようにし、たくさんのリード線がなるべく同じコースを走るように束ねるとよい。患者に装着した心電図やSpO2モニターなど、被検者周辺の電気機器が交流やノイズの原因となることもある。一般に若干の交流の残存であれば、加算をするSEPでは支障とならないことも多い。4.9Hzなどの半端な刺激頻度を用いるのは、交流との同期を避けるためである。

心電図は正中神経SEPで非頭部基準電極誘導を用いる時に主に問題となる。普通に適切なreject levelを設定しておけば、QRS成分は除くことができるが、QRS主部以外のより緩徐な成分の混入のために基線が傾くことがある。一般に、右上肢刺激・左肩基準電極で、このような基線の傾斜が

起こりやすい。各成分の同定には通常支障がないのでそのまま記録しているが、reject levelを変える（狭くする、あるいは逆に広くする）ことで傾斜を軽減できる場合がある。心電図のQRSでトリガーして刺激を与えるという方法もあるが、必ずしも有効とは思われず、筆者は用いていない。

SEP検査においてもっとも大きな問題となるアーチファクト源は、筋電図の混入であり、これが軽減できるかどうかが、美しいSEP波形がとれるかどうかの一番のポイントとなる。まず、座位では安楽椅子でも完全に力を抜くのは困難で、臥位で検査すべきであり、ベッド幅を十分確保する（少なくとも75cm以上、できれば90cm以上）。力を抜いてもらうにはさまざまな配慮が必要だが[13]、被検者が眠ってしまうと、筋電図の抜けたきわめて良好な検査条件となるので、検査前に被検者に"途中で眠くなったら寝てかまわない"と説明しておくとよい。

d. 加算方法

加算回数としては、筆者らは正中神経SEPで1000～2000回、脛骨神経SEPで500～1000回を標準としているが、一般に筋電図が多く混入したままで加算回数をむやみに増やすよりも、筋電図が十分に抜けた波形を必要最小限加算したほうがはるかにきれいな波形が得られる。例えば下肢SEPのL1S-ICc、ICc-GTiなどの誘導では、被検者が眠ると完全に筋電図が消失した波形が得られることが多く、このような状態が得られると、100回も加算すればP15やN21も非常に美しく導出できる。刺激が痛いことは筋電図が抜けず眠れない最大の原因となる。痛みを軽減するためには、最初に閾値の低い刺激部位を得ることと、前述のように、刺激頻度を思いきって下げることが重要である。例えば、刺激頻度を最低0.3Hzとかまで下げたとしても、それで痛みがなくなって眠れて筋電図が完全に抜ければ、100～200回程度の加算で十分な波形が得られるという理屈である。

各チャネルごとにreject幅を変えることのできる器械の場合には、特に下肢SEPの場合には、L1S-ICc、ICc-GTiや皮質誘導では、reject幅を下げると（最低±1divまで）、突発的な筋電図混入を防止できるので良好な波形が得られる。reject幅を調節してもなお、それ以下の筋電図混入が波形を悪くすることもあるので、検査中ずっと原波形を監視し、少しでも筋電図が混入するようであればすぐに「Average Pause」などのボタンを押して、筋電図が消えるまで待つという作業をこまめに行うことが重要である。こうすることで結果的には少ない加算回数＝短い時間できれいな波形が得られることになるのである。

加算後波形の表示ゲインは、筆者らは$2\mu V/div$を標準としている。加算は少なくとも、2シリーズ繰り返してdouble traceの重ね書きを行い、波形の再現性を確認する。最近の器械では、Odd and Evenと称して1回おきに加算した2つの波形の間の再現性を確認する方法を用意しているものもあるが、これはより甘い再現性の確認法であり、時間軸上でゆっくり変動するノイズの要素（覚醒レベルの変化や、姿位・有効刺激強度などその他の検査条件の変動など）についての再現性は見ていないので、われわれは用いない。

参考文献

1) Allison T, Goff WR, Williamson PD, et al: On the neural origin of early components of the human somatosensory evoked potential. Clinical uses of cerebral, brainstem and spinal somatosensory evoked potentials. Prog. Clin. Neurophysiol., Vol.7. (Desmedt JE, eds), Karger, Basel, pp51-68, 1980

2) American Electroencephalographic Society: Guideline nine: Guidelines on evoked potentials. J Clin Neurophysiol 11 (1) : 40-73, 1994

3) Desmedt JE, Cheron G: Prevertebral (oesophageal) recording of subcortical somatosensory evoked potentials in man: the spinal P13 component and the dual nature of the spinal generators. Electroencephalogr Clin Neurophysiol 52 (4) : 257-275, 1981

4) 柿木隆介, 柴崎 浩, 尾崎 勇, 他：誘発電位測定指針（1997年改訂）：(3) 短潜時体性感覚誘発電位（SSEPs）. 脳波筋電図 26 (2) : 192-194, 1998

5) Nuwer MR, Aminoff M, Desmedt J, et al: IFCN recommended standards for short latency somatosensory evoked potentials. Report of an IFCN committee. Electroencephalogr Clin Neurophysiol 91 (1) : 6-11, 1994

6) Sonoo M, Shimpo T, Takeda K, et al: SEPs in two patients with localized lesions of the postcentral gyrus. Electroencephalogr Clin Neurophysiol 80 (6) : 536-546, 1991

7) Sonoo M, Genba K, Zai W, et al: Origin of the widespread N18 in median nerve SEP. Electroencephalogr Clin Neurophysiol 84 (5) : 418-425, 1992

8) Sonoo M, Kobayashi M, Genba-Shimizu K, et al: Detailed analysis of the latencies of median nerve SEP components: 1. selection of the best standard parameters and the establishment of the normal value. Electroencephalogr Clin Neurophysiol 100 (4) : 319-331, 1996

9) Sonoo M: Anatomic origin and clinical application of the widespread N18 potential in median nerve somatosensory evoked potentials. J Clin Neurophysiol 17 (3) : 258-268, 2000

10) 園生雅弘：体性感覚誘発電位[1] SEPモンタージュと各成分の起源．神経筋電気診断の実際（園生雅弘，馬場正之，編）．星和書店，東京，pp115-122, 2004

11) 園生雅弘：体性感覚誘発電位[2] SEPモンタージュ・正常値と臨床応用．神経筋電気診断の実際（園生雅弘，馬場正之，編）．星和書店，東京，pp123-130, 2004

12) 園生雅弘：体性感覚誘発電位．神経内科 65 Suppl4 : 283-294, 2006

13) 塚本　浩，園生雅弘：体性感覚神経誘発電位(SEP)．医学検査 55 (7) : 807-819, 2006

（園生雅弘）

C. 視覚誘発電位（VEP）

1. はじめに

　どこにどんな形をした病変があるかを知らせるのが頭部のCT、MRIなどの「神経画像検査」であり、どこにどんな機能異常があるかを知らせるのが脳波や誘発電位などの「神経機能検査」である。最近は神経系の検査法というと、「神経画像検査」が重視され、「神経機能検査」が軽視される傾向にあるが、これは大きな間違いである。「神経画像検査」と「神経機能検査」の両者があいまって、初めて有益な情報が得られることを忘れてはならない。本稿のテーマである視覚誘発電位（visual evoked potentials, VEP）は、「神経機能検査」の一つであり、網膜から大脳皮質までの視覚路のどこかにある機能異常を検出するのに有用である。

　ここで、VEP領域の技術的進歩を簡単に振り返ってみたい。まず、1950年前後に加算平均法が導入され、背景活動脳波と比べ相対的に小さな誘発電位信号をピックアップできるようになったのが画期的な第一歩であった。さらに、1960年代にパターン反転刺激法が登場、臨床の現場でよく用いられるようになった。しかし1980年代前半まではプレアンプの性能が低く、視覚刺激装置の電磁波によるアーチファクト混入を取り除くのが一苦労であり、インク式のXYレコーダを用いた誘発電位の波形の書き出しは、1回に5〜10分を要して非効率的であった。それを思うと1990年以降の誘発電位測定機器の技術的進歩のおかげで、VEP検査は格段に快適なスムーズさで実施することが可能になった。1980年代に入るとフラッシュ刺激やパターン反転刺激による網膜電図や短い潜時の誘発電位が注目されたが、1990年代に入ると長い潜時の誘発電位（事象関連電位）も注目されるようになった。

2. 視覚誘発電位の分類

　眼に光刺激を与えたときに、網膜（retina）から大脳半球の視覚野（visual cortex）には興奮性の電気的反応が生じる。このような視覚中枢神経系に生じる電気的反応を「視覚誘発電位」と呼ぶ[1〜4]。検査に用いられる刺激としては、フラッシュ刺激とパターン反転刺激の二つが主に用いられる。臨床応用が可能な「視覚誘発電位」には、①フラッシュまたはパターン反転刺激で網膜光受容体細胞や網膜神経節細胞に発生する電位を記録する網膜電図（electroretinogram、ERGと略）、②網膜で光エネルギーが電気的信号に変換され、それが大脳皮質の視覚野まで伝えられて生じる電位を記録する視覚大脳誘発電位（visual evoked potentials, VEPと略）、③図形、文字などの視覚刺激を用いて、記憶・選択・判断を要する心理学的課題を与えたときの大脳の反応を記録する視覚性事象関連電位（visual event-related potentials, visual ERPと略）の三つがある。視覚誘発電位検査のガイドラインとしては、米国脳波学会基準（1984）と日本脳波筋電図学会基準（1985）の二つがある。

3. 視覚誘発電位検査はどんなときに検査するのか

a. 視力異常や視野欠損があるとき

　病歴聴取、眼科学的ならびに神経学的診察から単眼性ないし両眼性の視力低下・視野欠損が認められるとき、ERG、VEP検査により客観的な評価を行うことができる。
1）単眼性の視力異常・視野欠損の例
　中心暗点（視神経障害）、求心性視野狭窄（うっ血乳頭、視神経萎縮）、鼻側半盲（視交叉の側方圧迫）、失明（前眼部・網膜・視神経障害）、一過性黒内障などがある。
2）両眼性の視力異常・視野欠損の例

両耳側半盲または四分盲（視交叉障害）、同名性半盲または四分盲（視交叉後障害）、同名性黄斑部視野半盲（視覚領後端部障害）、求心性視野狭窄（有機水銀中毒、鳥距溝障害）、失明（両側性の前眼部・網膜・視神経障害、両側性のブロードマン17野の障害）、閃輝暗点（片頭痛）、円筒状視野狭窄（ヒステリー）などがある。

b. 潜在的視覚路障害が疑われるとき

多発性硬化症患者などで潜在的な（通常の眼科的診察では異常を検出できない）視神経障害に対してERG, VEP検査により客観的評価を行う。とくに多発性硬化症が疑われ、かつ視力異常がなく、診断確定のため病変の多巣性を証明したいときに有用な検査である。

c. 臨床経過の客観的指標として

内科的、外科的治療を行っている患者で臨床経過や治療効果を客観的に追跡したいときの指標としてERG, VEP検査は有用である。

d. ヒステリー性障害を鑑別したいとき

患者が視力異常や視野欠損を訴えるとき、ヒステリー性障害か器質的障害かを鑑別するのにERG, VEP検査は有用である。

e. 視覚性注意障害があるとき

大脳変性疾患（Parkinson病やAlzheimer病）、脳梗塞などが原因で視覚性注意障害があるとき、visual ERP検査により視覚性高次機能の客観的評価を行うことができる。

f. 検査の対象となる病態・疾患のまとめ

1) 角膜・水晶体・虹彩・硝子体の疾患
   白内障、虹彩炎、緑内障。
2) 網膜の疾患
   網膜色素変性症、網膜炎、網膜黄斑部変性症。
3) 視神経の疾患
   球後視神経炎、中毒性視神経障害。
4) 視交叉の疾患
   下垂体腫瘍、多発性硬化症。
5) 視交叉後の疾患
   脳出血、脳梗塞、有機水銀中毒。

4. 視覚誘発電位検査では視覚刺激をどのように行うのか

a. フラッシュ刺激

クセノン放電管型のストロボスコープから出るパルス光を用いて、片眼ずつ開眼で刺激する。昼光色に近い波長スペクトルと高い発光効果を有し、持続時間が短い（10～40 μsec）パルス光が得られる。刺激の持続時間が非常に短く、刺激頻度を連続的にかつ広範囲に変えられる利点がある。しかしフラッシュ刺激では、光が散乱するのでパターン反転法のような半側視野刺激を行うことはできない。またクリック音を生じて、聴覚誘発電位が混入する可能性があることも忘れてはならない。

フラッシュERGの定量的な検査をきちんと行うためには全視野（Ganzfeld）刺激装置を用いる。この装置は半球状の形をしており、下顎部固定装置がついていて、半球の最高部にはクセノン放電管がある。顔をあてる円形の窓が開いており、固視点は前方中央にある。

b. パターン反転刺激

白黒の格子縞模様（checkerboard）を一定の時間間隔で反転させる刺激を用いて、片眼ずつ開眼で刺激する。近視や遠視がある場合は眼鏡で視力を矯正した状態で検査する。画面のコントラスト条件はできるだけ良好な状態にする。パターン反転刺激信号を発生させる装置をテレビジョンに接続してその画面上に模様を出す。パターン反転刺激では、フラッシュ刺激の反応波形よりも個人差の少ない安定した反応が得られるので、現在ではこの刺激がルーチン検査に使用されている。白黒1周期1250msec（0.8Hz）などの低頻度transient型刺激と200msec（5Hz）などの高頻度steady-state型刺激を与える。下垂体腫瘍など、視交叉の疾患が疑われる場合は片眼視野をさらに左・右半側ずつに分けて刺激する。全視野刺激では被検

者に視野の中心を固視させるが、左・右半側視野刺激では刺激視野と非刺激視野の境界線の中点を非刺激側に1度ずらした点を固視点とする。個々の格子縞の大きさ（視角）は全視野刺激では通常15分または30分とし、左・右半側視野刺激では通常30分または60分で検査する。左・右半側視野刺激では刺激視野全体の広さ（視角）を10度以上とするのが望ましい。

c. 視覚認知刺激

　図形、文字、顔などを用いて、両眼同時に開眼刺激する。課題としては主にオド・ボール課題とS1-S2課題がある。前者では2～3種類の刺激がランダムに出現し、そのうち低頻度の刺激をターゲット（標的刺激）としボタン押しなどを課す。S1-S2課題では予告刺激のあと、2つの刺激S1・S2が現われ、S1とS2が同じであるかどうか判断させる。これらの方法によって、大脳の認知機能や脳内の情報処理過程を反映するvisual ERPを記録するこができる。

5. 視覚誘発電位検査では誘発電位の記録をどのように行うのか

a. 網膜電図（ERG）の記録方法

　下眼瞼につけるgold-foil型電極または角膜上にのせるコンタクトレンズ型電極（単極型、双極型）を用いることによって、ノイズの少ないERGの記録波形が得られる。基準電極としては脳波用皿電極を耳朶やこめかみなどにつける場合とgold-foil型電極を非刺激眼にはさむ場合がある。記録用増幅器の低域周波数は1Hz、高域周波数は100Hzくらいに設定する。加算回数は100～300回、分析時間は70～250 msecとする。

b. 視覚大脳誘発電位（VEP）の記録方法

　VEPの記録では後頭部に5kohm以下の接触抵抗で関電極（銀塩化銀電極）をつける。米国脳波学会基準（1984）と日本脳波筋電図学会基準（1985）は、正中後頭結節（inion）より5cm上方に正中後頭電極（MO）を置き、さらに左右対称的に5cmずつの間隔で4個を加え計5個の関電極を置くことを推奨している。なかでもMO電極がもっとも重要であり、必要に応じMOから左右に5cm離れたLO・RO電極、MOから左右に10cm離れたLT・RT電極を追加する。フラッシュVEPでは両耳朶連結電極を基準電極とし、パターン反転VEPでは鼻根部の上方12cmの正中前頭部電極（MF）を基準電極とする。記録用増幅器の低域周波数は0.2～1Hz、高域周波数は200～300Hz（-3dB）に設定する。加算回数は100～200回、分析時間は250～300 msecとする。

c. 視覚性事象関連電位（visual ERP）の記録方法

　visual ERPの記録では正中後頭部（Oz）に5kohm以下の接触抵抗で関電極（銀塩化銀電極）を置く。必要に応じ関電極としてPz・Cz・Fz電極を追加する。両耳朶連結電極を基準電極とする。記録用増幅器の低域周波数は1Hz、高域周波数は60Hzに設定する。分析時間は800～1000msecとする。通常はターゲット（標的刺激）に対して10～20回の加算を行えば再現性のある波形が出現する。

6. 視覚誘発電位の基準値ないし正常パターン

a. フラッシュERG

　明順応、暗順応いずれで検査しているか、刺激光の波長、刺激頻度により正常波形は変化する。暗順応ERGは陰性成分（a波）とそれに続く陽性成分（b波）からなる。b波の起源は網膜の桿状体（rod）と考えられている。それに対し明順応ERGの起源は錐状体（cone）である。Chatrian学派の刺激プロトコルによって誘発される全視野フラッシュERGについて説明する（図1）。ステップ1（暗順応、暗い青色光）のERGは桿状体機能のみを反映する。ステップ2（暗順応、暗い赤色光）とステップ3（暗順応、白色光）のERGは桿状体機能と錐状体機能の両方を反映する。ステップ4（30Hz、白色光）、ステップ5（白色光）、ステップ6（明順応、橙黄・赤色光）、ステップ7（明順応、青・緑色光）のERGは錐状体機能のみを反映する。このうち0.5 Hzの刺激頻度によるス

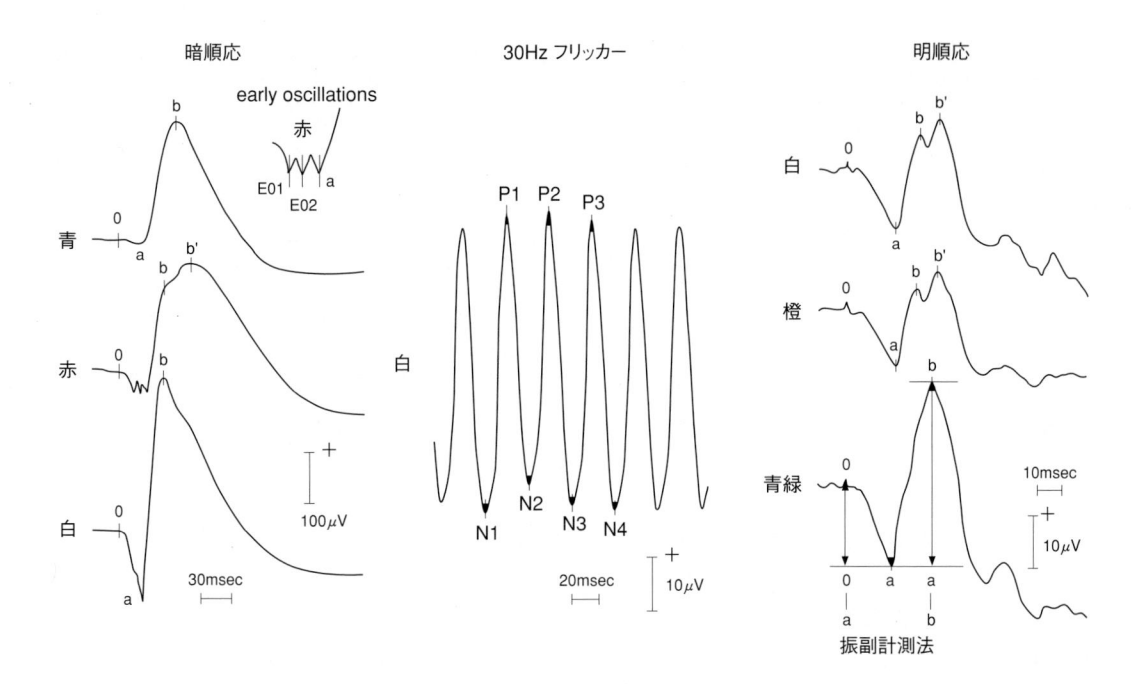

図1 健康成人10名における全視野フラッシュERGの総加算波形

暗順応（青色光）のERGは桿状体機能のみを反映する。暗順応（赤色光、白色光）のERGは桿状体機能と錐状体機能の両方を反映する。それ以外のERGは錐状体機能のみを反映する。

テップ1, 2, 3, 5, 6, 7はtransient型のフラッシュERGを誘発し、30Hzのステップ4ではsteady-state型のフラッシュERGが誘発される。

b. パターン反転ERG

低頻度刺激（0.8Hz）では個々のパターン反転に対する反応が干渉しないtransient型ERGが得られ、その波形のピークはa (p)、b (p)、c (p) からなる（**図2**）。transient型パターン反転ERGの正常平均値を**表1、2**に示す。高頻度刺激（5Hz）では個々のパターン反転に対する反応が融合して正弦波様のsteady-state型ERGが得られる。その波形はN1、P1、N2、P2、N3、P3などのピークからなる。

c. フラッシュVEP

VEP波形は、1Hz以下のフラッシュ刺激では最初の250msに5〜10個のピークを含み、反応の形、潜時、振幅における個人差が大きい（**図3**）。反

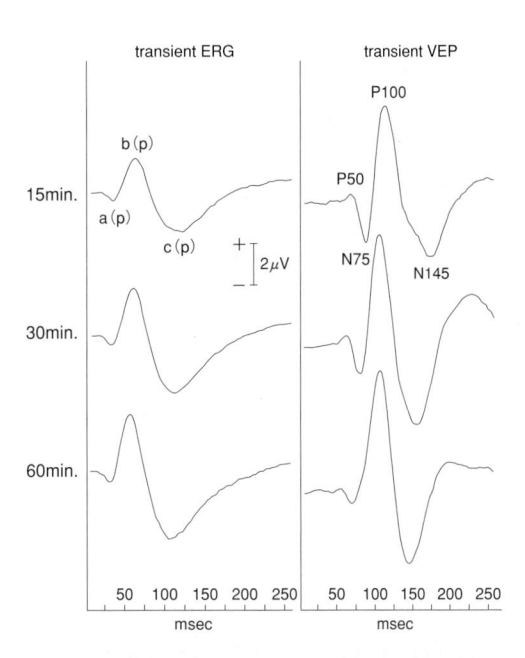

図2 健康成人100名における低頻度刺激（0.8Hz）によるパターン反転ERG・VEPの総加算波形

パターン反転ERGのピークはa (p)、b (p)、c (p) からなり、パターン反転VEPのピークはP50、N75、P100、N145からなる。

表1 健康成人114名におけるパターン反転ERG・VEPの平均潜時(msec) Transient型

	15分 mean±SD	30分 mean±SD	60分 mean±SD
網膜電図 a(p)	33.3 ± 4.6	31.2 ± 4.2	30.6 ± 3.8
網膜電図 b(p)	60.2 ± 5.3	57.0 ± 4.4	54.3 ± 4.0
網膜電図 c(p)	102.0 ± 8.3	101.0 ± 8.3	99.5 ± 7.8
皮質 VEP P50	68.2 ± 6.6	61.0 ± 6.8	54.1 ± 9.3
皮質 VEP N75	86.4 ± 6.0	77.7 ± 6.8	71.1 ± 7.9
皮質 VEP P100	112.0 ± 7.4	104.2 ± 6.4	103.3 ± 7.2
皮質 VEP N145	151.7 ± 16.0	144.9 ± 13.7	142.5 ± 10.2

表2 健康成人114名におけるパターン反転ERG・VEPの平均振幅(μV) Transient型

	15分 mean±SD	30分 mean±SD	60分 mean±SD
網膜電図 b(p)	2.4 ± 1.0	3.0 ± 1.2	3.4 ± 1.2
網膜電図 c(p)	3.9 ± 1.9	5.0 ± 1.9	5.9 ± 2.0
皮質 VEP N75	3.3 ± 1.5	2.7 ± 1.3	2.1 ± 1.1
皮質 VEP P100	8.2 ± 3.5	8.1 ± 3.6	7.7 ± 3.3
皮質 VEP N145	8.5 ± 3.4	10.6 ± 4.1	11.5 ± 8.6

応の欠如、著しい左右差、または著明な高振幅のいずれかがある場合に異常と判定する。5Hz以上の頻度でフラッシュ刺激を行うと正弦波様のsteady-state 型のフラッシュVEPが記録される。ある周波数以上では加算しても正弦波様反応が得られなくなるので、この限界周波数をcritical frequency of photic driving（CFPD）と呼ぶ。速いフラッシュ刺激下に、フラッシュERGとフラッシュVEPを同時記録すると、網膜レベルでのretinal CFPDと大脳皮質レベルでのcortical CFPDをそれぞれ決定できる。正常人ではretinal CFPDとcortical CFPDの各周波数はほとんど一致する（両者の差は10flashes/秒以下）。

d. パターン反転VEP

50～150回程度加算して得られる正常波形は0.5Hzの低頻度刺激では陰性-陽性-陰性の三相波形を示し、transient型VEPと呼ばれる（図2）。5Hzの高頻度刺激では正弦波様のsteady-state型VEPが記録される。transient型パターン反転VEPにみられる三相波形のピークはそれぞれの潜時によってP50、N75、P100、N145と呼ばれている。transient型パターン反転VEPの正常平均値を表1、2に示す。パターン反転ERGとパターン反転VEPとを同時記録することにより、網膜・大脳皮質伝達時間を測定できる。これは網膜神経節細胞の興奮から大脳の視覚野の興奮までの時間差を示す指標となる。transient型パターン反転VEPは全視野

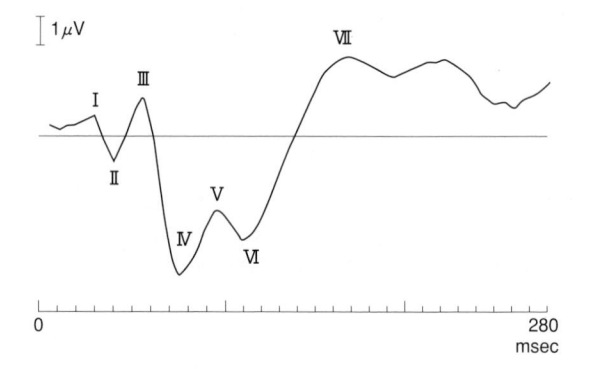

図3 1Hz以下のフラッシュ刺激下のVEP正常波形
最初の250msに5～10個のピークを含み、Ciganek (1969) はこれらのピークについて、0 (P20-25), I (N30), II (P40), III (N55), IV (P75), V (N95), VI (P110), VII (N160) と命名している。

刺激、左・右半側視野刺激で頭皮上分布が異なる。全視野刺激ではMOの振幅がもっとも大きく、正中から左右に遠ざかるに従い、振幅は減衰する。左・右半側視野刺激では、正中後頭部ならびに刺激視野と同側から得られる反応の振幅が大きい。この一見逆説的な現象は（paradoxical lateralization）、人間におけるブロードマン17野の形態学的特徴（大部分が後頭葉内側面に埋没している）を反映するものと考えられる。正中後頭部でのtransient型VEP振幅は上・下半側視野刺激間で、統計学的に有意に異なり、下半側視野刺激の方が上半側視野刺激の場合よりも大きい（paired t test p<0.0001、図4）。VEPは大脳皮質起原であると

考えられるが、正確な部位はいまだ不明である。マカクサルの研究ではヒトのP100に対応するP60は大脳皮質第3層の錐体細胞であると推定されている。

e. 視覚性事象関連電位

図形、文字などを提示し、刺激出現からの脳波を加算する方法で、刺激出現から約300ms後に出現する陽性波（P300）、約400ms後に出現する陰性波（N400）などが知られている。小さな点を繰り返し呈示し、そのつどボタン押しを課す単純な注意課題でも、Oz、T5、T6から明瞭な反応波形（100〜230msec）が誘発される[5]。オドボール課題、S1－S2課題では、後頭優位な分布を示すN100に続き、頭頂優位な分布を示すN200、P300が現れる[6〜7]。オドボール課題では視覚性注意に関連するNd成分が求められる（図5）[8]。

7. 視覚誘発電位検査からわかる正常機能の視覚生理学

a. VEPからわかる視覚系の成熟過程

パターン反転VEPのP100潜時は生後の発達過程とともに短縮し、満5歳までにほぼ成人の値に達する。パターン反転VEPのN145潜時は、満5歳を超えても満20歳くらいまで短縮し続ける。フラッシュVEPについては、未熟児のデータで妊娠年齢が増すにつれてピーク潜時が短縮することが示されている。

b. VEPからわかる視覚系の加齢現象

パターン反転VEPのP100潜時は満45歳を超えるころから加齢とともに延長していくが、P100振幅はあまり変化しない。一方、加齢とともに、パターン反転ERGの潜時は延長し、振幅が減少していく。

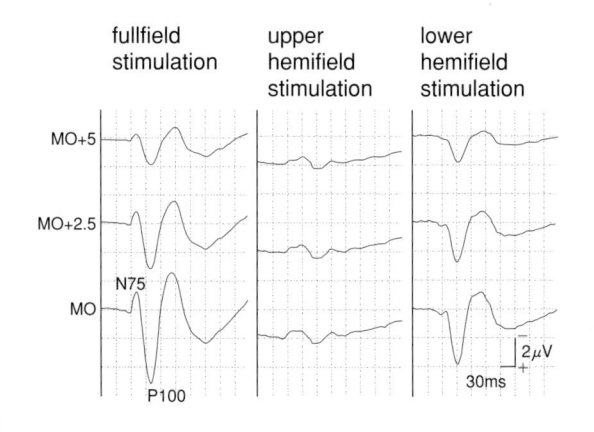

図4 健康成人30名における低頻度刺激（0.8Hz）によるパターン反転VEPの総加算波形

正中後頭部でのVEP振幅は上・下半側視野刺激で統計学的に有意に異なり、下半側視野刺激の方が上半側視野刺激の場合よりも大きい。

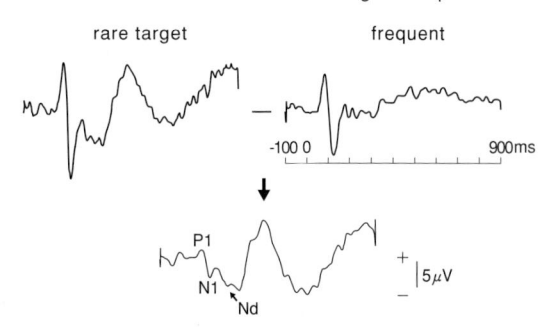

図5 健康成人20名におけるオドボール課題によるNd成分の総加算波形

低頻度の標的図形刺激に対する反応である。
このオドボール課題では3種類の図形をそれぞれ、低頻度標的図形（rare target）（20％）、低頻度非標的図形（20％）、高頻度非標的図形（frequent nontarget）（60％）にわりあて、低頻度標的図形に対してボタン押しを課した。低頻度標的図形（rare target）に対する反応（P100、N100、N200、P300の各ピークが存在）から高頻度非標的図形（frequent nontarget）に対する反応（P100、N100の各ピークが存在）を差し引いたOzの波形から視覚性注意に関連するNd成分を求めた。

c. VEPからわかる視覚系の半球左右差

正中後頭部でのパターン反転transient型VEP振幅は左・右半側視野刺激間で統計学的に有意に異なり、右半側視野刺激の方が左半側視野刺激の場合よりも大きい（paired t test p<0.02）。これは人間におけるブロードマン17野の形態学的左右差（左＞右）を反映するものと考えられる。

d. VEPからわかる視覚系の性差

パターン反転VEPのP100には性差がある（潜時；男＞女、振幅；女＞男、図6）。また、パターン反転VEPの潜時は妊娠女性の方が、非妊娠女性よりも短い。これらのVEPデータから視覚系の機能は女性ホルモンの影響を受けていると推定される。

e. VEPからわかる視覚系の神経伝達物質作用

ラットVEPの研究から、VEP潜時はドパミン遮断薬によって延長し、ドパミン作動薬によって短縮する。このことから視覚系の神経伝達速度にはドパミンが関与していると推定される。

f. VEPからわかる視覚性分配注意機能（visual divided attention）

位置関係と色に対して同時に注意を向けさせる視覚性分配注意課題で、位置関係への注意に関連するP1-N1成分と色への注意に関連するN2成分が認められる（図7）[9]。右利き健常成人11名を対象にS1-S2課題を行った。S1とS2は5個の正方形からなり、位置関係が4種類、色が4種類で、全体で16種類の図形からなる。S1とS2を比較し、位置関係・色がともに同じ場合をStimulus 1、位置関係が同じで色が違う場合をStimulus 2、位置関係が違い色が同じ場合をStimulus 3、位置関係・色がともに違う場合をStimulus 4とし、Stimulus 4の場合にボタン押しを課した。位置関

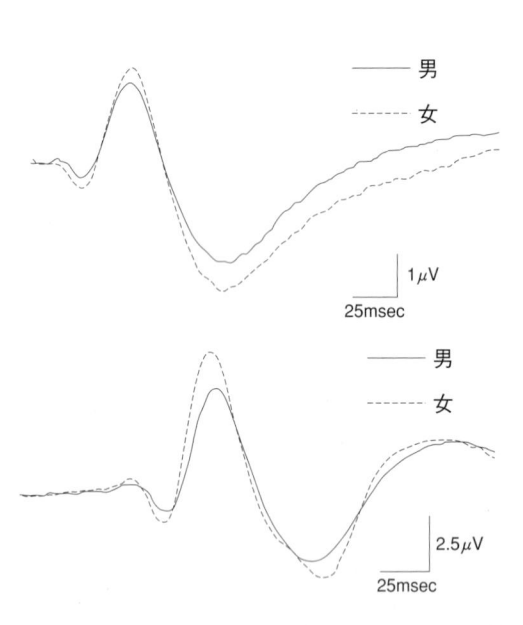

図6　健康男性成人50名と健康女性成人50名における低頻度刺激（0.8Hz）によるパターン反転ERG（上）・パターン反転VEP（下）の総加算波形と性差

パターン反転ERG振幅は男＜女。パターン反転VEP潜時は男＞女。パターン反転VEP振幅は男＜女。

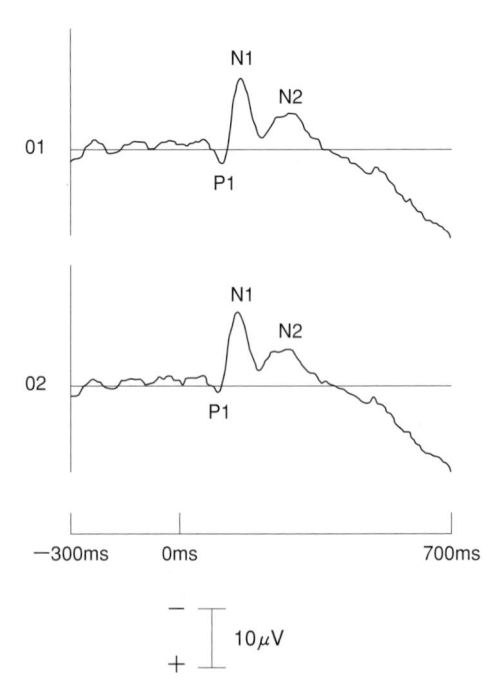

図7　健康成人11名における"visual divided attention"課題に対する反応の総加算波形

位置関係と色に対して同時に注意を向けさせる視覚性分配注意課題で、位置関係への注意に関連するP1-N1成分と色への注意に関連するN2成分が認められる。

係が違うStimulus 3ではStimulus 1と比較してP1-N1成分の振幅が大きく、色が違うStimulus 2ではStimulus 1と比較してN2成分の振幅が大きい結果が得られた。このことから位置関係の注意や認識はP1-N1成分に関連があり、色の注意や認識はN2成分に関連があると考えられた。

g. VEPからわかる立体錯視の機能

立体錯視は最近の神経画像検査で右の後頭葉の興奮を伴うことが示されたが、錯視課題では、立体視に関連すると思われるERP成分を観察できる[10]。すなわち、図形A（立体的に見える）と図形B（平面的に見える）が50％、50％の頻度でランダムに提示すると、電極O2でのVEPの振幅差が図形A、B間で認められる。錯視課題での図形A、B間のVEP振幅差が立体視覚機能を反映すると推定される。

8. 視覚誘発電位検査でどんな異常所見が得られるのか

a. 眼疾患・視神経疾患でどんな異常所見が得られるのか

1）パターン反転ERGとパターン反転VEP

硝子体、レンズ、前眼房、角膜などの眼疾患では、正中後頭部でのtransient型パターン反転VEPの振幅が減少するが、その潜時は延長しないことが多い。これに対して網膜と視神経の疾患ではtransient型パターン反転VEPの潜時が延長することが多い。パターン反転VEPは多発性硬化症患者の潜在的視神経障害を検出するのに有用である（検出率：55～87％）。

パターン反転ERGとパターン反転VEPの同時記録は、網膜黄斑部病変と視神経病変を鑑別するのに有用である。ERGとVEPの潜時がともに延長し、網膜・大脳皮質伝達時間が正常な場合は、網膜黄斑部病変が示唆される。ERGの潜時が正常で、VEPが潜時延長または反応消失を示した場合は、視神経病変が示唆される。ERG、VEPともに反応消失を示した場合は、高度の視神経病変と、その結果二次的に起こった網膜神経節細胞の逆行性変性が示唆される。

2）フラッシュERGとフラッシュVEP

網膜色素変性症は初期には主に桿状体が侵される網膜萎縮症であるが、進行期には桿状体と錐状体の両方が障害される。したがって、全視野フラッシュERGを検査すると本疾患の初期には桿状体反応の潜時延長・振幅低下が認められるが、進行期には桿状体反応と錐状体反応ともに著しい振幅低下を示してくる。選択的に錐状体が侵される先天性疾患（rod monochromat）があるが、本疾患で全視野フラッシュERGを検査すると、桿状体反応は正常に保たれるが、錐状体反応の消失が認められる。逆に選択的に桿状体が侵される先天性疾患（nyctalope）があるが、本疾患で全視野フラッシュERGを検査すると、桿状体反応の消失が認められるが、錐状体反応は正常に保たれる。

速いフラッシュ刺激下に、フラッシュERGとフラッシュVEPを同時記録すると、網膜疾患ではretinal CFPDとcortical CFPDともに、その周波数が減少する。視神経疾患ではretinal CFPDの周波数は正常に保たれるが、cortical CFPDの周波数は減少する。このようにしてフラッシュERGとフラッシュVEPは網膜疾患と視神経疾患の鑑別に役立つ。

b. 視交叉の疾患でどんな異常所見が得られるのか

パターン反転左・右半側刺激を行い、左眼の左半側刺激と右眼の右半側刺激でVEPが著しい振幅低下を示してくる場合は、視交叉疾患が示唆される。この所見は術後の下垂体腫瘍患者で視機能を客観的に追跡する場合に有用である。

c. 視交叉後の疾患でどんな異常所見が得られるのか

パターン反転左・右半側刺激を行い、左眼の左半側刺激と右眼の左半側刺激でVEPが著しい振幅低下を示してくる場合は、左同名半盲を伴う視交叉疾患（右大脳病変）が示唆される。逆に左眼の右半側刺激と右眼の右半側刺激でVEPが著しい振幅低下を示してくる場合は、右同名半盲を伴う視

交叉疾患（左大脳病変）が示唆される。

d. 光過敏性を示す疾患でどんな異常所見が得られるのか

　光過敏性ミオクローヌス患者で、フラッシュVEPと四肢筋肉表面筋電図の同時加算を行うと、視覚皮質の興奮と光に対する反射性ミオクローヌスの関連性が示される。光感受性発作を起こした数年前のポケットモンスターアニメ事件は、赤・青の速い繰り返し刺激が原因であったが、映像刺激の健康被害に関する科学的検証にVEP検査は有用である[11]。

e. 視覚性注意障害を示す疾患でどんな異常所見が得られるのか

　Parkinson病ならびにその関連疾患ではP300振幅の低下、潜時の延長などが起こる一方[12〜15]、早期成分の振幅が増大することが知られている[16]。

9. 最後に強調したい重要事項は何か

a. フラッシュERG

　フラッシュERGは網膜全体のmass responseであるため、網膜のびまん障害以外では異常となりにくい。暗順応反応のb波潜時が延長している場合は、網膜全体の桿状体がフラッシュに対して異常な応答を示していると解釈してよい。ただし、十分な暗順応条件下で検査するということが大前提であり、そうでなく検査した場合は正常人でもフラッシュERGの桿状体反応が低振幅となることを認識しておく。コンタクトレンズ型電極は同一眼に30分以上いれておくと角膜損傷を起こすことがある。ERG電極の消毒は必須であり、院内感染を起こしてはならない。

b. パターン反転ERG

　できるだけ、頭部の筋肉をリラックスさせ、まばたきを少なくするように促すことと、レンズによる視力矯正を行ってから検査に入ることが重要である。このようにして、きちんとした刺激・記録条件下で検査した場合、パターン反転ERGの消失所見は確実に異常であり、網膜神経節細胞の障害と解釈してよい。多発性硬化症の球後視神経炎でパターン反転ERGとパターン反転VEPが、ともに反応消失を示した場合は高度の視神経病変と視神経軸索の逆行変性による二次的な網膜神経節細胞の障害と解釈してよい。前述の理由により、その場合でもフラッシュERGは正常に保たれる。

c. フラッシュVEP

　フラッシュVEPの波形やピーク潜時は個人差が大きく、反応の消失は確実に異常と解釈されるが、潜時の異常についての判定は慎重でなければならない。

d. パターン反転VEP

　パターン反転VEPの波形やピーク潜時はフラッシュVEPに比して個人差が少なく、信頼性の高い検査である。正常対照群の正常上限値（平均値＋標準偏差の2.5〜3倍）を超えた場合は自信をもって、潜時の延長と解釈してよい。パターン反転VEPの振幅低下についての判定は慎重でなければならない。被検者がパターン反転刺激をよくみていないとき、とくに患者が非協力的であったり、眠気や意識障害があるときは検査が円滑に進まないことが多い。できるだけ、視線が目標の固視点に定まるよう促すことが重要である。

e. 視覚性事象関連電位

　視覚情報処理の過程には、①視覚刺激を第1次視覚野で感知するまでの視感覚系の伝達ステップ、②感知した視覚刺激を符号化し、その特徴を分析するとともに、記憶と照合する刺激評価ステップ、③評価された刺激をもとに行動を準備し反応を遂行する反応ステップ、この3つのステップがある。ERGとVEPはステップ1に該当する。visual ERPの課題を用いて誘発され、正中後頭部や後側頭部から記録される早期成分P100、N100、P200はステップ1、2に相当する。正中頭頂部から記録されるいわゆるN200、P300成分はステップ2、3に対応する。

参考文献

1) 黒岩義之：視覚誘発電位（網膜電図を含む）. 脳波と筋電図 25：2-4, 1997
2) 高橋剛夫, 黒岩義之, 編：視覚と脳波の臨床. 新興医学出版社, 東京, 1995
3) 黒岩義之, Celesia GG：視覚誘発電位. 西村書店, 新潟, 1989
4) 黒岩義之, 園生雅弘, 編：臨床誘発電位ハンドブック. 中外医学社, 東京, 1998
5) Omoto S, Kuroiwa Y, Li M, et al：The hemispherical laterality of the visual evoked potentials during simple dot stimulus in normal human subjects. Neurosci Lett, 294：89-92, 2000
6) Yamazaki T, Kamijo K, Kenmochi A, et al：Multiple equivalent current dipole source localization of visual event-related potentials during oddball paradigm with motor response. Brain Topogr 12 (3)：159-175, 2000
7) Yamazaki T, Kamijo K, Kiyuna T, et al：Multiple dipole analysis of visual event-related potential during oddball paradigm with silent counting. Brain Topograhy 13 (3)：161-168, 2001
8) Wang L, Kuroiwa Y, Li M, et al：Do P1and N1 evoked by the ERP task reflect primary visual processing in Parkinson's disease?. Documenta Ophthalmologica 102：83-93, 2001
9) Omoto S, Kuroiwa Y, Li M, et al：Modulation of event-related potentials in normal human subjects by visual divided attention to spatial and color factors. Neurosci Lett 311：198-202, 2001
10) Hayashi E, Kuroiwa Y, Omoto S, et al：Visual evoked potential changes related to illusory perception in normal human subjects. Neurosci Lett 359：29-32, 2004
11) 黒岩義之, 他：光感受性発作に関する基礎研究班（班長：黒岩義之）報告書. 平成9年度厚生科学特別研究報告書（山内俊雄, 江畑敬介, 黒岩義之, 編）. 95-121, 1998
12) Li M, Kuroiwa Y, Takahashi T, et al：Visual event-related potentials under different interstimulus intervals in Parkinson's disease relation to motor disability WAIS-R, and regional cerebral blood flow. Parkinsonism and Related Disorders 11：209-219, 2005
13) Takeda Y, Kuroiwa Y, Wanabe S, et al: Relationships among impairment, disability, economic expenses, event-related potentials and regional cerebral blood flow in Parkinson's disease. Geriatrics and Gerontology International 5：189-201, 2005
14) Kamitani T, Kuroiwa Y, Wang L, et al：Visual event-related potential changes in two subtypes of multiple system atrophy, MSA-C and MSA-P. J Neurology 249：975-982, 2002
15) Kamitani T, Kuroiwa Y, Wang L, et al：Event-related potentials during S1-S2 paradigm in multiple system atrophy：relation to morphologic changes on brain MRI measurements. Parkinsonism and Related Disorders 10 (2)：93-100, 2003
16) Li M, Kuroiwa Y, Wang L, et al：Early sensory information processes are enhanced on visual oddball and S1-S2 tasks in Parkinson's disease：a visual event-related potentials study. Parkinsonism and Related Disorders, 329-340, 2003

（黒岩義之）

D. 聴性脳幹反応（ABR：Auditory Brainstem Response）検査の実際

1. ABRとは

聴性誘発電位（Auditory Evoked Potential：AEP）は音刺激により発生する誘発電位で潜時により短潜時成分（〜10ms）、中間潜時成分（10〜50ms）、長潜時成分（50〜300ms）などがある。なかでも短潜時成分を聴性脳幹反応（Auditory Brainstem Response：ABR）と呼び、内耳から脳幹部聴覚路由来の反応を頭皮上より記録したもので遠隔電場電位（far field potential）の1つである。ABRは音刺激より10ms以内に発生する7個の電位により構成されており、この反応は比較的安定し、再現性に優れており、また意識や睡眠状態の影響を受けにくいことから難聴や脳幹障害の診断に広く応用されている。

2. ABR波形の起源（図1）[1]

各頂点の発生源には諸説があるが、一般に以下のように考えられている。
　Ⅰ波：蝸牛神経（聴神経）
　Ⅱ波：蝸牛神経核（橋延髄接合部）
　Ⅲ波：上オリーブ核（橋下部）
　Ⅳ波：外側毛帯核（橋上部）
　Ⅴ波：下丘（中脳）
　Ⅵ波：内側膝状帯（視床）
　Ⅶ波：聴放線（視床―皮質）

3. 記録法

記録の条件を表1と基準値の上限を表2に示す。
(1) 記録電極、1）電極装着部位は導出電極（関電極）に通常頭頂部（Cz）を用いるが、ABRの電位は遠隔電場電位のため頭皮の広い範囲から記録できることから、髪の毛の生え際に装着してもよい。基準電極（不関電極）は、耳朶（Ai、Ac）のほか乳様突起に装着してもかまわない。耳朶は電気的に聴覚路の活性部位にあたるため双極誘導となり、刺激側はⅠ波が大きく記録される。2）電極の接触抵抗は5kΩ以下に理想的には2KΩ以下とする。接触抵抗が高いほど交流障害を受けやすいため、特に病棟や手術室では皮膚研磨剤を用いて接触抵抗を低く2KΩ以下にする必要がある。
(2) 刺激はヘッドホンまたはイヤホン、イヤチップにて通常は片側刺激をするが、脳死判定や高度脳幹障害など脳幹機能評価には両側刺激を行う。刺激強度は一般的に、1）健常者の正常聴力レベルを基準とする（normal hearing level:nHL）、2）被検者自身の閾値を基準とする感覚レベル（sensation lebel:SL）、3）音圧レベル（sound pressure level:SL）の3種類があるが、通常nHLの音刺激がよく使わ

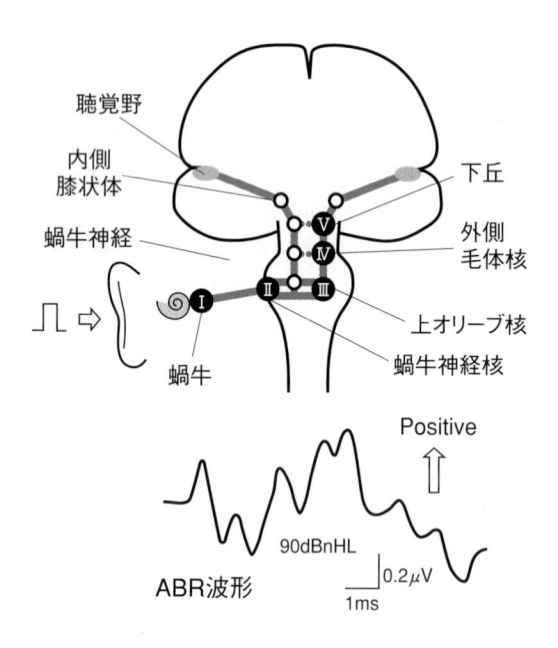

図1　ABR波形の起源（文献[1]より改変して引用）

表1　記録の条件

記録電極：Cz（頭頂部）、Fpz、Ai、Ac（Aiは刺激と同側耳朶、Acは刺激と対側耳朶）
導出：ch1 Cz(+)—Ai(-)、ch2 Cz(+)—Ac(-)の同時記録、接地電極：Fpz
接触抵抗：5kΩ以下（なるべく2kΩ以下）
刺激：幅0.1msのclick、位相：交互（alt）、刺激頻度：10～20回
アンプの設定：感度：10μV/div、周波数帯域50～3000Hz
解析時間：10ms（聴力検査、脳死判定時等15-～20ms）、加算回数：500～2000回
再現性の確認：2回以上測定

表2　主なピークの上限値　　　　参考値

		左右差
I	2.0	
III	4.3	
V	6.5	
I—V	4.6	0.4
I—III	2.5	0.3
III—V	2.43	0.3

mean±2SD, msec

れている。また刺激の極性（polarity）としては鼓膜を押す音をcondensation、引く音をrarefactionと呼びABRでは刺激のアーチファクトを除外するため交互刺激alternationの刺激を用いる。難聴があるとnHLとSLとで結果が異なるためnHLかSLかの表示が必要となる。

(3) 音刺激の注意点としては、1）装着前に刺激音およびホワイトノイズを確認しておく。2）目的や被検者にあった刺激装置を選択する。3）音が外耳道にきちんと伝わるように刺激装置を確実に装着する。4）片側刺激の場合、一定の音圧以上（両耳間移行減衰量：40～50dB）では、刺激側と反対の耳も骨伝導により刺激され、その成分が加算される。これを除去する目的で対側耳に刺激音圧より40～50dB低いホワイトノイズを与える（マスキング）。5）左右を間違えないよう確認する。

(4) フィルター帯域はHicut filter3kHz（1.5～3kHz）、Locut filter 50Hz（30～50Hz）がよく使用されているが、交流障害を受けやすい環境、特に手術室ではアーチファクトの混入をできるだけ避け、反応成分を正確に得るためフィルター帯域を100～2000Hz程度に狭くすることもある。

4. 記録時の注意事項

(1) 筋電図の除去は、1）なるべく静かな部屋で行う。被検者がリラックスできるよう仰臥位で検査する。検査前に外耳道の閉塞がないか確認する。2）協力を得るのが難しい乳幼児は睡眠時に検査を行う。自然睡眠が難しい場合には、睡眠導入剤トリクロホスナトリウム、や抱水クロラールを用いる。

(2) 交流障害を、1）接触抵抗を下げる（2KΩ以下）。2）可能な限り原因となる電源を切る。3）電源を切れない機器は遠ざける。4）記録電極コードと刺激装置のコードを交差させない。

(3) Ⅰ波、Ⅴ波が同定しづらい場合
　1) Ⅰ波が同定しづらい場合は、①刺激を強くする。②同時記録した対側の波形を参考にする。③高音急墜型高音難聴でAlt刺激やCon刺激よりRar刺激で鮮明な刺激が得られることがある。
　2) Ⅴ波が同定しづらい場合は、①対側Ⅳ、Ⅴ波より同定する（対側のⅣ、Ⅴ波は同側より前後に分離することが多く判定が容易となることが多い）。②少ない加算回数ではっきりすることがある。③音圧

を10～20dB下げる（Ⅴ波潜時は延長するが波形ははっきりすることがある）。

5. ABR波形（図2）

ABRは1音刺激後10ms以内に7個の陽性波が記録される。ABR波形は個人間で異なる。特にⅣ、Ⅴ波は複合波となることがあり、Ⅱ波は分離されないこともある。対側記録はⅠ波認めず、Ⅱ波振幅増高、Ⅲ波振幅低下、Ⅳ波潜時短縮、Ⅴ波潜時延長などの特徴を認める。

(1) ABR波形に影響を及ぼす因子[3]

1) 音圧：音圧が低くなるにしたがい各成分の振幅は低くなり潜時は延長する。2) 刺激頻度：刺激頻度が多くなると潜時が延長するが、その傾向はⅤ波に多い。通常は10～20Hzでは有意な差はない。頻度が高くなると患者にとって苦痛となるので、10～15Hzがよく使われている。また電源の交流周波数と同期させないため11.1Hz、13.3Hz、15.3Hzなどが使われる。3) 年齢：新生児・乳児では通常Ⅴ波よりⅢ波振幅が大きく、Ⅲ－Ⅴ波の分離が悪い。乳児ではⅠ－Ⅴ波間潜時が延長するが発達とともに短縮し、2歳くらいで成人の潜時と同じになる。65歳以上の高齢者では、各頂点潜時と頂点間潜時が0.01～0.1ms延長する。4) 体温：体温が32℃以下に下降すると体温の低下とともにABR振幅の低下と潜時の延長を認め、26℃前後で消失する。5) 性差：女性の方が潜時の短縮が認められる。

(2) ABRの判定の指標（図3、4、表2）[3]

1) 反応閾値、2) ピーク潜時およびピーク間潜時、3) 反応成分消失の有無、4) Ⅴ/Ⅰ振幅比、がよく用いられるが他に、5) 刺激対側波形出現の有無および刺激同側と対側のⅤ波潜時差も参考にすることもある。

①反応閾値

音圧低下によるⅤ波消失をABRの反応閾値とする。これと聴力検査の閾値とほぼ同じであるため他覚的聴力検査に用いられる。

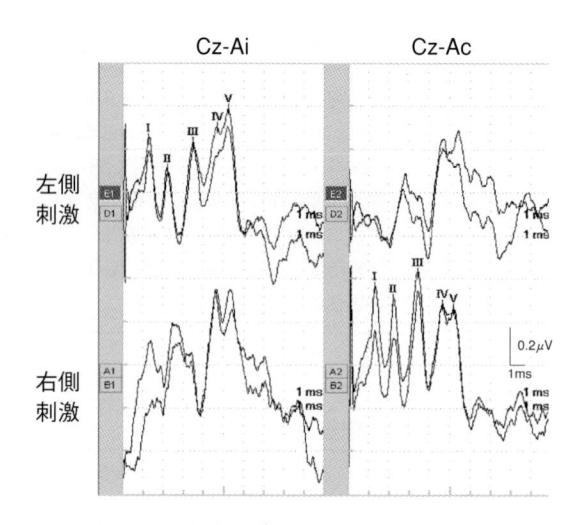

図2　正常波形（45歳、女性　90dBnHL）

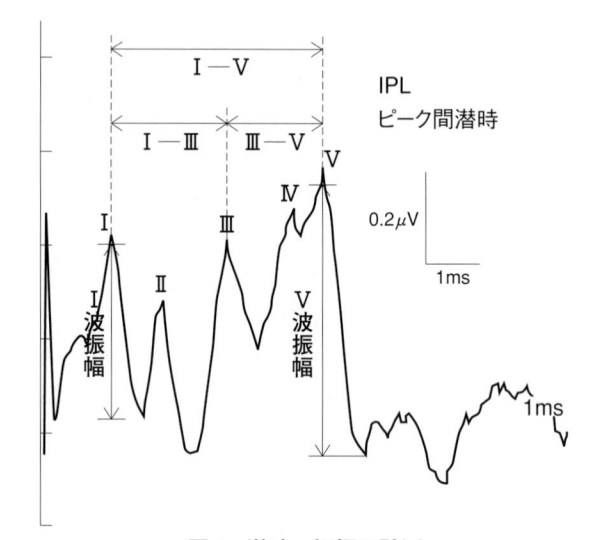

図3　潜時、振幅の計測

②Ⅰ波潜時

Ⅰ波が不明瞭や潜時の延長している場合、難聴により刺激が不足していないか、耳垢、血栓などにより外耳道の閉塞がないか確認する。Ⅰ波は頂点間潜時の基準となるので重要である。

③Ⅰ－Ⅴ波間潜時

ABR解析のうえでもっとも基本となる値で、

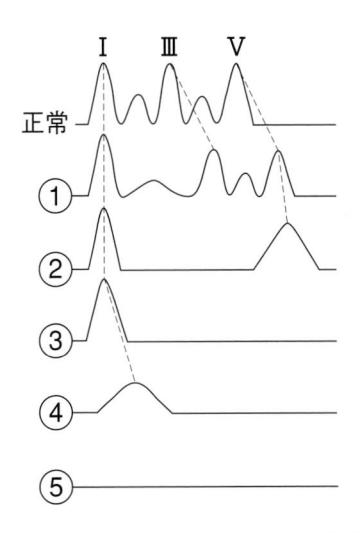

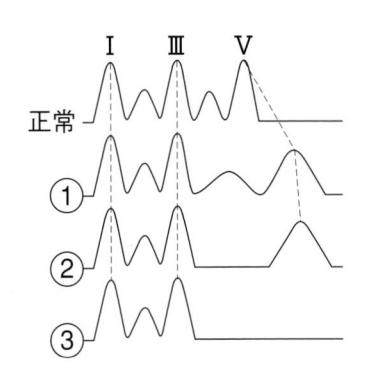

蝸牛神経または下部脳幹障害の診断
① 早期波形（Ⅰ波、Ⅲ波）から異常
② Ⅰ－Ⅲ波間潜時の延長
③ 同側の異常が主体
（左右差が比較的明瞭）

上部脳幹障害の診断
① Ⅲ－Ⅴ波間潜時の延長
② ⅠからⅢ波が保たれながら出現する
Ⅳ、Ⅴ波の消失や高度の振幅低下
③ 両側・両側・対側の異常
（左右差が比較的不明瞭）

図4　蝸牛神経または下部脳幹障害と上部脳幹障害のABRパターン[3]

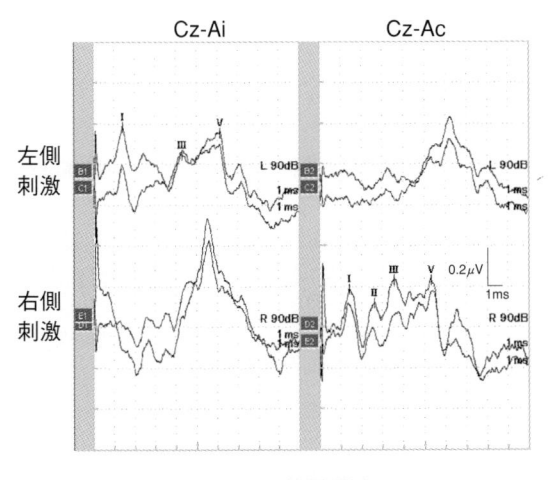

図5　左聴神経腫瘍
　左刺激による左Ⅰ－Ⅲ波頂点間潜時延長、Ⅰ－Ⅴ頂点間潜時差0.82ms。

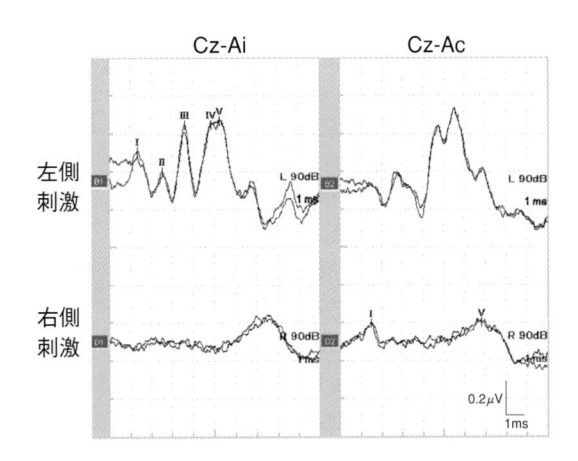

図6　右聴神経腫瘍
小脳橋角部～内耳道内に12×19mm神経鞘腫
　左：Ⅰ－Ⅲ波間潜時2.27ms、Ⅲ－Ⅴ波間潜時1.64ms、
　　　Ⅰ－Ⅴ波間潜時3.91ms。
　右：Ⅲ波確認できず。Ⅰ－Ⅴ波間潜時5.32ms。

おおむね第8神経から中脳までの伝導時間を示している。この指標は、脱髄・虚血・脳腫瘍といった局所的な障害から、変性疾患、低血圧後脳損傷など、びまん性障害まで広範囲の病態で異常をきたすことがある。

④ I—Ⅲ波間潜時（下部脳幹）

第8神経から蝸牛神経核を介して脳橋下部へ至る伝導時間を示す。潜時の正常上限は2.5ms、左右差は0.4ms以下とされる。しかしI—Ⅴ波間潜時の延長がない限り異常としない。

⑤ Ⅲ—Ⅴ波間潜時（上部脳幹）

下部脳橋から中脳までの伝導を示している。I—Ⅴ波間潜時の延長がない限り異常としない。

⑥ Ⅴ/Ⅰ波振幅比

この振幅比の基準値は50％～300％である。50％以下の場合、I—Ⅴ波間潜時が延長してなくても上部脳幹障害を疑う。300％以上のときI波は異常に小さく、末梢性聴覚障害を疑う。

6. ABR検査の臨床応用

(1) 他覚的聴力検査

1) 乳幼児の聴力検査（詳しくは次項）、2) 純音聴力検査が困難な場合、3) 詐病、心因性難聴、4) 人口内耳などに使用されている。

(2) 聴神経腫瘍（図5、6）

聴神経腫瘍でABR異常の陽性率は非常に高く、診断上重要な所見である。

I—Ⅲ波間潜時延長が主な所見であるが、腫瘍が大きくなると脳幹を圧迫することから反対側のABRの波形に異常を認めることがある。

(3) 脳幹機能障害：小脳橋角部腫瘍、腫瘍、多発性硬化症（図7）、血管障害、脳炎など

I—Ⅴ波間潜時を認めたら、I—Ⅲ波間潜時が主に延長しているか、Ⅲ—Ⅴ波間潜時が主に延長しているか、あるいは両者にわたって延長しているか検討する。これから病変が蝸牛神経から下部脳幹にあるのか上部脳幹にあるのか、またはびま

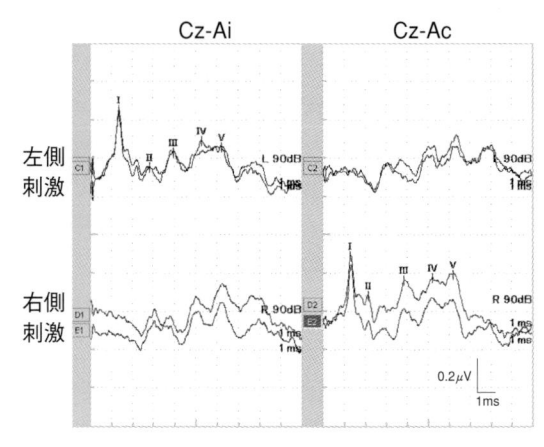

図7　多発性硬化症

左：I—Ⅲ波間潜時 2.58ms、Ⅲ—Ⅴ波間潜時 2.27ms、I—Ⅴ波間潜時 4.85ms。
右：I—Ⅲ波間潜時 2.54ms、Ⅲ—Ⅴ波間潜時 2.32ms、I—Ⅴ波間潜時 4.86ms。
明らかな脳幹症状はないが両側ともI—Ⅴ波間潜時の延長を認める。

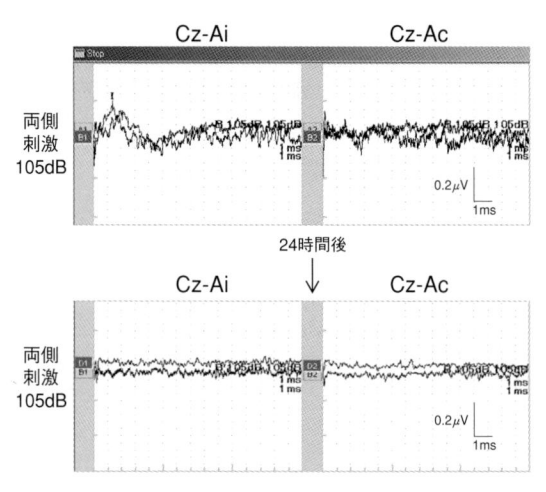

図8　脳死

脳死状態でI波を認めた（上段）が24時間後には全波形消失した（下段）。1画面の表示は15msとした。

ん性障害なのかを推定できる。

(4) 脳死判定のおける補助診断（図8）

I波を除く全波形の消失を脳幹機能消失としているが、脳死状態では次第に内耳に血液を供給する前下小脳動脈の血流も停止するため、時間の経過とともにI波も含めて全波形消失となる。

(5) 脳幹の発達の評価（次項）
(6) 聴神経と脳幹部聴覚路に対する術中モニタリング

　ABRがほとんど麻酔や意識レベルに影響を受けないため脳幹部に侵襲が及ぼさないよう頭蓋内手術のモニターとして使用されている。

7. まとめ

　検査手技も比較的容易で、安定した波形が得られるため広く臨床応用されている。最近は検査室ばかりでなく、ICUや手術室などで検査を実施する施設も多くなっている。どのような場合でも、目的にあった再現性のある、正確なABR波形を記録することが重要である。

参考文献

1) neuro navi 日本光電
2) 日本脳波・筋電図学会：誘発電位測定指針案（1997年改定）. 脳波と筋電図 25：1-16, 1997
3) 鈴木淳一, 監修：ABRマニュアル. 篠原出版, 東京, 10-16, 1984
4) 関 要次郎：各種誘発電位の実際とpitfall. 第35回日本脳波・筋電図技術講習会. 11-27, 1998
5) 船井洋光：ABR難聴鑑別診断. JOHNS 16（4）：667-671, 1990

（水野久美子）

E. 聴性脳幹反応 —救命領域を中心に—

1. はじめに

現在、わが国には150余りの救命救急センターがあり、当院救命救急センターでも年間に数多くの患者を受け入れて治療を行っている。

救命医療の現場において、脳血管障害や外傷による重症脳障害の頻度は高く、病態も1次性・2次性の脳障害により刻々と変化していくため、これらを的確に判断し対処していかなければ患者の予後に大きく影響する。

そのため救命救急センターでは治療方針の決定・治療経過の評価・脳死判定のために画像検査や頭蓋内圧などの脳循環検査に加え、脳波や聴性脳幹反応・短潜時体性誘発電位などの電気生理学検査が日常的に行われている。

これらの検査を経時的に行い、結果を総合的に判断することによってきわめて有用な情報を得ることができるため、当院救命救急センターでも脳死状態をはじめさまざまな重症頭部症例に対し検査を行っている。

1997年には「臓器の移植に関する法律」も施行され、近年ICUなどの環境下での神経生理学検査（脳波・誘発電位など）はますます重要になってきている。

そこで本稿では、臨床で多く用いられている聴性脳幹反応（auditory brainstem response：ABR）の簡単な説明をする。

2. 聴性脳幹反応

聴性脳幹反応（以下、ABR）はクリック音刺激により耳から入った音刺激が、聴神経と脳幹背側の聴覚伝導路を通る時に頭皮上から得られる主に5つの脳幹由来の遠隔電場電位（far-filed potentials）で主に中部脳幹（延髄最上部から橋）から上部脳幹（中脳）の機能を反映している。

3. 波形の起源

各波形の発生起源はいくつかの論議はあるものの、主にⅠ波は第8脳神経遠位部、Ⅱ波は蝸牛神経核または蝸牛神経近位部、Ⅲ波は上オリーブ核または台形体、Ⅳ波は外側毛帯、Ⅴ波は中脳下丘[1]（図1）と考えられている。

ABRの各波形の起源[1]

Ⅰ波：第8脳神経遠位部（末梢）
Ⅱ波：蝸牛神経核または蝸牛神経近位部（延髄上部）
Ⅲ波：上オリーブ核または台形体（橋下部）
Ⅳ波：外側毛帯（橋上部）
Ⅴ波：中脳下丘（中脳）

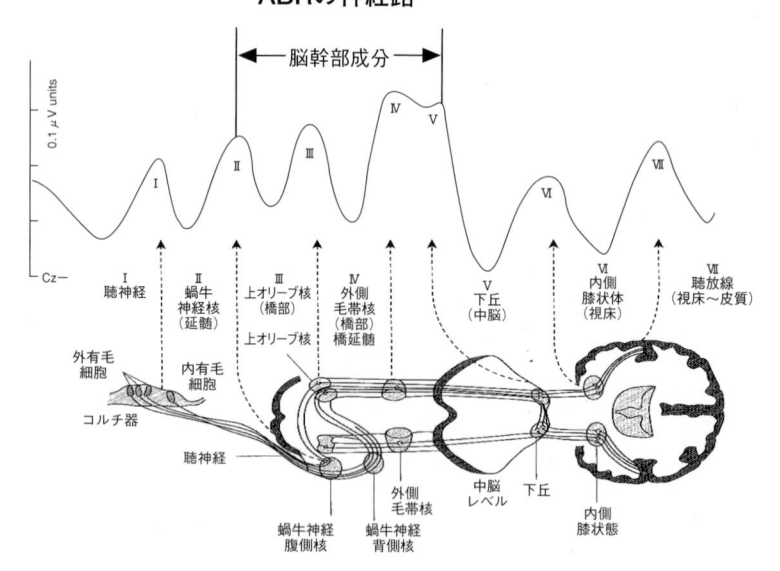

StockardらによるヒトのABRの起源[2]

図1

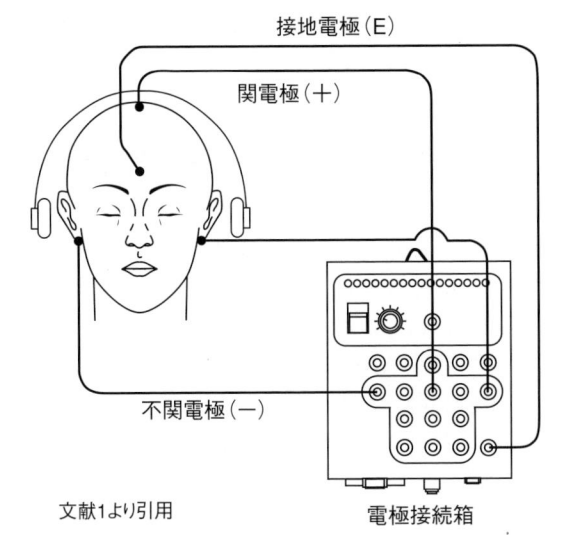

ABRの潜時の正常値とピーク間潜時[3]
(interpeak latency:IPL)

	I	II	III	IV	V	I-III	III-V	I-V
男性	1.59	2.82	3.88	5.07	5.79	2.28	1.92	4.21
女性	1.55	2.69	3.79	4.96	5.58	2.24	1.79	4.03

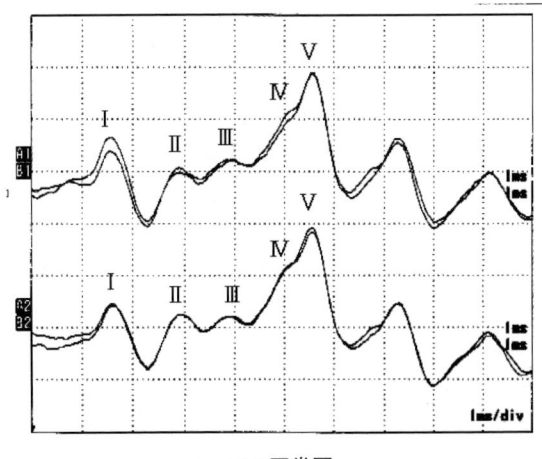

(−)　(＋)
1ch：A1 − Cz
2ch：A2 − Cz
E：Fz

測定条件： 感度10μV/div
　　　　　フィルタ帯域50-3,000Hz
　　　　　分析時間20msec
　　　　　加算回数4,000回
　　　　　刺激頻度15Hz

図2

ABR正常図

図3

4. 記録法

　当施設の記録法を図2に示すが、ABRのモンタージュは通常、頭頂部（Cz）に置いた電極をG2（＋）とし、刺激側の耳朶（A1・A2）をG1（−）として接地電極をFzに配置し、第1チャネルをCz−A1、第2チャネルをCz−A2として、測定条件を感度10〜20μV/div、フィルタ帯域50-3000Hz、分析時間10〜20msec、加算回数2000〜4000回、刺激頻度10〜15Hzとして同条件で2回の測定を行い、再現性を確認する。

5. 波形の同定

　ABRの正常潜時[3]・正常波形（図3）を示すが、当センターでは主に脳幹機能の残存の診断に用いるため、まず両側刺激で検査を行い必要に応じて片側刺激を行う。

　片側刺激においては、対側記録波形はⅠ波消失・Ⅲ波振幅低下・Ⅳ波潜時短縮・Ⅴ波潜時延長となる[4]のでそれらを参考にしながら波形の同定を行うと容易である。

6. 影響因子

　頭蓋内圧30〜40mmHgが10時間以上続くとABRのピーク間潜時（interpeak latency：IPL）は延長し始める。

　低体温では1℃低下するごとにIPLは0.17msec延長し26℃前後で消失するが、他にILPに影響を与えるものには、年齢、音刺激の強さ・頻度などがある[5]。

7. ABR検査の長所と短所

ABRは高度難聴者では測定困難だが、ほとんどの患者で意識状態・薬物の使用に関係なく比較的容易に再現性の良い記録を得ることができ、far-filed potentialのため、患者に頭部外傷などがあっても、多少は電極の位置を移動することで測定が可能である。

しかし、経時的なABRの消失が確認された場合や元来の聴覚障害が否定されている時にはABRの消失によって聴覚路の脳幹機能の廃絶を証明できるが、もともと聴力に障害がある場合や外傷による鼓膜損傷や頭蓋底骨折による聴神経損傷により聴力障害が疑われる症例においては検査自体の信頼性に問題が生じてしまう。

またABRは主に橋以降の反応を見ているため橋から中脳の評価では優れているが、延髄の評価をすることには適さないためABRだけをもって脳幹機能すべての廃絶を証明することはできない[6]。

しかし、どの検査についても長所と短所あるのは当たり前であり、大切なのはこれらの検査の特徴を理解し、それぞれの長所を活かし短所を補いながら適切に評価・対処を行うことである(表1)。

8. ABRと予後

ABR所見でⅠ～Ⅴ波間潜時の極端な延長、Ⅲ～Ⅴ波の振幅低下や消失があると予後不良で植物状態か死に至るケースが多い。

予後評価では経時的に記録し比較することが重要であり、予後不良の判定は比較的容易であるが、予後良好の判定についてはABR単独では難しく、脳波やSSEPなどの電気生理学検査や画像・脳循環などの他の検査結果を総合的に見て判定すべきである。

9. 脳死判定におけるABRの有用性

ABRはベッドサイドでも簡便に再現性よく測定でき、必須検査ではないが臓器の移植に関する法律[7]でも脳死判定の際に試行すべき検査とされ一般的に行われている。

脳死症例のABRは無反応もしくはⅠ波は残存し、Ⅱ波以降の波形が消失するとされているが、稀にⅠ波及びⅡ波が一部残存する場合も報告されている[8]。

Ⅰ波またはⅡ波の残存は、その起源が聴神経に由来しているため、脳死後もこれらを一部支配している外頸動脈からの栄養が保たれている場合に生じるが、これらの波形も脳死後は経時的に消失していく。

現在、脳死判定の際に行われている必須項目は
① 深昏睡
② 両側瞳孔4mm以上、瞳孔固定
③ 脳幹反射の消失
　1) 対光反射の消失
　2) 角膜反射の消失
　3) 脊椎毛様反射の消失
　4) 眼球頭反射の消失
　5) 前庭反射の消失
　6) 咽頭反射の消失
　7) 咳反射の消失
④ 平坦脳波
⑤ 自発呼吸の消失
であり、これらの項目は脳死を判定するための必要条件を集めたものであって十分条件ではない。

表1 ABRの長所・短所

	長所	短所
ABR	比較的に簡便に測定でき、安定した再現性の良い記録を得ることができる。	高度難聴や頭部外傷による耳出血や鼓膜の損傷などが見られる時は測定ができず、また延髄部分の評価はあまりできない。

そのため、それぞれの検査について検証してみると偽陰性が存在する。

厚生労働省研究班が昏睡患者（非脳死）のそれぞれの脳幹反射の有無とABRの波形の出現率を比較調査した結果では、昏睡状態の患者の各種脳幹反射の出現率は約20〜30％台が多く、検出率が高いものでも約77％であるのに対し、ABRの脳幹に由来する波形の出現率は約78％であり（表2）、ABRは他の各種脳幹反射に比べても比較的高い感度を有しており、さらに脳死判定の脳幹反射の検査が不能な症例にABRとともに脳循環やSSEP検査を加えることによりこれらの検査を補完することが可能であると報告している[9]。

表2 非脳死昏睡例での脳幹反応とABRの検出率

	陽性	陰性	計	検出率(%)
咳反射	50	17	67	74.6
咽頭反射	39	23	62	62.9
角膜反射	31	37	68	45.6
前庭反射	11	28	39	28.2
脊椎毛様反射	19	47	66	28.8
眼球頭反射	22	46	68	32.4
対光反射	24	44	68	35.3
自発呼吸	52	16	68	76.5
GCS4以上	43	24	67	64.2
瞳孔4mm未満	37	28	65	56.9
ABRIII波出現	53	15	68	77.9

10. 症　例

20代、男性

自宅にて窒息状態で発見され、当救命センターに搬送され到着時には総頸動脈で脈は触知されたが、瞳孔は散大して対光反射もなく意識の改善も見られなかったので脳機能評価のために入室2日目に検査を施行した。

脳波は低振幅で僅かに存在し、ABRの潜時は延長し低振幅ではあるがV波まで保たれていた（図4）。

その後、CT上で皮髄境界は不明瞭になり臨床状態より脳死状態が考えられ、入室10日目に脳死判定を施行した結果、脳波は電気的無活動で、ABRは脳幹由来の波形は消失しており（図5）、他の脳死判定項目も充たしたため、脳死と判定された。

症例では時間経過とともに低酸素脳症より脳死状態へと移行し、脳波・ABRともに波形が消失した。

提示した症例からもわかるように初回の検査結果や脳波だけで患者の意識障害の程度や予後判定は難しく、またABR単独で予後判定を行うのも困難である。

このように1つの検査では患者の評価をすることは困難であるため、それぞれの検査の特性を考慮しながら、さらに患者の既往歴・現病歴や血

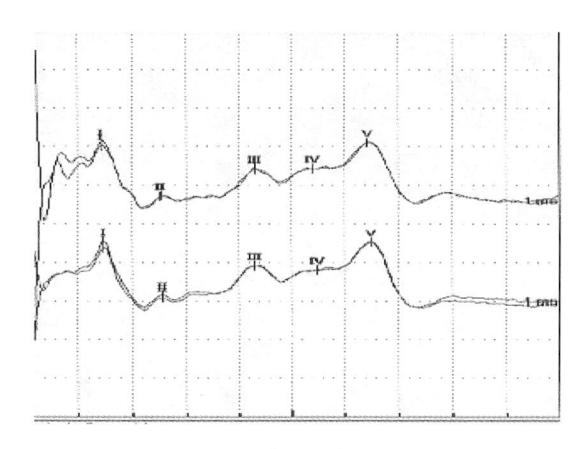

図4　入室2日目のABR

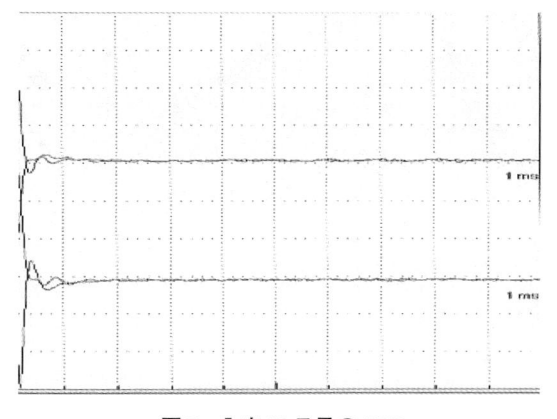

図5　入室10日目のABR

圧・体温・頭蓋内圧などの経時的な変化や画像診断を参考に総合的に判断することが大切である。

11. おわりに

今回、簡単ではあるがABRの説明をし、これらの検査を行った重症脳障害の症例を提示した。

全死亡例のうち脳死と診断されるのは1%以下といわれているが、おもに重症患者を診る救命救急センターでは全死亡例の10〜15%が脳死と診断されており[10]、その他にABRによる評価が必要な重症脳障害に陥る患者は脳死症例以上に多く存在する。

医療が高度化し、蘇生・延命率が向上している現代において、患者の予後評価や脳機能評価はより重要になってきている。

ABR検査にも利点・欠点はあるがこれらの検査と画像検査などを組み合わせることにより臨床上多くの情報を得ることが可能である。

参考文献

1) 加我君孝：聴覚誘発電位．臨床誘発電位ハンドブック（黒岩義之・園生雅弘，編）：中外医学社，東京，74-113, 1998
2) Stockard JJ, Stockard JE, Sharbrough FW : Detection and localization of occult lesions with brainstem auditory response. Mayo Clin Proc 52 : 761-769, 1977
3) 青木 亘：通常検査・術中・脳死判定におけるABRモニタリング．テクニシャン 37・38 : 61-72, 2000
4) 関要次郎：ABR（聴性脳幹反応）．第35回日本脳波・筋電図技術講習会テキスト：11-27, 1998
5) 黒川 顕, 横田裕行, 久保田稔：救急医療とモニタ―脳神経―ABR. Clinical Engineering 13 : 327-331, 2002
6) 久保田稔, 横田裕行, 畝本恭子, 他：短潜時体性感覚誘発電位の脳死診断における有用性．脳死・脳蘇生 16 : 57-61, 2004
7) 臓器の移植に関する法律, 平成9年7月16日, 法律第104号.
8) 厚生省「脳死判定上の疑義解釈に関する研究班」：平成11年度報告書脳死判定上の疑義解釈．日本医師会誌 124 : 1813-1826, 2000
9) 横田裕行：臓器提供施設内における脳死判定に関する研究．厚生労働省ヒトゲノム・再生医療等研究事業平成14年度分担研究報告書．150-173, 2003
10) 横田裕行, 黒川 顕, 山本保博：わが国における脳死の発生と臓器提供者の登録．救急医学 24 : 1765-1768, 2000

（久保田稔）

F. 幼小児・新生児の聴力検査

1. 幼小児の聴力検査

言語は人のコミュニケーションに欠かせない手段であり、言語によって概念や思想もでき上がってくる。この言語を取得するうえで言語刺激としての聴覚が重要である。言語の取得は生後4ヵ月から4歳までが重要であり、この時期を逃すと言語の習得が困難になるため聴覚障害の早期発見と早期療育が重要になる。

a. 難聴検査の種類（表1）[1]

b. ABR
1) ABRが幼少児に広く用いられる理由
   ①本人の意思とは関係なく、聴覚的な刺激に応じて出現する。
   ②睡眠で反応が変化しない。
   ③通常の外科麻酔のレベルでは影響を受けない。
   ④副作用がない。
   ⑤痛みや苦痛がない。
   ⑥新生児期から安定した明瞭な反応を得ることができる。

2) 発達に伴う変化
   ABRは発達に伴い変化する。変化の中心は各波の潜時の短縮であり、下部脳幹由来の波の変化は少なく、上部脳幹由来の波の短縮は大きい。すなわち、Ⅴ波の潜時の短縮が最も著しく、Ⅰ波は新生児期からすでに成人と同じ値を示す[2]（図1）。Ⅴ波の潜時は2〜3歳までに成人とほぼ同じになるといわれている。解剖学的に内耳が完成されるのは胎生24週頃といわれ、基本的なABRの波形は胎生26週ですでに認められる。未熟児では28〜34週にかけて急速に潜時が短縮する。その程度は在胎週数によって規定され、生後日数や出生時体重には依存しない。新生児期は変化の著しい時期として重要である。振幅は、新生児ではⅠ波は成人より大きく、Ⅴ波は小さい。また、ABRの反応波形は発達とともに分離し、1.5〜2歳で成熟した波形となる[3]（図2）。Ⅴ波の閾値は新生児期でも成人と大差がない。

3) 実際の測定法
   基本的には成人と同様である。年齢が低いほど安静を保つことが困難で、多くの場合安静を保つため薬剤による前処置が必要である。また、新生児や不明の変性疾患の場合、分析時間は潜時が極端に遅れている時に備えて、通常の10 msecより長い20 msecとする。

表1 幼小児難聴検査

検査種類		検査方法	適応年齢
BOA（聴性行動反応聴力検査）		音や音声を聞かせて、聴性行動反応によって判定する	乳児期から幼児期
COR（条件詮索反応聴力検査）		音に対する探索反応、定位反射を光刺激によって強化し、条件づけを行い、音場にて測定する	6ヵ月から2歳頃
プレイオージトリ（遊戯聴力検査）	ピープショウテスト	幼小児が音刺激に対してスイッチを押すと、報酬として覗き窓のなかから楽しい玩具が見られる	2、3歳以上
	プレイオージトリ（狭義）	受話器を装着してヘッドホン法により、おはじき、さいころなどを用いて、音が聞こえたら玉を1つ移動させる	3歳以上

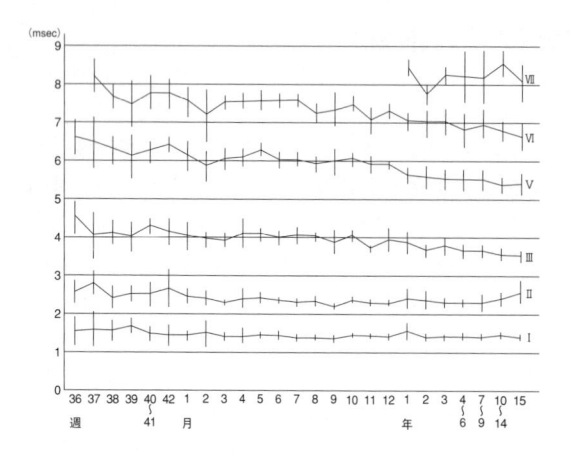

図1 発達に伴うABRの潜時の変化

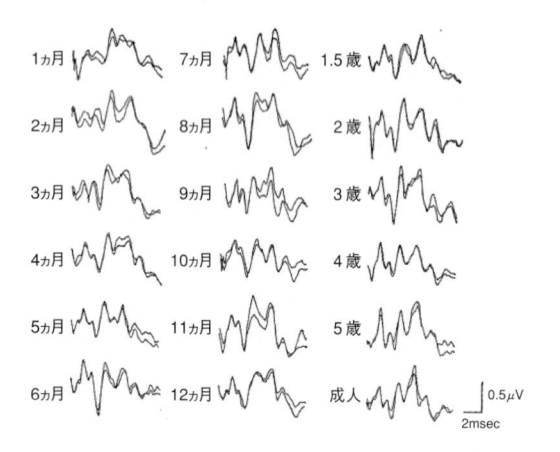

図2 発達とABRの波形の変化

4）他覚的聴力検査としてのABR

ABRのV波の閾値は頭皮上での記録であるため、純音聴力検査による閾値の10～20dB程度高値を示すが、ほぼ一定の閾値が得られる。また、心因性難聴でもABRは正常であり鑑別に役立つ。先天性片側難聴やムンプス（流行性耳下腺炎、おたふくかぜ）に伴う片側難聴の診断も容易であり、他覚的聴力検査としての意義はある。

5）感音難聴の診断

閾値上でほぼ正常な反応が得られ、閾値以下になると急速に潜時が延長し反応が見られなくな る。新生児から診断可能である。特に新生児遷延性肺高血圧症では高い発生率が報告されている。また、聴覚障害が進行性に悪化する場合があるので注意が必要である。

6）伝音難聴の診断

I波潜時が延長し、I-V波潜時は正常または短縮する。さらに難聴の程度に応じて閾値が上昇する。伝音性難聴のみの聴力損失は最高60dBであり、これより高音圧の条件でのABR記録が無反応の場合は、感音難聴が含まれる混合性難聴を考える必要がある。頻度としてもっとも多いのは中耳炎（図3）であり、次いで耳垢塞栓である。先天性外耳道閉塞やPiere Robin症候群、Treacher-Collins症候群では典型的な伝音難聴を示す。気導ABRだけでなく、骨導ABRを行うと診断が確実になる。

7）難聴診断への応用

①精神遅滞、自閉症を含む発達障害、精神機能の退行がある場合、反応の悪いのが知能なのか聞こえなのかわかりにくい場合。
②高ビリルビン血症、髄膜炎など新生児期に多くの問題があり、ICUで管理を受けたハイリスク児、Down症候群を中心とした染色体異常や難聴の合併が知られる各種疾患、髄膜炎などの感染症、聴器毒性薬剤の使用歴がある場合。

2. 新生児の聴力検査

わが国で現在実施されている新生児の代謝異常や、内分泌異常のマス・スクリーニングの種類と実施率、発見率を表2に示した[4]。これらのマス・スクリーニングと同じように乳幼児の難聴も早期に発見し、その程度に応じて補聴器や人工内耳の装着を含む耳鼻咽喉科的処置と適切な療育を行えば、その時期が早いほど正常者に近い言語理解や発語を得ることが可能である。

新生児の難聴の頻度は、厚生省の研究班での検討では両側性難聴は0.16％であり、米国の報告とほぼ等しい頻度となっている。この結果は、現在

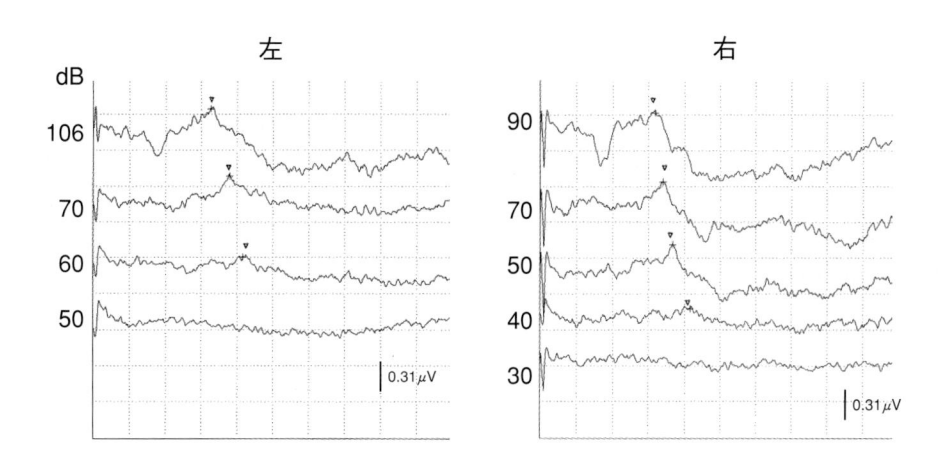

図3 5ヵ月の女児、左滲出性中耳炎
クリック刺激によるABR。閾値は左60dB、右40dB。左は高周波数域に難聴がある。

表2 わが国のマス・スクリーニング実施実績

疾病	受検率	異常者数	発見率
先天代謝異常	94.20%		
フェニルケトン尿症		371	1/76700
楓糖尿病		59	1/482100
ホモシスチン尿症		158	1/180000
ガラクトース血症		802	1/35500
先天性副腎過形成	92.70%	832	1/15000
クレチン症	93.90%	5672	1/4400
神経芽細胞腫	75.80%	2330	1/6200

行われているマス・スクリーニングの疾患より発見率が高く、スクリーニングの意義は大きい。

a. 難聴検査の種類

従来、聴力検査として行われてきた方法では、新生児には適応が難しく、唯一ABRが早い時期から診断が可能な方法であった。しかし、ABRも睡眠剤使用や時間がかかりすぎること、未熟児の退院時には反応が悪く、少し大きくなってからの再検査で反応がでることもしばしばある。現在のスクリーニングでは、誘発耳響検査や自動聴性脳幹反応検査（AABR:automated ABR）が中心である。

b. 誘発耳音響放射検査（EOAE:transient evoked otoacoustic emissin）

音が中耳を経て内耳の蝸牛に到達すると、音の音圧・周波数に応じて基底板が振動し、その結果外有毛細胞の細胞内電位を変化させる。この電気的変化が外有毛細胞の収縮、伸展を起こし、この運動が基底板の振動を増強する。この振動が入力音と逆の経路を伝播し、音として外耳道に放射されたものが耳音響放射（OAE）である。自然睡眠下の検査が可能で、推定閾値は30～40dBnHLである。しかしAABRに比べて疑陽性が多い。ハイリスク児の場合、AABRまたはABRとの併用が必要である。

c. 自動聴性脳幹反応検査（AABR:automated ABR）

わが国で販売されている機器は、ALGO（アトム）をはじめ、ABaer（持田製薬）、MASS（日本光電）など数種ある。いずれもABR判定を自動化した新生児聴覚スクリーニング検査装置であるが、それぞれの自動解析のアルゴリズムは異なっている。ここでは、わが国でもっとも多く使用されているALGO2eについて述べる。

d. ALGO2e
1）検査方法
図4右に示した専用のイヤーカプラと導出電極を使用する。電極の装着部位は、前額部、頸部、肩の3ヵ所（電極抵抗は12kΩ未満12kΩ以上になると作動しない）で、両耳にイヤーカプラを装着する（図5）。AABRとABRの比較を表3に示す。

2）二項式確率法による波形検出法
従来の加算平均の代わりに二項式確率波形を使用している。これに加えて、500回加算して、すでにコンピュータに登録してある典型的な新生児のABR波形と比較する。この統計処理は、波形の型に反応がどれだけ似ているか（相似性）が計算される。この相似性の比率が160回に達すれば（15,000回の刺激内）合格と判定される（危険率0.00003）。

3）検査時の注意点
①覚醒時や体動が多い時は避け、授乳後の十分な睡眠時に検査した方が、時間の短縮とより検査結果に信頼がもてる。

②生後2日以降に検査する。新生児は耳内や中耳に羊水などの貯留がみられ、軽度の伝音性難聴をきたしている場合がある。中耳に空気が満ち

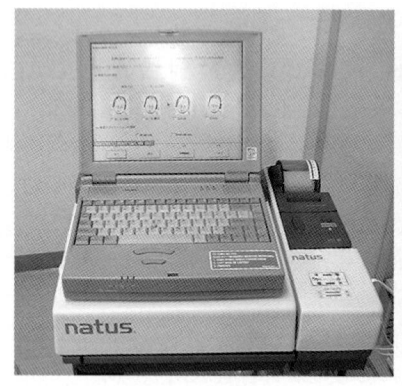

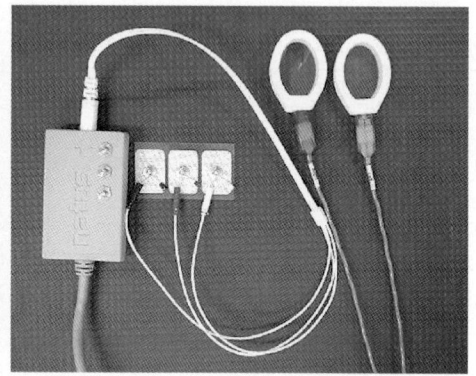

図4　Natus ALGO本体（左）と電極およびイヤーカプラ（右）

ジェリーボタン（R）センサ　　　　　　　　イヤーカプラ（R）

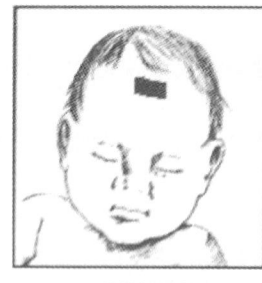

Vertex 接触抵抗値OK
正中線にそって前額のできる限り上方

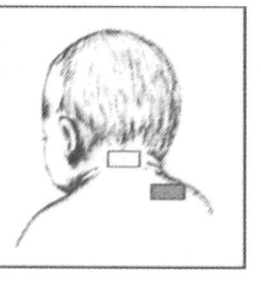

Nape 接触抵抗値OK
うなじの中間
頭蓋骨に電極をあてないこと

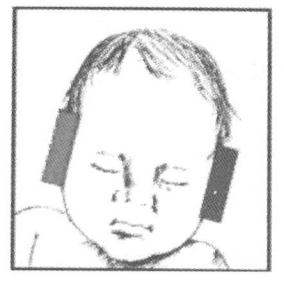

図5　電極の装着方法（Natus社パンフレットより）

表3 AABRとABRの比較

	AABR	ABR
対象年齢	在胎週数34週〜生後6ヵ月	全年齢
測定条件	自然睡眠	催眠剤使用
周波数帯域	700〜5000Hz	2000〜4000Hz
刺激音	両耳クリック音	片耳クリック音
音圧	35, 40, 70dBnHL	10〜100dBnHL
刺激方法	専用イヤカプラ	ヘッドフォン(イヤホン)
判定法	2項式確率波形	加算平均法

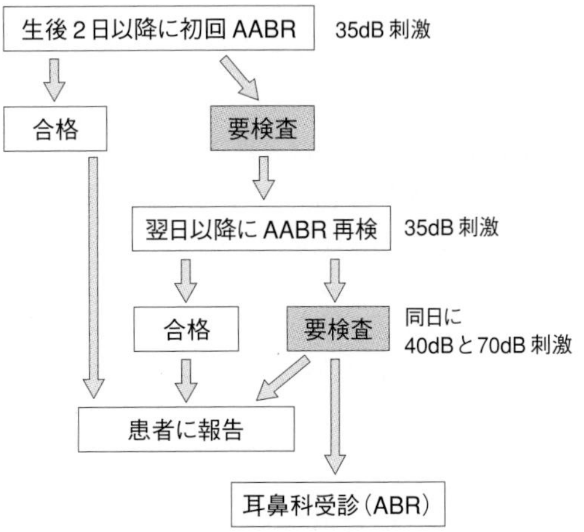

図6 AABRとABRの比較

るには個人差があるが、数時間から数日を要するため、できればこの期間を避けるのが望ましい[5]。

③検査時は側臥位の法がよい。仰臥位では両手が不安定になり体動が多く、筋電図の混入の原因になりやすい。

3. まとめ

以上、幼少児、および新生児の聴力検査について述べた。新生児の聴力スクリーニングの普及により幼児期のABR検査が減少するかと思われたが、実際ではオーダーは減っていない。また、新生児に難聴を見つけてもフォローする施設が十分でないことなど、課題はあるが、検査技師として検査の熟知と臨床への正確なデータ提供を心がけたい。

参考文献

1) 進藤美津子：幼小児難聴検査の実際と留意点. 幼少児の難聴. JOHNS 2 16(2)：p155-159, 2000
2) 船坂宗太郎, 監：聴性脳幹反応ガイドブック. 幼小児疾患と聴性脳幹反応. MEDICAL VIEW, 東京, p120-135, 2000
3) 鈴木淳一, 監：ABRマニュアル. 藤原出版, 1984
4) 厚生省児童家庭局母子保健課, 監：母子保健の主たる統計. 平成11年度版母子衛生研究会, 2000.3.1
5) 石郷景子：新生児聴力検査の現状. Medical Technology 30(7)：p831-835, 2002

(石郷景子)

G. 平衡機能検査

平衡機能は、感覚器官（視覚・内耳平衡覚・深部知覚）への入力、中枢（脳幹・小脳）での統合、運動器官（眼球・身体筋）への出力により保たれている（図1）。

平衡機能検査は、体全体のバランスの検査（前庭脊髄路）と眼球運動検査（前庭動眼路）に分類される。

1. 前庭脊髄路系

前庭脊髄路検査は姿勢の検査であり、特別な装置も必要なく簡便に施行することができる体平衡覚の基本検査である。姿勢の維持には少なくとも2種類以上の感覚入力が必要であり、内耳平衡覚か深部知覚のいずれかに障害があれば、開眼時には可能でも閉眼時には姿勢維持が障害される。すなわち、視覚を除くと平衡障害があらわれる場合には、内耳平衡覚か深部知覚のいずれかの障害の存在が示唆される。

また、迷路は眼筋・全身の骨格筋に一定の筋緊張を与えている（Ewald）。一側の迷路機能を失うと、眼筋、四肢、躯幹筋の筋緊張に左右差をきたし、姿勢に偏倚（へんい）を生じる。この姿勢偏倚を検出することで患側を簡便に推定することも可能である。

前庭脊髄路検査には、静的体平衡検査である直立検査と、動的体平衡検査である足踏み検査、書字検査がある。これらは平衡障害の有無・程度の把握、患側の推定、経過観察を簡便に行える利点があるが、四肢に器質的障害がある場合は検査ができない、また、正確な結果を反映しないことがあるという問題がある。

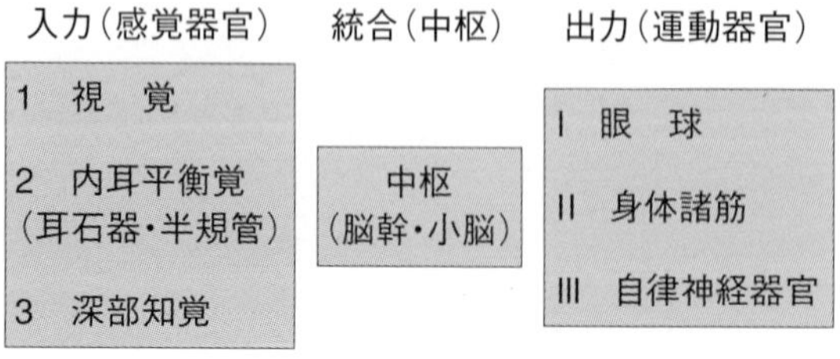

a. 直立検査、重心動揺計検査：姿勢維持機能の検査

- 両脚直立検査：両足をそろえつま先を接して直立させる。
- Mann検査：一側のつま先と多側の踵を接し、両足を前後一直線にそろえて直立させる。
- 単脚直立検査：一側下肢の大腿をほぼ水平に挙上保持させて単脚で起立させる。

開眼と閉眼で身体の動揺や転倒の有無などを調べる。動揺が大きい、ないし転倒でロンベルグ（Romberg）陽性であり、内耳性もしくは深部知覚性平衡障害が存在することを示す。内耳性障害では障害側に偏奇する傾向がある。

中枢性平衡障害では動揺が大きい、もしくは起立不能となる。

重心動揺計検査は直立検査を客観的に記録する検査であり、開眼時および閉眼時の1分間の重心（足圧中心）の移動をみる。重心動揺図、動揺面積、動揺の軌跡長などが測定できる（図2）。

b. 足踏み検査：下肢の偏倚傾向の検出検査

閉眼で50歩もしくは100歩の足踏みを行わせ、開始位置から停止位置までの回転角度および移動距離を測定する。回転角度90度以上、移行距離1m以上は異常と判定する。一側性末梢障害では多くは患側に偏倚する。著明な動揺、転倒は両側末梢性または中枢性障害、脊髄障害、末梢性障害の急性期などが考えられる（図3）。

c. 書字検査：上肢の偏倚傾向の検出検査

閉眼にて縦に4〜5文字を書かせ、偏倚傾向を調べる。上肢の筋緊張不均衡を簡単に検出することができる。

入力（感覚器官）	統合（中枢）	出力（運動器官）
1 視覚 2 内耳平衡覚 （耳石器・半規管） 3 深部知覚	中枢 （脳幹・小脳）	I 眼球 II 身体諸筋 III 自律神経器官

図1　平衡機能

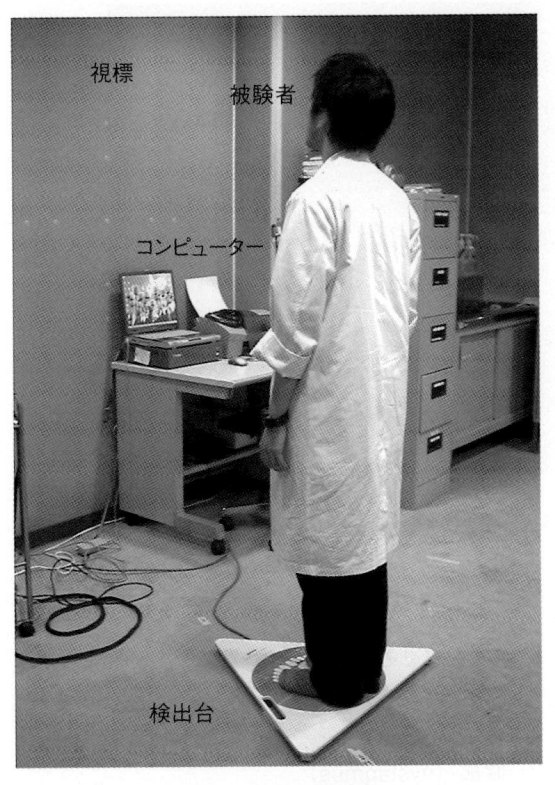

図2 重心動揺検査

2. 前庭動眼系：眼球運動の検査

　眼球運動や眼振を観察することは、めまい・平衡障害の診察に大変有用である。これらは肉眼およびフレンツェル眼鏡下で観察するほかに、電気眼振図（ENG：electronystagmography）を用いて定量的に記録・分析を行い、平衡障害の評価を行う。

a. 眼球運動の観察
1）フレンツェル眼鏡

　眼振が存在していても、固視によりその動きが抑えられ、観察がうまくできないことがある。フレンツェルの眼鏡は15-20ディオプトリーの強い凸レンズと光源が付いており、患者はこれを装着すると外が見えず（眼におけるロンベルグ現象）、病的眼球運動を検出しやすくなる。検者からは眼球が拡大されてよく見えるという利点がある。近年は赤外線CCDカメラを装着し、暗所開眼下も含めた眼球運動をモニターで観察・記録するタイプのものも広く使われている（図4）。

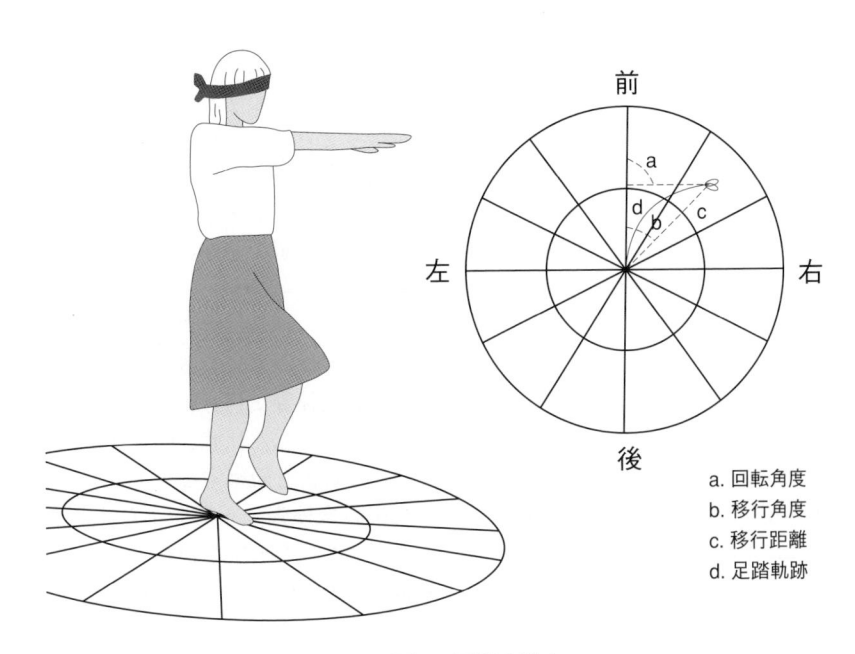

a. 回転角度
b. 移行角度
c. 移行距離
d. 足踏軌跡

図3　足踏み検査

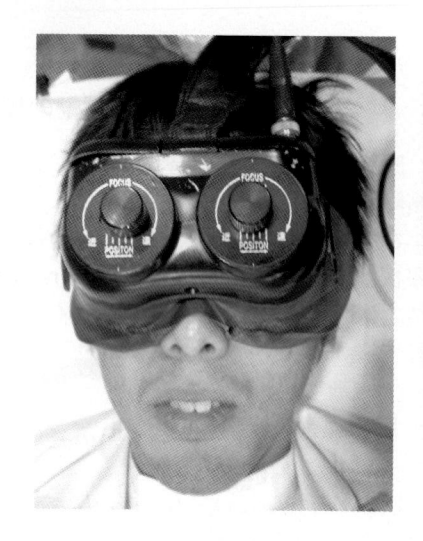

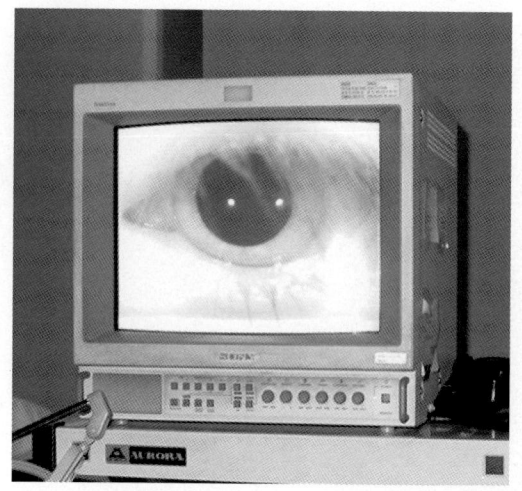

図4　フレンツェル眼鏡・赤外線CCDカメラモニター

2）電気眼振図（ENG：electronystagmography）
　正常の眼球では角膜と網膜の間、すなわち眼球の前と後ろに電位が生じている（角膜網膜電位）。それを増幅することで、眼球の位置を電気的にとらえることができる。これがENGの原理である。通常紙の上にペンで記録するが、コンピュータに取り込み、解析を行うものもある。上下左右の動きを客観的、定量的にとらえることができるが、回旋成分はとらえられない。
　これらにはそれぞれ利点欠点がある。すなわち、フレンツェル眼鏡では回旋成分の観察ができるが、閉眼では観察できず、またENGでは客観的かつ定量的な眼振の評価が可能で閉眼での観察も可能だが、回旋成分の観察はできないという欠点がある。

b. 眼球運動の検査
1）追跡眼球運動検査
　正弦波あるいは三角波状に動く指標を追わせ、滑動性眼球運動（smooth pursuit）を調べる検査である。大脳皮質、小脳、脳幹と密接に関与しており、中枢性障害では円滑な眼球運動が障害され、階段状波形（saccadic pursuit）、失調性波形（ataxic pursuit）などが観察される。また動く2点の指標を追わせると、中枢性障害では指標の動きを正確に目測できず、hypermetricやhypometricな眼球運動を示す。

2）眼振（nystagmus）
　眼振とは眼球の律動的、リズミックな運動で、通常はゆっくり一側に偏倚し、素早く反対側に戻るという動きを繰り返す。この眼球の素早い動きを急速相、遅い動きを緩徐相と呼び、急速相の方向を眼振の向きとする。そのほか、急速相と緩徐相がはっきりせず、揺れるような動きの眼振があり（振子様眼振）、先天性眼振などに見られる。眼振は基本的には眼振の向き（急速相の向き）を→で記載し、眼振が認められない場合は○を記載する。
　眼振検査の種類には以下があり、平衡機能検査には欠かせないものである。
- 自発眼振検査：何も刺激を加えない状態および暗算を負荷した状態、暗所開眼または閉眼の状態での眼振を観察する。
- 注視眼振検査：正面および上下左右30度を注視させた時の眼振を観察する。
- 頭位眼振検査：仰臥位で正面、左下頭位、右下頭位とし、眼振を観察する。さらに頸部伸展位で正面、左下頭位、右下頭位にして観察する。

それぞれ異なった重力刺激が耳石器にかかるようになる。

- 頭位変換眼振：仰臥位（あるいは頸部伸展位）から座位、座位から仰臥位（あるいは頸部伸展位）の頭位変換で生じる眼球運動を観察する。頭の位置がまっすぐの状態で施行する方法の他、首を左右45度に傾けての検査がある。頭位めまい症の診断に有用である（図5）。
- 頭振眼振検査：頭部を検者が支えて左右に振り、出現する眼振を観察する。一般に一側性内耳障害では健側方向への眼振が観察される。明らかな垂直性眼振が出現する場合には中枢性障害が示唆される。

3）回転検査

椅子に座った被験者を回転させ、左右の半規管に内リンパ流動を引き起こし、眼振を誘発する。左右の半規管が同時に刺激されるため、患側を知ることはできない。

4）視運動性眼振検査（OKP Optokinetic pattern）

鉄路性眼振（rail way nystagmus）ともいわれ、車窓から外をみている人の眼に典型的に認められる。検査は内側に黒い線が書かれた円筒型のドームの真ん中に被験者を座らせ、ドラムを回転させて眼振を誘発する。中枢性障害では眼振の解発が抑制される。また先天性眼振では、眼振の方向が逆となる錯倒現象（inversion）が認められることがある。

5）温度眼振検査

外耳道に体温より冷たい、または暖かい温度刺激を加えると、眼振が誘発される。これが温度眼振検査（カロリックテスト）で、水や空気による刺激を加える。通常は冷刺激を加えると刺激側と反対側への眼振が解発され、温刺激では刺激側へ向かう眼振が解発される。例えば右耳に冷水を流すと左に向かう眼振が誘発され、被験者は体が回っている感じを訴える。この検査により左右の前庭機能をわけて、かつ半定量的に計測することができる（図6）。

検査前に患者に、通常めまいが誘発されるが、かならずおさまることを説明することも大切である。反応の強さは最大緩徐相速度で表し、以下の式によりCP％とDP％を求める。いずれも20％以上を異常とする。各種の内耳または前庭神経の疾患で半規管の機能が低下、ないし廃絶がみられる。

$$CP\% = \frac{|(L30°+L44°)-(R30°+R44°)|}{L30°+L44°+R30°+R44°} \times 100$$

$$DP\% = \frac{|(L30°+R44°)-(R30°+L44°)|}{L30°+L44°+R30°+R44°} \times 100$$

L30°：左耳の冷水刺激の最大緩徐相速度
R30°：右耳の冷水刺激の最大緩徐相速度
L44°：左耳の温水刺激の最大緩徐相速度
R44°：右耳の温水刺激の最大緩徐相速度

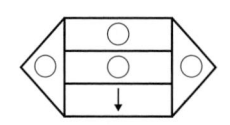

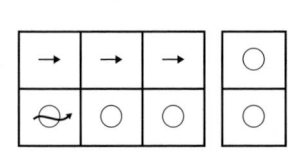

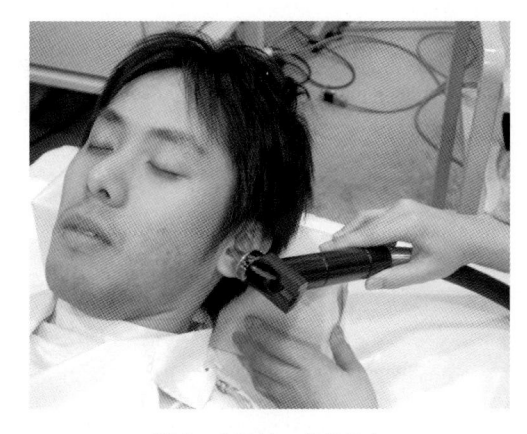

図5　眼振の記載

図6　カロリックテスト

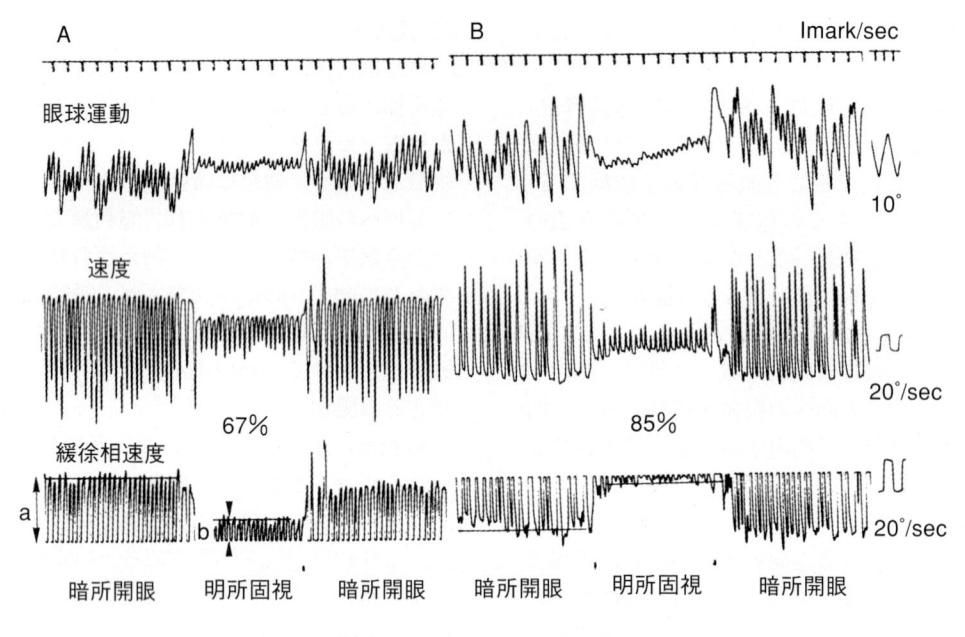

図7 Visual Suppression Test
A：右耳氷水刺激により誘発された左向き温度眼振
B：左耳氷水刺激により誘発された右向き温度眼振　（文献1)より）

- 視性抑制（visual suppression test）：ENG記録下での温度刺激検査で、眼振の強さが最大に達した時点で明所開眼状態とし、眼前の指標を固視させて、眼振の固視による抑制（visual suppression）を観察する（図7）。

$$\text{Visual Suppression (VS)}\,(\%) = \frac{a-b}{a} \times 100$$

正常値は66±11％であり、小脳片葉や小節の障害で減少する。また内耳や前庭神経障害で代償が十分に行われている場合にはVSは75〜80％と増強する。

参考文献

1) 日本平衡神経科学会, 編：イラストめまいの検査（第2版）. 診断と治療社, 東京, 1996
2) 喜多村健, 森山寛, 編：New 耳鼻咽喉科・頭頸部外科学（第1版）. 南江堂, 東京, 1999

（古宇田寛子、角田篤信）

H. 味覚・嗅覚機能検査

1. はじめに

　味覚・嗅覚の機能を検査する方法を大きく分類すると、主観的検査法と客観的検査法に分けられる。主観的検査法は、一般に官能検査法といわれている心理的検査法であり、アンケート（質問紙法）による主観判断に基づく検査や、本人の行動による判断に基づく検査などである。これに対して、客観的検査法は他覚的検査に基づく手法であり、主に何らかの生理的計測法によって味覚・嗅覚を計測する検査法である。

　本稿では、味覚・嗅覚の機能を検査するこれらの検査法の全般を概観するとともに、主に脳波・脳磁図を用いた味覚・嗅覚の客観的検査法について述べる。

2. 味覚・嗅覚の主観的検査法

a. 味覚の主観的検査法

　味覚の主観的検査のもっとも標準的な検査法は、5原味（甘味、苦味、酸味、塩味、旨味）の知覚判断を主観的に検査する方法であり、それぞれの味質に対して、閾値濃度を求める検査や、閾値の何倍かのモル濃度レベルに調合された標準検査味溶液に対するアンケートを実施して、5原味のそれぞれの味質に対する味覚感度を検査する官能検査法である。

　これに対して、日本大学医学部歯学科の富田らが開発した味覚ろ紙ディスク検査法がある。この検査法では、あらかじめ一定の大きさのろ紙に5原味のそれぞれの味溶液が塗布されたろ紙ディスクをピンセットで被験者の舌の上におき、ろ紙に付着された味物質が舌表面を刺激することで、舌のその部位における味覚感度を検査する方法である。ろ紙の大きさを選び、舌のどの部位にどの味質のろ紙ディスクを置くかによって、その舌表面部位における味覚検査（味覚感度、味質の感覚知覚の検査）が手軽に試験・判断できる優れた方法である。

　また、電気味覚計による味覚検査法がある。これは、電極の一方の極（基準電極）を舌と下顎の間に入れて設置し、もう一方の電極（関電極）を舌の上に接触させて、この2つの電極間に一定の電圧を印加して舌を電気刺激し、味が感じられるかどうかの主観判断を試験・検査するものである。1960年、東京医科歯科大の市岡[6]は世界に先駆けて電気味覚の研究を行った。その後、Harbert[4]が味覚の機能検査法として電気味覚が臨床的に有用であることを示し、通電1秒間の域値は約80～90μAで、これが300μA以上なら味覚喪失にあたると述べている。その後、ノーベル賞を受賞したBekesy Gも電気味覚を研究し、電気刺激の矩形波のパルス幅と頻度で4原味に分類できることを発表している。その後、Plattig KH[11]も電気味覚の研究を行っている。

b. 嗅覚の主観的検査法

　嗅覚の代表的、標準的な主観検査法は、わが国の耳鼻咽喉科学会と代表的な嗅覚研究者のチーム（豊田文一や高木貞敬らの共同研究グループ）で永年の研究成果として作り上げた基準嗅力検査法であるT＆Tオルファクトメータ法がある。この検査法は、現在、保険医療の点数がつけられている標準的嗅覚検査法に認可・指定されているが、A、B、C、D、Eの5種類の代表的な匂いについて10倍毎の濃度倍率で8段階の標準匂い溶液が用意されている。これに対して、匂い紙の先端をこれらの標準液に浸し、鼻で匂いを嗅いで嗅覚感度を求める官能検査法である。この検査法では、検知域値（何の匂いかはわからないが匂いがすることのわかる感度）と、認知域値（何の匂いであるか、匂いの質がわかる感度）を求めることができる。

　一方、米国ペンシルベニア大学で開発された主観的評価法の嗅覚標準検査法にUPSIT法がある。これは、マイクロカプセルの中に閉じ込められた4種類の異なる匂い物質を1枚の検査シート上に

印刷してあり、これを爪の裏か、何かのヘラのような物でこすりつけてマイクロカプセルを破ると、匂いがするのを自分の鼻で嗅ぎ、それが何の匂いであるかを5種類の質問の単語群の中から当てる検査法である。このような検査シート組が何枚かあり、全体の正答率を出して嗅覚域値を主観的判断により検査する方法である。この方法は、T&Tオルファクトメータに比べ、手軽に持ち歩けるので、野外でもテストできる有利さがあるが、匂いの濃度を変えられないので、T&Tオルファクトメータのように、検知域値と認知域値の双方を求めることができない欠点がある。

その他、現在、わが国の耳鼻咽喉科で用いられている嗅覚検査法に「アリナミン嗅覚検査法」がある。この検査法は、アリナミン溶液を静脈注射する方法であるが、静脈注射した時刻からストップウォッチで時間を測り始め、アリナミンによるニンニクのような匂いが知覚される時までの時間を求める検査法である。匂いのする時間が延びる程、嗅覚感度が悪いことになる。

3. 味覚・嗅覚の客観的検査法

a. 味覚の脳波検査法の歴史的展開

わが国の船越と河村[3]は、1971年、世界で最初に人の味覚誘発電位を記録することに成功し、脳波を用いて客観的に味覚を検査する方法を初めて開発した。また、この方法で人の舌部に味物質溶液を滴下して、舌部を刺激する装置が初めて開発された。さらに引き続いて日本大学耳鼻科の木田は、電気刺激による味覚誘発電位を記録することに成功し背景脳波との関連について検討した。その後、Plattig KH[11]や、Kobal Gによる味覚誘発電位の研究が行われたが、わが国では、その後、進展がなかった。1987年頃、行井と富田は、片側と両側とに分けて鼓索神経を刺激可能な舌部セルを作成し、食塩刺激による味覚誘発電位の研究を実施した。筆者らの研究チームでは、それまでの味覚実験が自然落下方式で味溶液を流す手法が主であったのに対し、圧力タンクとポンプとを用いて味溶液を流し速度を自由に制御できる新たな味覚刺激装置を開発した。味溶液に粘性を持たせることにより、味質は変えずに刺激できる方式や、チューブ内の味溶液物質の両端に空気の泡を注入し、蒸留水との間を遮断して味溶液が拡散することなく、チューブの中を流れるように考案した。これは、被験者がそのチューブの途中を口にくわえ、一部、穴の開いた開放部で舌表面を味溶液が通過する際に、舌を味覚刺激するように工夫したものである。この装置と、この刺激方法を用いて、1988年、前谷や筆者ら[10]は、苦味に対する明瞭な味覚誘発電位を計測し、さらにその応答について、頭皮上のトポグラフパターン解析を行った。その後、竹本らも舌への電気刺激に対する味覚誘発電位の記録を行っている。最近では、Prescott Jや、北奥、池田、和田、閔丙賛、高橋、山本（千）、永井、斉藤、小早川らによっても味覚誘発電位や、味覚関連事象関連電位の計測が行われている。

b. 嗅覚の脳波検査法の歴史的展開

人の嗅覚検査・診断に脳波を用いる試みは、1963年、市原や浅賀ら[7]により、先駆的に行われたが、この時には、一定量の匂いを連続的に刺激していたので、余り有効な嗅覚脳波応答が得られなかった。その後、1966年にFinkenzeller P[2]が、さらに1967年にAllison TとGoff WR[1]が匂いを鼻腔に吹き付けることによって大脳頭皮上から初めて嗅覚誘発電位を記録することに成功した。しかし、その後、Smith DBら[14]は、鼻腔内の三叉神経が侵された患者に対しては嗅覚刺激で誘発される応答が得られなかったことや、嗅粘膜を部分麻酔した被験者では何らかの反応があったことから、先にAllisonらが記録した脳波の電位応答は、三叉神経性由来のものであり、嗅覚神経由来のものでないことを指摘した。この結果、大議論が巻き起こり、嗅覚誘発電位の計測法自体が問題となり、しばらくの間研究の展開が見られなくなった。

しかし、1973年にHerberhold Cが匂いをもっとパルス的に提示する方法で嗅覚誘発電位を計測し、刺激後、約260msと500msに潜時を持つ2つ

の応答ピーク波形を記録した。これに対して、Plattig KHとKobal Gは、Herberholdの計測で2つのピークが得られたのは嗅覚刺激装置の特殊性に由来するものであり、三叉神経応答の可能性があること、匂い刺激はflow法による必要性があることを強調した。同じ頃、筆者ら[16]は、常に一定の圧力下で匂いパルスを被験者の呼吸に同期して刺激する呼吸同期式匂い刺激法を開発し、明瞭な嗅覚誘発電位を計測することに成功した。この方法によれば、匂いの刺激時に圧変動を伴うような三叉神経の影響を除くことができた。その後、瀬田、肥塚や筆者ら[13]は、blast法による匂い吹きつけ法を用いて詳細な嗅覚誘発電位応答波形を得ており、吹き付けによる三叉神経応答と、嗅覚性応答のピークに対する解析とその臨床検査応用の研究を推進した。一方、Kobal GとHummel C[9]は被験者の上咽頭筋を閉鎖させ、呼吸非同期で匂い刺激するflow法によって嗅覚誘発電位を記録している。

また、石丸、木村、古川らは、嗅粘膜への電気刺激による嗅覚誘発電位の計測とその臨床応用への研究を進めている。最近では、主に耳鼻咽喉科領域で嗅覚に対する誘発電位や事象関連電位による他覚的・客観的計測が発展してきており、最近では、加藤、曽田、古田、大山、山本、島田、和田、貴田、閔丙賛、綾部らによっても嗅覚誘発電位応答が記録されるようになってきた。

c. fMRIおよびPETによる非侵襲的味覚・嗅覚検査法

匂いに対するfMRI検査は1994年Koizukaら[8]が初めて先駆的に実施した。この嗅覚検査では、アリナミンテスト法が用いられ、大脳の両側の前頭眼窩野の部位に血流の増大が認められた。また、Ishiaiら[5]は、側頭葉切除後の患者に匂い識別検査を行い、9種類の果物の匂いとハッカ臭を用いて匂いの識別テストを実施した。この結果、匂いの神経支配が同側性優位であり、側頭葉を両側に切除した患者では嗅覚が著しく低下することを発見した。さらに、これらの患者の側頭葉切除後のMRI脳画像と匂いの識別能力との間に一定の相関性があることも明らかにしている。

一方、匂いのPET検査では、田崎が種類の異なる多くの匂いを次々に変えて刺激する方法によって、匂いの順応を抑えて連続的に嗅がせることにより、前頭葉の深い部位に血流の増大を観測している。田崎はこの部位が前頭眼窩野か、あるいは嗅球部の可能性ではないかと述べている。また、Zatorre[20]は、O^{15}-H_2Oを静注して匂いを嗅がせ、PETによって脳血流を計測・検査した。この結果、梨状皮質部位と前頭眼窩野の部位に匂い刺激による脳血流の増大が見られ、梨状皮質部位では左右両側性に脳血流が増大したが、前頭眼窩野の部位では右側脳半球のみに脳血流の増大が認められたと報告している。このように、最近ではまだ例数が少ないながら、ようやくfMRIやPETを用いた味覚・嗅覚の非侵襲的検査法が行われるようになってきた。

d. 脳磁図（MEG）による非侵襲的味覚・嗅覚検査法

脳磁図検査・測定法は、SQUID（superconducting quantum interference device）と呼ばれる超伝導量子干渉素子を多数個用いて脳から出る微弱な局所神経磁界を計測する検査法である。このSQUID素子は超伝導の半導体素子なので、約−270度℃（絶対温度の4K）の極低温にまで冷やさなければならないため、常時、液体ヘリウム溶液内に浸して用いられる。液体ヘリウムは真空断熱と磁気遮蔽されたデュワーの中に入れられ、このデュワーの底部がヒトの頭部の形状に合うようにヘルメット状に作られている。デュワー底部のヘルメットの内側には多くのSQUIDセンサーが頭全体を均等に覆うように配置されており、頭部全体の脳磁界を一堂に同時計測できるようになっている。このような装置を全頭型脳磁計と呼ぶ。われわれは産業技術総合研究所関西センターに設置されているNeuromag社（フィンランド製）の122チャネル全頭型脳磁計を用いて味覚・嗅覚の非侵襲検査を実施した。この脳磁計は頭部の経度方向と緯度方向に互いに直行する方向に一次微分されたピックアップコイルを持つ平面型SQUIDシステムとな

っており、近似的には脳内に電流ダイポールを仮定して逆問題の解法によって信号源を求め、脳内の活動部位を推定できるようになっている。

脳磁図の特長は、fMRIやPETに比べ、時間分解能が極めて高いことである。脳磁図では、脳波と同様に、ミリ秒（1000分の1秒）の早い応答を計測することができる。また、脳波のように電気抵抗による電界歪の影響を受けないので、脳内の信号源推定の精度が良いことである。ただし、脳磁計は、SQUID素子が極めて高感度であるため、外部磁界ノイズを除去して計測する必要があり、磁気シールドルームの中で非磁性環境下で測定・検査を行わねばならない。

写真1は、味覚脳磁図（MEG）検査を行っている実験の様子を示す[19]。この味覚脳磁図実験では、産総研関西センターで山本（千）、山本（隆）、山口、永井らと筆者が共同で行ったものであるが、味溶液切り替え用のマニホールドの使用や、味刺激用マウスピースの考案も行い、舌の先端部分を味溶液が一度に還流できるように改良を行ってい

る。また、この味覚MEG検査では、酸味のクエン酸と甘い味のショ糖を用いた実験とともに、クエン酸の味刺激の前にミラクルフルーツ（ミラクリン）の実を舐めた後にクエン酸の味刺激を行って、味覚修飾作用に対するMEG実験も実施している。この結果、図1に示すように、ミラクルフルーツ（ミラクリン）の実を舐めた後にクエン酸刺激を行った時の味応答は、甘い味覚が生じており、MEG応答波形も、甘いショ糖の応答波形に類似した応答波形になっている。これは、ミラクルフルーツ（ミラクリン）という味修飾物資を用いて、クエン酸が味の修飾作用を受けていることを、客観的計測による脳応答によって初めて明らかにしたものである[19]。

写真2は、匂い用のマスクを装着して122ch全頭型脳磁計によって嗅覚脳磁図（MEG）検査[17]を行っている様子を示す。筆者らは、嗅覚誘発電位実験に用いてきた呼吸同期式匂い刺激法を嗅覚MEG検査にも適用し、被験者の呼吸に同期させたアミルアセテート（バナナ臭）の300msの匂い

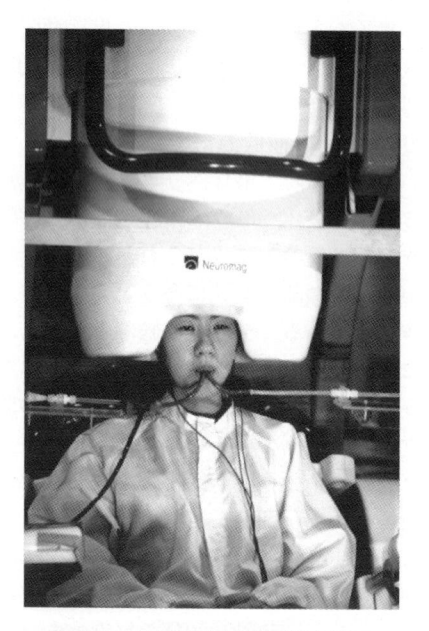

写真1　味覚誘発脳磁図検査風景

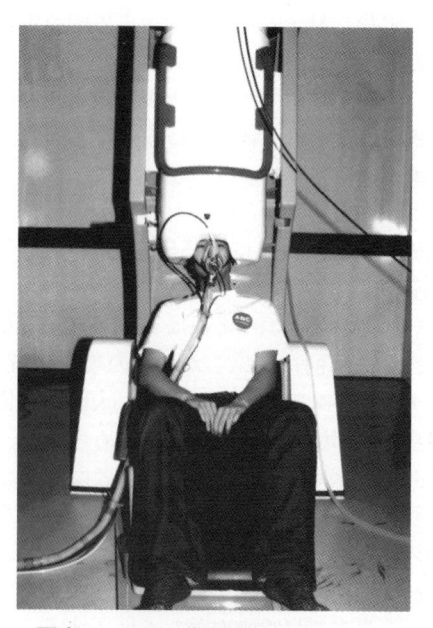

写真2　122ch全頭型脳磁計による
　　　　嗅覚脳磁図（MEG）検査風景
（呼吸同期式非磁性におい刺激装置による脳磁図実験）

citric

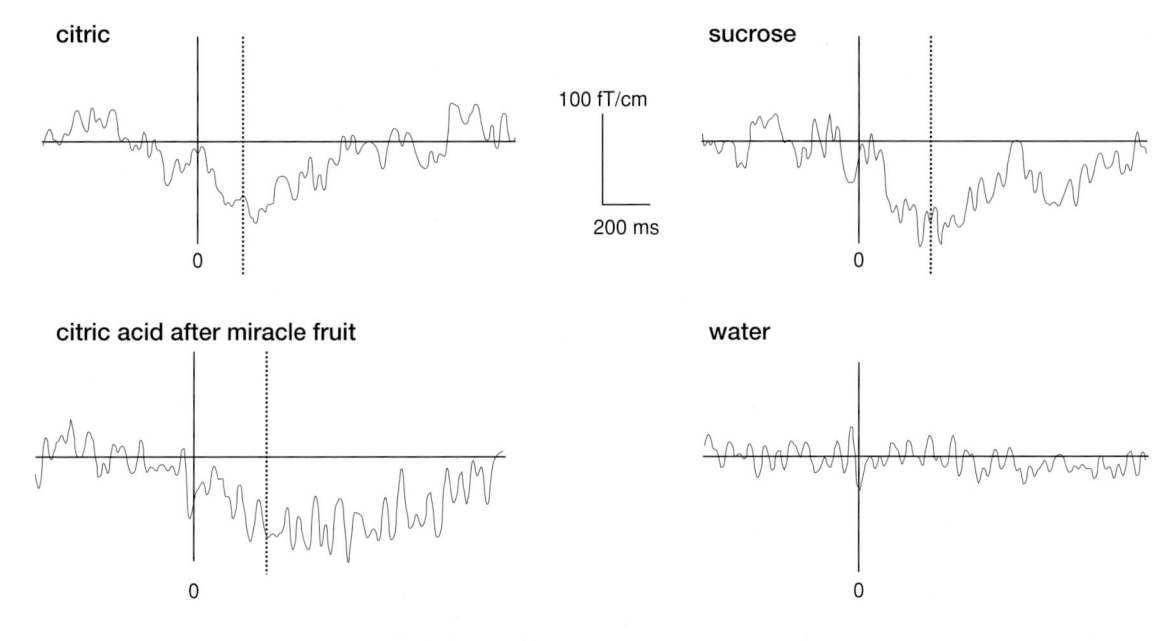

sucrose

100 fT/cm

200 ms

citric acid after miracle fruit

water

図1　味覚誘発脳磁図（MEG）計測による応答波形
中央の単位表示　横軸：時間 ms　縦軸：磁界強度 fT/cm

パルスを、左右どちらかの鼻腔に注入刺激した。この時の嗅覚誘発脳磁界の応答波形（応答ピークの波形潜時：約320～450ms）は大脳前頭眼窩野の両半球の部位に認められた。この匂い応答波形の主ピークに対して122chのSQUIDによる脳磁界応答分布から**図2**に示されるように、ヘルメット上に左右の両半球の前頭部に2個の電流ダイポールが求められた（図中の矢印で示す）。この推定された脳部位を被験者のMRI脳画像上に求めると、両側の大脳前頭葉眼窩野部に推定された。この実例では、電流ダイポール推定結果のG値（GOF: Goodness Of Fit）は約80％以上で、この時のダイポールモーメントは約20nAmであった。また、この嗅覚誘発脳磁図の応答は、匂い刺激が右側鼻腔の片側刺激であるにも関わらず、上図に見られるように大脳両半球の前頭部に左右1個ずつ、計2個の信号源が求められた。この応答の潜時は、嗅覚誘発電位応答の潜時と同様の潜時範囲にあった。さらに、特定された大脳左右半球の信号源部位は、やや非対象な部位に特定されており、匂い刺激鼻腔と同側（この例では右半球側）の大

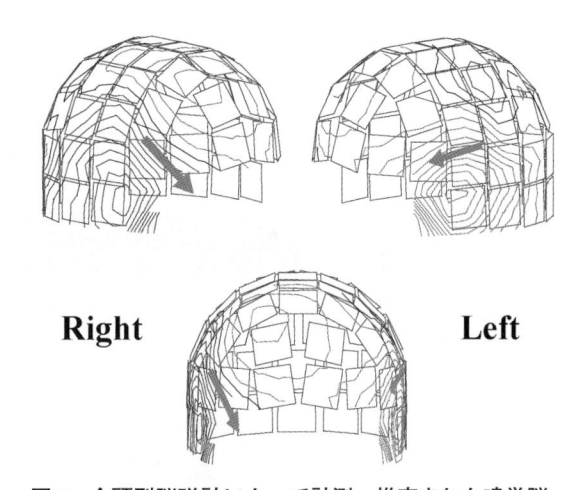

Right　Left

図2　全頭型脳磁計によって計測・推定された嗅覚脳磁界応答の2個の電流ダイポール

脳半球信号源推定部位の方がやや脳内の深い部位にあり、反対半球側（この場合は、左半球側）の信号源は、同じ前頭部ながらやや上部、やや後方の部位に推定された。この両半球の信号源の強さ（応答振幅値の大きさ、推定されたダイポールの

強度)は匂い刺激と同側の応答(この場合は右側)の方が大きい同側優位性の傾向が認められた[17]。ここで推定された信号源部位は高木ら[15]やRollsら[12]による無麻酔のアカゲザルの生理実験で得られた嗅覚中枢部位、およびKoizukaら[8]によって求められたfMRIの嗅覚中枢推定部位ときわめて良く一致した。またZatorreら[20]によるPETの測定による大脳前頭眼窩野の部位と一致したが、彼らの右優位性と述べている点は筆者らの同側優位性の結果[17]とは異なっている。

4. 匂いの認知応答検査と能動的嗅覚応答検査

われわれは、さらに匂いのMEG検査に以下のような新しい解析法[18]の開発を行った。その一つは、2種類の匂い刺激を用いた匂いのオドボール課題検査法である。これは呈示確立が1:3のように稀に刺激する匂いと、頻繁に刺激する匂いの2種類をランダムに刺激し、稀に刺激する匂いをターゲットとして刺激回数を数える課題を与えた時のMEG応答を記録するものである。この結果、図3に示すように、P300mの認知応答成分が抽出され、この信号源部位が新たに上側頭部に推定された。また、この応答潜時は、約490msの遅い潜時として得られた。これは、匂いの知覚後に、それが何の匂いであるかの認知処理を行っているものと考えられる。

一方、もう一つの新たな匂いMEG実験検査法は、従来法とは異なり匂いを自分の意志で嗅ぐ(スニッフィングする)能動的嗅覚検査法である。これは、匂いスニッフィング用の呼吸マスクを用いて行う方法である。スニッフィング法によって、能動的に匂いを嗅ぐ検査法のMEG計測・解析では、スニッフィングに伴って匂い刺激の前から混入する運動準備応答成分を除くことによって、図4のような能動的嗅覚応答の波形応答が得られ、この匂いの信号源の推定結果は、大脳前頭眼窩野部の右側半球のみに電流ダイポールが推定される

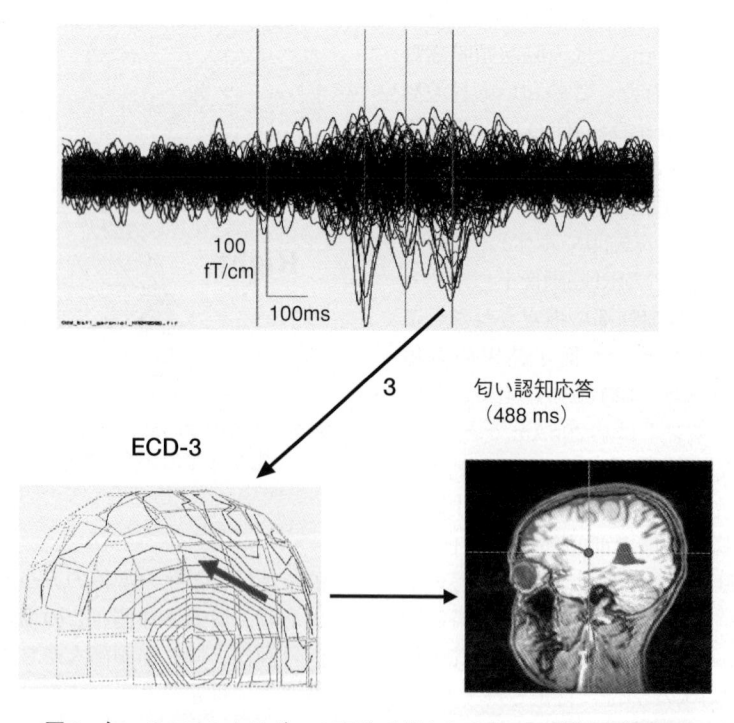

図3 匂いのMEGオドボール実験で得られた匂いの認知応答結果

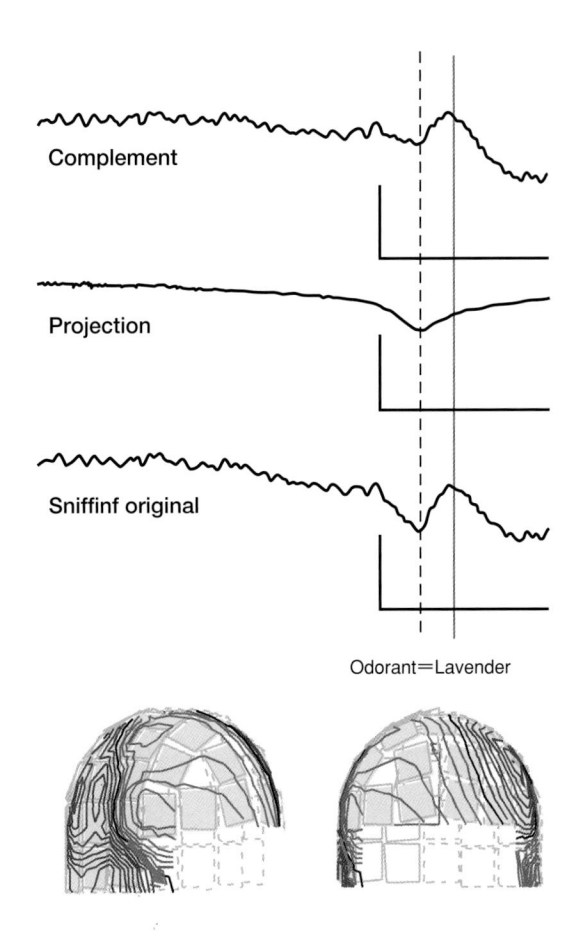

図4 匂いのスニッフィング法による能動的嗅覚MEG応答の信号源を前頭葉の右側眼窩野部位に推定

結果が得られた[18]。この能動的嗅覚検査の結果は、従来の受動的嗅覚検査の結果とは異なっており、能動的に匂いを嗅ぐような場合と受動的な場合では匂いに対する注意・意識状態の違いが反映されることを示唆しているものと考えられる。

5. 今後の味覚・嗅覚機能検査法への期待

これまで述べてきたように、味覚・嗅覚機能検査法は主観的検査法と客観的検査法の双方を今後とも一層、開発・発展させることが重要である。特に客観的検査法は、最近の科学技術の著しい発展に伴い、新しい先端的技術の導入が欠かせない。今後もMEG検査法のように、これまでには見られない計測技術を駆使して味覚・嗅覚機能を検査する研究開発を行っていく必要がある。オドボール課題検査法や能動的嗅覚検査法のように、さらに新規な検査法の開発によって、味覚・嗅覚機能を検査する新しい検査法の一層の発展を期待したい。

参考文献

1) Allison T & Goff WR : Electroenceph. Clin Neurophysiol 23 : 558-560, 1967
2) Finkenzeller P: Pflug Arch ges Physiol 292 : 76-80, 1966
3) Funakoshi M & Kawamura Y : Electroenceph. Clin. Neurophysiol 30 : 198-204, 1971
4) Harbert W, Wagner S, Young IM: Arch of Otolaryng 75, 138-143, 1962
5) Ishiai S, Sugishita M, Shimizu H, et al : Olfaction and Taste ll（Kurihara K, et al. eds.）, Springer-Verlag, Tokyo, 634-634, 1994
6) 市岡正道：日本生理学会誌 22：700-701, 1960
7) 市原正雄, 小松　晃, 市原文彦, 他：耳喉 35：719-728, 1963
8) Koizuka I, Yano H, Nagahara M, et al : ORL 56 : 273-275, 1994
9) Kobal G & Hummel C: Electroenceph. Clin Neurophysiol : 71, 241-250, 1988
10) 前谷近秀, 野竹敬子, 竹本市紅, 他：味と匂のシンポジウム論文集 22：97-100, 1988
11) Plattig KH: In Smell and Taste in Health and Disease（Getchell TV and et al. eds.）, Raven Press, New York, pp.277-286, 1991
12) Rolls ET, Critchley HD, Treves A: J Neurophysiol 75 : 1982-1996, 1996
13) Seta N, Koizuka I, Takemoto I, et al : Proc. 13th Int. Conf. of IEEE/EMBS 13, 2, 541-542, 1992
14) Smith DB, Allison T, Goff WR, et al.: Electroenceph Clin Neurophysiol 30 : 313-317, 1971
15) 高木貞敬：匂いの科学（高木貞敬, 渋谷達明, 編）. 朝倉書店, 東京, 1989

16) 外池光雄, 栗岡豊：脳波と筋電図 9：214-223, 1981
17) Tonoike M, Maeda A, Kawai H, et al：Electroenceph. Clin. Neurophysiol（Suppl. 47）：143-150, 1996
18) Tonoike M, Yamaguchi M, Hamada T：Proc. 20th Ann. Int. Conf. IEEE/EMBS, 20, 2213-2216, 1998
19) Yamamoto C, Nagai H, Takahashi K, et al：NeuroImage 33：1145-1151, 2006
20) Zatorre RJ, Jones-Gotman M, Evans AC, et al：Nature 360：339-340, 1992

（外池光雄）

I. 脳磁図検査の臨床応用—誘発反応—

1. はじめに

　脳磁図 magnetoencephalography（MEG）とは、脳内の電気活動に伴って発生する微弱な磁界であり（図1）、超伝導量子干渉素子 superconducting quantum interference device（SQUID）と呼ばれる超高感度の磁気センサーによって測定が可能となった[1,2]。従来の脳波 electroencephalography（EEG）は、容積電流の影響がきわめて大きく頭蓋内導電率の不均一性の影響を受けやすい。一方、MEGは容積電流の影響をほとんど受けず神経細胞の活動による電流が誘起した磁界をほぼ何の影響も受けることなく捉える。これは磁界に影響を及ぼす透磁率が脳、脳脊髄液、頭蓋骨、頭皮、頭外の空気の間ではほとんど変わらない値をもつからである。MEGは頭部の導電率不均一性による信号の歪みが少ないことに加え、頭皮に水平な電流成分を選択的に捉えていることから信号源推定が比較的単純に行える[3]。さらに、MEGの信号源位置とMR立体画像を統合することにより（図2）、機能と解剖構造を一度に評価することが可能である[4]。

　本稿では、MEGを用いた誘発検査から、体性感覚誘発脳磁界 somatosensory evoked field（SEF）、聴覚誘発脳磁界 auditory evoked field（AEF）、視覚誘発脳磁界 visual evoked field（VEF）を取り上げ、臨床応用の有用性を紹介する。

2. MEGを用いた誘発脳磁界活動の計測

　MEGを用いた誘発脳磁界活動の計測は、EEGを用いた誘発電位検査とほぼ同じであり、脳波計

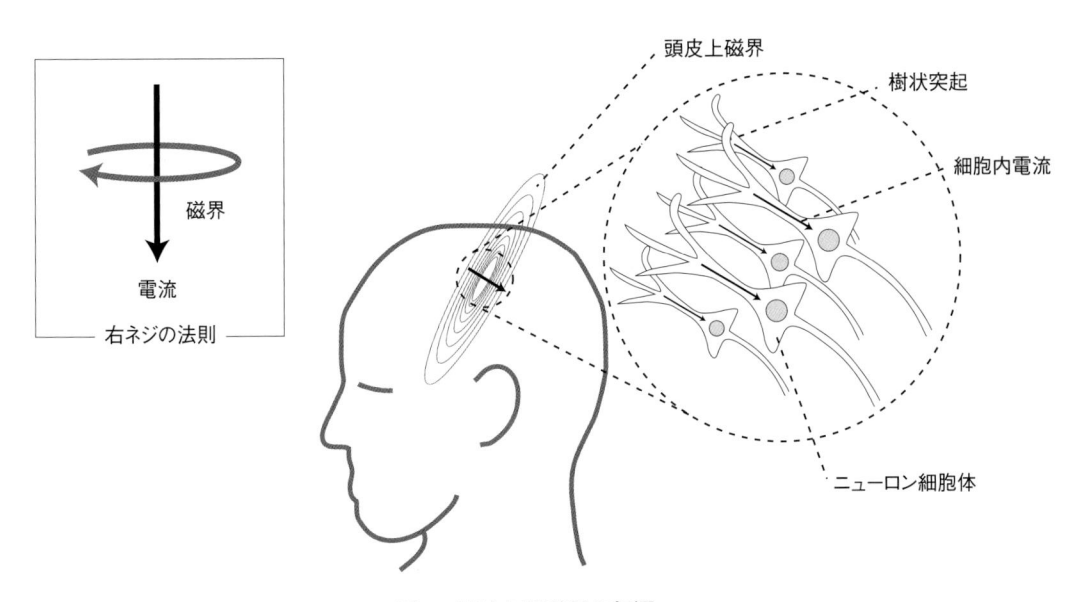

図1　脳波と脳磁図の起源

脳の神経細胞が活動すると微小な電流が流れ、細胞内から細胞膜を通過して細胞外へ流れ出る。この微小な電流は導電率の高い脳、脳脊髄液を介し、さらに脳と比較し2桁以上導電率が小さい頭蓋骨を流れて頭皮に至る。この頭皮上を流れる電流を電位差として測定するのが脳波である。一方、電流が流れると、右ネジの法則として知られる磁界が誘起される。神経細胞の活動による電流が誘起する磁界は、脳、脳脊髄液、頭蓋骨、頭皮を貫通して頭外に達する。この電流による神経磁界を頭外で観察するのが脳磁図である（文献[2]より一部改変し引用）。

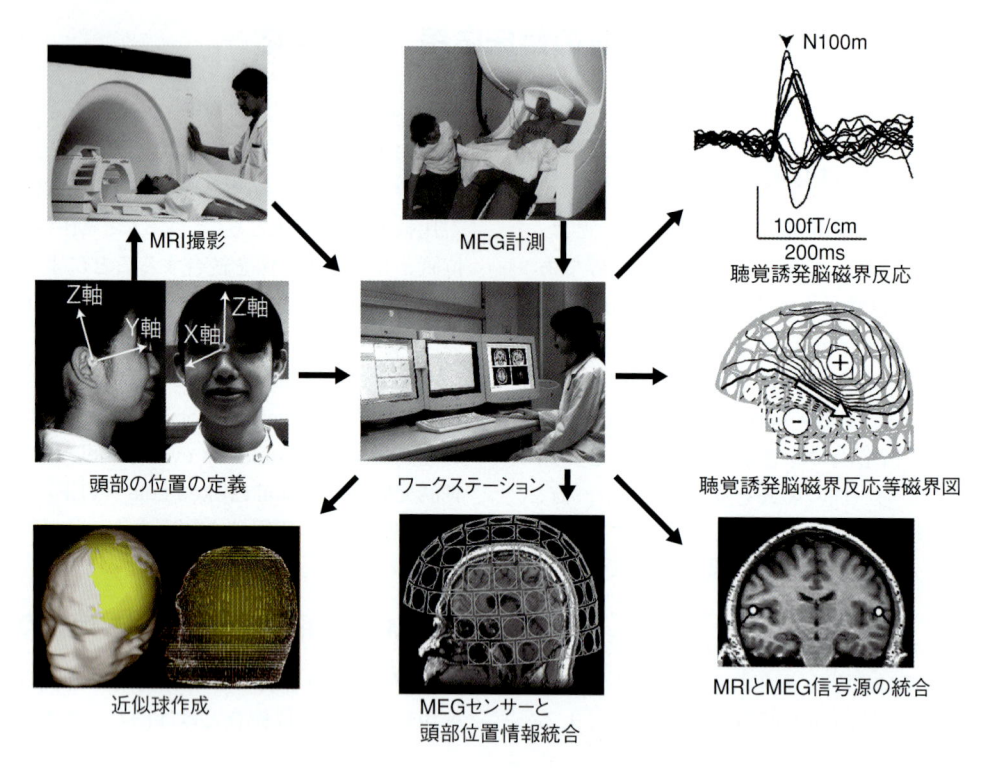

図2　解剖画像と脳磁図信号源の統合

　MRI連続スライスによる三次元画像と脳磁図計測に統一した基準点、すなわち鼻根部および左右耳介前点を定義し、三次元解剖画像に脳磁図信号源を投射し、機能と解剖を統合し評価する。撮像時、被検者の鼻根部と両側耳介前点にMRI用マーカーをおいて座標マーカーとする。ワークステーション上で直交3面の再構成画像を見ながら座標マーカーを確認して座標系を定義する。次に脳磁図計測時には小コイルを頭部に装着、正弦波電流を流し、これによって生じる磁界を超伝導量子干渉素子にて計測し、座標マーカーと小コイルの位置との相対位置にて頭部の位置を決定する。図右は純音刺激聴覚誘発脳磁界反応でありN100m信号源位置を示す。図右上より代表波形、等磁界図、被検者MR画像とAEF信号源位置を示す。等磁界図の実線は磁場の沸き出し、破線は磁場の沈み込み、矢印は電流双極子の位置および方向を示す。MR画像の○は信号源位置、線分は電流方向示す。N100m信号源は両側側頭葉上面一次聴覚野近傍に推定される。

　を脳磁計に置き換えて検査を行うと考えると理解しやすい。ゆえに誘発反応を得るための手技は、基本的にEEGと同じである。

　しかしながらMEGが扱う脳の誘発活動はフェムトテスラの単位、すなわち1兆分の1テスラの単位と微弱であるため磁気ノイズを出さないよう工夫が必要となる。加えて被検者においても、体内に金属や磁石を持った装置、例えば心臓ペースメーカなどが埋め込んである場合は、脳磁計に入る雑音が大きくなるために測定ができない。金属をはずせる場合や、金・銀・チタンなど磁場を発生しない金属の場合には検査が可能であるが、そうでない場合は体のわずかな動きでも雑音が発生

し、検査の項目によっては雑音が多くなる場合がある。また装置の大きさがあらかじめ固定されているため、被検者の頭部サイズがあわずに検査を断念しなければならない場合もある。

　MEGを用いた検査では脳や感覚器の多くの疾患が対象となる。代表的な疾患として脳腫瘍や血管奇形などがあげられる。これらの疾患において手術による治療を予定している場合、あらかじめMEG検査によって手足を支配する脳の部位や、聴覚・視覚といった大切な機能をつかさどる部位を特定することにより障害を最小限に抑える手術計画が立てられる[5]。また、難聴障害や視覚障害のある患者では、障害の部位が末梢の感覚器にあ

るのか、中枢側にあるのかを客観的に調べることができる[6,7]。計測の詳細に関しては、2005年に日本臨床神経生理学会より示された臨床脳磁図検査解析指針を参照されたい[8]。

a. 体性感覚誘発磁界 somatosensory evoked field（SEF）

1）SEF反応

1978年にBrennerらにより体性感覚誘発脳磁界反応（SEF）が報告された[9]。SEFは高い信号源推定精度を有し、特に正中神経電気刺激による皮質第1波、すなわちN20m反応の信号源は、単一電流双極子モデルで数mmの誤差で推定でき、中心溝後壁の一次体性感覚野に起源を持つことが示されている[10]。

2）SEFの臨床応用

SEFは高い信号源推定精度もあり臨床応用が盛んに行われている[5,10~24]。特にSEFは中心溝近傍の疾患における治療では重要である（図3）。最近では開頭手術に加え、ガンマナイフ、塞栓術などが用いられるようになり、脳表SEPを用いた方法は、これらの非開頭術には応用できない。また、頭蓋内疾患に対しMR立体画像を用いて解剖学的な脳溝パターンから中心溝を求める方法もあるが[21,25~27]、脳浮腫の存在下など脳溝が不明瞭な場合には応用できない（図4）。中心溝の同定を目的とする場合は、単一神経のSEF計測だけではなく、複数の神経刺激からSEF計測を行い中心溝の同定を行うことが望ましい。加えて、SEFは中心溝の同定はもとより、体部位別の機能局在の同定が可能であり[10,28~32]、また、反応潜時の延長や、振幅の減少や増大による機能障害の定量的評価も

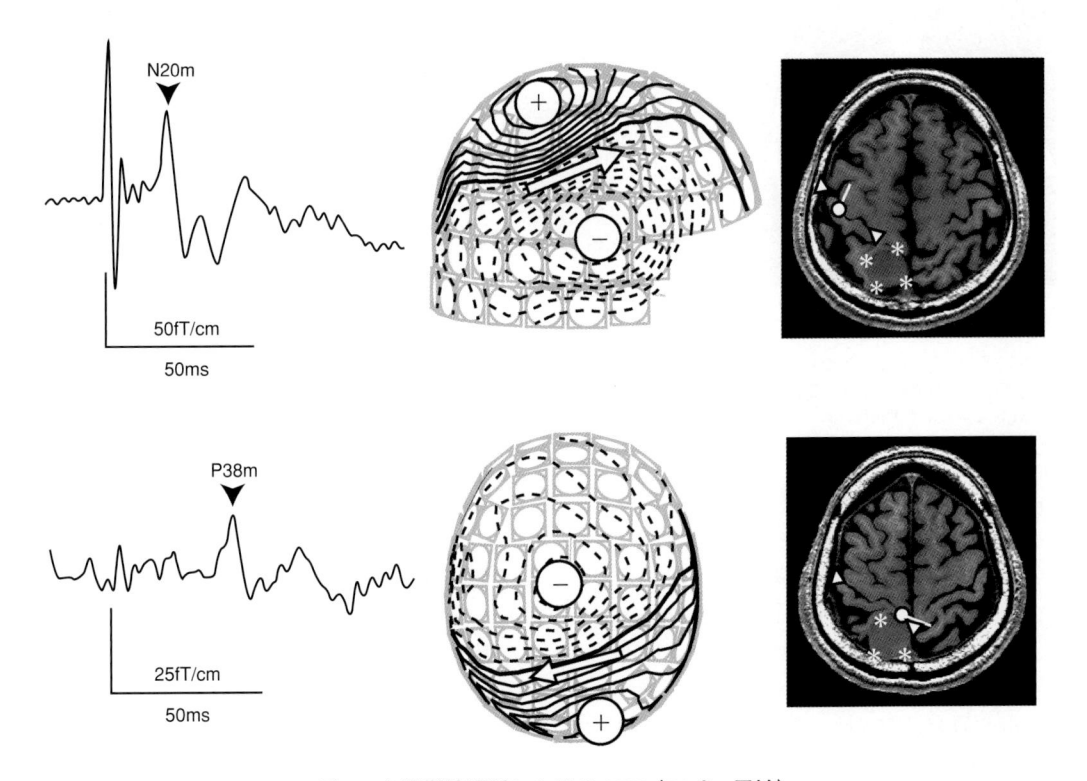

図3 大脳鎌髄膜種におけるSEF（54歳、男性）

上段に左正中神経刺激、下段に後頸骨神経SEFを示す。図左より代表波形、等磁界図、被験者MR画像とSEF信号源位置を示す。等磁界図の実線は磁場の沸き出し、破線は磁場の沈み込み、矢印は電流双極子の位置および方向を示す。MR画像の○は信号源位置、線分は電流方向、△は中心溝、＊は腫瘍を示す。N20mおよびP38m信号源より病巣は頭頂葉に位置すると判断される。

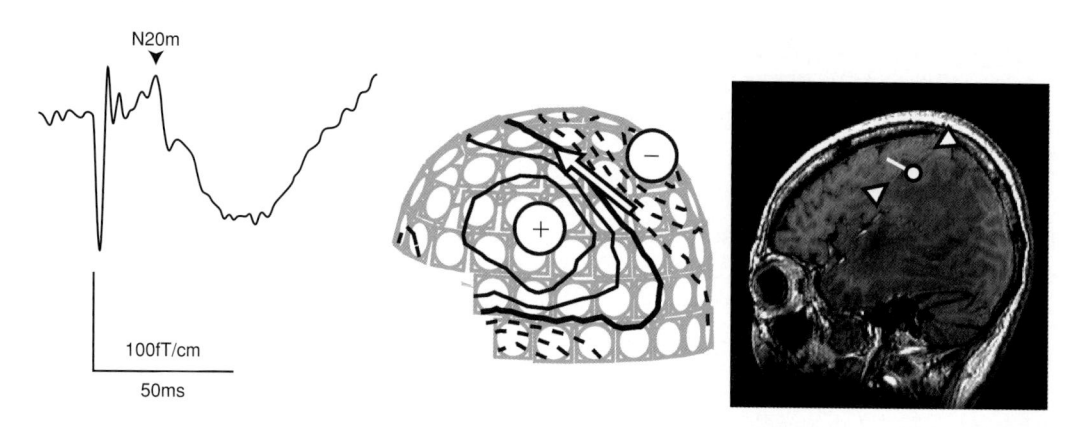

図4 左円蓋部髄膜腫におけるSEF（76歳、女性）

解剖学的な脳溝パターンから中心溝を求める方法は脳溝が不明瞭であり応用できない。右正中神経刺激SEFにて中心溝同定を行った。等磁界図の実線は磁場の沸き出し、破線は磁場の沈み込み、矢印は電流双極子の位置および方向を示す。MR画像の○は信号源位置、線分は電流方向、△は中心溝を示す。

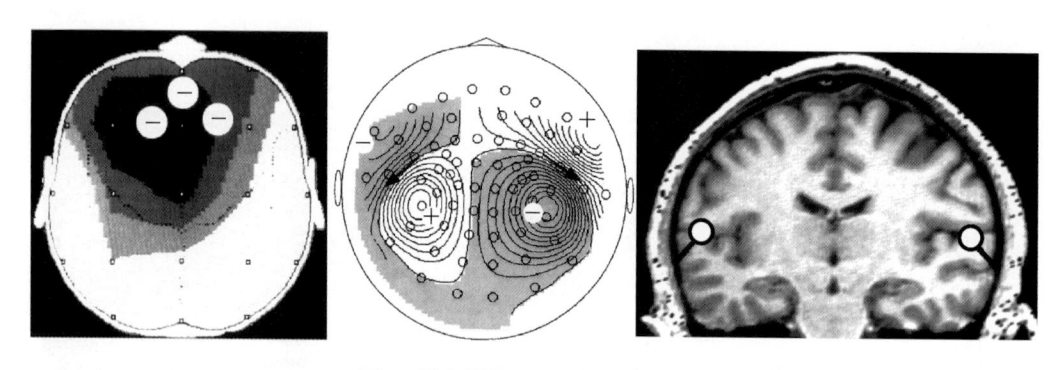

図5 純音刺激による聴覚誘発反応

図左にEEGにて記録したN100反応の等電位図、図中にMEGにて記録したN100m反応等磁界図、図右にMEGにて信号源推定したN100m信号源位置を示す。EEGでは左右の側頭葉における聴覚活動が前頭葉の一つの活動として電位分布が記録されているが、MEGでは左右に明瞭に分けて記録されている。N100m信号源は左右側頭葉上面一次聴覚野近傍に推定されている。MR画像の○は信号源位置、線分は電流方向を示す。

可能である[23]。一般的には電気刺激による検査が行われ、上肢刺激として正中神経、尺骨神経、拇指など、下肢刺激として後脛骨神経[5,11~24]、口部・顔面刺激として口唇、舌が用いられている[30~32]。特殊な症例や研究目的では、これ以外の刺激部位もおこなわれている[29]。また、刺激として電気刺激の他に、機械刺激を用いた方法も報告されている[33~37]。

b. 聴覚誘発脳磁界 auditory evoked field（AEF）
1）AEF反応

聴覚誘発脳磁界（AEF）は1978年Reiteらによる報告に始まる[38]。一次聴覚野は側頭葉上面にあり、AEFでは両側性の反応が認められる[4]。誘発電位記録では左右半球由来の聴覚反応の弁別が困難であるが、AEFでは明瞭に識別できるのが利点である（図5）[4,5,19,39~48]。

純音刺激AEFでは潜時約100msにN100m反応

が安定して出現する。一側耳刺激においても両側側頭葉にN100m反応を得ることができ、その性状は刺激耳同側半球反応よりも対側半球反応で有意に潜時が短く、最大振幅も刺激耳同側半球反応より刺激対側半球反応で有意に大きい。すなわち、一次聴覚野では刺激対側半球の優位性が存在する[4,39,49]。一方、N100mを対側反応同士あるいは同側反応同士で比べると、左半球反応に比較し右半球反応で潜時が短く、最大振幅も大きい。すなわち、少なくとも純音刺激に関しては、右半球が左半球より速く強く反応するという一次聴覚野の右半球優位性が示唆される[39,49]。全頭部計測によるN100mの信号源推定は、電流双極子2個のモデルを用いて行なわれる[4,39,49]。推定される信号源は側頭葉上面の後方部で（図3）、中心溝とシルビウス裂の交点よりも後方にある[42]。上下方向では、側頭葉上面から信号源までの距離が約2mmの標準偏差に分布するという精度の高さが示されている[4]。前後方向では、右利き健常男性では左半球よりも右半球N100m信号源が6〜10mm程度前方に存在する。ただし、女性ではこの差が小さい[50]。深さ方向では、刺激音の周波数が高いほどより深部に推定されるとの報告もあるが、その差はわずかである。N100mより早いP50m成分に関しても半球間差が検討され、刺激耳同側よりも対側半球で潜時が短いとの報告がある[51]。

2）AEFの臨床応用

AEFの臨床応用はヘルメット型脳磁図計が開発され、左右の聴覚野を同時に計測することが可能となり、その後急速に利用されるようになった。

脳梗塞や脳腫瘍などの病変によって一側の側頭葉聴覚野が傷害されると、患側由来のN100m反応の潜時延長、振幅低化、あるいは波形消失などが出現すると報告されている[40,41,48〜55]。側頭葉の一側のみの障害では患者は聴覚異常を訴えないのが普通であるが、AEFでは臨床症状を呈さない聴

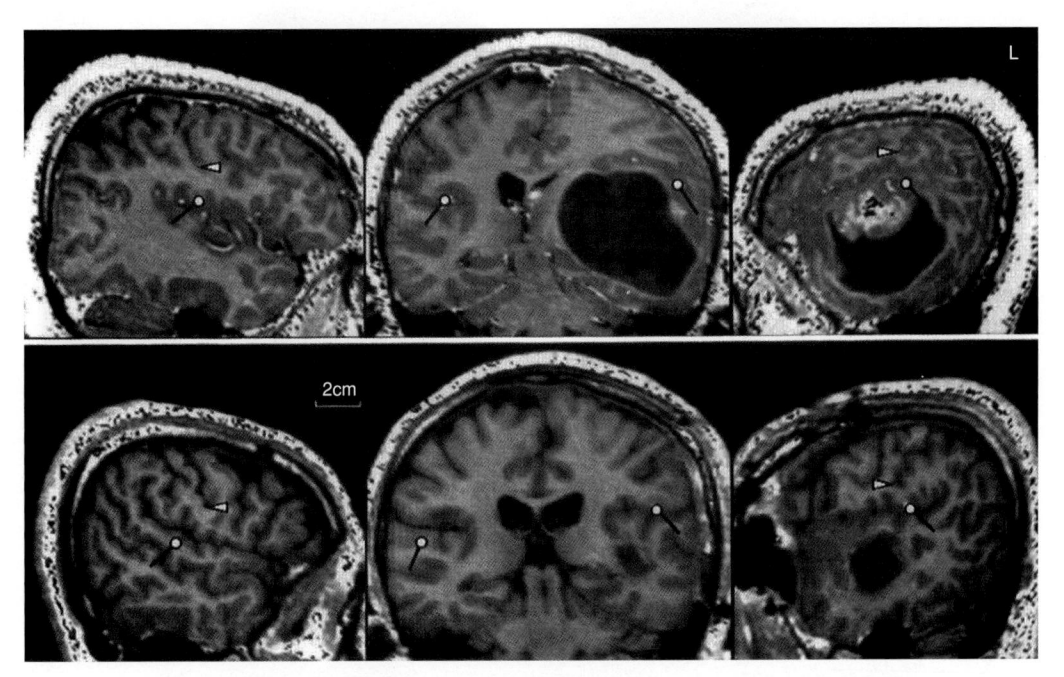

図6　左側頭葉星状細胞腫における聴覚誘発脳磁界N100m反応（25歳、男性）
上段は手術前、下段は手術後の聴覚誘発脳磁界活動N100m信号源位置を示す。左半球N100m反応潜時は術前に124.8msと延長を認めたが術後84.8msと正常範囲に改善した。○は信号源位置、線分は電流方向を示す。矢頭は体性感覚誘発磁界により推定した中心溝を示す（文献[40]より一部改変して引用）。

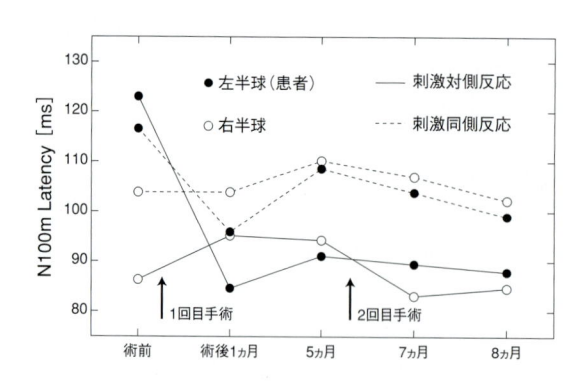

図7　AEF N100m潜時の変動

図6と同一症例（文献40）より改変して引用）。術前のAEF計測では、患側である左半球において右耳刺激刺激対側左半球反応N100m潜時の延長に加え、同刺激時同側右半球反応N100m潜時より延長を示した。第1回目の手術後にはN100m潜時の改善に加え、N100m反応の刺激対側半球優位性も示している。

覚機能異常を検出していることになる。このほかに、側頭葉神経膠腫において、遅延していたN100m潜時が腫瘍摘出術後に正常値まで回復する症例も報告されている（図6、7）[40]。このように、AEFは側頭葉病変における患側の大脳皮質聴覚機能異常を健側と明確に区別して評価できる点が有用である。

c. 視覚誘発脳磁界（Visual Evoked Field：VEF）

1) VEF反応

視覚誘発反応では種々の視覚刺激装置が用いられているが、このうちもっとも再現性が高く臨床的に信頼されているのがパターン反転視覚刺激である。

視覚誘発脳磁界（VEF）としては1975年Brennerらによりはじめて報告された[56]。VEFでは潜時約

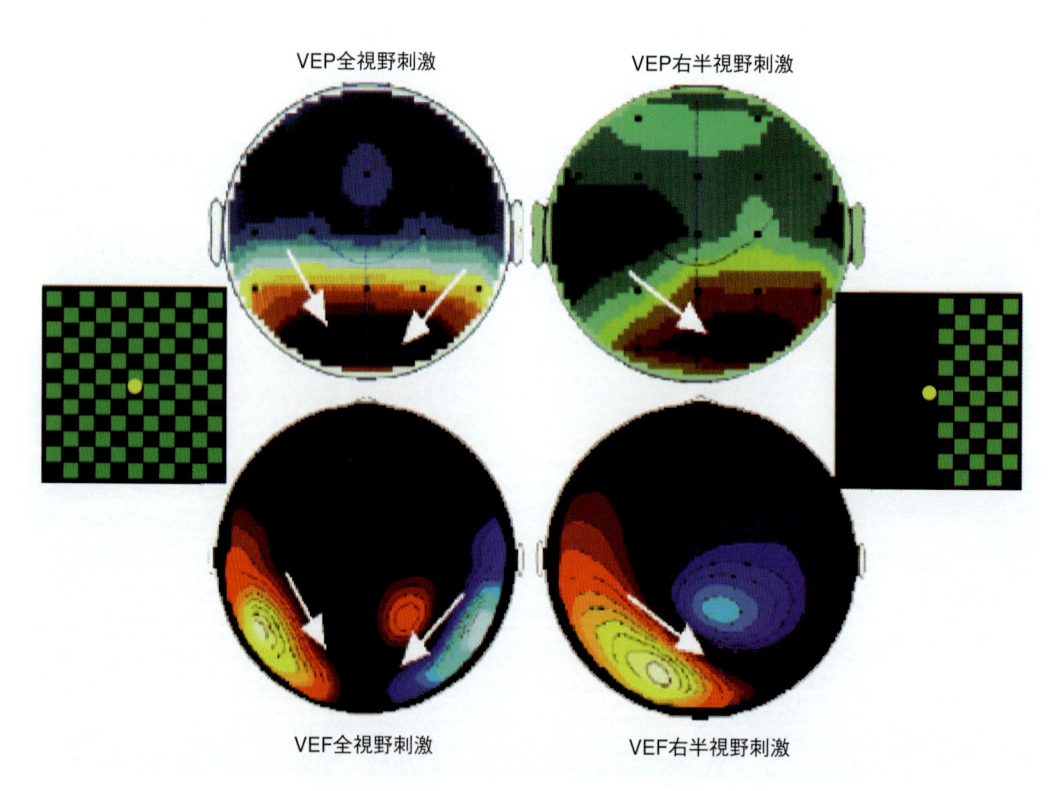

図8　市松模様反転誘発反応における脳波（VEP）と脳磁図（VEF）

図左は右眼全視野刺激である。脳波（VEP）で認める単一の活動分布を、脳磁図（VEF）では左右に分離して観察できる。図右は右半視野刺激である。刺激対側すなわち左後頭葉の視覚野が活動するが、脳波では右後頭葉に活動を認める（paradoxical lateralization）（文献62）。白矢印は活動源および電流方向を示す。

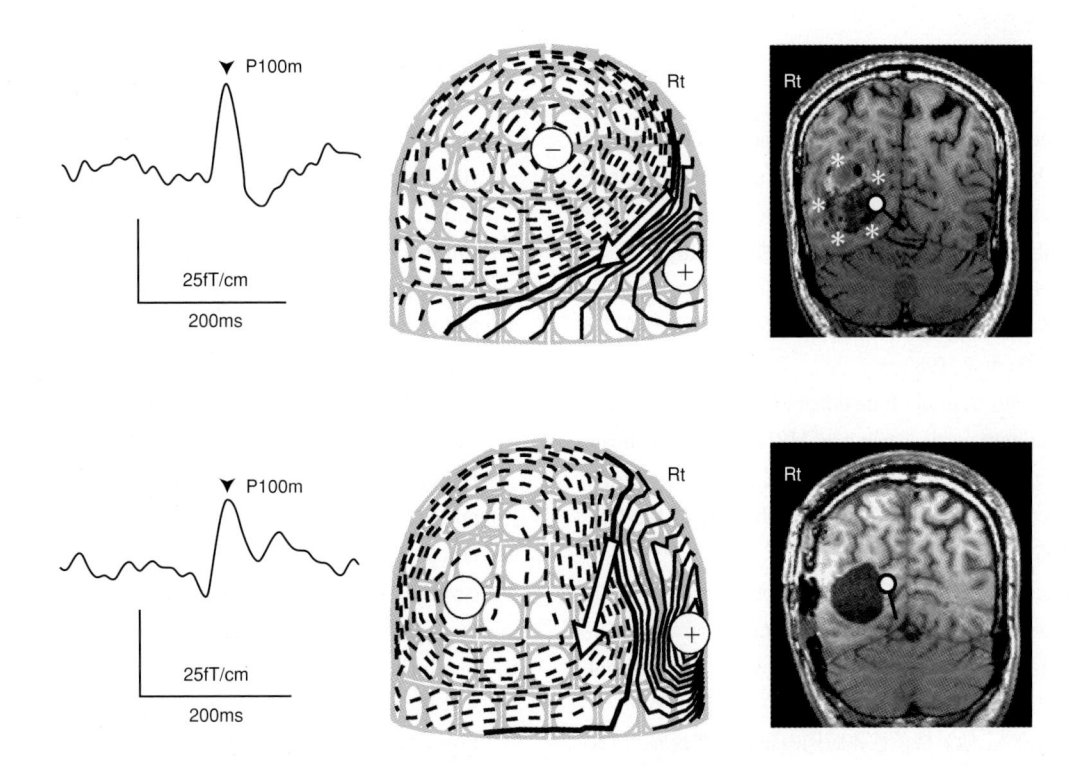

図9 神経節膠腫における視覚誘発脳磁界P100m反応（53歳、女性）

上段は手術前、下段は手術後の右眼左半視野刺激による視覚誘発磁界P100m反応である。右半球P100m反応潜時は術前に121.6 ms、術後121.1msと正常反応である。図左より代表波形、等磁界図、被験者MR画像とVEF信号源位置を示す。等磁界図の実線は磁場の沸き出し、破線は磁場の沈み込み、矢印は電流双極子の位置および方向を示す。MR画像の○は信号源位置、線分は電流方向、*は腫瘍を示す。脳ドックにて偶然発見された症例であり、術前、術後ともに視野障害なく手術を終了している。

100msのP100m反応がもっとも安定して記録され、その信号源位置は一次視覚野である後頭葉鳥距溝に推定される[5,7,57~60]。また、全視野刺激VEFでは両側性の反応が得られる[5,58,60]。加えて誘発電位記録では聴覚誘発反応と同様に左右半球由来の視覚反応の弁別が困難であるが、VEFでは明瞭に識別できるのが利点である（図8）[5,58,60]。

2）VEFの臨床応用

VEFの臨床応用もAEFに同じくヘルメット型脳磁図計が開発され、左右の聴覚野を同時に計測することが可能となり、その後急速に利用されるようになった[7,63~69]。

視野狭窄症例の客観的な評価に加え、図9に示すように後頭葉病変と一次視覚野の位置的関係を術前に調べることで、より安全な手術が行われるようになった。

3. おわりに

MEGは、非侵襲的機能診断検査法であるが大変高価な医療機器を用いた検査法である。しかしながら、その臨床的価値が高く評価され、平成16年4月1日より神経磁気診断として保険適用となり、手術前検査を前提とした保険適用の場合に限るが気軽に検査を受けることができるようになった。脳波検査と比較し空間解像度に優れる脳磁図検査は今後さらなる臨床応用が進むことと期待される。

ただし、MEGの局在情報とMR画像の統合が容易に行われるようになったが、稀に生理学的にありえない部位に信号源が推定される場合があり、経験豊富な技師や医師によるデータ解析、判

読を必要とする。

参考文献

1) Cohen D : Magnetoencephalography : detection of the brain's electrical activity with a superconducting magnetometer. Science 175 : 664-666, 1972
2) 中里信和：脳機能の新しい検査法―脳磁図―. ブレインナーシング 11(3) 10-14, 1995
3) 渥美和彦, 他 編：バイオマグネトロニクス入門, オーム社, 東京, 1986
4) Nakasato N, et al : Functional localization of bilateral auditory cortices using an MRI-linked whole head magnetoencephalography (MEG) system. Electroencephalogr Clin Neurophysiol 94 :183-190, 1995
5) Nakasato N, et al : Cortical mapping using an MRI-linked whole head MEG system and presurgical decision making. Electroencephalogr Clin Neurophysiol 47 (Suppl) : 333-341, 1996
6) 吉崎直人, 他：機能性難聴例の聴覚誘発磁界. 日本生体磁気学会誌 19: 80-81, 2006
7) 関 薫, 他：下垂体腫瘍摘出術前後の視覚誘発脳磁界. 日本生体磁気学会誌 10: 68-69, 1997
8) 橋本 勲, 他：臨床脳磁図検査解析指針. 臨床神経生理学 33: 69-86, 2005
9) Brenner D, et al : Somatically evoked magnetic fields of the human brain. Science 199: 81-83, 1978
10) Kawamura T, et al : Neuromagnetic evidence of pre- and post-central cortical sources of somatosensory evoked responses. Electroencephalogr Clin Neurophysiol 100: 44-50, 1996
11) Nakasato N, et al : Identification of cortical somatotopy by MEG and cortical stimulation. In Hashimoto I, Kakigi R (ed) : Recent Advances in Human Neurophysiology, Elsevier, Amsterdam, pp939-944, 1998
12) Ohtomo S, et al : Neuromagnetic identification of the central sulcus in cases with the foot area tumors. In Hashimoto I, Kakigi R (ed) : Recent Advances in Human Neurophysiology, Elsevier, Amsterdam, pp204-212, 1998
13) Nakasato N, et al : Combination of magnetoencephalography (MEG) and functional magnetic resonance imaging (FMRI) for neurosurgical mapping of the sensory and motor cortices. In Chang HK, Zhang YT (Ed) : Proceedings of the 20th Annual International Conference of the IEEE Engineering in Medicine and Biology Society 20 (4) : pp2209-2212, 1998
14) Nakasato N, et al : Preoperative MEG, fMRI and intraoperative cortical stimulation for neurosurgical brain mapping. Yoshimoto T, Kotani M, Kuriki S, Karibe H, Nakasato N (Ed.) Recent Advances in Biomagnetism. Tohoku University Press, Sendai, pp821-824, 1999
15) Ohtomo S, et al : Somatosensory evoked fields revealing possible reorganization of cortical somatotopy after surgery for glioma. Yoshimoto T, Kotani M, Kuriki S, Karibe H, Nakasato N (Ed.) Recent Advances in Biomagnetism. Tohoku University Press, Sendai, pp470-473, 1999
16) Ishitobi M, et al : Residual function detected by MEG and fMRI in abnormally thin cortex caused by a large congenital brain cyst. Yoshimoto T, Kotani M, Kuriki S, Karibe H, Nakasato N (Ed.) Recent Advances in Biomagnetism. Tohoku University Press, Sendai, pp454-457, 1999
17) Asano E, et al : Surgical treatment of intractable epilepsy originating from the primary sensory area of the hand - Case report -. Neuro Med Chir 39: 246-250, 1999
18) Inoue T, et al : Accuracy and limitation of functional magnetic resonance imaging for identification of the central sulcus: comparison with magnetoencephalography in patients with brain tumors. NeuroImage 10:738-748, 1999
19) Nakasato N, Yoshimoto T : Somatosensory, auditory and visual evoked magnetic fields in patient with brain diseases. J Clin Neurophysiol 17 : 201-211, 2000
20) Sakurada K, et al : Motor area cavernous angioma : case report. Surg Neurol 53 : 337-339, 2000

21) Kumabe T, et al : Primary thumb sensory cortex located at the lateral shoulder of the inverted omega-shape on the axial images of the central sulcus. Neurol Med Chir 40 : 393-403, 2000
22) Ishitobi M, et al : Localization of normal and abnormal function in patients with band heterotopia. Nenonen J, Ilmoniemi RJ, Katila T, (ed.) : Biomag 2000, Proceedings of the 12th International Conference on Biomagnetism, Helsinki University of Technology, Espoo, Finland, pp. 435-438, 2001
23) Iwasaki M, et al : Somatosensory evoked fields in patients with comatose survivors after sever head injury. Clinical Neurophysiol 112 : 204-210, 2001
24) Ishitobi M, et al : Abnormal primary somatosensory function in unilateral polymicrogyria: an MEG study. Brain Dev 27: 22-29, 2005
25) Kaufman L, et al : On the relation between somatic evoked potentials and fields. Int J Neurosci 15: 223-239, 1981
26) Ebeling U, et al : Topography and identification of the inferior precentral sulcus in MR imaging. AJNR 10: 937-942, 1989
27) Naidich TP : MR imaging of brain surface anatomy. Neuroradiology 33 (Suppl) : 95-99, 1991
28) Ohtomo S, et al : Correspondence of anatomy and function in the human digit sensory cortex revealed by an MRI-linked whole head MEG system. Electroencephalogr Clin Neurophysiol 47 (Suppl) : 91-95, 1996
29) Nakagawa H, et al : Somatosensory evoked magnetic fields elicited by dorsal penile, posterior tibial and median nerve stimulation. Electroencephalogr Clin Neurophysiol 108: 57-61, 1998
30) Nagamatsu K, et al : Neuromagnetic detection and localization of N15, the initial response to trigeminal stimulus. NeuroReport 12: 1-5, 2001
31) Nakahara H, et al : Somatosensory evoked fields for gingiva, lip and tongue. J Dent Res 83:307-311, 2004
32) Murayama S, et al : Neuromagnetic evidence that gingiva area is adjacent to tongue area in human primary somatosensory cortex. Tohoku J Exp Med 207: 191-196, 2005
33) Hamalainen H, et al : Human somatosensory evoked potentials to mechanical pulses and vibration: contributions of SI and SII somatosensory cortices to P50 and P100 components. Electroencephalogr Clin Neurophysiol 75: 13-21, 1990
34) Hashimoto I, et al : Are there discrete distal-proximal representations of the index finger and palm in the human somatosensory cortex? A neuromagnetic study. Clin Neurophysiol 110: 430-437, 1999
35) Druschky K, et al : Pain-related somatosensory evoked magnetic fields induced by controlled ballistic mechanical impacts. J Clin Neurophysiol 17: 613-622, 2000
36) Mackert BM, et al : Non-invasive single-trial monitoring of human movement-related brain activation based on DC-magnetoencephalography. Neuroreport 12: 1689-1692, 2001
37) Castillo EM, Papanicolaou AC : Cortical representation of dermatomes: MEG-derived maps after tactile stimulation. Neuroimage 25: 727-733, 2005
38) Reite M, et al : Human magnetic auditory evoked fields. Electroencephalogr Clin Neurophysiol 45: 114-117, 1987
39) Kanno A, et al : Right hemispheric dominance in the auditory evoked magnetic fields for pure-tone stimuli. Electroencephalogr Clin Neurophysiol 47 (Suppl) : 129-132, 1996
40) Nakasato N, et al : Neuromagnetic evaluation of cortical auditory function in patients with temporal lobe tumors. J Neurosurg 86: 610-618, 1997
41) Kanno A, et al : N100m auditory evoked response in patients with agenesis of the corpus callosum. In Hashimoto I, Kakigi R (ed) : Recent Advances in Human Neurophysiology, Elsevier, Amsterdam, pp336-343, 1998
42) Ohtomo S, et al : Hemispheric asymmetry of the auditory evoked N100m response in relation to the crossing point between the central sulcus and sylvian fissure. Electroencephalogr Clin Neurophysiol 108: 219-225, 1998

43) Kanno A, et al : Middle and long latency peak sources in auditory magnetic fields for tone burst in humans. Neurosci Lett 293: 187-190, 2000

44) Kanno A, et al : Normalized N100m latency of the auditory evoked fields after surgical removal of temporal lobe gliomas. In. Aine CJ, Flynn ER, Okada Y, Stroink G, Swithenby SJ, Wood CC (ed.) : Biomag96: Proceedings of the Tenth International Conference on Biomagnetism. Springer-Verlag, New York, pp 1022-1025, 2000

45) Kanno A, et al : Comparison of source localization for the P30m, P50m, and N100m peaks of the auditory evoked fields. Nenonen J, Ilmoniemi RJ, Katila T, (ed.) : Biomag2000, Proceedings of the 12th International Conference on Biomagnetism, Helsinki University of Technology, Espoo, Finland, pp25-28, 2001

46) Ohtomo S, et al : Auditory evoked N100m as a possible landmark of posterior language cortex in patients with temporal lobe gliomas. Nowak H, Haueisen J, Giessler F, Huonker R (ed.) : Proceedings of the 13th International Conference on Biomagnetism, VDE Verlag, Berlin, pp95-97, 2002

47) Sasaki T, et al : Neuromagnetic evaluation of binaural unmasking. NeuroImage 25: 684-689, 2005

48) Suzuki K, et al : Auditory evoked magnetic fields in patients with right hemisphere language dominance. Neuroreport 8: 3363-3366, 1997

49) 菅野彰剛, 他：純音聴覚誘発脳磁界における右半球優位性. 脳と神経 48：240-243, 1996

50) 菅野彰剛, 他：聴覚誘発磁界N100m反応における左右差・性差. 日本生体磁気学会誌 10：138-139, 1997

51) 菅野彰剛, 他：ヘルメット脳磁計による中潜時聴覚誘発反応の半球間比較. 日本生体磁気学会誌 8：204-205, 1995

52) 菅野彰剛, 他：臨床検査法としての聴覚誘発磁界の左右半球同時計測. 日本生体磁気学会誌 7：44-45, 1994

53) 菅野彰剛, 他：側頭葉神経膠腫における聴覚誘発磁界. 脳神経外科 24：921-925, 1996

54) 菅野彰剛, 他：側頭葉を含む脳梗塞症例における聴覚誘発磁界. 日本生体磁気学会誌 9：148-149, 1996

55) 大友 智, 他：聴覚誘発磁界N100m信号源と言語機能の関連：術中脳表機能マッピングとの比較. 日本生体磁気学会誌 12：154-155, 1999

56) Brenner D, et al : Visually evoked magnetic fields of the human brain. Science 190: 480-482, 1975

57) 関 薫, 他：パターンリバーサル視覚誘発磁界におけるP100mの信号源. 脳波と筋電図 22：369-374, 1994

58) 吉本高志, 中里信和：脳機能とMEG—臨床応用への新展開—. 神経研究の進歩 39：1003-1007, 1995

59) Hatanaka K, et al : Striate cortical generators of the N75, P100 and N145 components localized by pattern reversal visual evoked magnetic fields. Tohoku J Exp Med 182: 9-14, 1997

60) Seki K, et al : Visual evoked fields for pattern reversal stimuli in patients with occipital lobe lesions. In. Aine CJ, Flynn ER, Okada Y, Stroink G, Swithenby SJ, Wood CC (ed.) : Biomag96: Proceedings of the Tenth International Conference on Biomagnetism. Springer-Verlag, New York, pp1067-1070, 2000

61) 藤田 智, 他：複数信号源推定精度の検討—全視野刺激による視覚誘発磁界—. 日本生体磁気学会誌 8：218-219, 1995

62) Halliday AM : The visual evoked potential in healthy subjects. 'Evoked potentials in clinical testing' ed by Halliday AM, Churchill Livingstone, Edinburgh, p71, 1982

63) Inoue T, et al : Combined three-dimensional anisotropy contrast imaging and magnetoencephalography guidance to preserve visual function in a patient with an occipital lobe tumor. Minim Invasive Neurosurg 7: 249-252, 2004

64) Nakasato N, et al : Clinical application of visual evoked fields using an MRI-linked whole head MEG system. Front Med Biol Eng 7: 275-283, 1996

65) 中里信和, 他：パターン反転刺激視覚誘発脳磁界の臨床応用. 臨床脳波 38：622-625, 1996

66) 関 薫, 他：左右眼非対象視野障害を呈する症例の視覚誘発脳磁界. 日本生体磁気学会誌 9：138-139,

1996
67) 菅野彰剛, 他：視覚誘発磁界の潜時延長が術後に改善した後頭葉髄膜腫の1症例. 脳と神経 49：373-376, 1997
68) 畑中啓作, 他：視覚誘発磁界を用いたヒト視覚情報処理機構の研究と臨床応用. 医用電子と生体工学 35 (Suppl)：107, 1997
69) 畑中啓作, 他：視覚誘発磁界による視覚伝導路周辺の病変の評価. 日本生体磁気学会誌 13: 66-67, 2000

〔菅野彰剛、中里信和〕

IV. 運動系・末梢神経系の検査

A. 末梢神経・筋の基礎知識

1. はじめに

　神経生理学的検査を行うためには、その基礎となる中枢神経、末梢神経、筋の解剖および生理についての基礎知識が必要である。末梢神経系には、運動神経、感覚神経、自律神経などが含まれるが、本稿は、個々の神経や筋肉の解剖および興奮膜の生理などについては他に譲り、一般的に行われている運動神経伝導検査、感覚神経伝導検査、針筋電図などを理解するために必要な、末梢神経・筋の基礎知識について解説する。

　本稿では、神経線維の分類、運動単位、神経筋接合部、筋の興奮収縮機構、筋の感覚受容器について述べる。

2. 神経線維の分類（表1）[1]

　末梢神経は、Gasserの分類を基に、組織学的、電気生理学的特性に基づき、神経線維をA、B、C 3種に分類区別される。A線維は体性感覚をつかさどる皮膚神経と筋神経に二分される。皮膚神経の直径は二峰性の分布を示し、通常Aα、Aδに分類される。遠心性の筋神経には、α、β、γ運動神経がある。求心性筋神経はLloydの分類では、I群、II群、III群、IV群に分けられる。皮膚神経のAα線維は、ほぼ筋神経のI、II群に、Aδ線維は第II群に相当する。B線維は、自律神経の交感神経神経節前枝を形成する有髄性の遠心性線維で、無髄性のC線維には、遠心性の自律神経の交感神経節後枝と求心性の脊髄後根と末梢神経に含まれる細い感覚線維とがある、またC線維はIV群とも呼ばれる（表1）。なお表1は、動物実験から得られたデータであり、ヒトでのそれとは伝導速度などは異なり、注意を要する。

　以上、神経線維の分類について述べたが、通常の方法によるヒトでの神経伝導検査は、感度と容積伝導が介在するために、感覚神経ではAαに起因する電位しか測定できない。また運動神経伝導検査でも、通常はα運動線維しか測定できないことを認識しておかなければならない。

表1　神経線維の種類（直径からみた分類）

	Gasserの分類	Lloydの分類	直径（μm）	伝導速度（m/sec）	主な機能
有髄	α運動	Ia、Ib	12〜21	70〜100	運動、筋固有知覚
		II	6〜12	40〜70	触覚、運動覚
	γ運動		4〜8	15〜40	触覚、圧覚、筋紡錘遠心系
	Aδ	III	1〜6	5〜15	痛覚、温覚、冷覚、圧覚、
	B		1〜3	3〜14	有髄節前自律神経
無髄	C	IV	0.2〜1.0	0.2〜2	痛覚、温冷覚、節後自律、嗅覚

（文献[6]より）

重要なことは、運動神経α運動線維の細胞体は、脊髄の前角にあり、感覚神経の細胞体は、脊髄外、後根神経節にあるということである。つまり、頸椎症や腰椎症などの脊椎疾患の後根障害では、通常、末梢の感覚神経活動電位は影響を受けない。

3. 運動単位

末梢神経の中で、運動系の中核をなすものは、運動単位である。運動単位とは、一つのα運動神経およびそれに支配される筋線維群のことで、運動の最小基本単位である[2]。α運動神経の膜電位が閾値に達し、活動電位が発生すると、軸索を通じ、その支配された筋線維群が収縮し、筋張力を発生する。それゆえにfinal common pathと呼ばれている。成熟した動物の骨格筋では、筋線維に対する多重神経支配はみられない[2]。

ひとつの筋肉を構成している運動単位同士であっても、それぞれ生理学的にも形態学的にも性質が異なる。一方、運動神経とそれが支配する筋線維との間には、まったく同質ではないが、よく似た特性を持つ。運動単位は、その支配する筋線維の収縮特性（不完全強縮時にsagを示すかどうかと疲労抵抗性）から、3つの型、すなわちS型、FR型、FF型に分類される（表2）[2]。

個々の運動単位の発生する最大張力は、同一筋を構成するものでも異なり、もっとも小さいものともっとも大きなものとの差は数百倍にも達する

表2 運動単位の特性 ＊ヒトの場合

型 （収縮特性）	FF	FR	S
（エネルギー代謝特性）	FG	FOG	So
（ミオシン免疫組織化学）	IIb、IIx＊	IIa、IIx	I
筋単位特性			
単収縮時間	速	速	遅
力出力	大	中	小
疲労抵抗性	低	中—高	高
解糖系酵素	高	高	低
酸化系酵素	低	中—高	高
筋線維の太さ	太い	中位	細い
神経支配比	大	中	小
分布密度	大	中	小
領域面積	広い	中—小	狭い
運動ニューロン特性			
膜抵抗	低	中	高
全表面積	大	中	小
樹状突起の分枝	多	多	少
軸索伝導速度	速	速	遅
後過分極電位の持続	短	中	長
基電流	高	中	低
入力抵抗	低	低	高
Bistability	不完全	不完全—完全	不完全・完全
酸化酵素活性	低 ――――――――――――→		高
シナプス入力・活動パターン			
Ia EPSP	小	中	大
Disynaptic IPSP	小	中	大
Renshaw IPSP	小	中	大
Cutaneous PSP	脱分極優位	脱分極優位	過分極優位
Rubrospinal PSP	脱分極優位	脱分極優位	過分極優位
発射パターン	高頻度バースト	中間	低頻度持続的
1日の活動量	少	中	多

（文献[4]より）

こともある。運動単位の発生する最大強縮張力は、支配する筋線維数（神経支配比；後述）、平均の太さ（断面積）および単位面積当たりの発生張力により決定されるが、筋線維数の影響が大きい。したがって、同じ筋肉内でも個々の運動神経によって、その支配する筋線維数には大きな違いが存在することとなる。一つの運動神経が支配する筋線維の数はS型に属するものがもっとも少なく、FR型、FF型の順に大きくなる[2]。

運動神経の活動量も、筋線維の特性とよく適合している。疲労抵抗性に高いS型は、動員閾値が低く、活動期間や活動量も大きく、一方、疲労しやすいF型運動単位は、動員閾値も高く、発射期間が非常に短く、活動量も小さい。一方、電気生理学的に運動単位をサブタイプに分類する方法として、Tokizaneらによって運動単位を平均発射時間間隔とその標準偏差から、いわゆるtonic unitとkinetic unitに分類できるという報告がされた[3]。しかしその後の研究ではそれを支持する結果は得られていない[3]。しかしながら、平均発射時間間隔とその標準偏差との関係は、各筋によって異なっており、その筋の機能との関連が示唆される。

随意運動においては、筋張力を調節するには、運動単位の動員（recruitment）と動員された運動単位の発射頻度を調節する機構（rate coding）があると考えられている[4,5]。

a. 運動単位の動員の制御機構

運動単位の動員については、脊髄前根で細胞外記録された活動電位振幅が小さなものから大きなものへ、軸索の伝導速度の遅いものから速いものへの順になっていること、また筋線維の発生する張力の小さなものから大きなものへ、さらに運動単位のS型、FR型、FF型の順になっていることが報告されている。これは、大きさの原理（size principle）と呼ばれ、伝導速度も活動電位の振幅とともに軸索の太さに関係し、細胞体も大きいものと考えられるからである[2]。

運動神経の入力抵抗、膜抵抗、基電流値、活動電位の閾値などが、軸索の伝導速度と正の相関を示すことから、神経固有の性質が運動単位の動員順序の序列化をもたらすと考えられている。

神経疾患などにより運動単位数が減少すれば、動員できる運動単位数が限られることとなり、筋力低下が生じる。

b. 発射頻度の調節機構について

発射頻度と運動単位の発生する張力の間との関係は、S字状曲線を呈する。

一方、細胞内通電量を変えて、発射頻度との関係をみると、通電量が増えるにしたがって発射頻度は直線的に増し、ある値に達すると勾配が急峻となる。前者はprimary range、後者はsecondary rangeと呼ばれている。しかしながらこれらは動物では証明されているもの、ヒトでは不明である[6]。

c. 運動単位の動員閾値と発射頻度の関係

筋張力の増加に従い、運動単位が徐々に動員され、さらにその発射頻度は増加し、筋張力が一定になると、その後やや発射頻度を低下させ、ほぼ一定となる。これらから、より動員閾値の低い運動単位がより高頻度で発射しているのがわかる（図1）[3,4,7,8]。そこで、運動単位の動員閾値と発射頻度の関係を異なった筋張力レベルでみてみると、筋肉によってその関係が異なっていることがわかる（図2）。

三角筋と第1背側骨間筋における両者の関係を比較してみると、三角筋では運動単位が80％MVCまで動員されているものの、発射頻度の上昇は筋張力を40％から80％に上昇しても、少ない。一方、第一背側骨間筋では50％MVC以上で動員される運動単位は、ほとんどないものの、筋張力を40から80％MVCにあげるのに、発射頻度をより上昇させて、筋張力をあげているのがわかった[4,7,8]。これ以外にも前脛骨筋では、運動単位の動員は、80％MVC近くまでにおよぶが、発射頻度も第一背側骨間筋ほどではないが、増加させていた。これらより、筋肉によって、動員閾値と発射頻度の関係は異なるものの、どの筋肉でも、最大下収縮の状態では、動員閾値の低い運動単位のほうが、発射頻度は高いことがわかった。これらは、目的にかなったものであるといえよう。す

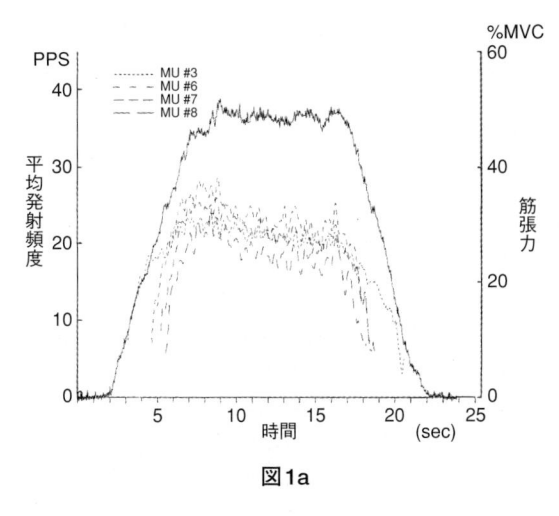

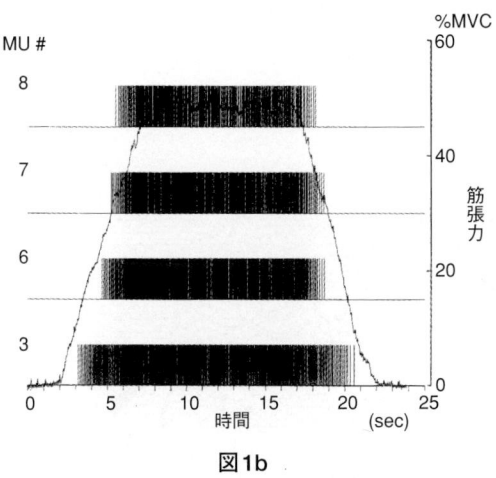

図1 平均発射頻度曲線と Bar Plot

記録は第一背側骨間筋からのもので、aは平均発射頻度曲線、bは運動単位が発射した時刻をbarで示したものである。
PPS : pulses per second　　　　　　　　　　（文献7)より）

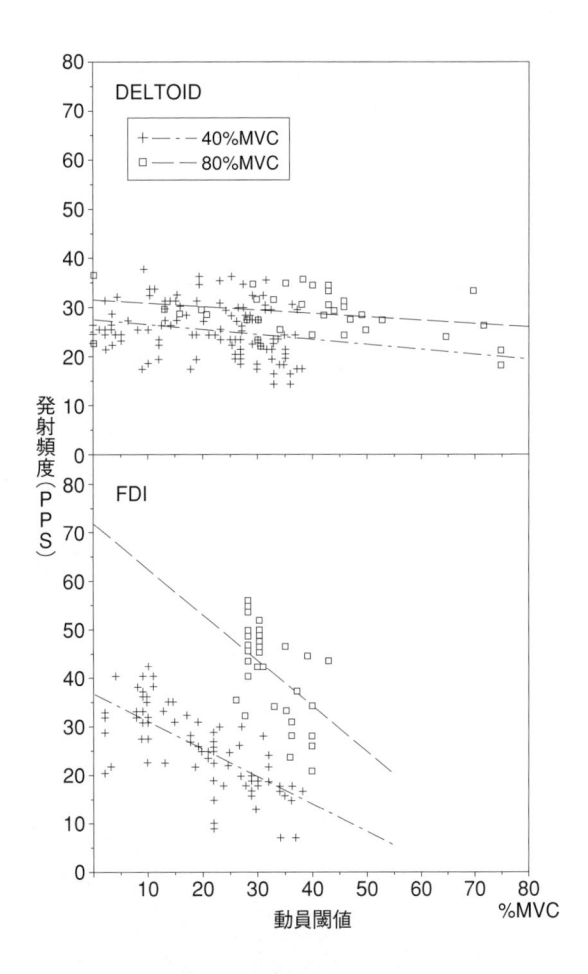

図2 運動単位の動員閾値と発射頻度の関係

横軸は動員閾値を、縦軸は発射頻度を示す。
MVC: Maximal Voluntary Contraction
PPS: Pulses per seconds
FDI: First Dorsal Interosseus　　　　　　　（文献7)より）

なわち、微細な調節が必要とされる手指の小さな筋肉と上肢近位筋や下肢筋でそれらの関係が異なるのは当然であるといえる。

しかしながら、疾病や外傷により、運動単位数が減少するような場合には、上記の関係は変化し、上肢の近位筋でも運動単位数が減少するとより発射頻度を増加させて筋張力を上昇させていることも報告されている。

末梢神経疾患では、筋収縮を最大限にさせても運動単位があまり動員されない。しかし動員された運動単位の発射頻度が高まることがよく見られる。一方、筋収縮を最大限にさせても、運動単位が動員されず、しかもその発射頻度が高まらないということは、中枢神経疾患やヒステリーなどによって前角細胞に興奮性入力が高まっていないことを意味している。また、筋疾患などでは、ひとつひとつの運動単位の筋出力が低下してしまうために、軽度の収縮からより多くの運動単位の動員

を必要とする。これはearly recrutimentと呼ばれる。

それゆえ、以上のような筋張力における運動単位の動員とその発射頻度の調節の関係を知ることは、疾患の診断のうえでも大変重要である。

d. 神経筋支配比と筋肉内の運動単位の分布[1]

神経筋支配比とは、1つの運動単位が何本の筋線維を支配しているかの割合を示したもので、外眼筋では数本、手内筋では100本程度、下肢筋ではさらに大きい。これも上述したように、その筋肉の果たすべき役割と関連が深いと考えられる。

また1つの運動単位が支配する筋線維群は、正常では筋肉を横断した切片で組織学的にみると、1箇所に集中しているのではなく、5～10mmの範囲に散らばって分布している。このことは、針筋電図の運動単位活動電位の波形解析に関して重要な基礎知識である。

4. 神経筋接合部（図3）

神経筋接合部は、シナプスの一種で、運動神経終末、接合部間隙、筋終板よりなる[1]。

接合部での伝達はアセチルコリンを媒介とした化学的反応であり、電気的伝導とは異なる。伝達物質が軸索末端から接合部間隙に放出され、その結果接合部後膜に脱分極が生じる。

シナプス前終末には、シナプス小胞と呼ばれる、

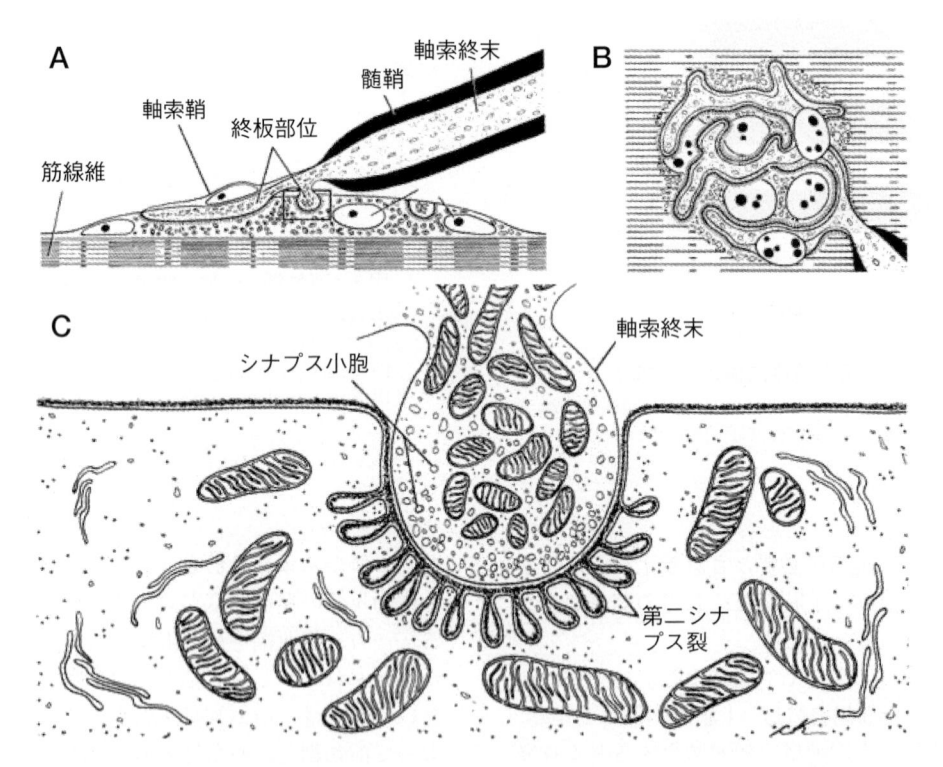

図3 筋線維長軸切片（A）と筋表面（B）の微細構造および終板部位（Aの方形部）の電子顕微鏡所見（C）
軸索終末は結合部で髄鞘を失い、Schwannn細胞に覆われてシナプス間隙に直接はまりこみ、シナプスを形成する。ここでは軸索と筋線維の筋線維の形質膜、すなわち軸索鞘と筋鞘が、それぞれ終板の前、後シナプス膜に相当し、筋鞘の多数の窪みは第二シナプス裂と呼ばれる。軸索終末にはシナプス小胞と糸粒体が多数認められる（Bloom and Fawcett 1975より）。 （文献[6]より）

アセチルコリン分子を5000～10000個含んだ小体がある。安静状態では、小胞がランダムに接合部間隙に放出され、これが終板に達するとシナプス後膜にわずかな脱分極が生じる。これはMEPP（miniature end-plate potential）と呼ばれ、閾値に達しないため、活動電位の発生には結びつかない。これに対して、運動神経の活動電位が神経終末に達すると、シナプス前膜の電位依存性のCa^{2+}チャネルが開き、イオンが細胞質内に流入する。これにより、多数の小胞が接合部間隙に放出され、アセチルコリンがシナプス後膜のアセチルコリンリセプターに一挙に到達する。これによって後膜の脱分極が多数加算され、EPP（end-plate potential）を生じ、この電位が閾値に達すれば、筋活動電位を生じ、この活動電位の伝播が興奮収縮連関を開始させ、筋収縮が起こる。

しかし、重症筋無力症では、アセチルコリン受容体の感受性が減少し、MEPPの平均振幅の低下が見られる。それゆえにアセチルコリンが十分放出されても、閾値に至らずに筋活動電位を生じない。一方、Lambert-Eaton症候群では、アセチルコリンの放出障害があり、MEPPの振幅は正常であるが、やはり閾値に至る筋線維数が少ない。

5. 筋の興奮収縮機構[1]

終板電位が閾値に達すると、all or noneの法則に従い、常に同一の筋活動電位が誘発される。正常の筋線維では、単一の神経インパルスによって生じる終板電位は、常に閾値を超え、必ず筋線維の興奮をもたらす。

筋終板で発生した活動電位は、筋線維に沿って両側性に伝達され、筋収縮の引き金となる。筋線維伝導速度は3～5m/sと遅い。筋活動電位は、横管系に沿って筋線維内に拡がり、縦管系の終末槽に達する。横管のインパルスが筋質細網の脱分極を起こすと、筋活動電位が終末槽を横切る。この電位変化に応じてCa^{2+}イオンは縦管より放出された筋形質内に入り、トロポニンと結合する。それによりミオシンとアクチンが接触し、両者間に形成された橋の張力でアクチンがミオシンの間を滑走し、筋の収縮が起こる。その後アクチンとミオシンのATPが分解すれば、橋の分解が起こる。筋活動電位が停止すると、Ca^{2+}イオンが縦管系終末槽に吸収される。それによって筋が弛緩する。

6. 筋の感覚受容器[1]

筋の感覚受容器として、筋紡錘とGolgi腱受容器がある。

筋紡錘には、錘内筋があり、それらには、核袋線維と核鎖線維がある（図4）。神経支配は、感覚神経の終末には、一次終末（環らせん形終末）および二次終末（散形終末）が、γ運動神経の終末には、plate endingおよびtrail endingがある。一次終末は、核袋および核鎖線維の中心部にらせん状に巻きつき、二次終末は主として核鎖線維の中心部に巻きついている。一次終末はIa群線維からなり、筋長そのものに比例する応答と筋長変化の速度に比例する応答を示す。一方二次終末は、II群線維の末端であり、主として静的反応を示す。

錘内筋は、γ運動神経の支配を受け、筋紡錘の筋長検出の感度を調節している。γ運動神経には、静的応答を増強するものと動的応答を増強する二種類がある。Ia群線維は、単シナプス性に前角細

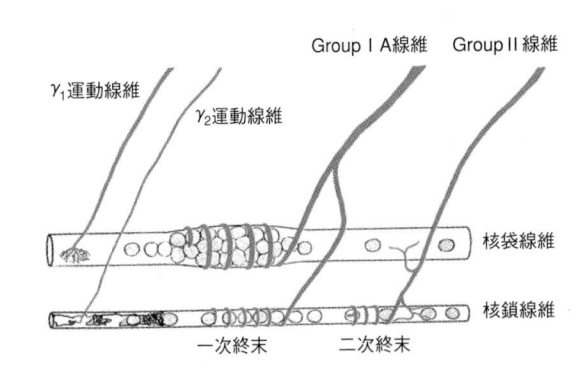

図4 筋紡錘の構造
核袋線維（nuclear bag）と核鎖状線維（nuclear chain）の中心部約1mmで模式的に2種類の運動終末、2種類の感覚線維、2種類のγ運動線維を示したもの（Matthews 1964より）。（文献[6]より）

胞を興奮させる。

H反射は、電気的にIa群線維を刺激し、単シナプス性にα運動神経を活動させ、記録する単シナプス反射である。一方、T反射は、腱反射を電気生理学的にとらえたもので、打腱器を用いた叩打をtriggerとし、筋紡錘が活動し、その結果としての筋活動を記録するものである。

Golgi腱受容器は、筋線維の腱への移行部にあり、Ib群線維が終止する。Ib群線維は、それが起始する筋のα運動神経に介在神経を介して抑制を起こす。

7. おわりに

本稿では、特に末梢神経・筋を中心に神経生理学的検査を施行するための基本的な知識について述べたが、これらの基礎知識が、診療を行ううえで本来は大切であるはずなのに、これらの基本的事項を知らない医師、検査技師も多い。本来、教科書の冒頭部分に掲載されていることであるが、"わかったつもり"で読み飛ばすことがある。基礎知識なくして、診療および検査はあり得ない。このことを常に肝に銘じておく必要がある。

参考文献

1) 木村　淳, 幸原伸夫：神経伝導検査と筋電図を学ぶ人のために. 医学書院, 東京, 2003
2) 神田健郎：運動の神経機構　筋と運動ニューロン. 脳神経科学. 三輪書店, 東京, p425-432, 2003
3) Masakado Y, Akaboshi K, et al: Tonic and kinetic motor units revisited: does motor unit firing behavior differentiate motor units? Clin Neurophysiol 111 : 2196-2199, 2000
4) 正門由久：運動単位の発射調節. 臨床脳波 35 : 717-723, 1993
5) 正門由久：運動単位の発射様式に関する基礎的研究―単一運動と複合運動との比較―. リハ医学 28 : 703-712, 1991
6) Kernell D. Functional properties of spinal motoneurons and gradation of muscle force. Adv Neurol 39 : 213-226, 1983
7) De Luca CJ, LeFever RS, et al: Behaviour of human motor units in different muscles during linearly varying contractions. J Physiol 329 : 113-128, 1982
8) De Luca CJ, LeFever RS, et al: Control scheme governing concurrently active human motor units during voluntary contractions. J Physiol 329 : 129-142, 1982
9) Masakado Y, Akaboshi K, et al: Motor unit firing behavior in slow and fast contractions of the first dorsal interosseous muscle of healthy men. Electroencephalogr Clin Neurophysiol 97 : 290-295, 1995
10) Masakado Y, Akaboshi K, et al: Tonic and kinetic motor units revisited: does motor unit firing behavior differentiate motor units? Clin Neurophysiol 111 : 2196-2199, 2000

〈正門由久〉

B. 現在の筋電計の基礎知識と新たな応用

1. はじめに

神経筋の電気生理検査は、神経筋疾患を扱う場合にはなくてはならない臨床検査である。検者は、実際の検査手技・検査実施上の落とし穴・検査結果の評価についての知識を持ち、検査で得られた所見によって追加する検査を過不足なく組み立てて実施していく力量を要求される。さらに検査医は電気診断を行い、さらに臨床情報と統合して臨床診断することが要求され、医師と検査技師の共同作業が良い電気生理検査・電気診断に不可欠である。したがって、検査機器についての最新の知識を持つことは、電気診断を理解するための第一歩である。

2. 機器のなりたち

a. 筋電計の構造

筋電計は、生体側から順に、①電極、②リード線、③入力ボックス、④増幅器、⑤加算装置、⑥表示装置、⑦記録装置からなり、加えて⑧電気刺激装置が装備されている（図1）。音や光の刺激機能も装備されていることもある。表示装置には刺激をトリガーとした掃引機能が存在する。最近のデジタル技術の発達に連れてアナログデータである筋電位や神経電位がデジタル変換装置によりデジタル化されることがほとんどとなったため、④から⑦はデジタル化されたのちに処理されることが多い。これは、コンピューター化されたことを意味し、この部分については市販のパーソナルコンピューターを応用することでも可能な時代となった。

b. 安全性の確認

筋電計は多くの電力を必要として稼働している。そして、生体と直接連結して機能する。したがって、生体に危険を及ぼさないために安全性に十分な配慮を必要とする機器である。具体的に、

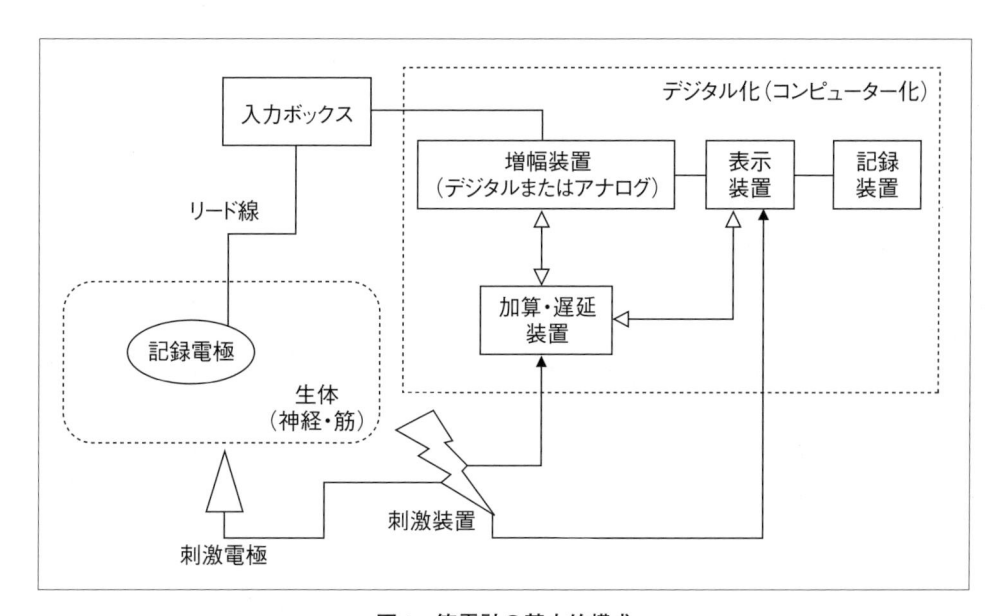

図1 筋電計の基本的構成

生体に過大な電流が流れる危険は、刺激装置から電流が流れる場合と筋電計自身に発生した電流が記録電極を通じて流れる場合が想定される。刺激装置は、一定の電流以上が発生しないように上限が設けられており、筋電計の記録回路と電源部は直接結合されておらず、機器に過大電流が発生しても、生体に電流が波及しない構造がとられている。このように機器自体に安全対策はなされているものの、筋電計の使用にあたって接地（アース）をきちんと行うことは記録の質を評価する以前に安全性の面で重要である。

3. 機器の設定

筋電計を使用して、神経伝導検査、誘発筋電図検査、針筋電図検査などを施行する際には、検査に最適な機器条件を設定する必要がある。その項目と条件の例を表1に示した。

これら種々の検査に共通する設定項目には、記録装置に関して周波数帯域、増幅感度、記録速度があり、刺激装置に関して刺激の強度、波形、時間、頻度がある。

1）周波数帯域

生体の電気情報にはいくつものものがあり、その中から目的とする情報のみを記録するために、適切なフィルターをかける必要がある。それが、周波数帯域である。記録したい情報の周波数の上限（high cut）と下限（low cut）を規定し、その間の周波数のデータのみを取り出して記録する。low cutを高値に設定すれば記録される波形は鋭になり、high cutを低値に設定すれば記録される波形は鈍となる。設定する周波数帯域の例をあげると、針筋電図検査の周波数帯域は20～10000Hz、運動神経伝導検査では5～5000Hz、感覚神経伝導検査では20～2000Hzである。また、表面筋電図検査では50～10000Hzを用いる。また、短線維筋電図（single fiber electromyography: SFEMG）は一般に特殊な針を必要とするが、最近では一心同芯電極を用いて周波数帯域を2000～5000Hzと狭めることによりSFEMGの検査を実施するなど工夫により新しく簡便な方法も開発されている。

2）増幅感度

生体から得られる神経・筋の電気情報はきわめて微弱なものである。それを増幅することにより、視覚的にも理解しやすい記録とする場合の増幅率のことである。通常、表示画面はます目になっており、ます目の1区画をdivision（div.）と呼ぶ。増幅感度は縦の1div.の振幅を基準として表現することが多い。運動神経伝導検査では1div.=1～5mV、感覚神経伝導検査では1div.=0.005～0.01mV、針筋電図検査では、干渉波形の観察時に1～2mV、運動単位電位の観察時に0.1～0.2mV、安静時自発放電の観察時に0.05mVを用いる。

3）記録速度

生体情報はreal timeで変化する。それを視覚的にわかりやすく記録するためには、記録画面の横軸を時間軸として調節する。画面の横1div.の時間として表現する。単位はミリ秒（msec.）であるが、表面筋電図検査のように長時間の筋電図反応

表1　各種検査における筋電計の設定

		針筋電図	運動神経伝導検査	F波検査	感覚神経伝導検査	神経筋接合部検査
記録条件	周波数帯域	20～10000Hz	5～5000Hz	5～5000Hz	20～2000Hz	5～5000Hz
	増幅感度(1divあたり)	1mV、0.2mV、0.05mV	2～5mV	0.2～0.5mV	0.002～0.1mV	2～5mV
	記録時間(1divあたり)	10～20 msec	2～5 msec	5～10 msec	2 msec	2～5 msec
刺激条件	刺激強度	—	通常20～50mA	通常20～50mA	通常20～50mA	通常20～50mA
	刺激波形	—	矩形波	矩形波	矩形波	矩形波
	刺激時間	—	0.1、0.2、0.5、1.0 msec	0.1、0.2 msec	0.1、0.2 msec	0.1、0.2、0.5、1.0 msec
	刺激頻度	—	0.5～1Hz	0.5～1Hz	0.5～1Hz	1、3、10、20、50 Hz

を記録する場合には秒（sec.）を用いることもある。運動神経伝導検査でM波の観察には1div.=2〜5msec、F波検査では1div.=5〜10msec、感覚神経伝導検査では1div.=2msecとすることが多い。

4）刺激強度

刺激強度は、神経を刺激する際の強さである。与える電流量で表す場合（定電流刺激）と電圧量で表す場合（定電圧刺激）がある。定電流刺激はミリアンペア（mA）、定電圧刺激はミリボルト（mV）単位で表現される。多くの場合、定電流刺激を用いる。正常な末梢神経を手首、肘、足首、膝窩などの頻用される刺激部位で電気刺激する場合には20mA以下で可能であるが、病的な神経では刺激に必要な電気的強度（刺激閾値）は上昇することも多い。機器内部で刺激強度の上限を100mAまたは400mV程度に設定してあることが多い。

5）刺激波形

電気刺激の波形には主に矩形波が用いられる。しかし、特殊な高電圧刺激装置では減衰波形を用いることもある（図2）。

6）刺激時間

矩形波の幅を刺激時間という。通常の末梢神経刺激では、0.2msecを用いるが、末梢神経の刺激閾値が上昇して刺激されづらいときには刺激時間を0.5msecや1.0msecに延長することもある。脊髄の単シナプス性反射であるH波は刺激時間1.0msecでもっとも出現しやすい。

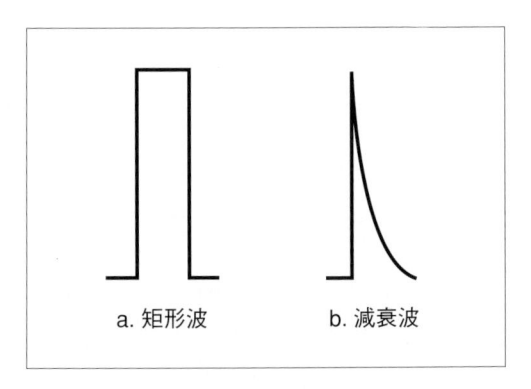

7）刺激頻度

電気刺激を繰り返し行う場合には、刺激頻度を設定する必要がある。例えばF波検査では0.5Hz〜1Hzを用いることが多い。また、神経筋接合部の機能検査で頻回神経刺激を行うときには、1Hz、3Hz、10Hz、20Hzなどの頻度を設定することがある。

4. アーチファクトの除去

筋電図を記録する際に、その検査の質を表すもっとも基礎になることは、機器のから発生するアーチファクトを除去できているかどうかである。機器が関連するアーチファクトには、交流電流の混入、機器から発生する電気的干渉、リード線や電極の不備、刺激電流によるアーチファクトなどがある（図3）。

1）交流電流の混入

もっともよく遭遇するアーチファクトである。機器の接地が不完全である場合に見られることが多い。しかし、すべての機器を接地しているのに

図2 刺激の波形
a. 矩形波　b. 減衰波

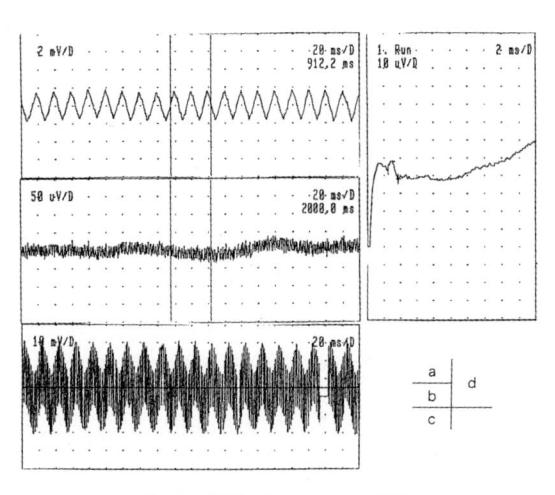

図3 各種のアーチファクト
a：交流の混入である。
b：機器からの干渉で高周波数である。
c：交流に機器からの干渉が重畳している。
d：刺激のアーチファクトが大きく、誘発波の計測に支障が生じている。

出現する場合にも遭遇する。接地端子にしっかり接続したつもりでも、建物の構造によって接地が不完全な場合もあるので注意が必要である。さらに、機器のみならず周囲にある帯電可能なものにも注意をはらう必要がある。たとえば、金属製のラックや本棚、蛍光灯などである。シールドルームで検査している場合は比較的少ないが、最近ではシールドルームを必要としない機器で、シールドルーム外で検査が行われることも多く、その場合には特に周囲の電気的環境に気を配るべきである。交流電流の混入は、混入した波形の周波数を見ることで判別できる。東日本は50Hz、西日本は60Hzとなる。

2）機器から発生する電気的干渉やリード線・電極からの干渉

筋電計から電気的ノイズが発生する可能性も十分にある。概して高周波数のことが多い。リード線や電極は繰り返して使用しているうちに過伸展・過屈曲されたりすることも多くノイズの原因になり得ることも忘れてはいけない。針電極はディスポーザルのものが発売されており、感染の危険性なども考慮し、可能であれば導入することが望ましい。また、この種のノイズは機器の接続部から発生することも多いため、電極やリード線の入力ボックスとの確実な接続が求められる。

3）刺激電流によるアーチファクト

誘発筋電図を記録する場合、刺激電流によるアーチファクトが大きく、目的とする誘発波を十分に記録できないこともある。この場合、接地電極の位置を工夫したり、記録電極を配置している部位の皮膚抵抗を下げることに努力を払う必要がある。

5. 最近話題の検査を行うための工夫

基本的な神経伝導検査・針筋電図・体性感覚誘発電位（SEP）のプログラムを電気生理検査に関与する医師や技師のアイデアと工夫次第で応用することで以下のような検査にも対応することができる。

1）運動単位数推定法

この検査では、単一運動単位（sMUAP）をどのようにして収集するかが問題である。多点刺激法を利用する場合には、sMUAPは通常0.1mVの増幅感度で記録しやすい振幅であり、10個前後のsMUAPを1画面に表示できるとわかりやすい。すでに、それ専用のプログラムも開発されているが、運動神経伝導検査のプログラムを応用しても目的を達することが可能である（図4）。F波法を用いて、F波からsMUAPをとり出すためには、刺激強度を工夫するのみでF波のプログラムを利用することでも可能である。この際、刺激数を100～400回として全体を記録できるようにプログラムを設定することが必要である。intraneural microstimulation法にも専用プログラムがあるが、実施には刺激針の準備や手技の熟練など筋電計以外の問題も多い。

2）一心同芯電極を用いたSFEMG

前述の通りに記録できる周波数帯域を狭めることで、基本的なSFEMGのプログラムを応用して検査できる。

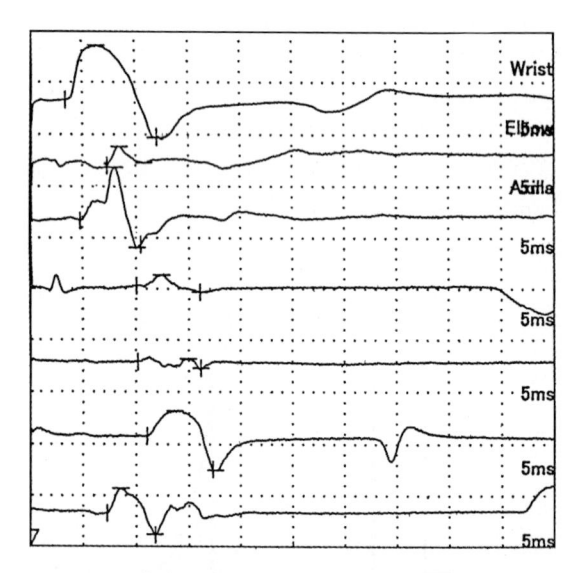

図4　多点刺激法での単一運動単位の記録例

運動単位数推定における多点刺激法での単一運動単位電位の記録である。特別のプログラムでなく、運動神経伝導検査のプログラムを応用して記録できる。この図では、7個の電位が記録されている。

6. まとめ

　神経筋の電気診断に不可欠の筋電計について基礎的に必要とされる知識を網羅した。各種の検査手技を熟知し検査することは必要であるが、検査は常に順調に推移する訳ではなく、患者を前にして検査が立ち往生することも経験する。その場合、機器についての基礎知識がないとトラブルから脱出できない。また、安全に検査を遂行するためにも一通りの基礎知識を持って検査にあたる必要がある。さらに、神経筋電気生理検査、電気診断は検者の創意工夫によって、新たな臨床検査を創作していくことができる余地を残している。日々の検査を実施しながら、次世代検査の萌芽を見つける意欲を大切にしたいものである。

参考文献

1) 廣瀬和彦:筋電図判読テキスト.文光堂,東京,1992
2) Kimura J : Electrodiagnosis in diseases of nerve and muscle: principles and practice, F.A.Davis, Philadelphia, 1983
3) 佐竹弘行:最新の誘発筋電計の新機能:第35回日本脳波・筋電図技術講習会テキスト.335-344,1998
4) Arasaki K: MUNE by intraneural microstimulation and the effects of averaging of unitary muscle action potentials. In Motor unit number estimation Ed by M B Bromberg, Elsevier Science B V, Amsterdam, pp. 46-50, 2003

（小森哲夫）

C. 針筋電図と神経伝導検査の基礎知識

　神経伝導検査と針筋電図は神経筋疾患の診療現場でもっとも重視される電気生理学的検査である。このうち針筋電図は侵襲的であるため、神経筋疾患に精通した医師による施行が望ましい。一方、神経伝導検査はスクリーニング検査としての役割も大きく、臨床検査技師の活躍が期待される分野である。実際には両検査で用いる機器（筋電計）は共通で、セットとして施行される場面も多いので、針筋電図を施行したり補助する場合に必要な基本的事項と、神経伝導検査の検査者として気を配るべき事項とをまとめてみる。個々の筋および神経における検査の詳細については成書[1, 2]を参考にされたい。

1. 検査理解のための生理学的背景：運動単位とは、複合神経電位とは？

a. 針筋電図の基本概念：運動単位とは？

　1個の運動ニューロンとそれに支配される筋線維群を運動単位 motor unit という。われわれが随意運動を行おうとすると、その運動を起こすための筋肉を支配する前角運動ニューロン群のうち、発火閾値のもっとも低いものがまずインパルスを発し、そのニューロンの支配筋線維全部が筋電位を発する。これを記録したものが運動単位電位 motor unit potential（MUP）である。筋力をアップしようとすると別の運動ニューロン発火によるMUPが順に加わる。活動中の運動単位の発火周波数が5Hzを超えると新たな運動単位が参加し、次々に新たなMUPが加わる。つまり、MUP発射頻度と運動参加MUP数を増加させることによって筋収縮力をアップさせるわけである。したがって、最大随意収縮時にはたくさんのMUPがインパルスを発することになる。針筋電図は、随意運動時のMUP発射を記録することによってインパルス発生可能な運動ニューロンの数や運動単位内の筋線維変化を推定する検査技術である。つまり、運動神経細胞が変性消失したり、運動神経線維数が減少した病態では、筋収縮増強に際しても新たなMUP参入が限られ、筋力アップは数少ないMUPの発射頻度増加によってしか対応せざるを得ない一方、筋疾患では筋線維変性のため個々の運動単位の筋収縮力が低下しているので、わずかの筋力アップに対しても多くのMUP参入で対応せざるを得なくなる。これが筋電図診断の基本的所見である。

　一方、神経支配が失われた筋線維が神経インパルスとは無関係に発する電位としてフィブリレーション電位や陽性鋭波がある。これらは脱神経電位と呼ばれ、運動神経線維変性の指標として重要である。ただし、筋疾患でも筋線維断片からこれらの電位を発する場合がある。このような、随意収縮とは無関係に発する電位は自発放電として一括されるが、ほかに、筋線維の異常興奮性から生まれるミオトニー放電、前角細胞由来のファスチキュレーション電位、神経線維間あるいは筋線維間の異常連絡から生まれる複合反復放電、ミオキミア放電などがあり、診断上の参考となる。

b. 複合神経（筋）電位とは？：神経伝導検査の基本概念

　針筋電図で観察される筋電位はMUPが基本単位だが、神経伝導検査 nerve conduction study（NCS）で記録される電位は単一ユニットの電位ではない。運動NCSでは多数のMUPが集合した複合筋電位 compound muscle action potential（CMAP）、感覚NCSでは単一神経電位が集合した複合感覚神経活動電位 compound sensory action potential（CSAP）あるいは sensory nerve action potential（SNAP）である。したがって、NCSとは検査神経に含まれる運動神経線維活動や感覚神経活動の総和を記録し分析する検査であるといえよう。

　実際のところNCSで記録されるのは大径有髄線維の伝導結果である。したがって、髄鞘の破壊（脱髄）による伝導停止（伝導ブロック）や伝導

速度低下、神経線維数の減少（軸索変性）による CMAP・CSAP波形変化などは、実際の神経幹に含まれる一部の神経線維の病態情報ということになる。それにも関わらずNCS所見が末梢神経病変の客観的情報とし重視されるのは、特殊な細径線維ニューロパチーといわれる病態の場合を除き、ほとんどの末梢神経障害では多かれ少なかれ全ての神経線維が障害されるため、大径有髄線維伝導から全体的障害度が推察できるからである。

2. 針筋電図について

a. 筋電図の適応：医師が針筋電図の施行を考えるとき

1) 筋力低下・筋萎縮がみられた場合、それが①筋自体の病変によるのか（筋原性）、②支配神経病変由来（神経原性）かを鑑別したいとき。また筋力低下に、③中枢性（脳性）の原因がないかどうかを知ることも可能である。
2) 神経原性障害の分布が、①広汎性か、②髄節性・根性か、③神経叢性か、あるいは④特定の末梢神経支配に一致する異常かを明らかにしたいときにも針筋電図が有用である。
3) 特異な疾患名確認のために、疾患特有な筋電図所見がないかどうかをみたいとき。
4) 診断が確定している患者で、重症度判定や予後を推定したいときも脱神経状態や筋再支配状況から有用な情報が得られる。

b. 針筋電図にあたって：検査医がとる手順

1) 患者の神経学的診察：MMTや感覚障害の分布を検査者が自身でチェックする。検査をどの筋でどのような順で行うか、どんな所見を得ることが診断に直結するか、などの計画を立てるために重要なプロセスである。そして、その目的を達成するために2)に移る。
2) 1)で得た所見をもとに必要最小限の筋を選択し、針筋電図を施行する。
3) 検査途中、所見に応じて検査筋を変更（追加、省略、別検査の施行など）する場合もある。
4) 検査終了後に診断的印象や、臨床的情報も含めた臨床診断の可能性を考察する。
5) 主治医宛てコメントの作成：別の検査や生検の可否などを記載する。

このような一連の場面を考慮すれば、理想の筋電図施行医とは脊髄・末梢神経・筋の解剖学知識と各種の神経筋疾患の病態に関する知識を持つ専門医ということになる。

c. 用いる機器：針電極と筋電計

1) 針電極：どんな針でもよいのか？　一芯同心針電極 coaxial needle が標準。これは皮下注射針の内壁を絶縁し、なかにワイヤーを通して針先端に露出させて活性電極としたものである。単極針電極 monopolar needle を用いることもあるが、この場合は基準電極を皮膚上に置くか皮下に刺入する。いずれも感染の危険を伴うから、最近はディスポーザブル電極が市販されている。また、検査者もゴム手袋を着用することが望ましい。針電極尖端周囲1mm以内にある筋線維活動が記録され、振幅は電極尖端近傍の筋線維群によって、持続時間は周辺部の筋線維活動の総和を反映すると推定されている。
2) 筋電計：機器をどのようにセットするか。最近は市販の筋電計で高性能のものが多いので問題は少ない。ただし、条件によっては周囲の交流や各種雑音など、いろいろな妨害電場が画面上に現れる。これらのアーチファクトをいかに防止するか、また真の波形を確かな所見として確認する技術が検査者の腕の見せどころになる。アーチファクトの発生源として頻度が高いのは、壁中や床下、天井の配線、周辺のコンピューターやラジオ・テレビの電磁波、アースの不備、針電極の劣化、リード線内部での断線、患者の動き（リラックスできない）、などである。また、スムーズな筋電図記録をとることが目的であっても、50Hz～60Hzの低周波フィルターを用いると実際の波形が歪む。筋電位は高い周波数から低い周波数の波まで多彩である。アーチファクトや基線の揺れを考慮すれば、フィルター

は低周波で10～20Hz、高周波で5～10kHzが現実的であろう。

　また、筋電図検査において筋電計の画面以上に重要なのは、スピーカーから発する音を聞き分けることである。アーチファクトのノイズやハムはもちろん、次に述べる各種筋電図波形はそれぞれ特有の周波数による独特の音響を発するからである。その音に魅せられて筋電図を行っている検者もいるほどである。

d. 所見解釈の原理：個々の筋で何を記録するのか

1) 安静時：検査筋が完全にリラックスした状態で行う検査である。自発電位（フィブリレーション電位、陽性鋭波、ファスチキュレーション電位、ミオトニー電位、複合反復放電、ミオキミア電位など）を観察する。

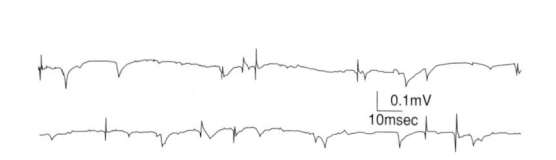

　フィブリレーション電位と陽性鋭波は一般に神経支配を失った筋線維から発するため、脱神経電位と呼ばれ、神経原性疾患に伴ってみられるとされる（図1）。しかし、筋疾患の場合でも筋線維断片が発生源になる場合がある。特に炎症性筋疾患、多発性筋炎や皮膚筋炎ではこの現象が普通にみられる。一方、ファスチキュレーション電位は不随意的にMUPが発射される現象を捉えたもので、筋萎縮性側索硬化症で典型的だが、健常者でもみる場合がある。前者ではしばしば高振幅多相性電位（後述）である点から異常性が確認できる。ミオトニー電位は筋強直性ジストロフィー症に典型的な反復放電で、針先のわずかな動きに際して、振幅と周波数が増減し、スピーカーから急降下爆撃音が聞こえる。ミオキミア電位は持続性筋けいれんの一種であるニューロミオトニアなどに伴ってみられる持続性放電である。

2) 弱収縮：安静時放電の観察が終わったら、弱収縮を行って単一MUPを記録する。このとき針先の向きをわずかに変えたり、収縮力をわずかに変化させると、いろいろな形状のMUPを観察できる。MUPの振幅、持続時間、その形状などから、MUP内の筋線維電位の増減、同期性、神経終末や神経筋接合部での伝導変化などに関する情報を収集する。針先の位置を変えてより多くの異なったMUPを同定し記録すれば、所見の信頼性が増加する。

　健康なMUPは図2のように2～3相性の単純な波形であるが、筋疾患では運動単位内での筋線維の減少や反応性低下などによって刺々しい多相性電位（図3）となる。筋線維の破壊が進めば、小さな低振幅短持続電位となる。一方、神経原性筋萎縮では残存神経線維が筋線維を再支配する過程があるため、生存神経線維由来のMUPは持続時間と振幅を益す（高振幅多相性電位）。針先が再支配線維の多い部位に達すると、あたかも筋原性を思わせる刺々しい多相性電位を呈する場合があり得る（図4）。

図1　フィブリレーション電位と陽性鋭波
鋭い短持続のフィブリレーション電位と緩い陰性相をもつ陽性鋭波の混在。

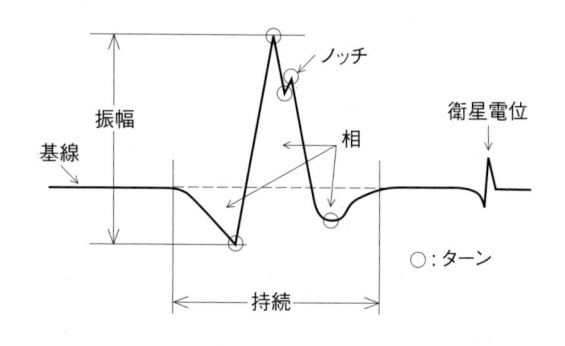

図2　運動単位電位 MUP のパラメータ

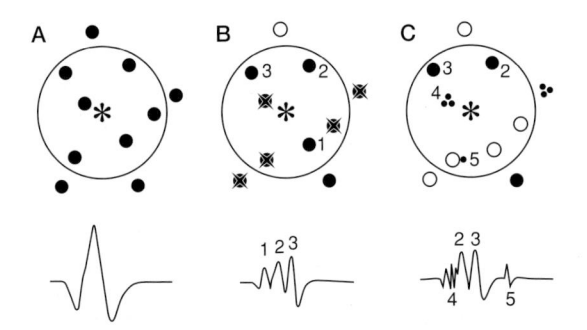

図3 筋原性変化が生じる機序（＊針先、○記録範囲）
A. 健常運動単位に属する筋線維（●）とその同期的インパルス合成による正常MUP。B. 筋線維変性（※）消失と残存筋線維（1, 2, 3）由来の多相性MUP：少数になった筋線維電位が分離して記録される。C. 再生筋線維（♣および●）発生とそれによるMUPの更なる多相化。

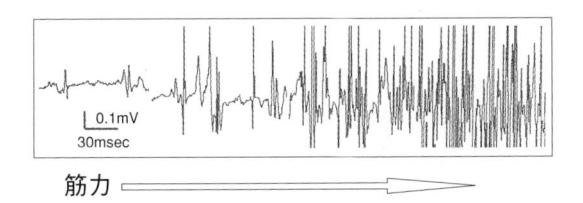

図5 筋力増強によるMUPの動員と干渉波形形成

3) **等尺性強収縮**：MUP形状観察に続いて、さらに筋力を増してもらって新たなMUPの動員様式を観察する。基本概念の項で述べたように、筋力増加に際し、あるMUP発射がおよそ5Hz超えると別のMUPが動員される。そのMUPが5Hzを超えるとまた別のMUPが動員され、最大随意収縮では個々のMUPが識別できなくなる。これが干渉波である（図5）。

筋疾患の場合、個々のMU内筋線維の減少による筋力低下があると、筋力を増加させる生理的手段が多数のMUP動員に頼らざるを得なくなるので、わずかに力を入れた段階で多数のMUPが動員され、一気に干渉波となる。これを早期動員early recruitmentという。一方、神経原性疾患では運動単位数が減少しているから、筋力増強に際しての新たなMUP動員は限られてしまう。そこで強い力を出す生理学的手段として単一MUPの高頻度発射（神経線維数減少）に頼らざるを得ない。極端な場合には、単一あるいは数個だけのMUPが高頻度に発射する所見がみられる。周波数が10Hz～数十Hzの高周波で発射する状況でも

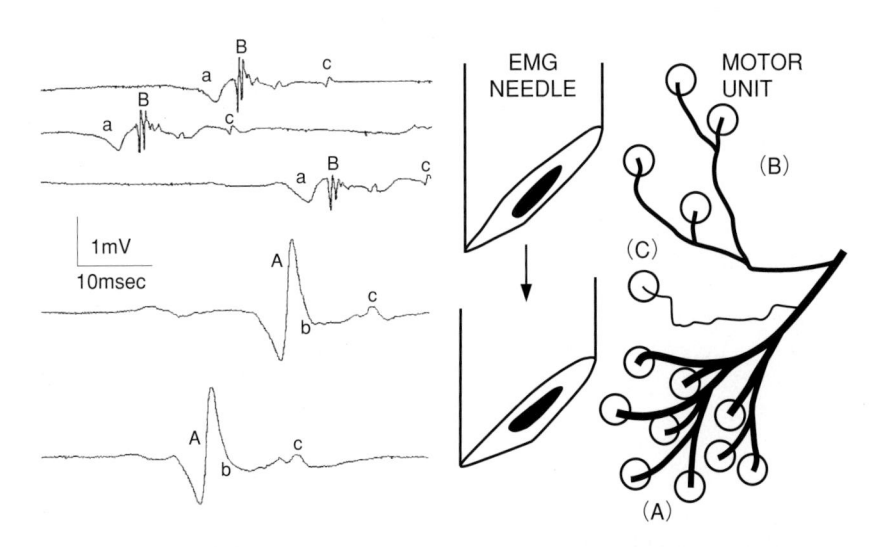

図4 神経原性疾患にみられる高振幅長持続電位と低振幅多相電位
左図：針先の移動により、刺々しい多相性電位Bがbに、緩い小電位aが高振幅のA電位となった。小電位cは初期再生線維支配に由来する電位と考えられる。右図：左側の筋電図所見から著者が想像したこの運動単位構造のシェーマ。

新たなMUP動員がない状況が観察されるのである。これをMUP動員不良 poor recruitment という。MUP平均周波数はしばしば動員周波数 recruitment frequency（RF）とも呼ばれるが、健常状態のRFは5Hz以下であるから、神経原性変化の存在を知るために有用な指標になる。RFは1秒間にみられる総MUP数を出現MUPの種類数で除して求めることができる（図6）。

また、中枢性筋力低下とは中枢によるMUP駆動が制限される病態と規定できる。早期動員や動員不良がなく、平均MUPが5～10Hzで推移したままMUP動員が限られる所見となる。つまり、正常サイズのMUPが動員周波数5Hz内外で発射するが、新たなMUP動員がなく、干渉波形が形成されない。健常者が随意収縮を上手にできないときの所見に類似する、あるいはMUP種類が不規則に変化すると同時に検査中の筋力もそれに応じて変化する所見がみられる。

強い筋収縮を行うときの注意点として、検査筋の等尺性が保たれないと、筋の動きによって電極刺入部で筋線維が断裂したり、針電極が曲げられてしまうことがあげられる。強収縮に際しては針をいったん皮下まで抜いて、等尺性筋収縮を確認してから刺入しなおすのがよい。

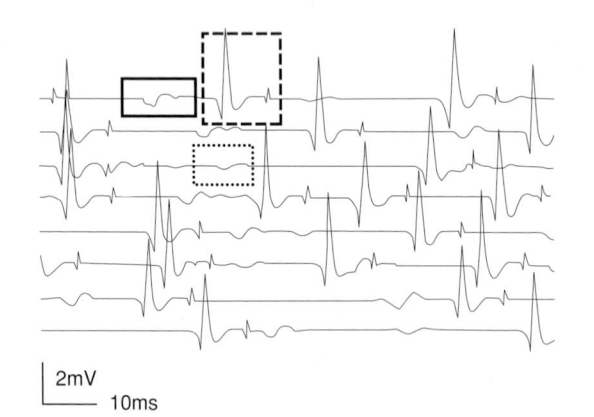

図6　動員周波数（RF）の求め方
全体で800msの弱収縮記録。3種類のMUP（3種の箱で表示）が全部で33個みられている。したがって、RF＝(33/0.8)/3＝13.8Hz/sとなり、動員不良の所見である。

e. 後始末
針電極刺入部からの出血の有無をチェックし、出血があったら軽い圧迫を加えてガーゼや絆創膏で処置すること。完全に廃棄処分し終わるまでは、使用済み検査針の取り扱いに細心の注意を払うこと。

3. 神経伝導検査 nerve conduction study（NCS）について

針筋電図は疼痛を伴う観血的検査であるため、神経筋疾患を熟知した医師（神経内科医や整形外科医、リハ医など）によって施行される場合が多い。それに対しNCSは各種末梢神経障害のスクリーニングとしても行われ得る。そこで、世界的には電気診断専門技師が重責を担っている場合が多い。今後、わが国もその方向性をとるべきと考えている専門医は多い。

NCSの原理は単純であるが、検者には記録中に発生する問題点をリアルタイムで把握する力と、それを修正しながら記録する技術が必要であるし、異常所見を見たときには、その場で確かな所見かどうかを確認する努力も求められる。したがって、専門技師にプロフェッショナルとしての技量が期待される分野である。以下に、検査実施上のポイントを中心に、基礎的事項を解説する。

a. 伝導検査の臨床的目的
以下のようにまとめられよう。
1) 末梢神経障害（ニューロパチー）が存在するかどうか。
2) 病変分布は限局性か広汎性か。
3) 病変の主体が軸索変性か脱髄性か。
4) 神経線維脱落の程度。
5) 潜在性病変がないか。
6) 回復を示唆する所見はあるか。

これらの目的を確実に達成するには、次にあげる1）から4）が必須事項である。
1) 検査対象となる末梢神経とその支配筋に関する解剖学的知識。
2) 記録電極と貼付位置に関する知識。

3) 適切な電気刺激の位置と強度、およびそれをコントロールするテクニック。
4) 誘発神経電位の振幅や潜時、波形変化、伝導速度などの総合的な解析力。

　1) は教科書的知識に属し、2) 3) はNCSの実践から身につけなくてはならない。4) には末梢神経線維の病態（形態、病理など）に関する知識が必要である。

b. 電気刺激について留めおくこと

　刺激位置や刺激強度の不正など、不適当な電気刺激は検査の正確さを損なうのみならず、被検者に疼痛などの害を及ぼしかねないので、以下に述べる注意が不可欠である。

1) 刺激電極：陰極と陽極が対になった金属棒あるいはフェルトからなる。陰極直下部の神経幹部がインパルス発生点になるが、電流が周辺に拡散して、陰極直下部以外の部位からインパルスが発生する場合がある。また、他神経に電気刺激が及んだり（交叉刺激）、刺激電極の電場が皮膚表面から記録電極に波及して、画面上の基線が著しくゆがむことがある。

2) 疼痛：疼痛感覚は皮膚（皮下）の神経末端が感知する。皮膚抵抗が高いと疼痛受容神経を含む皮膚にかかる電圧が上昇し、疼痛感が増す。ペースト使用や神経幹に対する押し付けるなどして、皮膚抵抗を減じることが疼痛緩和のポイントである。また、矩形波の持続時間が長いと疼痛が増すので、通常は0.2ms、特別の場合のみ0.5～1.0msとする。さらに、高電流刺激ほど痛みが増加するので、できるだけ弱電流で最大上刺激を得るようにしなくてはいけない。それには、低電流刺激でMUPが誘発され始める最適刺激位置を確認してから、最大上刺激にもっていくことが重要である。増幅器の感度を0.2～0.5mV/divとしてこの作業を行うと、低閾値MUPの出現がわかりやすい。特に脛骨神経NCSで刺激位置が不適当な場合、最大上M波を得るのに50mA～100mAの強電流が必要になる。さらに、強電流の繰り返し刺激では痛み感覚が急速に増幅するので、強刺激が必要なときには、適正刺激位置を保ったまま単発刺激を用いてM波を記録し、波形が変化しないことを確認すれば最大上M波であることが保証される。

c. 神経伝導に影響する重要な因子

1) 温度：低温では伝導速度が低下し、振幅が増大する。特に四肢末端や皮神経の伝導検査では、偽陽性所見を避けるために組織温モニターが重要である。皮膚温の限度は一般に30～32度に設定される。これ以下だと低温の影響が顕著にあらわれる。特に皮神経（感覚神経）の検査では、できるだけ体温に近い皮膚温が望ましい。赤外線ランプなどで皮膚温管理をしつつ検査を行うことが勧められる。

2) 年齢：乳児では伝導速度が遅く、高齢者では伝導速度、振幅ともやや低下する。

d. 運動神経伝導検査

1) 機器セットアップ上の注意点
　a) 低周波フィルターは10～20Hzより高くせず、高周波フィルターは3000Hzより低くしないこと。
　b) 波形全体が見え、基線からの立ち上がりがよくわかるように感度、掃引時間を決めること。

2) 記録電極の配置
　a) 皮膚インピーダンスを十分下げるように、記録電極周辺を十分清拭すること。
　b) Belly-tendon法（基準電極を電位発生源から遠ざける電極配置：通常は遠位腱上）を遵守すること。
　c) 活性電極は筋腹中央に貼付する。不適当な位置では陽性側に揺れてから陰性に振れる。そのような場合は活性電極位置を変えて、陰性側に立ち上がる貼附位置を探すこと。

3) 電気刺激
　a) 最大上刺激 supramaximal stimulation
　　検査施行上もっとも基本的な刺激強度。最大振幅M波を得る刺激強度（最大刺激）からさらに約20％（15％～25％）増しの強度。最

大上刺激が確認されないまま検査を終えてはならない。

正中・尺骨神経の手首・肘部では数mAでM波がみられ始め、10mA前後で最大上刺激になる。それに対し、鎖骨部（Erb点）では神経が深いため表面電極で最大上刺激を得るのは非常に困難である。また、下肢の脛骨神経の場合も神経が皮下深部を走行する。足首・膝刺激ともに10mA前後からM波反応が見られはじめ、最大上刺激に達するのに25mA～80mAを要する場合がある。腓骨神経は10～20mA前後で容易に最大上刺激になる。再度強調するが、強過ぎる刺激の反復は患者の苦痛を招く。したがって、高感度増幅で微弱電流にM波反応がある至適刺激部位を探して、できるだけ弱電流で最大刺激を得る技術を身につけることが検査者にとっては重要である。最大上刺激を得るのに数十mA以上の強電流を要する場合には、連続刺激をやめ、間隔をおきながら単発刺激を繰り返し、最大上刺激を確認する手法がすすめられる。末梢神経障害では刺激閾値がしばしば増大する。特に、後述の伝導ブロックのような振幅変化がみられたら、被検者に単発で強刺激を加えることを了承してもらい、低振幅所見が確かかどうか確認するのがよい。ただし、強刺激が治療や予後判定に直結することを十分説明してから行うのが前提である。

b）基線に対する影響（大きな刺激Artifact）

基線が不安定になる原因のほとんどは周囲の汚れや皮膚上の電流シャントである。したがって、皮膚清拭とアースや刺激anode（陽極）位置を変化させれば消去可能である場合が多い。また、リード線が断線しかかり、その部分で電気抵抗が著しく増しても、基線が不安定になる。

e. F波検査

電気刺激部位と脊髄との間の神経伝導異常を知るために重要な検査である。刺激部位から末梢の正常伝導が確認されたうえでF波潜時が延長していれば、神経根を含む末梢神経近位側での病変が強く疑われる。一方、末梢伝導潜時が異常域にあるのにF波潜時の異常性が軽度の場合には、末梢部の局所的異常が疑われる。M波による伝導速度計測に比べ、F波は末梢神経全長を経由する長距離伝導であるため、F波潜時は測定誤差の少ないきわめて安定した速度系指標である。そこで、全身性末梢神経障害の経過を追うために重要な検査項目に位置づけられるのである。ただ、刺激ごとにF波を生む脊髄運動ニューロンプールが異なるので、最小F波潜時得るには最低10回以上の刺激に対するF波を記録する必要がある。そのため筋電図などのアーチファクト混入率が上がるので、患者がリラックスする条件を整えることに細心の注意を払う必要がある。

1) 感度0.2～0.5mV/div、掃引時間上肢20～50ms、下肢30～80msでの記録を基本とするが、これに拘泥せず、状況に応じて変更すること。記録電極の配置は運動伝導検査に同じだが、特に長時間記録では電極が皮膚から浮き上がらないように固定する配慮が大切である。
2) 電気刺激はM波に対する最大上刺激を必ず維持し、10回以上の刺激に対する記録する。終始M波をモニターしながら行うこと。

f. 感覚神経伝導検査

1) 逆行性測定法と順行性測定法の二種がある。前者は簡便かつ振幅も大で、表面電極で施行可能。ただし、筋電位の影響を受けやすい。一方、後者は神経近傍刺入の針電極が必要で煩雑だが、筋電位や皮膚インピーダンスの影響が少なく、精密な神経電位の測定が可能である。
2) 記録電極配置

 a）表面電極による逆行性測定法
 高感度記録（5～20μV/div）なのでアーチファクトを拾いやすく、周辺の清拭がきわめて重要である。指用リング電極を用いるときは、指全体に塗布するなどのペーストの過量を避け、リングのみに必要量を用いること。

b）神経近傍針電極による順行性測定法

導出用電極針（陰極）は必ず垂直に刺入し、神経近傍1mm以内まで誘導する。それには運動NCSのセッティングで記録用電極を電気刺激装置につなぎ、弱電流を流しながら針先を神経幹に向かって進め、1mA以下でM波誘発効果がある位置を探して固定し、神経近傍near-nerve導出電極として使用する。基準電極は神経から2.5～3mm離した位置に刺入するか、表面電極を用いる。

3）電気刺激

運動NCS同様、最大上刺激を用いること。ただし、健常者での感覚神経閾値は運動神経線維よりも低いので、逆行性測定法であっても、SNAPは最大上M波が得られる前に最大上SNAPになる。しかし、末梢神経障害ではこの関係が変わる、すなわち感覚神経線維の刺激閾値だけが上昇する場合も稀にある。

g. 所見解釈の基本（図7）

1) M波振幅や面積の低下：伝導可能運動神経線維数の減少

   a）軸索変性/神経線維数減少：どの刺激部位でも、一様に低振幅である所見が特徴。M波振幅低下をきたすもっとも高頻度の病態機序である。

   b）脱髄性伝導ブロック：比較的稀だが、治療の可能性が高いので、非常に重要。筋に近い神経遠位部刺激では大きなM波振幅が得られるが、脊髄側に近い神経近位部刺激では低振幅になる。脱髄部を挟まなければ正常伝導所見が得られる点が軸索変性と異なる。

   c）時間的分散：M波を構成する複数のMUPの伝導速度バラツキによる。伝導ブロックも時間的分散も形態学的基盤は菲薄髄鞘（再生髄鞘）にある。近位部刺激によって手首肘間伝導（約20cm）換算20％以上の振幅低下があれば脱髄が疑われる。50％以上の場合はほぼ確実に伝導ブロックが存在すると考えられる。

   d）刺激閾値の上昇：脱髄病変ではしばしば高度の閾値上昇あり。

2) SNAP振幅や面積の低下：伝導可能な感覚神経線維数減少の所見である。

   a）基本的には前項1）と同じメカニズムで生じる場合が多い。ただし、個々の神経電位は持続時間が短いので、時間的分散だけでも振幅低下が高度になる。したがって、広範な脱髄病変では容易にSNAPが記録不能になる。

3) 最大伝導速度低下、潜時延長：伝導遅延の所見である。

   a）脱髄：正常下限の20％を超す著明な速度低下や潜時延長は脱髄の特徴。伝導速度が上肢で37～40m/s以下、下肢で30m/s以下の場合には、脱髄が積極的に疑われる。

   b）最大径線維脱落：軸索変性による場合で軽度低下ですむ。一般に正常域の20％以内の異常である。

4) M波・SNAPの持続時間延長や多相化：時間的分散の所見。

   a）髄鞘再生過程にある脱髄に由来する場合、および、

   b）再生神経（小径菲薄髄鞘神経）伝導の混入に由来する場合もある。

5) F波最小潜時延長：末梢神経のどこかに病変

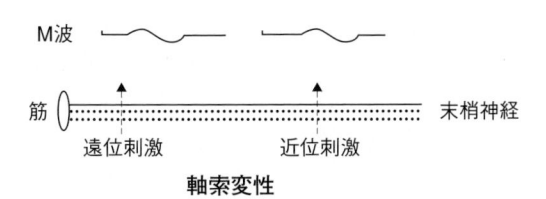

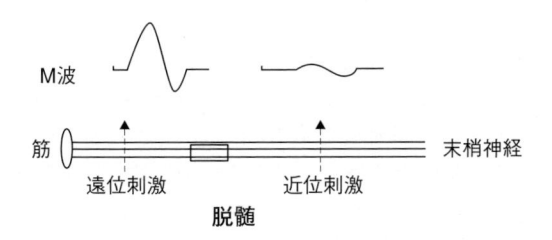

図7　軸索変性（上）と脱髄性伝導ブロック（下）のM波変化の模式図

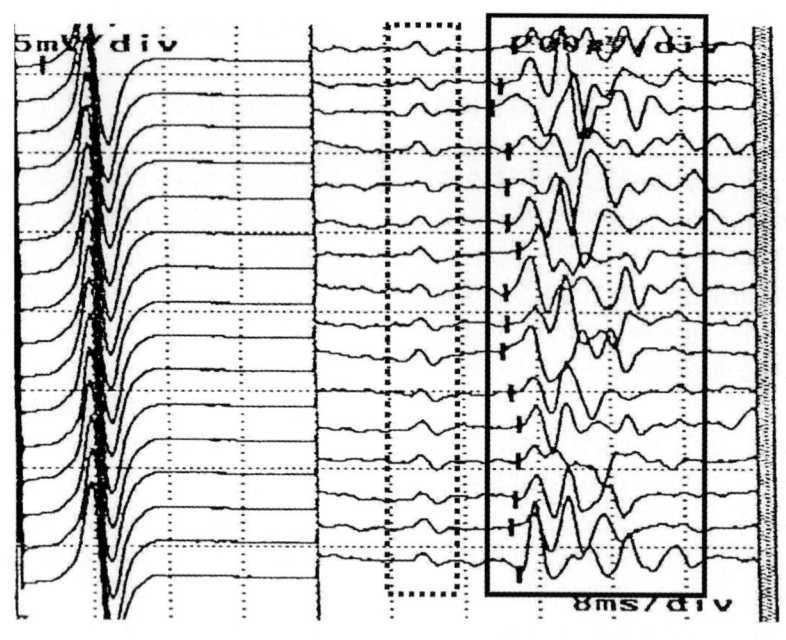

図8 F波とA波
実線で囲んだ部分がF波、点線で示されているのがA波。前者は刺激ごとに波形、潜時が変化するが、後者は定常的である。

が存在する証拠である。正常上限より120％以上の潜時延長では脱髄が疑われる。M波による伝導検査で腋窩部より遠位の正常伝導速度が確認されれば、神経根や腕神経叢などの末梢神経近位部の異常が強く疑われる。

6）F波出現頻度低下：F波が見られにくい、あるいはまったくF波が欠如した所見を指す。運動神経近位部の伝導ブロックを疑う根拠になる。特に健常者の脛骨神経F波は1回1回の最大上刺激に対して一対一で必発（F波出現率100％）なので、軽度の出現率低下も発見可能である。しかし、前角運動ニューロン興奮性が低下する筋萎縮性硬化症などでも同様の所見がみられるので要注意である。

7）伝導機能の左右差：一般に以下の場合、左右差ありと判定される[3]。伝導速度：5m/secを超す左右差、CMAP振幅：他側の半分以下、F波潜時：上肢1.5ms以上、下肢2ms以上の差。

8）A波　A-wave：A波はM波から分離した中〜長潜時の小運動線維由来電位で、再生神経、あるいは脱髄神経由来と考えられる。F波記録時に混入することが多い。波形、潜時が定常性を有する点でF波と異なる（図8）。出現自体に病的意義がある可能性が高いので、報告書にA波ありとの記載が必要。以前には軸索反射 axon reflex と呼ばれたこともあるが、真の反射電位ではない。

h. スクリーニングNCSと報告の書き方

全身性ニューロパチーのスクリーニングに多用されるのは、運動NCSでは正中、尺骨、脛骨神経、感覚NCSでは正中、尺骨、腓腹神経である。欧米では腓骨神経運動NCSも多用されるが、日本人では膝折姿勢やあぐら姿勢のために圧迫障害を有する場合が多いので、有用性が低い[4]。

伝導検査の報告には、記録された電位の、①振幅、②潜時、③伝導速度、および④F波潜時の実測値、それに皮膚温を記入する。そのなかから異

表1　伝導検査実施上の留意項目まとめ

皮膚温のコントロール：できるだけ体温に近づけろ
記録電極はBelly-tendon法を遵守し、一定貼付位置を守れ
刺激疼痛の軽減を図れ：最良刺激部位の事前探索をせよ
刺激アーチファクトの軽減：記録電極周囲をクリーンにせよ
記録電極移動の防止：電極固定をしっかりとせよ
隣接神経への刺激波及がないか確認せよ
強刺激では単発を用いよ：連続強刺激は避けよ

常値をまとめ、波形の変化やA波がみられたら、それらの所見も書き加え、障害の局所性/広範性、軸索変性/脱髄性、障害度、臨床診断との関連性などについてコメントを書き加える[5]。

報告書には数字が羅列されることになる。稀に理論的にあり得ない数値や判定が論文として掲載されている場合を見受けるが、それが検査中に気づかれなければ、事後の解決はほとんど不可能である。最後に伝導検査で特に重視されるべき留意事項を**表1**にまとめた。

参考文献

1) 木村　淳, 幸原伸夫：神経伝導検査と筋電図を学ぶ人のために. 医学書院, 東京, 2003
2) 園生雅弘, 馬場正之：神経筋電気診断の実際. 星和書店, 東京, 2004
3) 金　春玉, 馬場正之：健常若年成人における運動神経伝導パラメーターの左右差について. 臨床脳波 45：234-238, 2003
4) 馬場正之：下肢の神経伝導検査. 脳の科学 24：967-974, 2002
5) 鈴木千恵子, 馬場正之：神経伝導検査報告書の書き方. 神経内科 65：252-255, 2006

（馬場正之）

D. 末梢神経伝導検査総論：理論と実際

1. はじめに

現在、中枢神経疾患、脊髄・脊椎疾患ではMRIなどの画像診断が診療に欠かせない補助検査になっている。神経筋疾患においては、神経伝導検査を中心とした電気生理学的検査（F波伝導検査、筋電図、単一筋線維筋電図、反復刺激誘発筋電図、体性感覚誘発電位）は、診断の確定、病態の把握、治療効果の判定などに必須であるにも関わらず、画像検査と較べてると行われる頻度は少なく、この傾向が欧米に比較して本邦でより顕著である点は問題点とされている。しかし今後は電気生理学的検査の有用性はより広く認識され、行われる頻度は増加すると思われる。神経筋疾患を扱う医師にとって電気生理検査を充分に習得することは必須であるが、臨床検査技師においても血液などの検体検査はオートメーション化が進み、より対人的であり個人の技術を問われる電気生理検査の件数が増加することが予想される。

本稿では、神経伝導の理論について簡単に触れ、特に運動神経伝導検査における振幅と伝導速度を測定するうえでの留意点や手技上の対処法を中心に述べる。

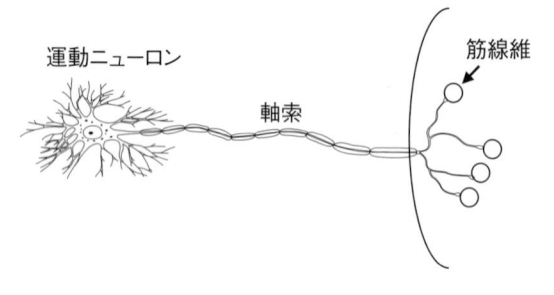

図1 運動単位
1個の運動ニューロンとそれに支配される筋線維。

2. 運動単位と複合筋活動電位

神経伝導検査は末梢神経幹を電気刺激して誘発される電位を記録して伝導速度（伝導時間）や振幅を評価するものである。運動神経伝導検査では複合筋活動電位を記録する。この複合筋活動電位と運動単位との関係を知っておくと、神経伝導検査と筋電図の理解に役立つ。1個の運動ニューロンから出た運動神経線維は筋内で分枝して多数の筋線維を支配し、これを運動単位という（図1）。1個の運動単位に属する筋線維の数は神経支配比（innervation ratio）と呼ばれ、微妙で細かい運動を要求される声帯筋などでは低く（数本）、粗大運動をする四肢近位筋などでは高い（約1000本）。神経伝導検査でよく用いられる小手筋（短母指外転筋、小指外転筋）、小足筋（母趾外転筋、短趾伸筋）の神経支配比は200〜300本である。正中神経伝導検査を例にとると、記録に使われる短母指外転筋の運動単位数（すなわち運動神経軸索数）は200〜300個であり、それぞれの運動単位には200〜300本の筋線維が含まれるために、神経幹の軸索をすべて興奮させると短母指外転筋内の数万本の筋線維が同時に興奮することになる。これを複合筋活動電位（CMAP：compound muscle action potential）という。表面電極で記録される単一の運動単位電位の振幅は平均で約0.05mVであり、200本の運動単位が同時に興奮すると約10mVの筋電位が得られることになる[1]。この関係を利用して運動単位の数（軸索の数）を計算するのが運動単位数測定である。単一の運動単位電位を複数個記録して、その平均値で最大CMAP振幅を割ることによって運動単位数を計算することができる。

3. 神経伝導速度とCMAP振幅

運動神経伝導検査では、神経の走行に沿って電気刺激を加えて表面電極を用いて誘発された

CMAPの潜時と振幅を計測する。適切に記録できればCMAPの初期相は陰性（上向き）に立ち上がるので、この立ち上がり潜時と基線から初期陰性相の頂点までの振幅を計測する。神経伝導速度は神経幹の2箇所（正中神経検査では手首と肘）を刺激してそれぞれのCMAPの立ち上がり潜時の差と刺激電極の距離から計算される。この立ち上がり潜時はCMAPを構成するもっとも速い運動単位（神経軸索）の潜時を反映するので、伝導速度として計算される値は「最大伝導速度」を意味している。そのために速い運動単位（軸索）の脱落が起こると、生理的に伝導速度が遅い運動単位により速度が計算されるために見かけ上の伝導遅延がみられる。これが軸索変性で時に神経伝導速度が低下する主な理由であるが、正常下限の90％以下まで低下することは非常に稀である。逆に伝導速度が正常下限の80％以下である場合にはほぼ脱髄が存在すると考えてよい。例外は軸索変性型ニューロパチーの回復期に軸索の再生が起こっている場合で、軸索の再生に伴い髄鞘も再生してくるため脱髄と同様の伝導速度低下がみられることがある。

CMAP振幅を規定するのは、運動単位の数と大きさの二つになる。軸索変性型ニューロパチーや運動ニューロン疾患では運動単位（軸索）が減少するためにCMAP振幅は低下する。脱髄性ニューロパチーでは伝導ブロックのために疎通している神経線維が減少するためにCMAPの振幅低下が起こる。また脱髄により個々の運動単位の伝導速度がさまざまな程度に低下すると、CMAPを構成する運動単位がバラバラに伝導するために同期性が失われることによりやはりCMAP振幅は低下する。その場合にはCMAPの持続時間が延長しており、「異常な時間的分散」による振幅低下として脱髄を示唆する所見とされる。筋疾患では筋線維の脱落のために個々の運動単位が小さくなるためにCMAP振幅は低下する。

4. 手技上のポイント

表1、2に神経伝導速度、CMAP振幅に影響する因子の一覧を示す。いろいろな因子があげられているが、手技的にCMAPを正確に記録するためのポイントは、①最大上刺激、②記録電極の位置、③温度の3点に集約される。これらに留意して記録を行えばほぼ正確なCMAPの潜時と振幅が得られる。

a. 最大上刺激

最大上刺激とは「刺激強度を上げていってモニター上CMAPが最大になったと判断された時点の刺激よりさらに20％強い刺激」と定義される。すなわち刺激電極下にある軸索のすべてを興奮させる刺激強度である。最大上刺激が確実になされていないと先に述べたもっとも速い運動単位の興奮による最大伝導速度を測定するという原則が崩れてしまう。また刺激が最大上でないと偽伝導ブ

表1 神経伝導速度に関わる因子

器質性	脱髄
	軸索変性による速い運動単位の脱落
	軸索再生
	年齢
	身長
機能性	温度
	血清カリウム値
	軸索内外のNa濃度勾配
	静止膜電位（過分極あるいは脱分極）
	Naチャネルの不活化

表2 複合筋活動電位振幅に関わる因子

器質性	軸索数（運動単位数）
	伝導ブロック
	時間的分散
	年齢（加齢による軸索の減少）
機能性	温度
	刺激強度
	電極の位置
	皮膚抵抗、浮腫

ロックの所見を呈してしまう（図2）。

b. 記録電極の配置

　CMAP記録時の電極の位置は、「筋腹─腱導出法」とする。筋腹は原則として筋肉の中点にあり、神経筋接合部が集中しており運動点（motor point）と呼ばれる。記録電極をこの部に設置すれば筋電位の発生は神経筋接合部から起こるので、初期陰性（上向き）に始まる正確なCMAPが導出される。基準電極を腱上に置くのは、腱は電気的にほぼ陰性であることと、記録電極との距離が短いほうが動きその他のアーチファクトが記録・基準電極間で相殺されて安定した波形が得られやすいからである。基準電極が筋電位を反映する場所に設置されると、記録・基準電極とも活性となりその電位差は複雑で解釈しがたいCMAPの原因となる（図3）。

c. 温度

　温度は非常に重要な要素であり、低温になるほど神経伝導速度は低下する。振幅は増大することが多いが低下することもある。伝導速度が低温によって低下するのはNaチャネル開閉が遅くなり、活動電位の立ち上がり時間が長くなるためである。生理的範囲内では温度が1度下がると、伝導速度は約4％低下する[2]。一般に皮膚温は上肢では前腕の中点、下肢では下腿の中点の皮膚でモニ

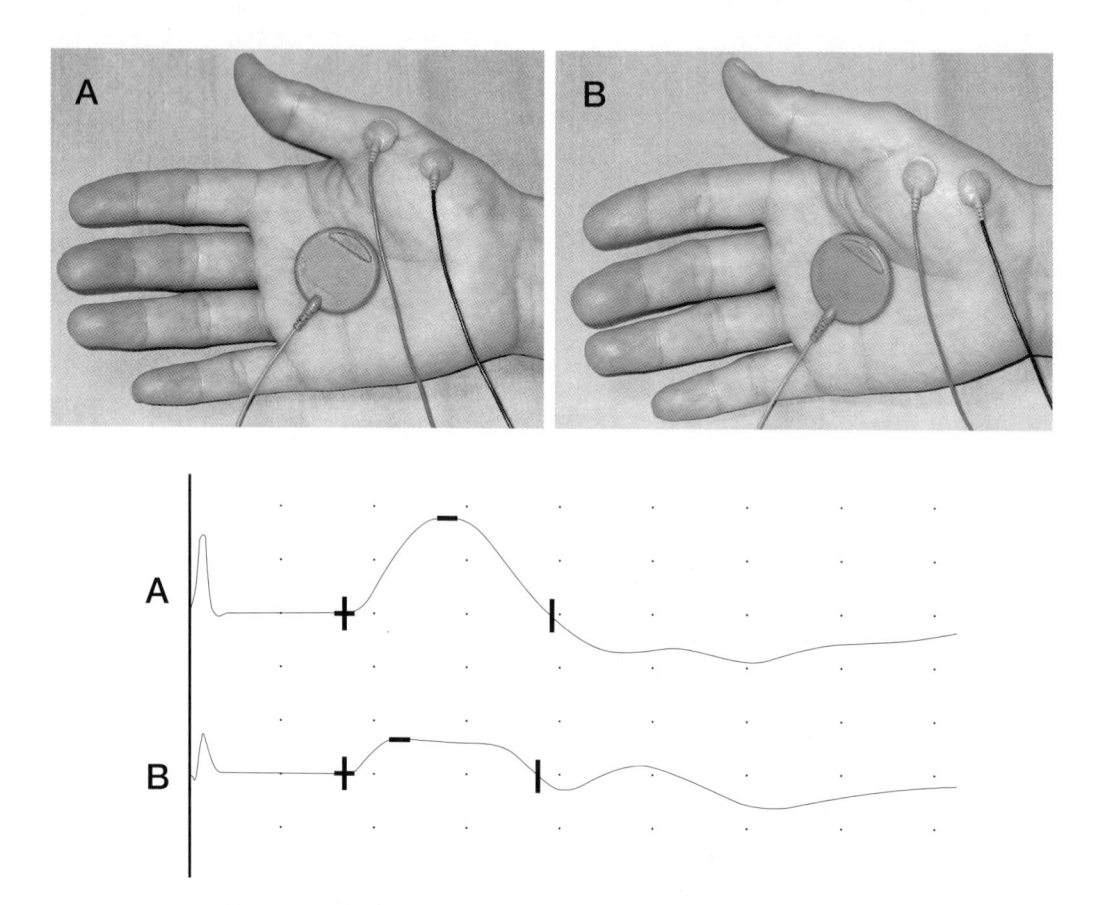

図2　記録電極の配置による複合筋活動電位の変化（短母指外転筋からの記録）
A：筋腹─腱記録法による正しい複合筋活動電位。B：記録電極、基準電極とも筋腹上に設置されているために両方が関電極となってしまい、低振幅・多相性の波形が記録されている。

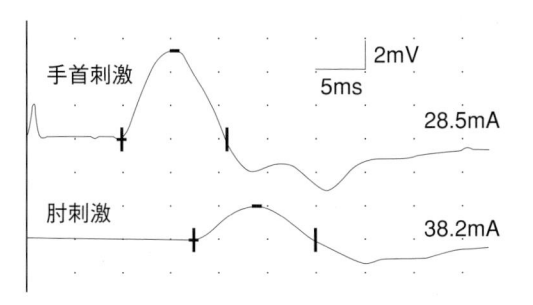

図3 最大下刺激による疑伝導ブロック

正中神経伝導検査の手首、肘刺激を示す。肥満のある被検者で全体に閾値は高い。肘刺激を50mAまで上げると最大反応は手首刺激と同じ振幅まで増大した。

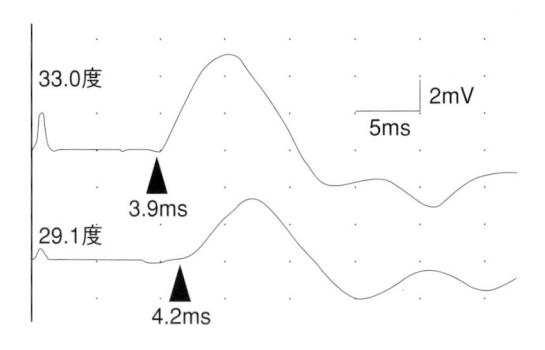

図4 皮膚温の影響

正中神経伝導検査で短母指外転筋からの記録。母指球の皮膚温33度では遠位潜時は3.9msであるが、29度では4.2msとなり複合筋活動電位のピークも右に変位している。

ターされることが多いが、より遠位部（指）の温度にも留意すべきである。皮膚温は上肢で33度以上、下肢で32度以上が望ましい。一度測定した伝導速度を温度で補正することはまず不可能と考えるほうがよい。したがって温度の問題に対処するには、検査前の状態で極力温度をそろえておくのが現実的である。筆者らの施設では特に低温が問題となる冬期には待合室にヒーターを置き、あらかじめ四肢を暖めてもらい、遠位部を含めて皮膚温が32.5度を超えた時点で検査を開始するようにしている。それでも皮膚温はある程度バラつくが、所見用紙に温度を記載しておくとよい。何らかの治療前後で神経伝導速度の比較を行う場合などには、皮膚温の平均値が限りなく近い値にな

っていることが必要である。

d. その他の要素

年齢はCMAP振幅、神経伝導速度ともに影響し、高齢になるほど振幅、伝導速度とも低下する。この問題に対しては正常域を設定する際に正常人における年齢と振幅、伝導速度をプロットしたnomogramを作成するか、公表されているnomogramを参考にするのが現実的である。

その他の要素として血清カリウム値や軸索内外のNaイオン濃度勾配も神経伝導速度に影響する。軸索の静止膜電位はほぼカリウムの平衡電位によって規定されており、生理的にはカリウム濃度は軸索内において軸索外よりはるかに高い。例えば血清カリウムの低下が起こると、軸索内外の濃度勾配が減少することにより、静止膜電位は過分極側に偏移し、膜電位と活動電位発生の閾値の差が大きくなるために数％の伝導遅延が起こる。また糖尿病性ニューロパチーは多発ニューロパチーの大部分を占めており、今後もっとも神経伝導検査を行う頻度が増加していくことが予想される疾患であるが、高血糖下ではNa/Kポンプの活性が低下し軸索内外のNaイオン濃度勾配が低下するために、活動電位発生時の内向きNa電流が低下して伝導遅延が起こる[3]。したがって糖尿病性ニューロパチーの評価として神経伝導検査を行う場合に、血糖コントロールが変動している時期は避けるほうが望ましい。またインスリン治療開始時に低カリウム血症が生じることがある。これら血清カリウムや血糖によって神経伝導検査の所見を補正することはやはり不可能なので、糖尿病性ニューロパチーでは検査時付近のヘモグロビンA_{1c}値を所見用紙に記載しておくとよい[4]。

5. 検査神経の選択

どの神経を検査するか、あるいは神経伝導検査と筋電図のどちらを行うも含めてどの検査を行うかは、臨床症状に基づいて決められるべきものである。多発ニューロパチーでは一側の上肢、下肢それぞれで複数の運動神経、感覚神経、F波を検

査して総合的に伝導異常の質や程度を判断するのが原則である。表3に多発ニューロパチーのスクリーニングのメニューを示す。しかし例えば血管炎による多発単ニューロパチーでは障害の神経差や左右差が問題になるので両側（四肢）の検索が必要になる。また、局所性ニューロパチーの代表である手根管症候群の診断には、①手根管での局所性伝導障害、②隣接する尺骨神経、橈骨神経の正常所見、さらにWaller変性を判断するために、③病変より遠位部の手掌部を刺激して3指からの感覚神経電位記録が必要となる。さらに糖尿病性ニューロパチーでは軸索変性による多発ニューロパチーに加えて、生理的圧迫部の病変が加わるので、手根管、ギオン管、肘部管の検索を加えるとより全体像がより明らかになる。生理的圧迫部は血糖コントロールの改善やアルドース還元酵素阻害薬による治療に鋭敏に反応しえることからも、あわせて評価を行うことが推奨される。表4に糖尿病性ニューロパチーの検査メニューの1例を示す。

F波伝導検査の有用性や、脱髄と軸索変性における所見については別項の各論で述べられるのでそれぞれを参照されたい。

6. おわりに

神経伝導検査では、適正な検査神経を選択すること、正確な記録を行うこと、所見を臨床症状との対応において総合的に解釈することが求められる。的確な検査を行うためには詳細な神経筋解剖を知ることが重要であるが、これは必ずしもすべてを暗記する必要はなく、必要に応じてすぐに確認できるように筋電図・神経伝導検査用の教科書を検査室に常備しておけばよい。正確な記録と所見の解釈に関しては、一定期間熟練者の指導のもとでトレーニングを受けることが望ましく、神経伝導検査には3ヵ月、筋電図を含めると6ヵ月程度の研修が標準と思われる。積極的にハンズオン形式の講習会に参加することも有用であり、実際に実技を中心とする講習会が開催される機会も多くなっている。

表3 多発ニューロパチー（スクリーニング）の検査メニューの例

運動神経	正中神経（F波を含む）
	尺骨神経（F波を含む）
	腓骨神経（F波を含む）
	脛骨神経（F波を含む）
感覚神経	正中神経
	尺骨神経
	腓腹神経

表4 糖尿病性ニューロパチーの検査メニューの例

運動神経
　正中神経（F波を含む）
　尺骨神経（F波を含む）
　脛骨神経（F波を含む）
感覚神経
　正中神経
　尺骨神経
　浅腓骨神経
　正中・尺骨神経比較（4指記録）
　正中・橈骨神経比較（1指記録）
　腓腹神経

＊感覚症状が優位であるため、感覚神経の数を多くし、手根管病変を合わせて評価する

参考文献

1) 幸原伸夫：臨床神経生理学的検査マニュアル. 末梢神経伝導検査の基本知識. 神経内科 65（増刊）：192-197, 2006
2) Denys EH. AAEM minimonograph #14 : The influence of temperature in clinical neurophysiology. Muscle Nerve 14 : 795-811, 1991
3) 桑原 聡：末梢神経の電気生理と診断：神経伝導遅延に関与する諸因子の臨床的意義. 末梢神経 16：11-14, 2005
4) 桑原 聡, 三澤園子：糖尿病性ニューロパチーの神経生理. 臨床脳波 48：547-552, 2006

（桑原　聡）

E. 誘発筋電図各論（F波など後期応答）

1. はじめに

　ヒトの反射について、ベッドサイドで評価される表在反射や腱反射に対して、末梢神経電気刺激により誘発された筋収縮の電位を記録し、電気生理学的に判断する手法としてH波やF波がある。H波は末梢神経を運動神経線維の閾値以下の強度で電気刺激すると、筋紡錘から脊髄へ上行する感覚神経線維（group Ia線維）が興奮し、その求心性インパルスが脊髄前角細胞（α-運動ニューロン）に単シナプス性に到達して興奮し、その支配筋に生じる筋電位である。一方、F波は末梢運動神経の最大上電気刺激によるインパルスが求心性に脊髄に伝わり、再び遠心性に筋まで伝導して誘発される。その経路はいずれもα-運動ニューロンであるとされている[2]。H波とF波は、刺激位置や導出筋が同じであれば潜時はほぼ同じである。しかしその出現様式にはいくつかの相違点がみられる。それぞれの概要および鑑別に有用な特徴を図1、表1に示す。本稿では、いずれの筋でもほぼ記録可能であり臨床で用いられることが多いF波について解説する。

2. F波記録の実際

　F波を記録する際の周波数帯域はM波（CMAP）記録の場合と同じでよく、感度を高く、分析時間を長くすることで観察が可能となる。実際の測定機器の初期設定では感度100～500μV/div、分析時間は上肢では50～60ms、High pass filter（HP）が5～20Hz、Low pass filter（LP）が5～10kHzとなっていることが多い。記録感度は、分析時間の前半（M波）と後半（F波）で個別に設定が可能な機器が多く、それぞれ波形の観察や計測が容易になる。筆者らはF波の記録感度をM波の10倍程度にして観察している。すなわちモニタ上M波とF波の大きさが同じであれば、F/M振幅比は10％となる。健常者では10回程度記録すればF

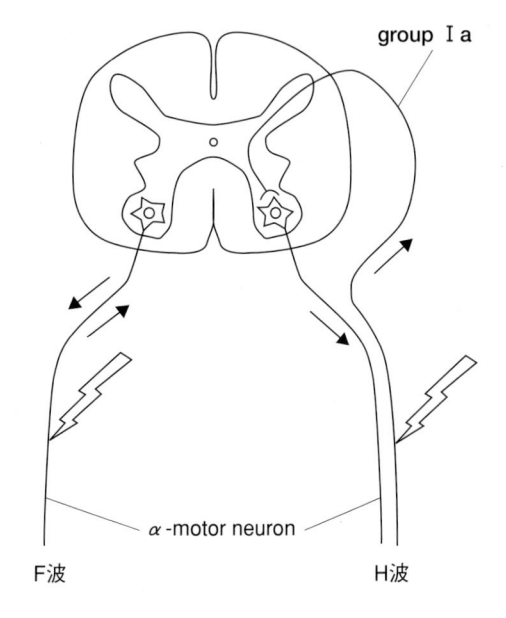

図1　F波およびH波の伝導経路

表1　F波とH波の特徴

	F波	H波
刺激強度	最大上刺激	M波の閾値以下で最大振幅
伝導経路	α-運動ニューロンを往復	group IA線維を上行し、α-運動ニューロンを遠心性に伝導
記録部位	脊髄神経支配筋すべて	健常成人、安静時には橈側手根屈筋と下腿三頭筋のみで記録可能
出現様式	潜時、振幅、波形が不定	潜時、振幅、波形が一様

波の最短潜時はほぼ一定となり、その再現性はきわめて良いとされている[3]。しかし重度のneuropathy患者においては、出現頻度も低下しており、16〜32回程度記録することが望ましい。

刺激には持続時間0.2msの矩形波を用いる。刺激電極下のすべての運動神経線維を興奮させるのに充分な強度は、M波記録における刺激強度の120％程度でよい。また陰極を中枢側に向けて刺激することでの陽極下でのインパルスブロックを防ぐことができるが[3]、潜時を観察する場合は通常の神経伝導検査（NCS）の場合とM波終末潜時が波形の起始部で約0.5ms、陰性頂点で約1ms程度異なることも念頭においておく必要がある。

F波検査における主な計測項目は、F波の出現頻度、最短潜時、潜時のばらつき（chronodispersion）、およびF/M振幅比などである。F波の計測ポイントを図2に示す。出現頻度の判定は振幅が任意の大きさ（筆者らは50μVとしている）以上をF波と判断し、潜時は陰性、陽性にかかわらず波形の起始部としている。また潜時は身長や肢長の影響を大きく受けるのでその評価には注意を要する。補正値を算出する方法やF波の伝導速度で評価する方法もある。速度を求めるためには、末梢神経近位分節の距離を測定する必要がある。実際には上肢では第7頸椎、下肢では第12胸椎棘突起までの体表面上の距離で代用することで速度の近似値が計算される。実測の潜時で評価する場合は、左右差や同側における他の神経との差異などが重要な指標となる。M波およびF波の振幅は、基線から最初の陰性頂点までとする方法と、最大最小の頂点－頂点間振幅をとる方法がある。前者はM波では簡単な計測法であり安定しているが、波形に多様性がみられるF波の計測には不向きである。また振幅の計測に際しF波の基線が斜めに傾いていると、振幅の計測が困難になることがあるため、筆者らはHPを50Hzまで引上げて計測している。これによって図3のごとく基線は水平に近づくが、出現頻度やF/M振幅比の値が変化する。したがって実際に患者を評価するためには同じ条件の対照の値と比較しなければならない。

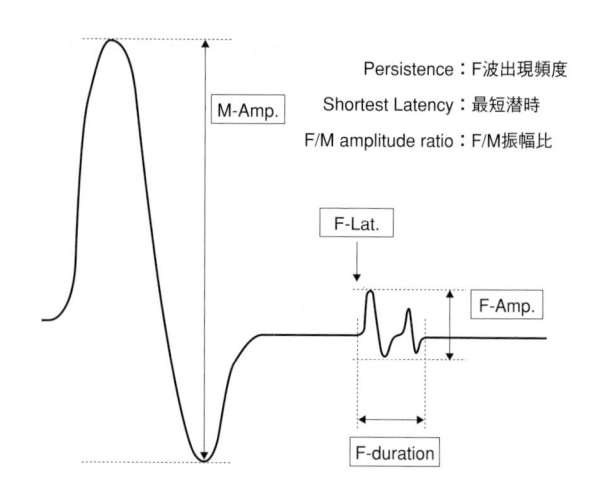

図2　F波の測定項目

通常10〜20回記録して、F波の出現頻度や最も短い潜時、またM波振幅に対するF波振幅の比を測定して評価する。

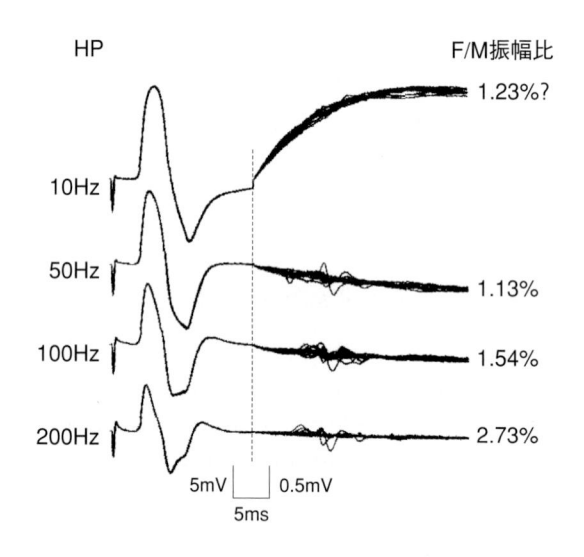

図3　HPによるF波の変化

LPは1500Hzに固定しHPを変化させてそれぞれF波を記録した。HP10Hzでは基線の傾きが大きく、振幅の測定が困難である。HP100Hz以上ではM波振幅の低下が見られ、F/M振幅比に影響がある。

3. 健常人と各種疾患におけるF波

健常人のF波の例、諸家が報告した正中神経における正常値を図4、表2に示す。それぞれの報告で被験者の年齢や身長、記録の条件が異なるため、自施設の正常値を得ておくことが望ましい。F波はすべての施行で認められるわけではなく、表2から潜時にも数msのばらつきがあることがわかる。正常限界として、一般的には1.5～2.0SDが用いられるが、M波やSNAPの結果と比較して分散が大きいF波では変動範囲が大きくなる。

臨床でもっとも応用されるのは、末梢神経障害でびまん性かつ中枢側にも障害がある場合である。伝導距離が長いF波は、軽度の障害でも広範囲の障害の場合に明確に異常が確認でき[2]、再現性も高いため糖尿病性神経障害などの経過観察に優れているとされている。また通常の神経伝導検査では観察困難な頸部や腰部における神経根部の末梢神経障害にも適用される。これらの末梢神経障害の場合F波の潜時やchronodispersionが有効な指標となる（図5）。

さらにF波は、脊髄運動ニューロンの興奮性を反映し、錐体路障害を有する症例や乳幼児でF波が高振幅で記録されることもよく知られている[1,4,6]。図6-Aは頸部脊髄症症例で、上肢SEPにおける頸部電位であるN13以降が不明瞭な重症例、図6-Bは左被殻出血発症後約2ヵ月、ほぼ完全な右麻痺を呈する患者の右手F波である。いずれも錐体路の高度障害があり典型例であるが、出現頻度は両者で100%であり潜時はほぼ正常、F/M振幅比が上昇し波形の均一化が見られる。

4. F波出現様式に影響を及ぼす因子

測定肢の皮膚温は、伝導距離が長いF波に大きな影響を及ぼす。20～25℃の室温で安定した後に記録するか、温度補正が必要である。また筋の随意収縮下では図7に示すようにF波が高振幅で記録されるため、安静時での記録が原則である。

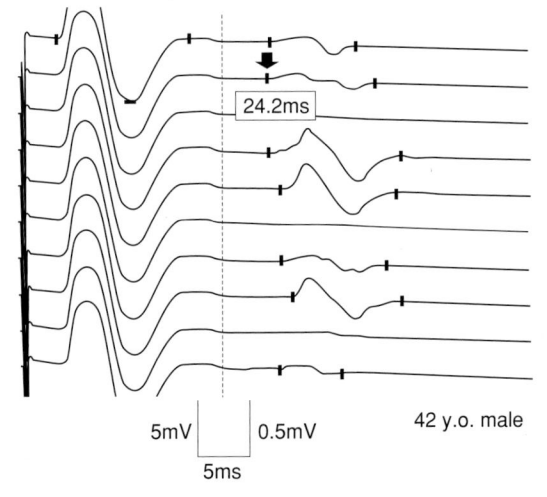

図4 健常成人のF波

表2 諸家が報告した正中神経刺激F波の正常値
疾患の対照として記録した正常例を含む。身長などが不明なものが多い。

	出現頻度(%)(最低振幅)[1]	潜時(ms)[2]	F/M振幅比(%)[3]
Kimura (1983)	—	26.6±2.2	—
板垣 (1983)	40.3±7.6 (40μV)	—	2.6±1.1
小森ら (1990)	—	22.6±0.8	2.2±0.9
馬場ら (1991)	—	25.4±1.5	—
Mercuri et al (1996)	91.9±5.3 (40μV)	27.1±1.7	6.2±2.4
片山ら (1996)	86.4±9.0 (50μV)	23.3±1.5	4.5±1.5

※ いずれも正中神経手関節部刺激による
 1) F波と判断する最低振幅　2) 最短潜時　3) F波最大振幅のM波振幅に対する比

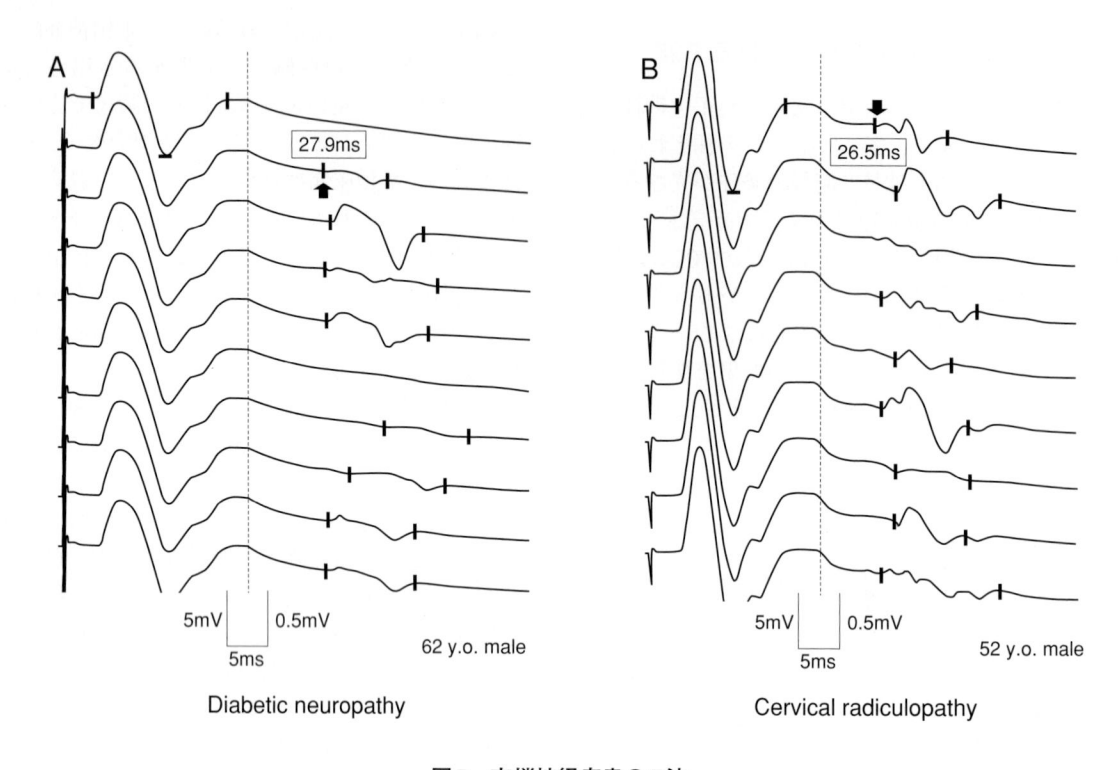

254　E. 誘発筋電図各論（F波など後期応答）

図5　末梢神経疾患のF波

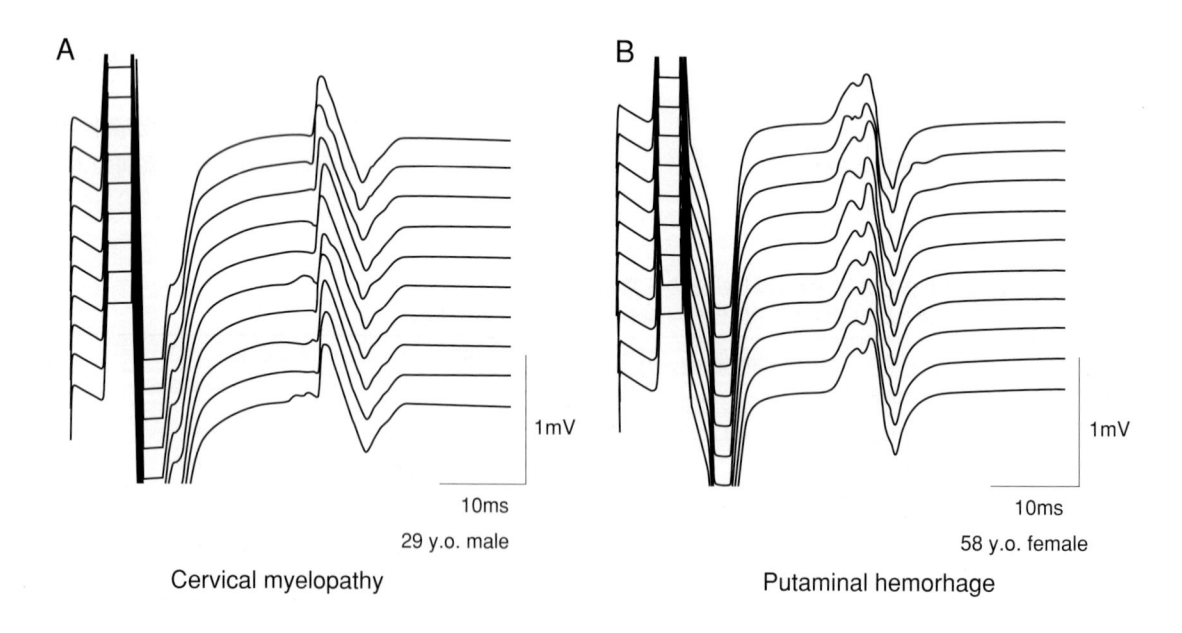

Diabetic neuropathy　62 y.o. male

Cervical radiculopathy　52 y.o. male

図6　中枢神経疾患のF波

Cervical myelopathy　29 y.o. male

Putaminal hemorhage　58 y.o. female

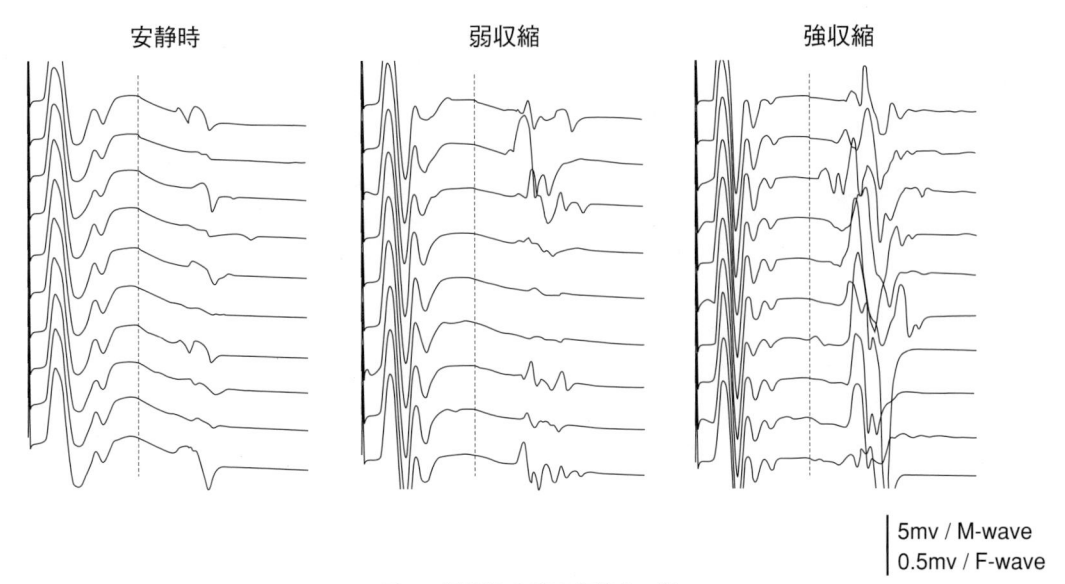

図7　標的筋の随意収縮とF波

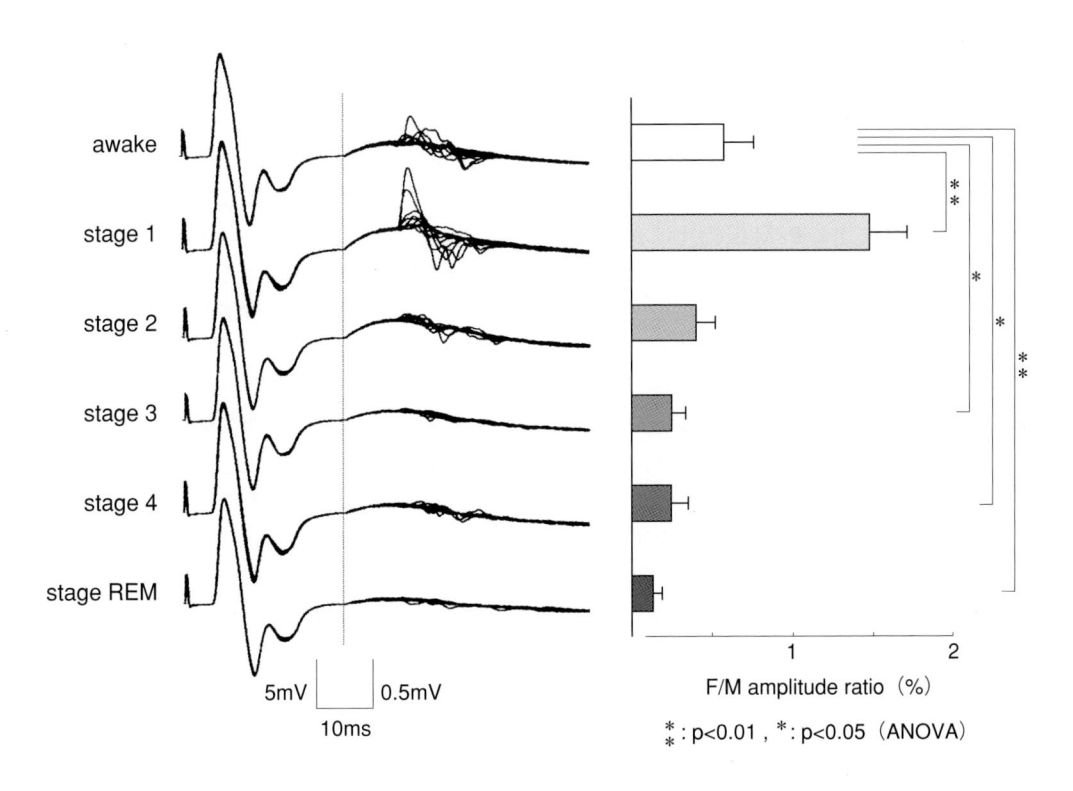

図8　睡眠深度によるF波変化

**: $p<0.01$, *: $p<0.05$ (ANOVA)

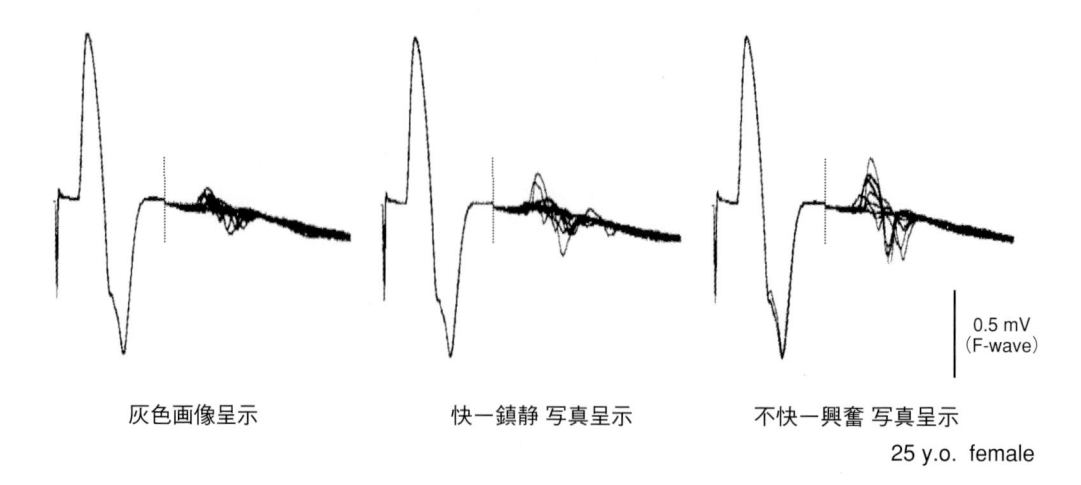

図9　視覚刺激がF波に及ぼす影響

呈示した写真は快〜不快、鎮静〜興奮をそれぞれスコア化した国際情動画像（International Affective Picture System：IAPS）（文献5）から任意に選択した。

Rossiniら（1999）[7]は筋収縮をイメージしただけで、MEPやF波の振幅が増大することを報告しており、検査時に注意が必要である。また筆者らは睡眠ステージとF波の関係についても検討している。健常成人9例（平均年齢32歳）を対象に各睡眠ステージにおけるF波を記録すると、ステージⅠでは安静覚醒時に比しF/M振幅比は有意に高く（p<0.01）、その後ステージⅡ－Ⅳでは振幅は低下傾向となり、REM睡眠ではきわめて低振幅となった（図8）。同様にF波出現頻度もステージⅠにおいていったん増加し80％を超えたが、覚醒時との有意差はなく、その後睡眠が深くなるにともない有意に低下していた（p<0.01）。REM期にはF波が完全に消失した例もみられた。

この他視覚刺激の影響について調べた実験では、灰色の単色画面を呈示した場合と比較して、刺激が強く不快な情動を引き起こすような写真を呈示すると高振幅のF波が記録された（図9）。すなわち睡眠深度や視覚刺激によって誘発された情動によっても脊髄運動ニューロンの興奮性が変化し、F波出現様式に変化が起こることがわかる。

5. おわりに

F波は簡便に記録可能で、得られる情報も多い。しかし測定時の被験者の状態や環境によってその結果は大きく変動する。したがって臨床で適用するためには条件を可能な限り統一するか、統一できなかった要因についてはその特性を理解し、判定を慎重に行う必要がある。また単独で施行するよりも、他の神経伝導検査や誘発電位などと併せて判断すべきである。

参考文献

1) Eisen A, Odusote K: Amplitude of the F wave; a potential means of documenting spasticity. Neurology 29: 1306-1309, 1979

2) Kimura J: F-wave velocity in the central segment of the median and ulnar nerves; A study in normal subjects and in patients with Charcot-Marie-Tooth disease. Neurology 24: 539-546, 1974

3) 木村　淳, 幸原伸夫：遅延電位とその臨床的意義；F波, H波, A波について. 神経伝導検査と筋電図を学ぶ人のために（第1版）. 医学書院, 東京, 67-81,

2003
4) 小森哲夫, 成田祥耕, 松永宗雄, 他：痙性脊髄麻痺患者におけるF波の性質. 臨床神経 21: 517-521, 1979
5) Lang PJ, Bradley MM, Cuthbert BN: International Affective Picture System (IAPS) : technical manual and affective ratings. Gainesville: The Center for Research in Psychophysiology, University of Florida, 1997
6) Mitsudome A, Yasumoto S, Ohfu M, et al: Analysis of F-wave parameters of tibial nerve in healthy children (in Japanese). No to hattatsu 18: 101-103, 1989
7) Rossini PM, Rossi S, Pasqualetti P: Corticospinal excitability modulation to hand muscles during movement imagery. Cerebral Cortex 9: 161-167, 1999

(片山雅史)

F. 神経伝導検査（上肢編）

本稿では、神経伝導検査（nerve conduction study：NCS）の基本的な原理、技術的要因よる波形変化、上肢における基本的な検査手技を中心に簡単に解説する。

1. 末梢神経の伝導と検査の原理（図1）

生理的に感覚神経は、皮膚などの末梢受容器より、求心性に脊髄神経節、後根を経由して脊髄へ、運動神経は、脊髄内の前角細胞より、前根を出て遠心性に神経筋接合部を介して筋へimpulseを伝導する。この神経に電気的な刺激を加えると、刺激陰極部が脱分極して活動電位が発生し、神経線維を両方向に伝導する。有髄線維では、絶縁性に優れた髄鞘を有することにより、活動電位は非絶縁性のランヴィエ絞輪間にて伝播される（跳躍伝導）。一般的な神経伝導検査において感覚神経の活動電位は、体表面より感覚神経活動電位（sensory nerve action potential: SNAP）として直接的に導出されるため、単独部位（1部位）刺激による伝導速度の算出が可能であり、さらに両方向性伝導により順行性（順行法）と逆行性（逆行法）での導出が可能となる。ただし、導出されるSNAPは、原則として順行法では低振幅の三相性、逆行法では高振幅の二相性となる。運動神経については、神経筋接合部を介した筋線維の興奮をBelly-Tendon（筋腹－腱）法にて間接的に複合筋活動電位（compound muscle action potential: CMAP）として導出されるため、CMAPには、神経線維の伝導以外にも神経筋接合部での伝達や筋線維の興奮や伝導も含まれる。したがって、伝導速度の算出には同一神経上の異なる複数部位（2部位以上）を個々に刺激する必要がある[1]。

2. 活動電位の計測と意義（図2）

刺激により導出される活動電位は、外径の異なる複数の神経線維を伝導したimpulseによる複合電位であり、その評価においては、潜時（latency）、振幅（amplitude）、持続時間（duration）が中心かつ重要となる。臨床的に潜時（伝導速度を含む）は、主に髄鞘の状態を反映し、起始潜時（onset latency）は、伝導に関与した神経線維中の最速線維（大径線維）により規定される。振幅は、主に軸索の状態を反映し、導出部位（体表面）から電位発生源までの距離が一定であれば、原則として伝導に関与した神経線維の軸索数とその断面積に依存する。計測には、「陰性頂点―基線交点」あるいは「陰性頂点―陽性頂点」を用いるが、CMAPについては「陰性頂点―基線交点」が、よ

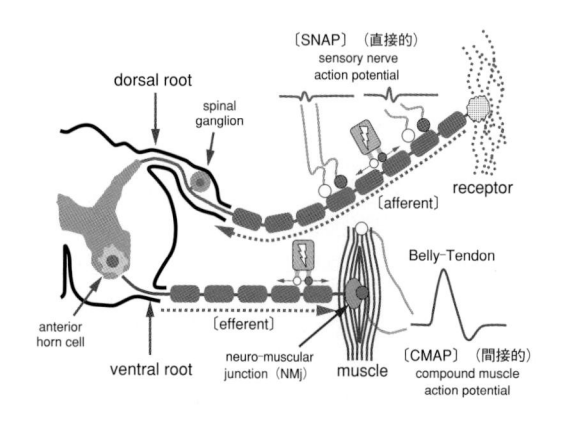

図1　末梢神経の伝導路と検査の原理

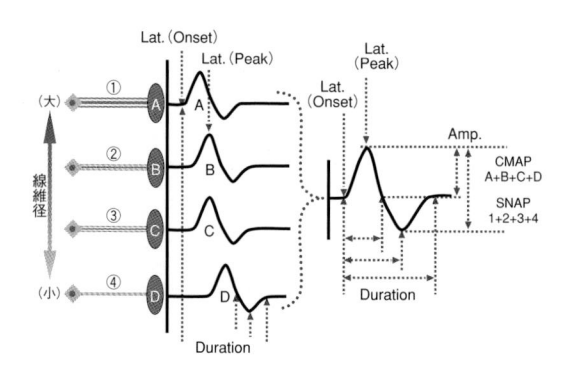

図2　活動電位の計測と意義

り正確に興奮した筋線維の数を反映する[2]との報告もある。持続時間は、主に神経線維の分布を反映し、伝導に関与した神経線維の興奮の同期性とその支配領域（導出筋の形状）に依存する。計測には、「起始点―基線交点」、「起始点―陽性頂点」、「起始点―終点」などが用いられる。神経伝導検査としては、潜時延長に対しては、より遠位部での刺激、CMAPにおける振幅低下に対しては、3Hz刺激、持続時間延長に対しては、F波検査なども有効である。

3. 位相相殺（phase cancellation）

外径の異なる複数の神経線維が同時に興奮した場合、短距離では線維ごとの伝導時間差が小さいため、位相のずれも小さいが、長距離では線維ごとの伝導時間差が大きく、位相のずれも大きくなる。その結果、活動電位の陰性成分と陽性成分の重なりが増し、振幅は低下傾向、持続時間は延長傾向となる。この現象は、持続時間の長い運動単位電位で構成されるCMAPに比べ、持続時間の短い神経活動電位で構成されるSNAPで著明である（図3）。

4. 技術的要因による電位波形の変化

a. 表示感度による変化

活動電位の計測は、原則として肉眼にて行われるため、画面の表示感度によって計測ポイントが異なってくる場合がある（図4）。したがって、計測の際は、画面の表示感度をある程度統一しておくことが大切である。

b. 周波数フィルターによる変化（図5）

電気生理学的検査では、周波数フィルターが導出波形に大きく影響する。高周波フィルター（high frequency filter：HF）は、比較的周波数の高い成分（微細な成分）に対する感度を減少させる回路であり、設定を下げる（低くする）ことにより、記録波形は全体に鈍く滑らか[3]となる。低周波フィルター（low frequency filter：LF）は、比較的周波数の低い成分（緩やかな成分）に対する感度を減少させる回路であり、設定を上げる（高くする）ことにより、記録波形は全体に鋭く歪みが増す。

c. 刺激強度による変化（図6）

神経線維の興奮は、刺激閾値と刺激発生源からの距離によって異なる。弱刺激では、比較的刺激発生源の近くに位置する刺激閾値の低い一部の神

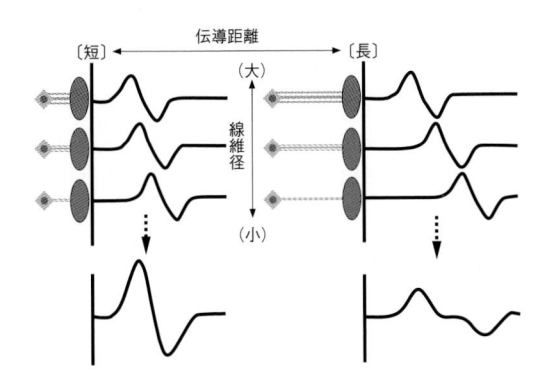

図3 位相相殺

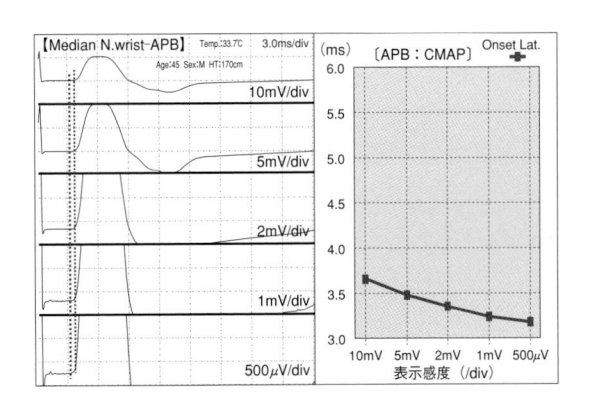

図4 表示感度による潜時計測値変化の一例
同一のCMAPにおいても、画面表示感度の変更により、起始潜時は変化する。

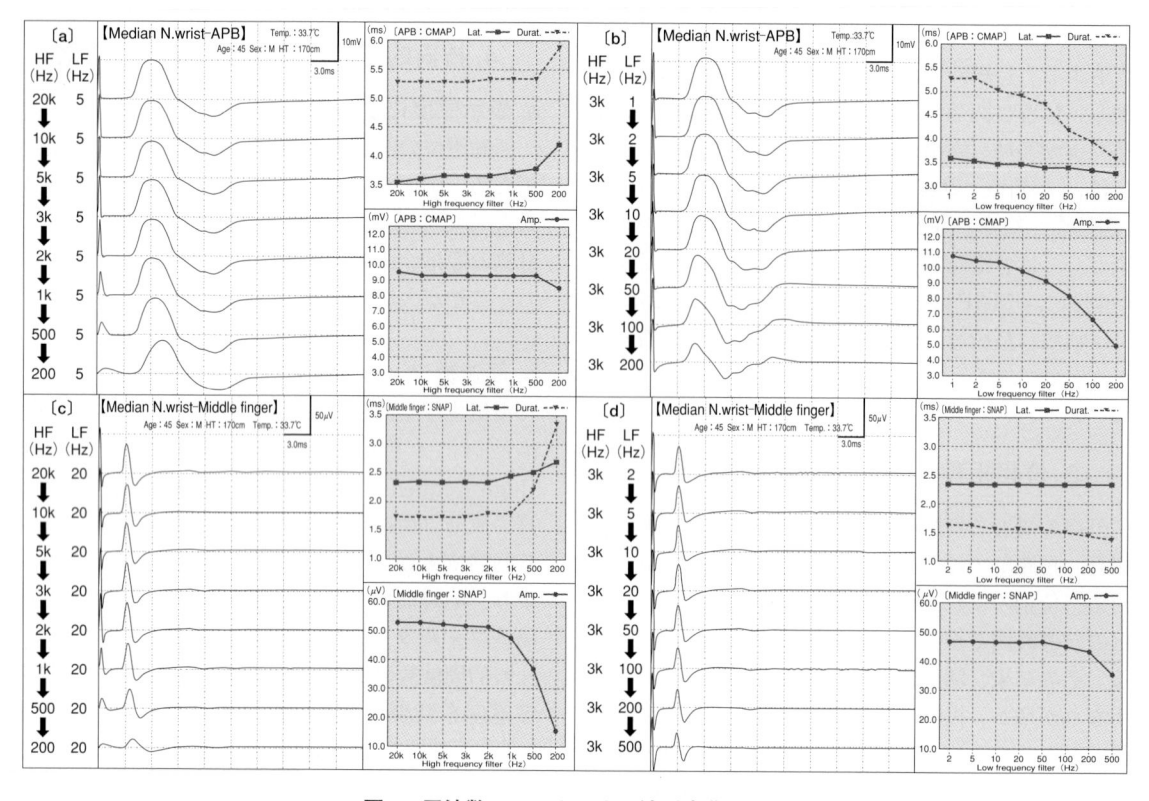

図5 周波数フィルタによる波形変化の一例

　CMAPは、高周波フィルター（HF）を下げると潜時と持続時間は緩やかな延長傾向、振幅は軽度の低下を示すが、1kHzでは潜時の延長傾向はやや大きくなり、200Hzでは潜時、持続時間、振幅のいずれも大きく変化する〔a〕。低周波フィルター（LF）を上げると潜時は緩やかに短縮、持続時間は5Hzよりほぼ直線的に急激な短縮、振幅は10Hzよりほぼ直線的に急激な低下を示す〔b〕。SNAPは、高周波フィルター（HF）を下げると潜時は1kHz、持続時間は500Hzより延長傾向、振幅は1kHz以下で急激な低下傾向を示す〔c〕。低周波フィルター（LF）を上げると持続時間は緩やかな短縮傾向、振幅は100Hz以上で低下傾向となるが、潜時に大きな変化は認めない〔d〕。

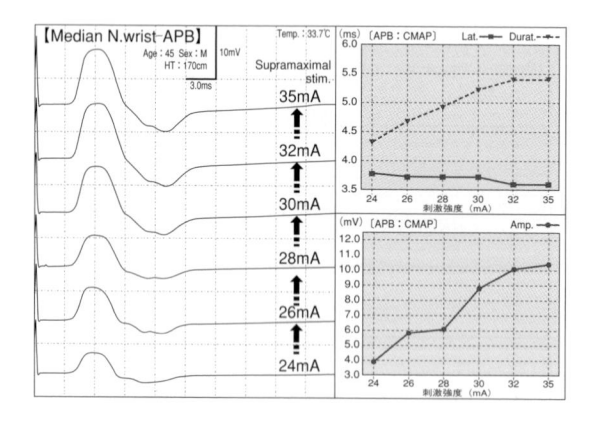

図6 刺激強度による波形変化の一例

経線維の興奮・伝導による活動電位（長潜時・低振幅・短持続時間）が導出されるのみであるが、最大上刺激（supramaximal stimulation）では、刺激したすべての神経線維が興奮すると仮定されるため、検査対象である神経の状態を、より正確に反映した活動電位が導出されることになる。

d. 複合筋活動電位（CMAP）の変化

　Belly-Tendon法では、記録電極が筋腹部や運動点（motor point＝神経筋接合部が集中している部位）から外れることにより、波形は大きく変化する（図7-a）。また、刺激時の導出筋（筋線維）の状態によっても波形は変化する（図7-b）。

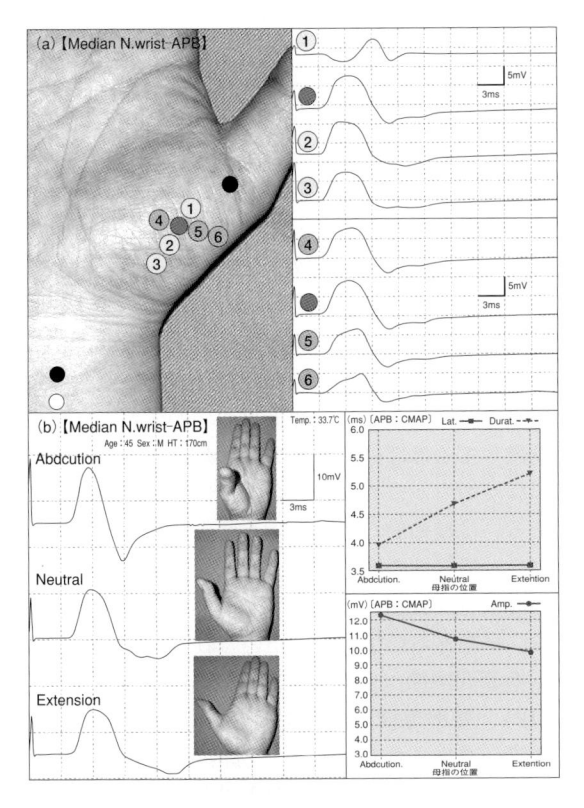

図7 複合筋活動電位（CMAP）の技術的要因に伴う変化の一例

短母指外転筋（APB）上の記録電極を移動させると正中神経刺激にて導出される波形の形状は変化する（a）。また、母指が外転（Abduction）状態にある場合に比べ伸展（Extension）状態では、短母指外転筋の筋線維が引き伸ばされ、薄く細長い状態となるため、正中神経手関節部刺激にて短母指外転筋より導出されるCMAPは、低振幅、長持続時間傾向となる。起始潜時は主に神経線維の状態を反映しているため、筋の状態には影響されにくい（b）。

e. 感覚神経活動電位（SNAP）の変化

双極誘導による導出を原則とするSNAPでは、導出電極間距離により振幅や持続時間は変化する（図8-1）が、電極間距離が長いとアーチファクトが混入しやすく、短いと電極の短絡に注意が必要[4]となるため、通常は3cmを基準とすることが多い。他にも、刺激電極のあて方（図8-2）や手指導出では、導出指と隣接指の状態（図8-3）、導出指の太さ（周囲径）によっても波形は変化[5]する。

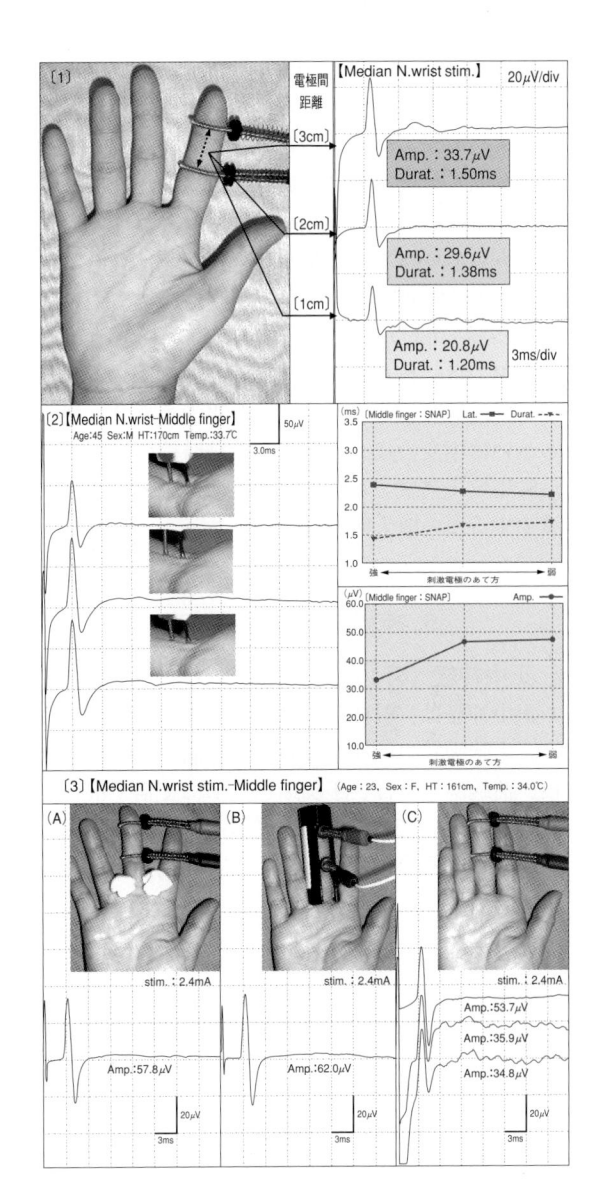

図8 感覚神経活動電位（SNAP）の技術的要因に伴う変化の一例

〔1〕導出電極間距離による変化：電極間距離の短縮により、振幅は低下、持続時間は短縮傾向となる。〔2〕刺激電極のあて方による変化：刺激電極を強く押さえると低振幅傾向となる場合がある。〔3〕導出指と隣接指による変化：十分な間隔を確保した場合（A）や導出指の屈曲や隣接指との直接的な接触をある程度防止した場合（B）には、基線の安定した起始点の明瞭な波形が導出される。導出指に対して隣接指が何らかの影響を与える場合（C）には、基線の乱れが著明となり、低振幅で起始点も不明瞭である。

f. 温度による変化（図9）

　温度（皮膚温）は、神経伝導検査において重要な要素の1つであり、皮膚温が31℃以下（26℃以下で著明）では、各神経線維の伝導速度は遅延傾向、持続時間は延長傾向となる。この変化は、Na$^+$チャネルの不活性化の低下に伴う伝導時間の延長が1つの要因[6]とされている。振幅については、持続時間の長い運動単位電位で構成されるCMAPでは、位相のずれが大きく低下傾向となるが、普遍的な振幅増大現象[7]の報告もあり、増大あるいは不変の場合もある。持続時間の短い神経活動電位で構成されるSNAPでは、位相のずれが減少するため増大傾向となる。

5. 神経走行と伝導検査

a. 正中神経（図10）

　正中神経は、肘関節近位部にて円回内筋に分枝後、上腕動脈の内側を通り、前骨間神経を出した後、前腕部を下行、手関節遠位部にて横手根靱帯の下を通過して手掌内に入る。主な刺激部位は、遠位部（手関節）刺激として、記録電極より神経走行に沿って6～7cm中枢側で手根屈筋腱と長掌筋腱の間、近位部（肘関節）刺激として、肘部上腕動脈内側の2部位であり、必要に応じて、上腕部の烏口腕筋と上腕三頭筋の間、腋窩部、Erb点なども用いられる。運動神経伝導検査（motor nerve conduction study：MCS）におけるCMAPの導出には、主に短母指外転筋（abductor pollicis brevis：APB）が用いられ、記録電極を筋腹部、基準電極を第1中手指関節（first metacarpophalangeal joint：MP-1）橈側に設置する[8]。健常にて導出されるCMAPは、原則としていずれの部位を刺激してもほぼ同形状となり、刺激部位によって形状が明らかに異なる場合は、何らかの神経障害あるいは技術的な要因に伴う変化である可能性が高い。逆行性の感覚神経伝導検査（sensory nerve conduction study：SCS）におけるSNAPの導出には、示指あるいは中指が用いられ、記録電極を近位指節間関節（proximal interphalangeal joint：PIP）、基準電極を記録電極の3cm遠位部に設置する。導出されるSNAPは、健常においても位相相殺により、刺激－導出間距離の延長に伴い波形形状は変化するが、原則として系統性を持った変化[4]となる。

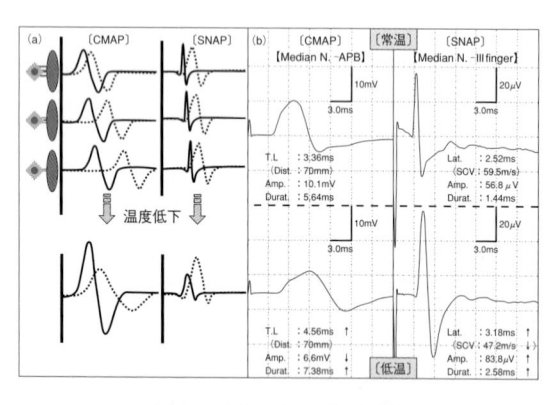

図9　温度による波形変化

（a）温度低下による位相相殺：同一伝導距離では、温度低下によりCMAP、SNAPともに潜時、持続時間は延長するが、振幅は、CMAPでは低下、SNAPでは増大する。（b）健常記録（Age:45, Sex:M, Height:165cm）の一例：温度低下によりCMAPでは、終末潜時、持続時間の延長と振幅の低下が認められ、SNAPでは、潜時、持続時間の延長、伝導速度の遅延を認めるが、振幅は増大している。

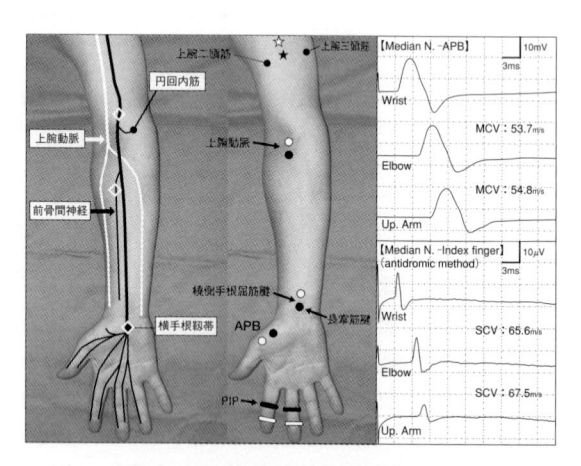

図10　正中神経の走行と伝導検査

　◇は、主な絞扼障害好発部位、☆と□は、必要に応じて用いられる刺激部位と導出部位。波形は、健常記録の一例（Age:60, Sex:M, Temp.:32.5℃）。
Wrist：手関節部、Elbow：肘関節部、Up.Arm：上腕部。

＜短母指外転筋（APB）の確認（図11）＞

MP-1と手根中手関節（carpometacarpal joint：CMC）を掌側で結んだ直線上に位置する[9]。母指は、屈曲・伸展・外転・内転・対立の5つの運動により構成され[10]、APBの確認は、前腕を回外位、手関節を中間位に保ち、母指基節部外側に加えられた抵抗に抗して、母指を掌側面に垂直に上げさせる[11]。確認の際には、隣接する母指対立筋（opponens pollicis：OP）や短母指屈筋浅頭（flexor pollicis brevis superficial -head：FPBs）との誤認に注意する。

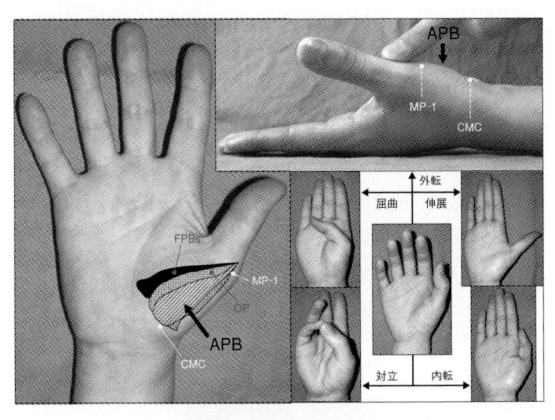

図11 短母指外転筋（APB）の確認

b. 尺骨神経（図12）

尺骨神経は、上腕三頭筋の前方を下行、尺骨神経溝、肘部管を通過後、前腕部にて背側枝を分枝した後、手関節部にてGuyon管（尺骨神経管）を通過して手掌内に入り、深枝と浅枝に分かれる。主な刺激部位は、遠位部（手関節）刺激として、記録電極より神経走行に沿って6～7cm中枢側の尺側手根屈筋腱上あるいはその内側、近位部刺激として、肘関節部内側上顆を基準に3～5cm末梢側と5～7cm中枢側（10cm以上の間隔）の3部位であり、必要に応じて、腋窩部やErb点も用いられる。手技的には、肘関節部刺激において肘の角度により伝導速度が変動する（図13）ため、距離計測の際は、刺激時の角度を保持しておくことが大切である。MCSにおけるCMAPの導出には、主に小指外転筋（abductor digiti minimi：ADM）が用いられ、記録電極を筋腹部、基準電極を第5中手指関節（fifth metacarpophalangeal joint：MP-5）尺側に設置する[8]。導出されるCMAPは、二峰性やnotch状の変化を認める場合もあるが、原則として健常では、刺激部位に限らずほぼ同形状となる。逆行性SCSにおけるSNAPの導出には、小指が用いられ、記録電極をPIP、基準電極を記

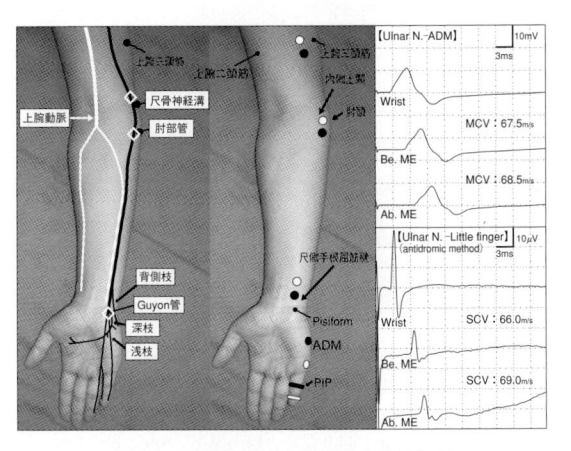

図12 尺骨神経の走行と伝導検査

◇は、主な絞扼障害好発部位。波形は、健常記録（上段：MCS；Age:51, Sex:F, Temp.:34.5℃／下段：SCS；Age:56, Sex:M, Temp.:33.6℃）の一例。Wrist：手関節部、Be.ME：内側上顆末梢側、Ab.ME：内側上顆中枢側。

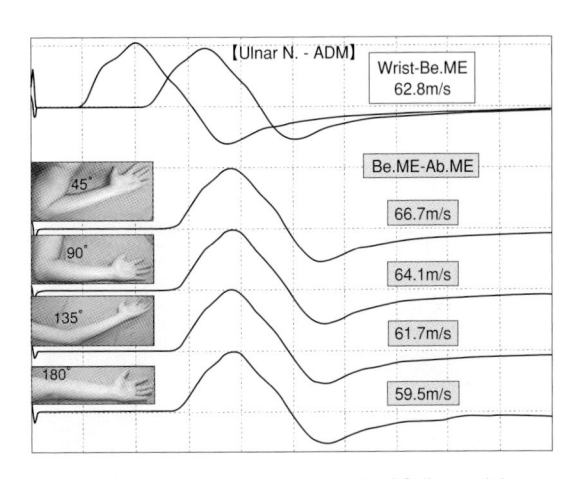

図13 肘関節の角度による波形変化の一例

肘関節部の尺骨神経は、角度により神経長が変化するため、伝導速度は鋭角では速く、鈍角では遅くなる。

録電極の2～3cm遠位部に設置する。導出されるSNAPには、容積伝導（volume conduction）によるCMAPの混入を認めることもあるが、刺激強度や各電極の設置などに対する技術的な対応により、ある程度の回避は可能である。

＜小指外転筋（ADM）の確認（図14）＞

MP-5と豆状骨（pisiform）の尺側を直線で結んだ線上に位置する[9]。確認は、掌側面を上にして、伸展した小指の尺側に加えられた抵抗に抗して、小指を外転させる[11]。確認の際には、ADM上方に位置する小指屈筋（flexor digiti minimi：FDM）や小指対立筋（opponens digiti minimi：ODM）との誤認に注意する。

c. 橈骨神経（図15）

上腕にて橈骨神経溝を回り込むように下行、橈骨管を通過後、浅枝（知覚枝）と後骨間神経（運動枝）に分かれる。後骨間神経は、Frohse arcadeを通過して固有示指伸筋（extensor indecis proprius：EIP）に至る。浅枝は、前腕遠位部橈側より表在性となり手背に至る。MCSにおける主な刺激部位は、記録電極より6～7cm中枢側の前腕部（尺側手根伸筋橈側）、上腕部（上腕二頭筋と腕橈骨筋の間）、Erb点であり、必要に応じて、肘関節中央遠位部、上腕近位部、腋窩部なども用いられる。CMAPの導出には、主に最遠位支配筋であるEIPが用いられ、記録電極を筋腹部、基準電極を尺骨茎状突起（ulnar styloid process）橈側に設置する[8]。導出されるCMAPは、EIPが比較的細長い筋であるため、健常においても持続時間のやや長い波形となることが多い。また、運動点が不明瞭な場合もあり、初期陽性電位を伴うこともある。逆行性SCSでは、純知覚枝である浅枝（superficial radial nerve）を前腕遠位部橈側にて刺激して、母指あるいは解剖学的カギたばこ入れ（anatomic snuffbox）の尺側で、第2中手骨橈側よりSNAPを導出する。母指導出では、記録電極を母指指節間関節（interphalangeal joint：IP）やや近位部、基準電極を記録電極より2～3cm遠位部に設置する。刺激の際には、正中神経への刺激の波及に注意が必要である。

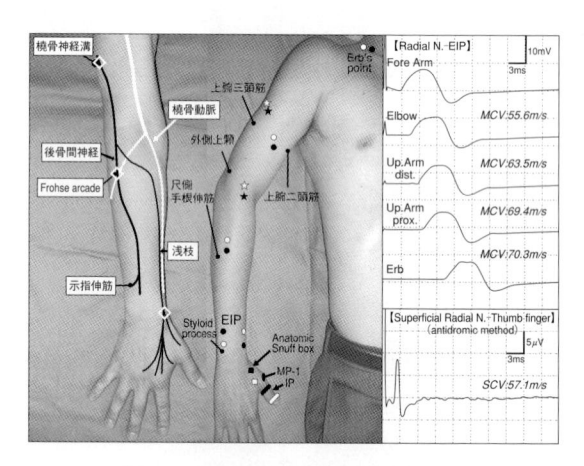

図15　橈骨神経の走行と伝導検査

◇は、主な絞扼障害好発部位、☆と□は、必要に応じて用いられる刺激部位と導出部位。波形は、健常記録（上段：MCS；Age：79、Sex：M、Temp.：33.0℃／下段：SCS；Age：85、Sex：F、Temp.：35.0℃）の一例。
Fore Arm：前腕部、Elbow：肘関節、Up.Arm dist.：上腕遠位部、Up.Arm prox.：上腕近位部、Erb：エルブ点。

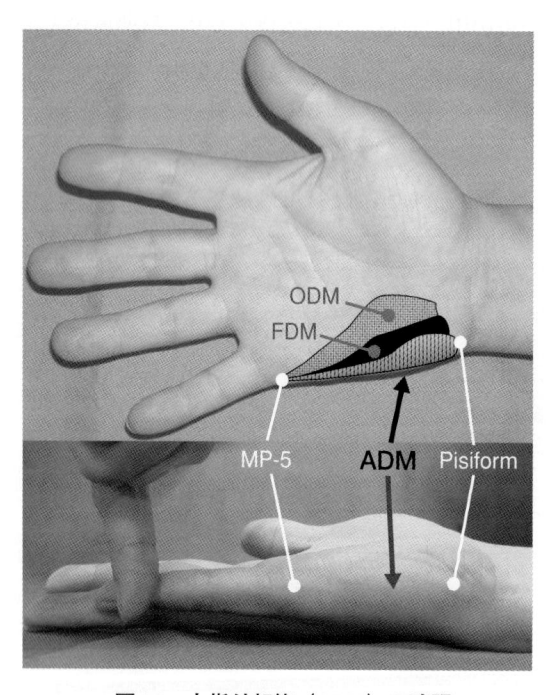

図14　小指外転筋（ADM）の確認

＜固有示指伸筋（EIP）の確認（図16）＞

前腕の尺骨遠位1/3～1/4で、尺骨茎状突起より2～3横指近位部に位置する細長い筋である。確認は、前腕を回内位、手関節を中間位に保った状態で、示指の背面に加えられた抵抗に抗して、示指を伸展させる。確認の際には、示指～小指の4指同時伸展により総指伸筋（extensor digitorum communis：EDC）も収縮するため誤認に注意する。

6. 神経伝導検査の技術的応用

a. 手掌刺激（正中神経：運動神経）

正中神経は、手根管を通過後、手掌内で知覚枝と運動枝に分かれ、運動枝の一部は反回枝（recurrent branch）となってAPBに向かう。手掌刺激は、この反回枝の刺激による手根管遠位部での伝導状態の評価が目的であり、手根管における伝導障害の限局性の確認には有用である。ただし、刺激によるAPB以外の母指球筋群の興奮によって潜時が短くなる[12]場合もあり、刺激による母指外転運動の観察や導出電極の設置部位には注意が必要となる。典型的な手根管症候群（carpal tunnel syndrome）例では、手掌部と手関節部刺激によるCMAPの比較にて、起始潜時差の延長、振幅比の低下、持続時間比の増大などが認められる（図17）。

b. インチング（inching）法

1）正中神経（図18）

手関節部を1～2cm間隔にて複数の部位を刺激する方法であり、主に手関節部での絞扼性障害に対する限局性の確認として用いられる。限局性障害では、局所的に導出波形が大きく変化する。検査は、運動神経、感覚神経のいずれでも可能であるが、手根管遠位部の運動神経は、主要幹から母指球筋へ反回走行するため、1cm間隔刺激は困難とされている[12]。

2）尺骨神経（図19）

肘部の尺骨神経障害は、障害部位が内側上顆の近位部、後部、遠位部によって病変が異なる[13]ことから、肘部における尺骨神経のインチングは、障害部位の推定や限局性の確認に有用[14]であり、臨床的にも重要な情報の1つとなる。検査の際は、

図16　固有示指伸筋（EIP）の確認

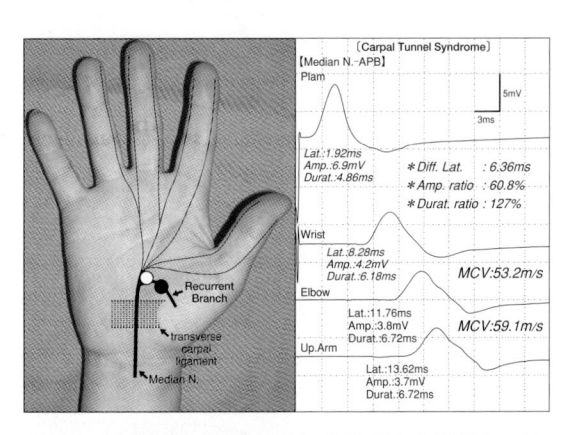

図17　手掌刺激（正中神経）と手根管症候群の一例

反回枝は、手掌中央部よりAPBに向かうため、刺激電極の極性は、近位部を陰極（●）、遠位部を陽極（○）とする。右図の手根管症候群例（Age:75、Sex:F、Height:150cm、Temp.:34.2℃）では、手掌（Palm）―手関節（Wrist）間にて、潜時差（Diff.Lat.）の延長、振幅比（Amp.ratio）の低下、持続時間比（Durat.ratio）の増大を認める。

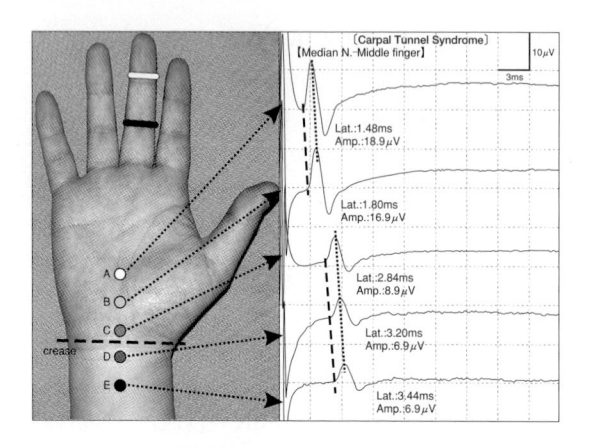

図18 正中神経（手関節部）インチング法と手根管症候群の一例

手根管症候群例（Age:42,Sex:F,Height:152cm,Temp.:34.4℃）における正中神経手関節部2cm間隔刺激によるSNAPは、B－C間にて潜時差の延長（1.04ms）と振幅比の低下（52％）を認める。

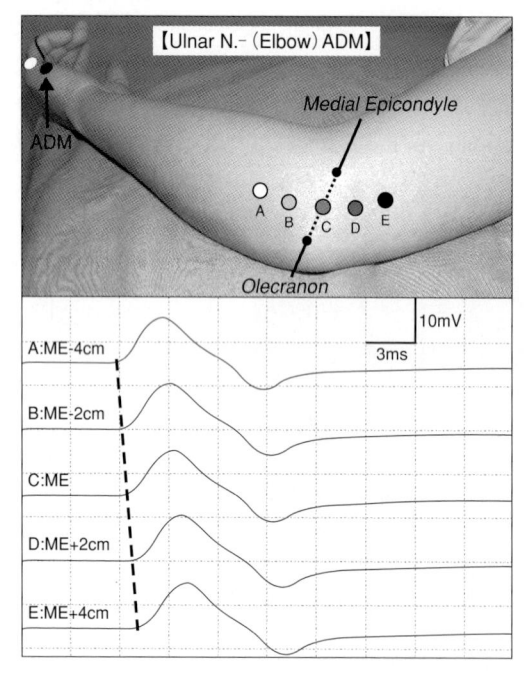

図19 尺骨神経（肘部）インチング法と健常記録の一例

肘の角度を一定に保持した状態で内側上顆（medial epicondyle）と肘頭（olecranon）の中点を基準に、4cm末梢側－4cm中枢側間を2cm間隔にて5点を刺激。健常では、潜時に直線的な変化を認めるが、潜時差や振幅に明らかな変化は認められない。
B：肘部管（cubital tunnel）、C：後内顆溝（post-retrocondylar groove）、D：尺骨神経溝（post-condylar groove）。

肘の角度の保持が大切であるとともに、内側上顆遠位部には筋膜バンドが存在するため、やや強い刺激が必要となる。

3）橈骨神経（図20）

上腕～前腕においては、ある程度、神経走行に沿ったCMAPの導出が可能である。したがって、橈骨神経溝（Spiral groove）やFrohse arcadeなどの絞扼性障害好発部位を挟む遠位部と近位部の波形の比較は、障害部位の推定や限局性の確認には有用である。

c. 感覚神経比較導出法（図21）

手指の知覚支配は、母指（Thumb finger）が正中神経と橈骨神経浅枝、環指（Ring finger）の70～80％が正中神経と尺骨神経の二重支配と報告[10]されている。この解剖学的特徴に基づき、母指と環指では、同一部位に設置した同一電極より、異なる神経の活動電位を導出することが可能となる[15]。本法は、感覚神経障害に対する限局性の評価に有用であり、さらに生理的変動や個体差、導出電極の設置に伴う技術的過誤などの軽減にも有効となる。ただし、知覚神経支配には、いくつかの変異の報告[10]もあり、波形評価には注意が必要である。

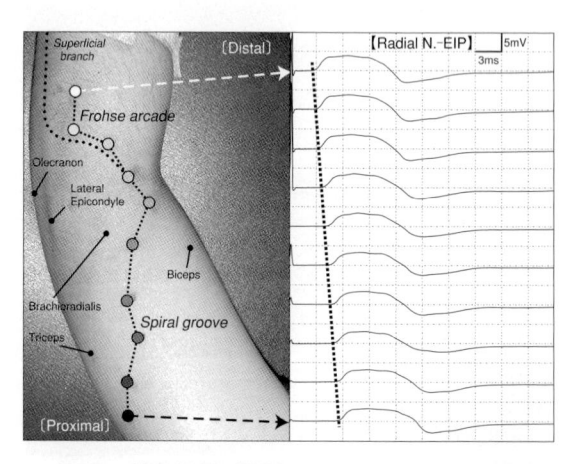

図20 橈骨神経（前腕～上腕）インチング法と健常記録の一例

健常では、潜時に直線的な変化を認めるが、潜時差や振幅に明らかな変化は認められない。

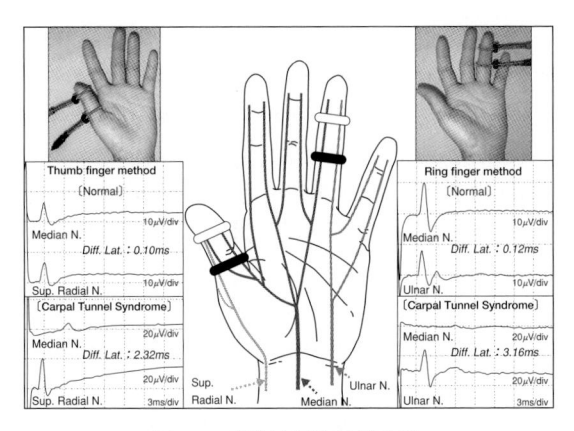

図21 感覚神経比較導出法

健常例（Age:85, Sex:F, Temp.:34.2℃）では、正中神経刺激と橈骨神経浅枝あるいは尺骨神経刺激によるSNAPの潜時、潜時差、振幅に有意な差は認められない。手根管症候群例（Age:43, Sex:F, Temp.:34.0℃）では、橈骨神経浅枝あるいは尺骨神経刺激に比べ、正中神経刺激では潜時および潜時差の延長と振幅の低下が認められ、正中神経に比較的局在した障害が推測される。

d. 運動神経比較導出法（虫様筋・骨間筋法：2L-INT）

正中神経支配である第2虫様筋（second lumbricalis：2L）と尺骨神経支配である第1掌側骨間筋（first palmar interosseus：INT）は、解剖学的に重なるように位置しているため、手掌部に設置した同一電極より、正中神経あるいは尺骨神経刺激による個々のCMAPの導出が可能[16]となる。本法は、運動神経障害に対する限局性の評価に有用であり、同一個体の異なる神経の伝導による活動電位を同一電極より導出することから、個人差や生理的変動の軽減などにも有効である。また、本法の応用により正中神経由来のSNAPの導出[17]や病態の把握、検査手技の確認[18]なども、ある程度は可能である（図22）。

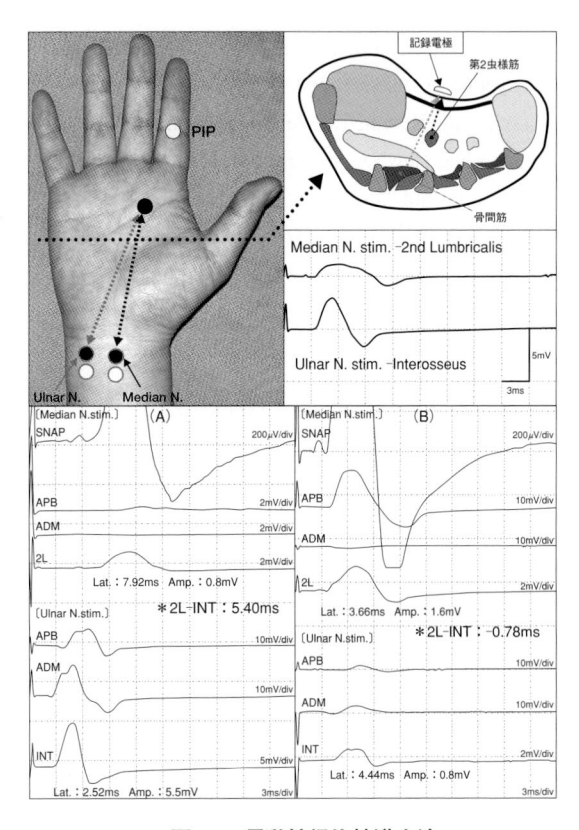

図22 運動神経比較導出法

記録電極（●）を手掌部の第3中手骨中点やや橈側、基準電極（○）を示指の近位指節間関節（PIP）に設置して、手関節部にて刺激－記録電極間を同距離で正中神経と尺骨神経を個々に刺激する。正中神経刺激にて第2虫様筋（2L）、尺骨神経刺激にて骨間筋（INT）のCMAPが導出される。（A）の手根管症候群例（Age:60, Sex:F, Height:158cm, Temp.:33.2℃）では、2L CMAPとSNAPに潜時の延長、振幅の低下を認めるが、INT CMAPに変化は認められず、2LとINTのCMAPの潜時差（2L-INT）は延長している。（B）のGuyon管症候群例（Age:62, Sex:M, H:168cm, Temp.:35.0℃）では、2L CMAPとSNAPに変化は認められないが、INT CMAPには潜時の延長、振幅の低下が認められ、2L-INTには負の延長を認める。

参考文献

1) 木村 淳：誘発電位と筋電図；理論と応用（第1版）. 医学書院, 東京, 78-79, 1990
2) SHIN J OH：筋電図実践マニュアル（監訳：白井康正）；各種検査法の手技とデータ解釈（第1版）. 医学書院MYW, 東京, 27-30, 1996
3) 長谷川修, 松本俊介, 飯野光治, 他：神経伝導検査時に得られる活動電位波形の記録周波数帯域による変化. 臨床脳波 41（7）：428-430, 1999
4) 幸原伸夫：神経伝導検査. 医学検査 55（6）：713-724, 2006
5) Bolton CF, Carter KM：Human sensory nerve compound action potential amplitude；variation with sex

and finger circumference. J Neural Neurosurgery Psychiat 43：925-928, 1980
6) Louis AA, Hoston JR：Regional cooling of humen nerve and slowNA+ inactivation. Electroenceph clin Neurophysiol 63：371-375, 1966
7) 広瀬一郎, 桜井　実, 宮坂芳典：冷却に伴う母指球筋複合筋活動電位の波形変化. 臨床脳波 33（7）：489-492, 1991
8) 山内孝治：知っておきたい神経伝導検査；基本的な検査方法とその注意点. Medical Technology 30（5）：532-538, 2002
9) Edward F. Delagi, Aldo Perotto：筋電図のための解剖学ガイド（田島達也, 監訳, 栢森良二, 訳）（第2版）. 西村書店, 新潟, 4-41, 1985
10) 上羽康夫：手；その機能と解剖（第3版）. 金芳堂, 京都, 57-58, 228-230, 1999
11) 上田　敏, 監訳, 大川弥生, 訳：末梢神経の診かた；写真でみる診断マニュアル（第1版）. HBJ出版局, 東京, 23-28, 1994
12) Jun Kimura：神経・筋疾患の電気診断学；原理と実際（第1版）. 西村書店, 新潟, p94-98, 1989
13) 栢森良二, 三上真弘：上肢の絞扼性神経障害の電気診断学. 臨床神経生理学 31（1）：55-57, 2003
14) 山内孝治：臨床検査Q&A；尺骨神経絞扼障害に対する神経伝導検査の手順. Medical Technology 33（3）：323-325, 2005
15) Jackson DA, Clifford JC：Electrodiagnosis of mild carpal tunnel syndrome. Arch Phys Med Rehabil 70：199-204, 1989
16) Perston DC, Logigian EU：Lumbrical and interossei recording in carpal tunnel syndrome. Muscle Nerve 15：1253-1257, 1992
17) 長谷川修, 松下ゆり, 飯野光治, 他：上肢の神経伝導検査；虫様筋・骨間筋法の応用. 神経内科 50：440-463, 1999
18) 山内孝治：末梢神経伝導検査. 第38回日本臨床神経生理学会技術講習会テキスト, 第31回日本神経生理学会学術大会事務局, 東京, 207-209, 2001

（山内孝治）

G. 神経伝導検査（下肢編）

はじめに

　下肢の神経伝導検査には、腰神経叢では（外側大腿皮神経、大腿神経、伏在神経）、腰仙骨神経叢では（坐骨神経、深腓骨神経、浅腓骨神経、脛骨神経、内側足底神経、外側足底神経、腓腹神経などが利用される。われわれ検者は、これらの検査手技を日常熟知していなければならないのだが？　日臨技では、2005年より神経伝導検査の標準化が話題になってきた。しかし、まだ始まったばかりで、「標準化」は、今後、専門学会である日本神経生理学会での指針に期待したい。神経伝導検査は、生理的因子および技術的因子など多くの因子のバリィエーションによって影響を受ける検査手技である。この信頼性を高めるために、これらの因子をできる限り標準化しなければならない。神経障害が高度になるほど複合筋電位（CMAP）や感覚神経活動電位（SNAP）の電位の歪みが大きく電位の導出が困難となる。そのため刺激閾値の上昇、交差刺激などが問題となり、正確な診断をするためには電気刺激の技術および導出電極の知識や技術、アーチファクト除去などの基本的な手技を日常から確実に熟知していることが必要である（図1）。

1. 神経伝導検査の各パラメータの計測

1）CMAPの計測パラメータ（図2-1）
①潜時（Latency）ms：刺激点からCMAPの立ち上がり点までの時間であり、最も伝導速度の速いAα運動線維の神経伝導を反映する。
②振幅（Amplitude）mV：振幅の計測法には、基線～陰性頂点間で求める方法（A）と、陰陽の頂点間を求める方法（B）の2つがある。ここでは（B）を使用する。振幅は、神経線維数を反映し、神経密度が低下すれば振幅も低下する。
③持続時間（Duration）ms：持続時間の計測法には、CMAPの立ち上がりから基線交点までの時間（A）と、CMAP立ち上がりから陽性頂点までの時間（B）、あるいはCMAP立ち上がりからCMAPが基線に戻るまでの時間（C）の3種類あるが、ここでは（A）を使用する。持続時間はCMAPの伝導に関与した神経線維の興奮の同期性を反映し、伝導速度の最も速い線維と最も遅い線維との速度差により決定される。
④運動神経伝導速度（MCV）m/s

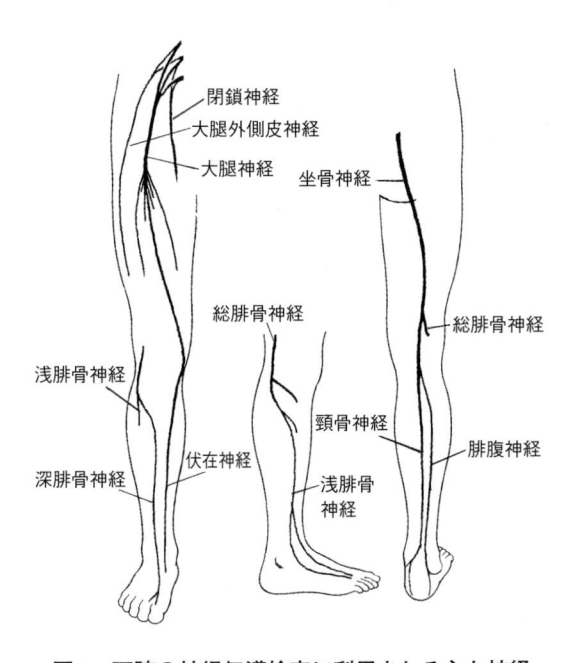

図1　下肢の神経伝導検査に利用される主な神経

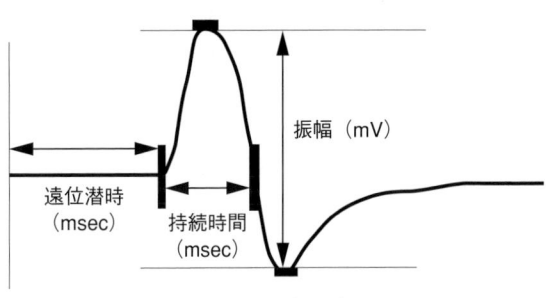

図2-1　CMAPの計測パラメータ

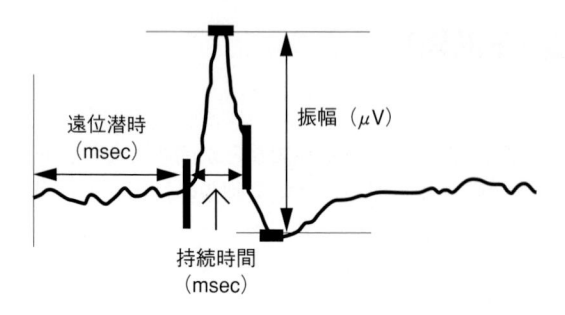

図2-2 SNAPの計測パラメータ

2）SNAPの計測パラメータ（図2-2）
①潜時（Latency）ms：刺激点からSNAPの立ち上がり点までの時間であり、もっとも伝導速度の速いGⅠa線維の神経伝導を反映する。
②振幅（Amplitude）μV：振幅の計測法には、基線〜陰性頂点間で求める方法（A）と、陰性〜陽性の頂点間を求める方法（B）の2つがある。ここでは（B）を使用する。振幅は神経線維数を反映し、神経密度が低下すれば振幅も低下する。
③持続時間（Duration）ms：持続時間の計測法には、SNAPの立ち上がりから基線交点までの時間（A）と、SNAP立ち上がりから陽性頂点までの時間（B），あるいはSNAP立ち上がりからSNAPが基線に戻るまでの時間（C）の3種類あるが、ここでは（A）を使用する。持続時間はSNAPの伝導に関与した神経線維の興奮の同期性を反映し、伝導速度のもっとも速い線維ともっとも遅い線維との速度差により決定される。

2. 各パラメータの変動因子

CMAPおよびSNAPの各パラメータは疾患による変動のみでなく、測定時の環境因子や生理的因子によっても変動する。ここではまず、原因疾患によらない各パラメータの生理的変動や測定法による技術的変動について述べる。

1）生理的因子
①皮膚温
　伝導速度と体温との関係はよく知られており、皮膚温の低下に伴い伝導速度は約2m/s/℃低下する。さらに、皮膚温が低下すると、CMAPやSNAPの振幅は増大し持続時間が延長する。そのため，神経伝導速度を測定する場合には、皮膚温を手足ともに34℃にすることが理想的とされる。糖尿病患者の場合には、自律神経障害もあるため手足の皮膚温が低下していることが多く、検査の際に皮膚温を34℃まで加温することが必要とされることも少なくない。当施設では手掌で32℃〜34℃、足首で30℃〜32℃まで加温して測定を行っている。皮膚温が低い場合は，安易に温度補正値を利用する方法よりも、面倒でもストーブやお湯の入った容器で測定部位を暖めて検査することが重要である。温度補正値を頻用すべきでない理由は、伝導速度以外の計測のパラメータに関する補正値が現状では統一されていないからである。
②年齢
　MCVは新生児で大人の1/2の測定値を示す。これは、生後数年をかけて末梢神経の有髄化が進行し生じるために、伝導速度が急速に増大することによる。伝導速度は3〜5歳で成人の値に達する。また、加齢とともに伝導速度は低下することも知られており、60歳までは有意差はほとんど無い。その後加齢とともに伝導速度は遅延し、振幅も低下する。SNAPの振幅低下は著明である。
③性別
　SNAPの振幅は、同世代を比較してみると男性より女性の方が高振幅で記録される。この現象は手指の周囲と関係しているとの報告もある。
④その他

2）技術的因子
①刺激強度（最大上刺激強度）
　運動神経を刺激しCMAP導出する場合に、刺激強度を上げていくとCMAPの振幅が大きくなり、潜時が短縮してくる。CMAPの振幅が最大になるように刺激強度を強くし、振幅が安定した刺激強度よりさらに20〜30％強度を上げてみて、CMAPの振幅に変化がないことを確かめ

る。この刺激強度を最大上刺激強度と呼ぶ。この刺激強度は検査対象となる神経線維のすべての成分を興奮させると考えられるので、安定したCMAPを導出することができる。刺激強度が十分でないと潜時や振幅に誤差が生じやすくなり、正確な結果が得られないため最大上刺激強度で検査することが重要である。

②「刺激―導出」電極間距離

遠位潜時は刺激電極から導出電極間の距離に影響される。電極間距離が伸びると潜時も延長し、電極間距離が短くなると潜時も短縮する。脛骨神経では12～13cm、腓骨神経では10～12cmに距離を調整して刺激する。

③導出電極の位置

脛骨神経の検査の場合には導出電極（G1）を母趾外転筋の運動点上（舟状骨の下縁の1cm下）に設置する。基準電極（G2）は母趾外転筋の筋腹を外した腱上に設置する（筋腹腱配置法）。正しい位置に陰性電極が設置されると（陰性―陽性）の単純な2相性の大きな波形が得られる。しかし、電極位置が外れていると、小さい陽性から始まる（陽性―陰性―陽性）のCMAPが導出され、CMAPの振幅も低下する。

④皮膚抵抗

皮膚抵抗が高いと刺激によるノイズなどが入りやすく、きれいな電位が記録できない。皮膚抵抗を低下させる方法としては、導出部位、刺激部位、接地部位をアルコール綿でよく拭き、脱脂した後に電極を装着することが推奨されている。また、四肢の浮腫や皮下脂肪も抵抗を高くする原因となるため、このような条件の場合には、脳波用針電極を導出電極として使用したり、刺激電極を棒状刺激電極に代えて使用することも考慮する。

⑤機器条件

ブラウン管の感度はあまり変えないで測定する方が施設内の精度が上昇する。感度を上下することは、潜時の計測にバラツキを生じる。このため、運動神経では振幅（Y軸）は5mV/DIVまたは2mV/DIV、時間軸（X軸）は5ms/DIVまたは10ms/DIVに設定して、感覚神経の場合は振幅は20μVまたは10μV/DIVで2ms/DIVまたは5ms/DIV測定を行う。

電位が小さい場合には感度を一段階上げ、大きければ一段階下げる程度で測定するとよい。また、フィルターの周波数帯域の選択も潜時や振幅に影響するので注意が必要である。

3. 神経伝導検査法

a. 脛骨神経：運動神経伝導検査（基準導出法）

1) 解剖

脛骨神経はL4、L5、S1、S2およびS3からの線維で構成されている。この神経は膝窩を横切り、腓腹筋とヒラメ筋の深部を走り、内踝の後下方の屈筋支帯（足根管）の下を通過する。足根管の末端部で内側足底神経と外側足底神経に分岐する。内側枝の運動神経は母趾外転筋を支配し、外側枝の運動神経は小趾外転筋を支配している。感覚神経線維は、踵骨枝、内側足底枝（Ⅰ、Ⅱ、Ⅲ指、Ⅳ指内側）、外側足底枝（Ⅳ外側、Ⅴ指）などの分枝を支配する。足根管症候群では、両神経が障害される場合と内側あるいは外側どちらかが障害される場合がある。また足根管症候群では、感覚神経の踵枝障害が含まれる場合と含まれない場合がある。

2) 臨床応用

①膝窩部（膝窩動脈瘤、神経走行にそった腫瘍など）
②足関節部（足根管症候群）
③全身性神経障害のスクリーニングや経過観察
④末梢神経や脊髄神経根の脱髄性病変、伝導ブロック
⑤軸索変性
⑥腰神経叢・坐骨神経障害（骨盤骨折、股関節脱臼、大腿骨や脛骨骨折）
⑦L4、L5、S1、S2、S3の神経根を含む脊髄障害

3) 手技（図3）

①体位：ベッドに腹臥位に寝かせ、足首に診察用小枕をあてる。

②機器測定条件
低域波フィルター　10Hz
高域波フィルター　1.5KHz以上
分析時間　　　　　5ms/DIV～10ms/DIV
感度　　　　　　　5mV/DIVまたは2mV/DIV
刺激頻度　　　　　0.5Hz/または1Hz

③記録
2つの方法
a）内側足底神経：運動神経（基準誘導法）
　多発性神経障害のスクリーニング検査で一般に行われている方法で、母趾外転筋の筋腹上に活性電極（G1）を置き、基準電極（G2）は母趾または母趾基部に置く。内側足底神経障害が疑われた場合は、対側の内側足底神経、同側の外側足底神経も検査して、所見を比較することが必要。母趾外転筋の選択は、母趾中趾足節（MP）関節を屈曲し、第2趾から親趾を離す運動をさせ、足の内縁に検者の手を置き、筋収縮を確認して導出電極を配置する。

b）外側足底神経：運動神経（基準誘導法）
　足底部外側縁に位置する足底中央外縁の小趾外転筋の筋腹上に活性電極（G1）を置き、基準電極（G2）は第5趾または母趾基部に置く。

④アース
　刺激電極と導出電極の間に置く。電極は密着度のよい表面積が大きいものを選び、衛生面にも配慮した電極を選択する。最近では心電図記録用のデスポ電極が多く利用される。

⑤刺激部位
a）遠位：内踝の軽度後方で、両足底枝ともにこの部位で、内側足底神経では導出電極（G1）から約12～13cmの位置で刺激する。
b）近位：膝窩部中央、またはややそれより外側で刺激する。

4）基準値（脛骨神経運動神経）

施設	年齢（平均）	潜時ms	距離cm
木村	11～59（59）	4.96以下	10cm
馬場	35～44	4.7以下	9～10cm
北里	20～70（55）	6.1以下	12～13cm

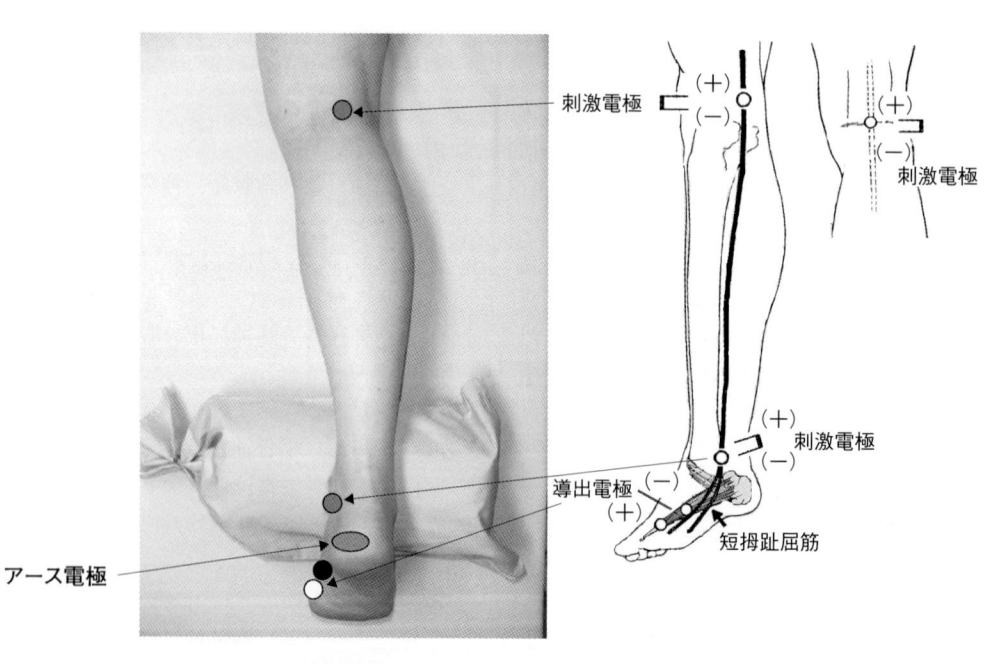

図3　脛骨神経：運動神経伝導検査（基準導出法）

施設	足首振幅mV	膝振幅mV	伝導速度m/s
木村	3.9以上	2.9以上	44.9以上
馬場	6以上		43以上
北里	9以上	8.5以上	43以上

北里：持続時間（陰性相のみ）4.5ms～5.5ms
木村：振幅（陰性頂点）、
馬場・北里：振幅（陰性～陽性頂点）

5）コツ
①肥満・浮腫などで最大上刺激が得られない場合は、棒状刺激電極を使って、刺激部位を強く押して検査神経により近づけて刺激するとよい。
②膝窩部中央での刺激は、神経が深部を走行するため最大上刺激のCMAP導出が難しい場合がある。棒状刺激電極を使って、刺激部位を強く押し付けて刺激するとよい。
③それでも、最大上刺激のCMAPが導出されない場合は、膝を「くの字」に曲げて膝窩部中央を強く押しながら刺激するとCMAPが記録できることがある。

6）注意事項
①感度：通常はX軸を5mV/DIVで測定し、ブラウン管に誘発された電位が筋肉の萎縮が強く小さい場合は一段上げて2mV/DIV、大きい場合は一段下げて10mV/DIVで測定する。極度に筋の萎縮が強い場合、0.1mV/DIVで測定することもあるが稀である。刺激強度を上げてもブラウン管に誘発電位が現れない場合は感度を一段、二段上げて確認する必要がある。
②刺激周波数：機器の新規購入時にメーカー側が設定してくる刺激周波数は1Hzが多い。1Hzでも問題はないが、できれば、筆者は0.5Hzを奨める。1Hzの刺激は随時ブラウン管の波形を観察して、検者が次の対応に間に合わずに無駄な刺激を患者に与えてしまう。0.5Hzの刺激であれば、次の対応に十分な時間ができて、刺激の数を減らし患者の負担の少ない正確な検査ができる。

③患者に刺激を当てる前に、検者自身が自ら自分の手関節部に刺激をあてて刺激が出ていることを確認する。また患者にその光景をみせて刺激に対する恐怖心を和らげる必要がある。
④機器内蔵のスピーカーの音量を上げておき、刺激による疼痛で筋収縮電位の発生をスピーカーの音により確認する。音が聞こえたら患者に「力が入っているようです、力を抜いてください。」と指示するとアーチファクトの少ない正確な電位が記録できる。
⑤母趾外転筋の萎縮が強くCMAPが導出不可能な場合は、導出部位を腓腹筋に換えて膝窩部中央で刺激し、CMAPを記録し潜時を計測して参考値を報告する。

参考値の伝導速度＝
　距離mm／腓腹筋CMAP潜時ms－1ms*
1ms*（神経・筋接合部伝導時間）

b. 腓骨神経：運動神経伝導検査（基準導出法）
1）解剖
　総腓骨神経は、L4、L5、S1およびS2の神経根由来で構成される。膝窩外側部で大腿二頭筋の内側縁に接して走り腓骨頭を巻きながら通過し深腓骨神経および浅腓骨神経に分かれる。深腓骨神経は下腿中枢側で前と外側枝に分岐し外側終末枝は短趾伸筋を支配している。さらに中枢側の分枝は足および足趾の伸筋群を神経支配している。長腓骨筋と短腓骨筋は浅腓骨神経の分枝によって支配されている。
2）臨床応用
①仙骨神経叢障害
②坐骨神経障害
③腓骨神経障害（総腓骨神経は腓骨頭付近で絞扼障害を受けやすい）
④末梢神経や脊髄神経根の脱髄性病変、伝導ブロック
⑤軸索変性
⑥全身性神経障害のスクリーニングや経過観察
⑦L4、L5、S1、S2神経根を含む脊髄障害

3）手技（図4）
①体位：ベッドに仰臥位に寝かせ足首に診察用子枕をあてる。
②測定条件
- 高域波フィルター　1.5KHz以上
- 分析時間　　　　　50ms〜100ms
- 感度　　　　　　　5mV/DIV または 2mV/DIV
- 刺激頻度　　　　　0.5Hz/または1Hz

③記録
短趾伸筋の筋腹上に活性電極（G1）を設置し、基準電極（G2）はこれより遠位部の筋腱上に配置する。

④アース
脛骨神経伝導検査に準ずる。

⑤刺激
a）遠位部（S1）：足関節の長母趾筋と長母趾伸筋腱の間で刺激する（足首折じわ中央よりやや近位部）終末距離。
b）近位部（S2）：腓骨頭上部後方で刺激する。

4）コツ
いくつか伝導検査教本のなかに、通常検査で遠位部（S1）膝窩部を挟んで腓骨頭下部（S3）、腓骨頭上部（S2）の3ポイントで刺激し、下腿2区間の伝導検査の方法が紹介されている。これは腓骨頭付近での神経障害を考慮するために実施する方法である。しかしこの方法は刺激間距離（S2-S3）が10cm程度しか取れないため、計測誤差による伝導速度遅延を起こしやすい欠点もある。そのため当院では、最初に刺激電極間距離（S1-S2）で測定し、同検者の脛骨神経伝導速度値と比較して5m/s以上の差異が生じた場合に、腓骨頭を中心にインチング手法を使って腓骨頭付近での伝導障害を証明している。

5）基準値

施設	年齢（平均）	潜時ms	距離cm
木村	16〜85（41）	4.5以下	7cm
馬場	35〜44	5.0以下	9cm
北里	20〜70（55）	5.9以下	10〜12cm

施設	足首振幅mV	膝振幅mV	伝導速度m/s
木村	2.8以上	2.9以上	44.4以上
馬場	3以上		44以上
北里	3以上	3以上	43以上

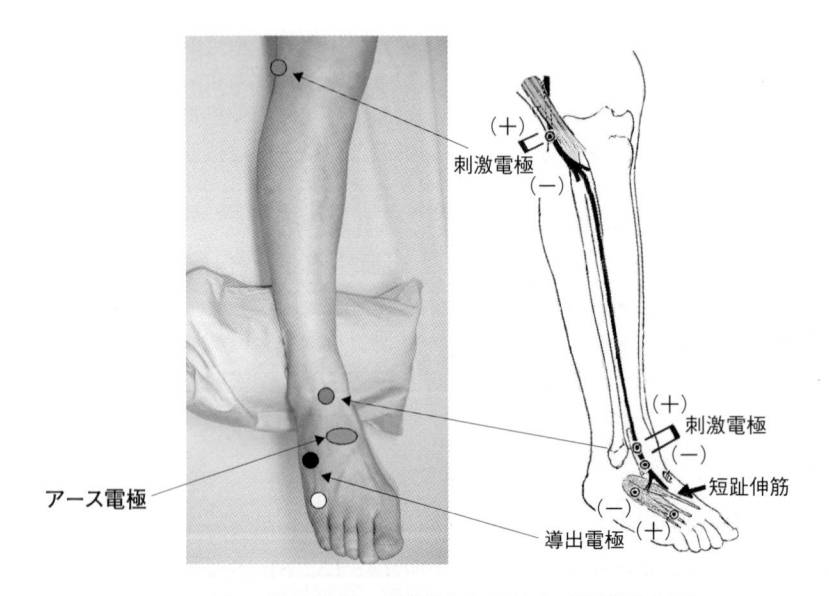

図4　腓骨神経：運動神経伝導検査（基準導出法）

6) 注意事項
① 膝窩部では内側寄りに刺激すると脛骨神経が刺激されることもある。また刺激部位は正しくても刺激強度が強すぎて脛骨神経が刺激される場合があるので注意が必要。
② 腓骨神経CMAP振幅は脛骨神経に比べ個人差が大きく、健康成人でも2～3mV程度の場合もあるため、低振幅な場合は活性電極（G1）の電極位置を少しずつ移動させCMAPの振幅の変化を観察しながら、導出部位を選択し決定すると良い。
③ それでもCMAPが低振幅な場合は、対側のCMAPも導出して判断をする必要がある。
④ 遠位部（S1）でのCMAP振幅が近位部（S2）でのCMAP振幅より低振幅な場合は、副深腓骨神経の存在が疑われるため、遠位部（S1'）外踝後方で刺激しCMAPを記録する。この神経破格は約20％に検出されると報告されている。一側または両側性に起こることもある。
⑤ 短趾伸筋の萎縮が強くCMAPが導出不可能な場合は、下腿の前脛骨筋に導出電極を設置して腓骨頭下部（S3）、腓骨頭上部（S2）で刺激し、腓骨頭を挟んだ部位の伝導検査を計測して参考値として報告する。

c. 浅腓骨神経：感覚神経伝導検査（逆行法）
1）解剖
総腓骨神経の1分枝でL4、L5、S1神経根より発し、運動線維は足の外反底屈筋を支配しており、感覚線維は下腿遠位部の前外側および足背の大部分の皮膚を支配している。足関節下部の足背部の皮膚での感覚線維は浅腓骨神経に支配されているが、第Ⅰと第Ⅱ趾周辺部の皮膚は深腓骨神経の支配を受けている。通常、浅腓骨神経の麻痺は総腓骨神経の病変によって起きる。

2）臨床応用
① L4、L5、S1神経根障害
② L4、L5、S1後根神経節障害
③ 全身性神経障害のスクリーニングや経過観察
④ 末梢神経や脊髄神経根の脱髄性病変、伝導ブロック
⑤ 軸索変性

3）手技（図5）
① 体位：ベッドに仰臥位に寝かせ足首に診察用子枕をあてる。
② 機器測定条件

低域波フィルター	10Hz
高域波フィルター	1.5KHz以上
分析時間	2ms/DIV または1ms/DIV
感度	10μV/DIV または5μV/DIV
刺激頻度	0.5Hz/または1Hz
加算回数	4～8回
刺激パルス	0.2ms

③ 記録：活性電極を両踝を結んだ外側1/3等分点に設置する。基準電極はこれより2～3cm遠位部に設置する。
④ 刺激：外踝上端より10～15cm近位部の長腓骨筋の前方で実施する。

4）注意事項
① 記録部位は皮膚が乾燥し、皮膚抵抗が高いので記録電極を装着する前に酒精綿でよくこすり、乾いてから電極を装着するか、サンドペーパーまたはプレッピングペーストでこすり抵抗を下げる。
② 記録電極間距離は大きく振幅に影響するので、施設で2cmまたは3cmと決めて測定する。
③ 温度は振幅、潜時に影響するので皮膚温が低下している場合は検査前からストーブ、温浴で加温し、できれば30～32度で測定する。
④ 刺激電極～記録電極間距離が十数センチと短いため距離計測誤差が伝導速度に影響し易いので注意が必要。
⑤ 刺激アーチファクトの影響でSNAPが綺麗に記録できない場合は、刺激電極位置を近位部に移動し刺激～記録電極間距離を長めにすると刺激アーチファクトを小さくできることもある。
⑥ また刺激アーチファクトの影響でSNAPが綺麗に記録できない場合は、記録電極に脳波用針電極を使用すると綺麗に記録できることもある。

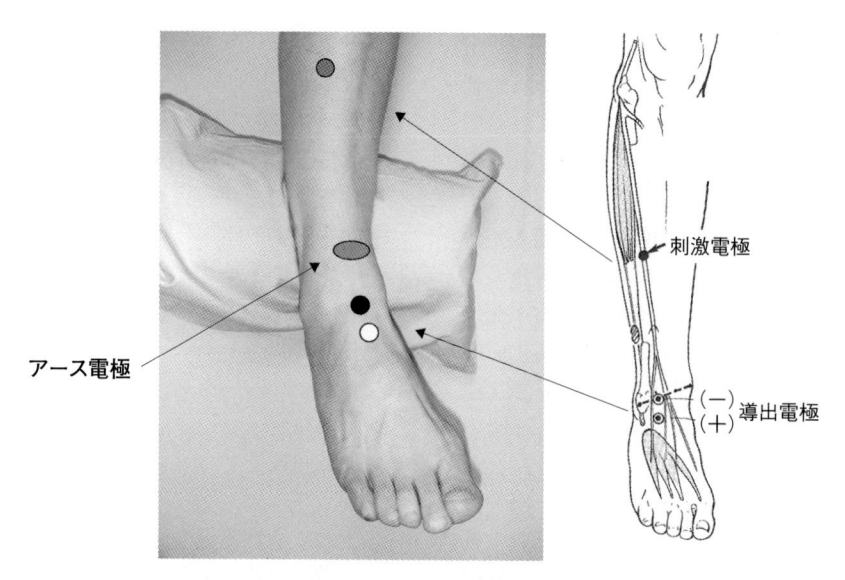

図5　浅腓骨神経：感覚神経伝導検査（逆行法）

5）基準値

施設	年齢（平均）	潜時ms	距離cm
木村	41〜84	3.1以下	14cm
北里	20〜70（55）		12〜15cm

施設	振幅μV	伝導速度m/s
木村	11.7以上	45.2以上
北里	11±6	50以下

6）コツ
①検者の指で長腓骨筋腱の上を触れながら、腓骨前縁を目標に刺激を試みる。
②神経を適切に刺激している場合には、被検者は、感覚の放散を足背に感じる。

d. 腓腹神経：感覚神経伝導検査（逆行法）
1）解剖
　腓腹神経は、S1神経根より発し、仙骨神経叢を経て、坐骨神経と走行する。腓腹神経本幹は脛骨神経の内側腓腹皮神経と腓骨神経の外側腓腹皮神経の結合によって形成される。腓腹神経はふくらはぎの中央部で表在性となり、その後外踝の後方を通り、背側部で外側足背皮神経となる。副深腓骨神経のある症例では、腓腹神経の順行性検査を行う。

2）臨床応用
①S1,S2神経根障害
②S1,S2後根神経節障害
③全身性神経障害のスクリーニングや経過観察
④末梢神経や脊髄神経根の脱髄性病変、伝導ブロック
⑤軸索変性

3）手技（図6）
①体位：ベッドに腹臥位に寝かせ、足首に診察用小枕をあてる。
②機器測定条件
　低域波フィルター　10Hz
　高域波フィルター　1.5KHz以上
　分析時間　　　　　2ms/DIV または 1ms/DIV
　感度　　　　　　　20μV/DIV または 10μV/DIV
　刺激頻度　　　　　0.5Hz/または1Hz
　加算回数　　　　　4〜8回
　刺激パルス　　　　0.2ms
③記録：外踝後方で外踝とアキレス腱との間に設

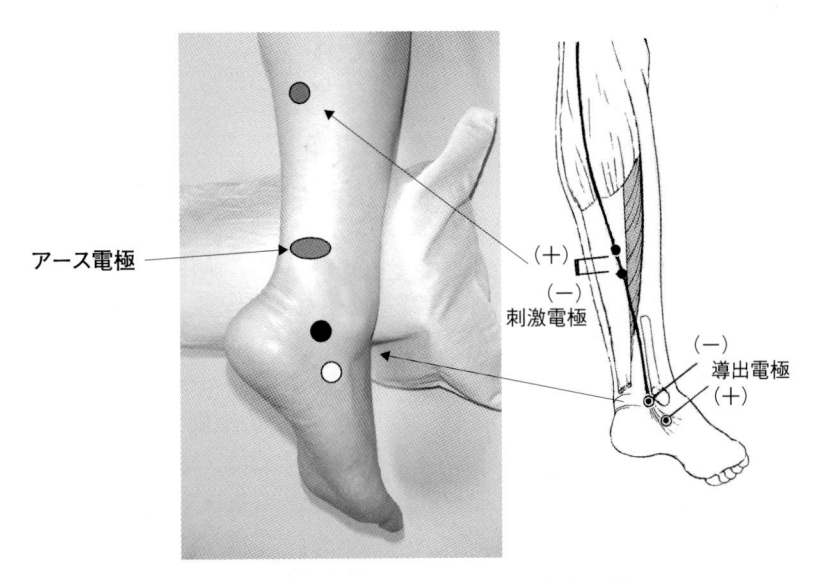

図6 腓腹神経：感覚神経伝導検査（逆行法）

置（G1が近位部、G2は2cm遠位）
④刺激：下腿中央やや正中線外側で外踝記録電極（G1）より14cm近位

4）注意事項
①浅腓骨神経（感覚神経）伝導検査の5）注意事項①〜⑥に準じる。

5）基準値

施設	年齢（平均）	潜時ms	距離cm
木村	41〜84	3.1以下	14cm
北里	20〜70（55）		12〜15cm

施設	振幅μV	伝導速度m/s
木村	11.7以上	45.2以上
北里	16以上	52以上

おわりに

今回、多発性末梢神経障害の証明を目的に当院で実施している代表的な神経伝導検査の実技を解説した。神経伝導検査を始められる皆さんに、少しでも参考になれば幸いである。

参考文献

1) JA Liveson, NI Spielholz：末梢神経学，電気診断学によるケーススタディー（監訳：田島達也，翻訳：栢森良二）．西村書店，新潟，1986
2) 園生雅弘・馬場正之：神経筋電気診断の実際．星和書店，東京，2004
3) 幸原伸夫・木村　淳：神経伝導検査と筋電図を学ぶ人のために，医学書院，東京，2003
4) ong M Ma Jay A Liveson：神経伝導検査ハンドブック，訳・栢森良二，西村書店，新潟，1992
5) owery Lee Thompson, MD ベッドサイドの筋電図ハンドブック―診断の要点と手技―，訳者白井康正，メディカル・サイエンス・インターナショナル，東京，1985
6) 斉藤江美子：運動神経伝導検査．Medical Technology 30（13）：1574-1579（2002 臨時増刊）
7) 斉藤江美子：感覚神経伝導検査．Medical Technology 30（13）：1580-1584（2003 臨時増刊）
8) 斉藤江美子：知覚神経活動電位（SNAP）に及ぼす温度変化の影響．臨時脳波 33：30-33，1991
9) 斉藤江美子：感覚神経活動電位（SNAP）の観察．臨時脳波 39：31-35，1997

（斉藤江美子）

H. 瞬目反射

1. はじめに

瞬目反射（Blink Reflex；BR）は、三叉神経第1枝（眼窩上神経）を眼窩上孔（眼窩上切痕）で刺激（通常は電気刺激）し、眼輪筋から導出される反応を記録する検査法である。得られる反応の早期成分を第1反応（R1）、後期成分を第2反応（R2）という。刺激側から得られるのはR1のみであるが、R2は両側から導出される（図1）。

瞬目反射の求心路は三叉神経、遠心路は顔面神経であり、三叉神経、脳幹、顔面神経の障害部位を鑑別するのに有用である。

2. 反射経路

R1は刺激側のみに導出される。R1の反射経路は、橋中部外側の三叉神経入口から三叉神経主知覚核を経て、同側の顔面神経核に至る経路とされている（乏シナプス性反射）。一方、R2の反射経路は、橋から三叉神経脊髄路を延髄～頸髄まで下降し、その後同側性線維と交差性線維とがそれぞれ延髄内側部を上行して、多シナプス性にそれぞれの顔面神経核に至る経路とされている（多シナプス性反射）（図2）。

3. 検査の実際

a. 被験者の準備

被験者には、電気刺激を行うため少し痛みがあるが危険な検査でないことなどを説明する。またその時の会話などにより被験者の症状、緊張度、意識状態などを把握する。検査は通常仰臥位で行う。

b. 記録電極の装着

被験者に正面を見るよう指示し、瞳孔直下の下眼瞼中央に関電極を装着する。不関電極は外眼角に置く。アーチファクトの原因となるため電極は粘着テープにてしっかりと固定する（図3）。また電極のりが電極からはみ出さないように注意する。電極位置については、柏森[1]や森本[2]が詳細に検討しているので参考にされたい。

c. 刺激電極の位置

指先で被験者の眼窩上縁に触れ眼窩上孔（眼窩上切痕）を見つける。刺激電極の陰極を眼窩上孔に、陽極を前額部に置く（図3）。

d. 記録条件

低域フィルタ20Hz、高域フィルタ5KHzで安定した記録が得られる。通常200μV/div、10ms/divで記録するが、導出状態によっては100μV/div、20ms/divとする。刺激持続時間は0.2msとする。低域フィルタを上げると揺れは少なくなるが、振幅も小さくなる（図4）。

e. 検査方法

被験者に電極を配置して、軽く閉眼させ、刺激

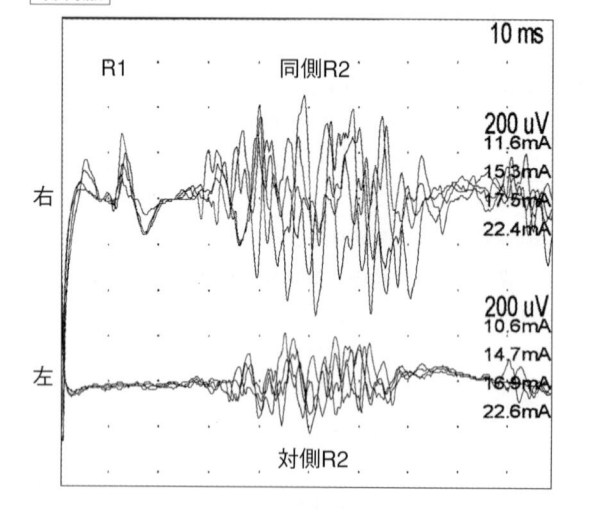

図1 正常波形

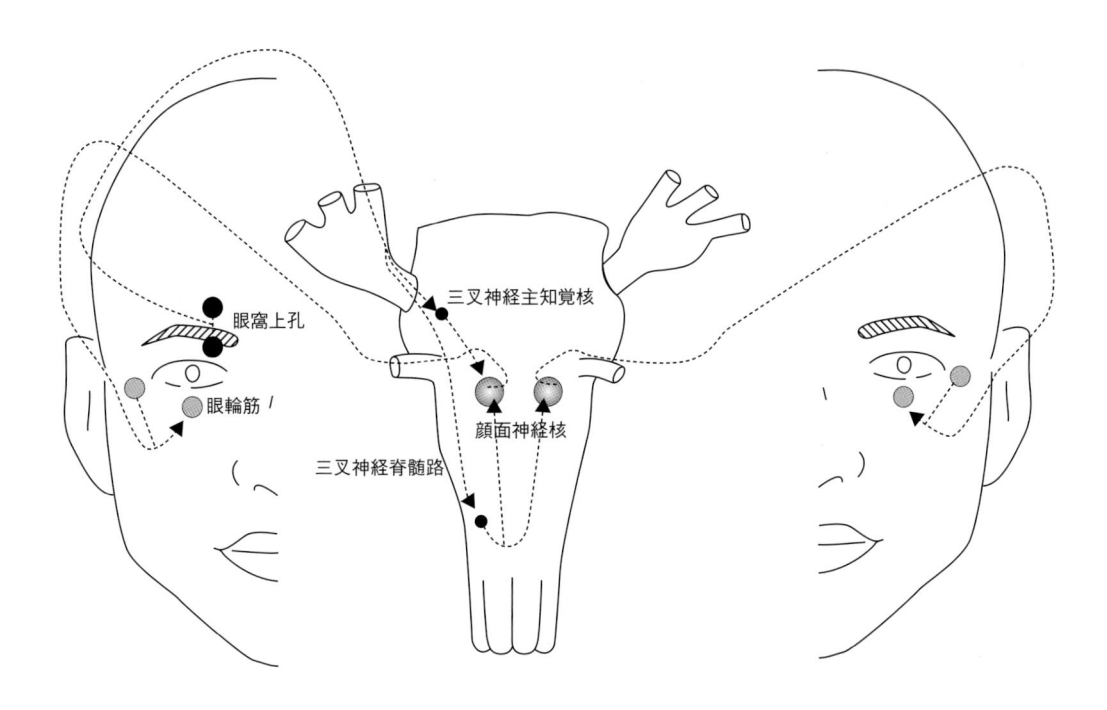

図2　瞬目反射の経路

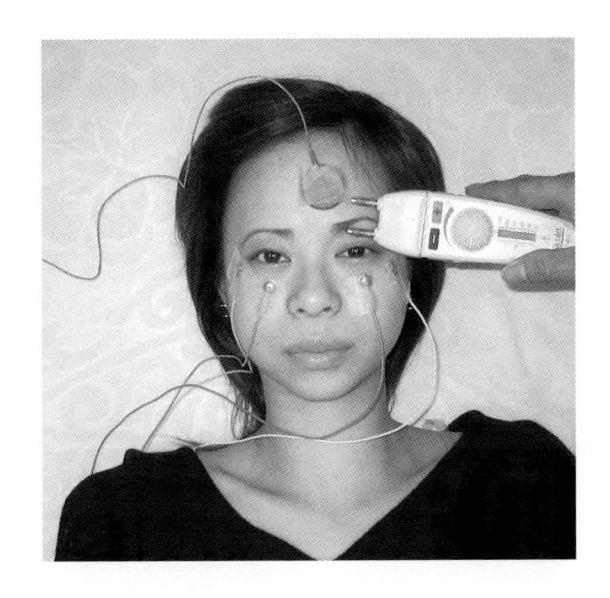

図3　電極位置

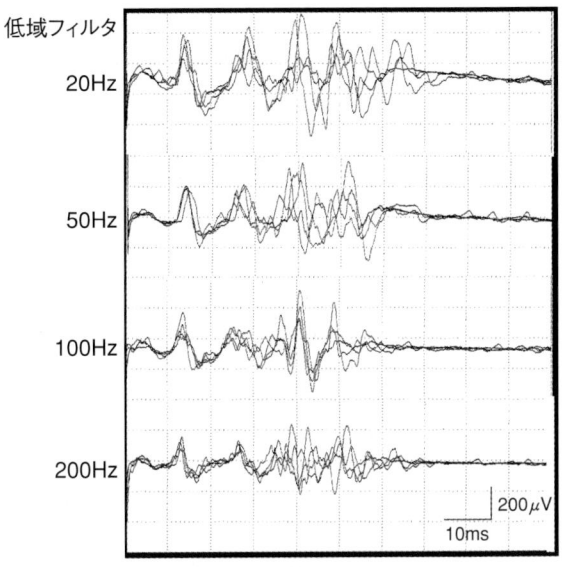

図4　低域フィルタの設定の違いによる波形変化
周波数を高くすると波形の揺れは小さくなるが振幅も同様に小さくなる。

電極の陰極を眼窩上孔に置いて刺激する。刺激はいわゆる慣れの現象habituationを防ぐために、20〜30秒間隔で予告せず行う。はじめに刺激強度を10mA、15mA、20mA、25mAと変え、最適な刺激強度を設定してから正式な記録を開始する場合もあるが、慣れの現象が早期に生じてしまうこともあるので、20mA程度の強度で最初から記録を行うことが望ましい。覚醒を保つため刺激と刺激の間に眼を開けさせる。

f. 検査時の注意

通常の神経伝導検査では、電気刺激を出す場合にはあらかじめ刺激を出すことを被験者に告げるが、BRにおいては驚愕時の瞬目反射をみているため、電気刺激が出ることを告げてはいけない。刺激電極は刺激をしていない間も眼窩上孔にあてたままとする。ただし、位置を保つため刺激電極を強く押さえ過ぎると、痛みのため顔面に力が入るので注意する。また、「まばたき」や「眉を寄せる」「歯を食いしばっている」など、被験者の顔面に力が入っている場合には、リラックスさせてから刺激を与える。逆に、睡眠、意識水準の低下によりR2は遅延もしくは消失するため、検査中は覚醒させておく必要がある。

g. 波形の計測法

R1、R2の潜時および振幅を計測する。必要によりR2の持続時間も計測する（図5）。筆者の施設での正常潜時（mean±2SD）は、R1が10.5±1.6ms、刺激側R2は30.5±6.4ms、対側R2は30.5±3.4msである。R1潜時が13.0ms以上、R1潜時の左右差が1.2ms以上を異常とする。R2潜時は刺激側で40ms以上、刺激対側で41ms以上、刺激側と対側のR2潜時差が5ms以上、左右刺激によって誘発されるR2潜時差が7ms以上を、それぞれ異常とする[3]。

4. 臨床応用

a. 末梢神経障害

1）三叉神経障害

患側の刺激で、患側のR1と両側のR2が遅延または消失する（図6）。

2）顔面神経障害

刺激側によらず患側のR1、R2が遅延または消失する。健側のR2は正常である（図7）。

3）多発ニューロパチー

Guillain-Barré症候群、慢性炎症性脱髄性多発根神経炎（CIDP）、遺伝性運動感覚性ニューロパチーⅠ型などの脱髄性多発ニューロパチーではR1、

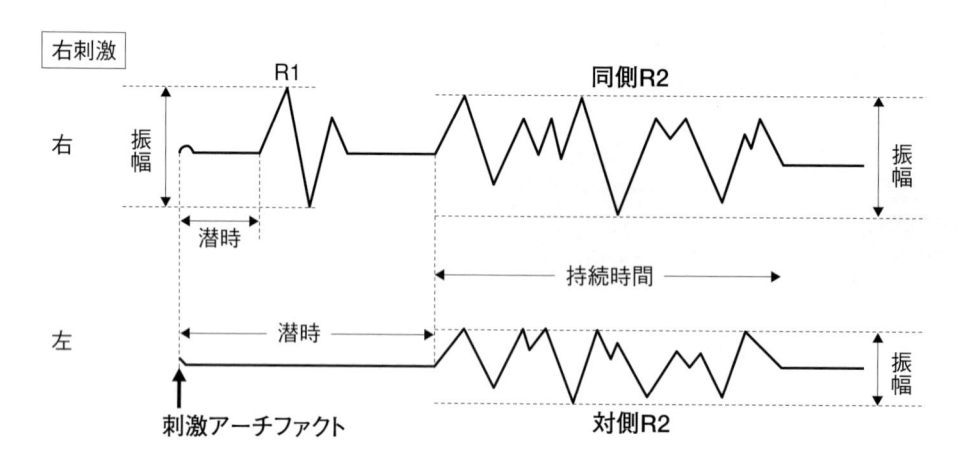

図5 瞬目反射の正常波形

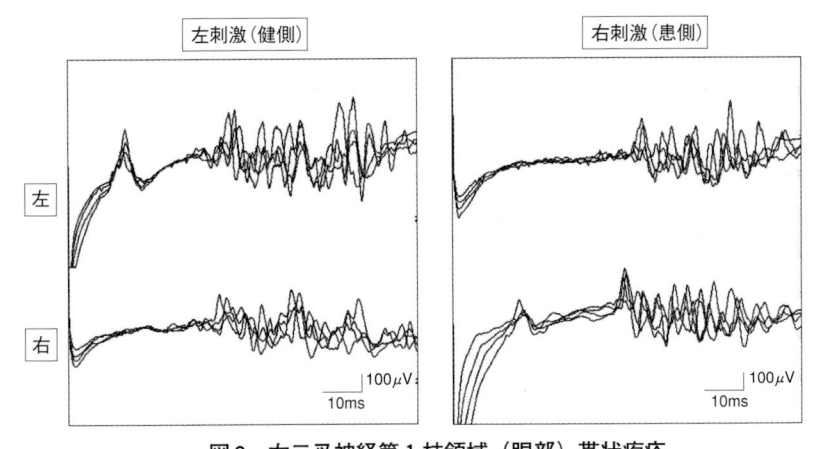

図6　右三叉神経第1枝領域（眼部）帯状疱疹
患側（右）刺激でR1、両側R2ともに潜時の遅れを認める。

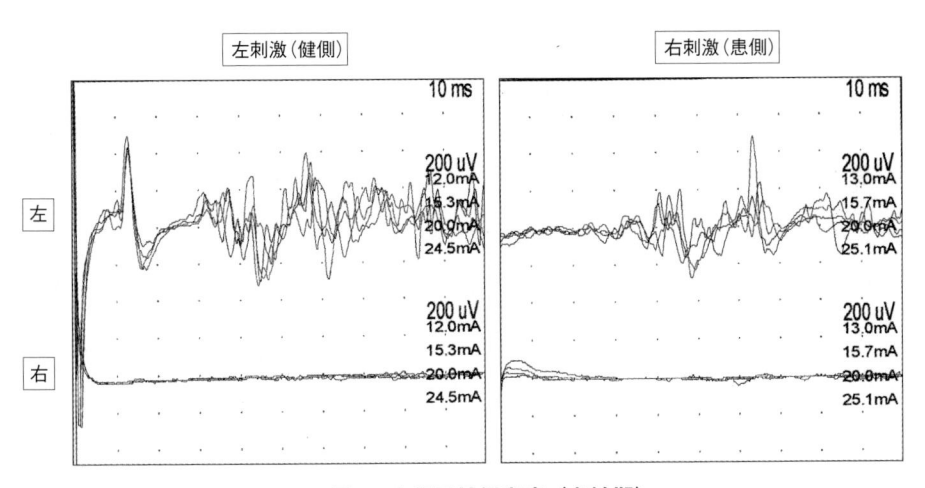

図7　右顔面神経麻痺（急性期）
刺激側によらず患側のR1、R2が消失している。高度の伝導ブロックまたは軸索障害が疑われる。両者を鑑別するには、発症後1週間以上経ってから、顔面神経を直接刺激して眼輪筋または鼻筋からM波を記録する。明瞭なM波が導出される場合は伝導ブロックと考えられる。

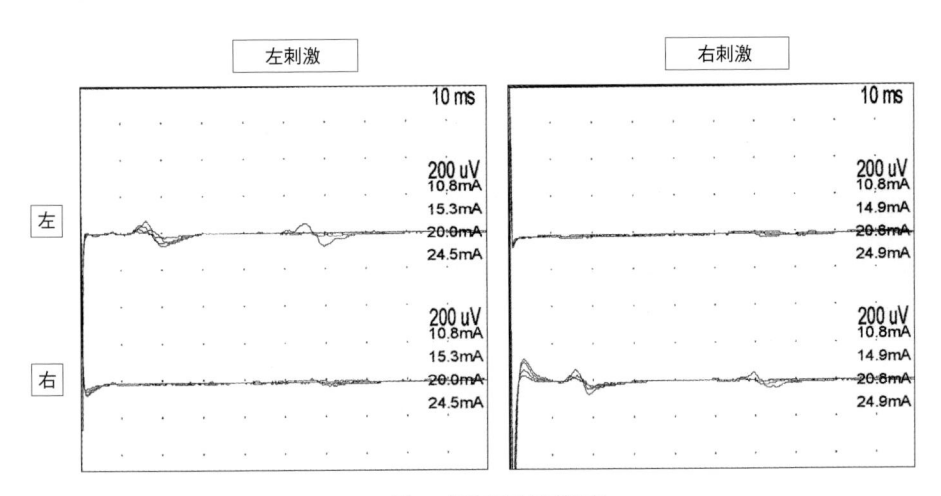

図8　糖尿病神経障害
両側R1、R2の振幅低下、R2の遅延を認める。軸索障害と軽度の伝導遅延とが疑われる。

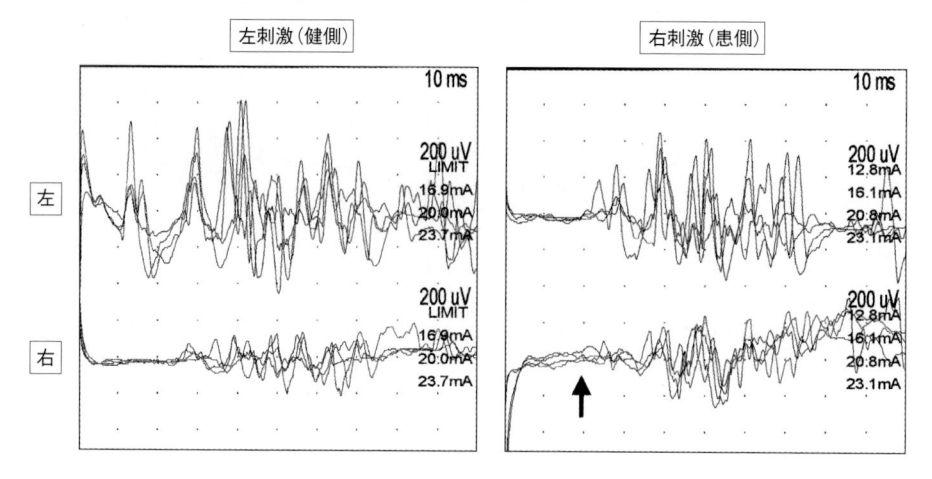

図9 多発性硬化症（右顔面のしびれあり）

MRIにて橋右側に高信号域を認めた。右刺激（患側）で右R1が消失。三叉神経主知覚核を通る乏シナプス性反射弓が障害されたと考えられる。

R2の潜時延長、または波形消失を認める。一方、糖尿病性神経障害などの軸索障害では、R1、R2の潜時遅延は軽度であり、振幅低下または波形消失が主な所見である（図8）。

b. 脳幹障害

1）延髄の障害

延髄外側症候群（Wallenberg症候群）のうち、病変が延髄背外側部（三叉神経脊髄路を含む）を含む場合は、健側刺激によるR1、R2の導出は正常であるが、患側刺激で両側のR2が異常となる（R1は正常）。一方、延髄内側部の障害では、患側刺激で同側もしくは両側のR2が異常、健側刺激で患側のR2が異常になると推測できる[4]。

2）橋の障害

病変部位により、乏シナプス性または多シナプス性反射が障害される（図9）。

3）大脳半球の異常

大脳病変で顔面に感覚低下があると、刺激強度が相対的に不足してBRが十分に得られない可能性がある。

5. まとめ

瞬目反射は比較的簡便な検査であるが、結果から得られる臨床的意義は大きい。しかし、顔面に不意に電気刺激を与えるという検査の性質上、患者の苦痛は決して小さくない。したがって、検査の失敗などで無用な苦痛を与えないためには、正しい検査方法を習得し、技術的な精度を高めることが重要である。

参考文献

1) 栢森良二：瞬目反射の臨床応用. 医歯薬出版, 東京, 1993
2) 森本一至：瞬目反射. Medical Technology 33：69-75. 2005
3) Kimura J：Electrodiagnosis in Diseases of Nerve and Muscle：Principles and Practice. 3rd ed., Oxford University Press, New York, 409-438, 2001
4) Fitzek S, Fitzek C, Marx J, et al：Blink reflex R2 changes and localization of lesions in the lower brainstem（Wallenberg's syndrome）：an electrophysiogical and MRI study. J Neurol Neurosurg Psychiatry 67：630-636, 1999

（樋口恵一、目崎高広）

I. 経頭蓋磁気刺激検査

1. はじめに

経頭蓋磁気刺激法（transcranial magnetic stimulation：TMS）は、非侵襲的なヒト中枢神経系の刺激法である。1950年代、Penfieldらが局所麻酔による開頭術中の患者の脳表面を電気刺激して運動や感覚を誘発することに成功し、大脳皮質の運動・感覚機能局在地図を発表した[1]。これがヒト中枢神経系刺激法のさきがけである。その後1980年にはMertonとMortonが経頭蓋電気刺激法を開発し、非侵襲的に大脳を刺激して筋肉の運動誘発電位を測定できるようになった[2]。しかしこの電気刺激法は頭皮、頭蓋骨など生体組織の電気抵抗が大きいため非常に強い刺激を用いる必要があり、疼痛が著しいという問題があった。TMSはこの5年後、1985年に英国のBarkerらによって発表された[3]。磁気は頭皮や頭蓋骨などの電気抵抗の影響を受けずに脳まで到達することが可能で、電気刺激にくらべてはるかに効率が良く、刺激時の痛みもないことから、現在世界中で広く普及している。

2. TMSの原理

TMSはFaradayの電磁誘導の法則を応用したものである。図1のように、頭皮上に置いたコイルにごく短いパルス電流を流すと変動磁場が出現し、頭皮や頭蓋骨など組織の電気抵抗に関係なく通過して大脳皮質に到達する。そこで、コイル平面と平行かつコイル内電流と逆方向に小さな渦電流を生じる。これが皮質ニューロンを刺激し、神経細胞の脱分極をきたす。つまりTMSは、間接的な電気刺激法であるといえる。

3. 磁気刺激装置とコイル

TMSに用いられる磁気刺激装置にはいくつかの種類がある。検査にもっとも多く使われているのは単発の磁気刺激装置で（図2）、単相の刺激波形をもち、電流が一方向に流れる。このほか2連発TMSのために単発磁気刺激装置2台を組み合わせたもの、連発TMS用に、最大100Hzまでの刺激が可能な機械などが現在市販されている。

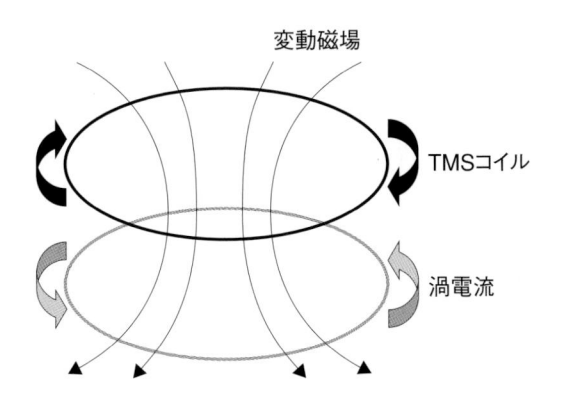

図1　TMSの原理

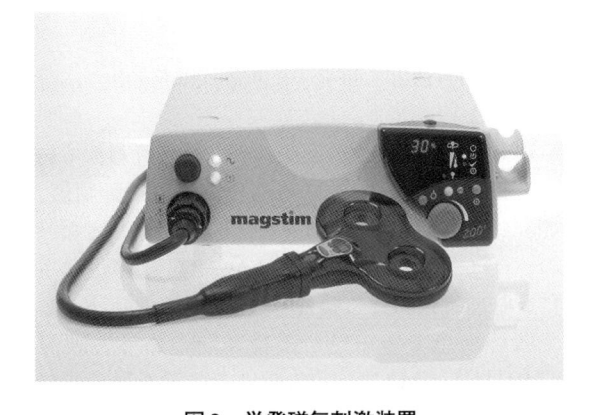

図2　単発磁気刺激装置
（The Magstim Company Limitedのご厚意による）

一方、刺激用コイルの形状には8の字型と円形がある。8の字型は誘導電流密度が8の字の交点直下で最大となり刺激焦点が絞れるため、大脳皮質の一部分を狙った刺激に適している。一方、円形のコイルは焦点が広く両側半球を同時に刺激することが可能で、中枢運動神経伝導時間の計測などに適している[18]。どちらのコイルも柄がついており、検者はその柄を持ってコイルを被験者の刺激部位に当てて保持する。このほか、下肢運動野などの深部刺激用に用いられるダブルコーンコイルや、形や音はそっくりだが実際に磁気が発生しない研究用のシャム（偽）コイルなどがある。

なお、実際には筋電図（運動誘発電位）をモニターしながら刺激部位や刺激強度の調整を行うため、筋電図計測用の生体アンプと接続したパーソナルコンピュータ（PC）を使用することが多い。PCから磁気刺激装置にトリガー信号を送って刺激のタイミングをコントロールし、得られた筋電図をPCのモニターで確認するほか、後述する測定パラメータの計算を行うことが可能である。

4. TMSの禁忌

ペースメーカーや迷走神経刺激装置などのインプラント使用者、心臓への直接刺激、重篤な心疾患、てんかんの既往歴など、医師が適当でないと判断した場合は禁忌である。

5. TMSの種類

TMSの方法は、単発、2連発、連発の3つに分けられる。

現在神経内科領域の臨床検査として行われているのは単発TMSで、運動誘発電位、運動閾値、silent period、中枢運動神経伝導時間の測定などのパラメータがある。このほか、2連発TMSは主に大脳皮質運動野の興奮・抑制機能の評価法として各種疾患での知見が蓄積しつつある。連発TMSは同一部位に一定の頻度で刺激を連続的に与える方法で、刺激部位の機能マッピングや治療目的での研究が進められている。

6. 単発TMS

a. 運動誘発電位

運動誘発電位（motor evoked potential：MEP）とは、大脳運動野を刺激して対象筋を収縮させた際に表面筋電図より記録された電位をいう。TMSによって生じる渦電流は、皮質脊髄路のニューロンそのものより、皮質脊髄路とシナプス結合している介在ニューロンを刺激しやすい。この介在ニューロンを刺激するとindirect wave（I-wave）が発生し、脊髄前角細胞に到達したところで時間的加重が生じ、細胞膜電位が上昇し、何発目かのI-waveによって閾値を超えたところで前角細胞が発火、末梢の筋に伝達され、MEPが生じる[18]。なお、刺激を強くすると、皮質脊髄路ニューロンを直接刺激して生じるdirect wave（D-wave）も誘発される。

b. 運動閾値

対象筋にMEPを誘発するのに必要最小限のTMS刺激強度を運動閾値（motor threshold：MT）という。実際には50％以上の確率で50 μV以上のMEP振幅を誘発できる最低の刺激強度を10～20回刺激して決定する[4]。MTは被験者が対象筋に少し力を入れた時と安静時では異なり、力を入れた時の方が低いことから、MTを安静時閾値（resting MT：RMT）、もしくは収縮時閾値（active MT：AMT）とわけて記載する。この性質を利用して、例えば頭皮上の適切な刺激部位を最初に探す際に、対象筋を少し収縮してもらうと反応がでやすく探しやすい。MTは運動野に投射している皮質脊髄路ニューロンおよび介在ニューロン、脊髄内の運動神経、神経筋接合部および対象筋の興奮性を反映しているとされる[5]。

c. Silent Period

対象筋の随意収縮中に大脳運動野を刺激すると、MEP発生直後から筋活動電位が抑制される区間が生じる。これをSilent Periodと呼び、脊髄、皮質の抑制機構を反映しているとされる。区間の

長さは刺激強度を増すと延長する。区間前半は脊髄、後半は大脳皮質起源と考えられている[6]。

d. 中枢運動神経伝導時間

中枢運動神経伝導時間（central motor conduction time：CMCT）とは、大脳運動野の刺激でMEPが生じるまでの潜時と、脊髄神経根の刺激でMEPが生じるまでの潜時の差として定義される。脊髄神経根の刺激は、目的とする筋肉を支配する脊髄レベルの神経根が椎間孔を出る部位にコイルを置き、渦電流が神経根の走行に沿って流れるようにする[18]。脊髄神経根刺激のかわりに、尺骨神経など末梢神経刺激を用いて得られるF波の潜時からCMCTを計算する方法もあり、この場合CMCTはT1-(F+M-1)/2で推定できる（図3）[7]。

7. 2連発TMS（paired-pulse TMS）

運動野を、条件刺激（MT未満の刺激強度）と試験刺激（MTを超える刺激強度）で2連発刺激をした時の波形と、単発刺激時（MT以上の刺激強度）の波形を比べる検査法である。2連発時のMEP反応は、刺激間隔（interstimulus interval：ISI）が1〜5msで単発刺激時よりも減少し、10ms、15msで増大する。これらは主に運動野由来の抑制および興奮現象と考えられており、それぞれ順短潜時皮質内抑制（short interval intracortical inhibition：SICI）および皮質内促通（intracortical facilitation：ICF）と呼ばれる[8,9]。この脳の抑制性・興奮性メカニズムがさまざまな病態や条件でどう変化するかを調べるため、主に研究目的で行われている。

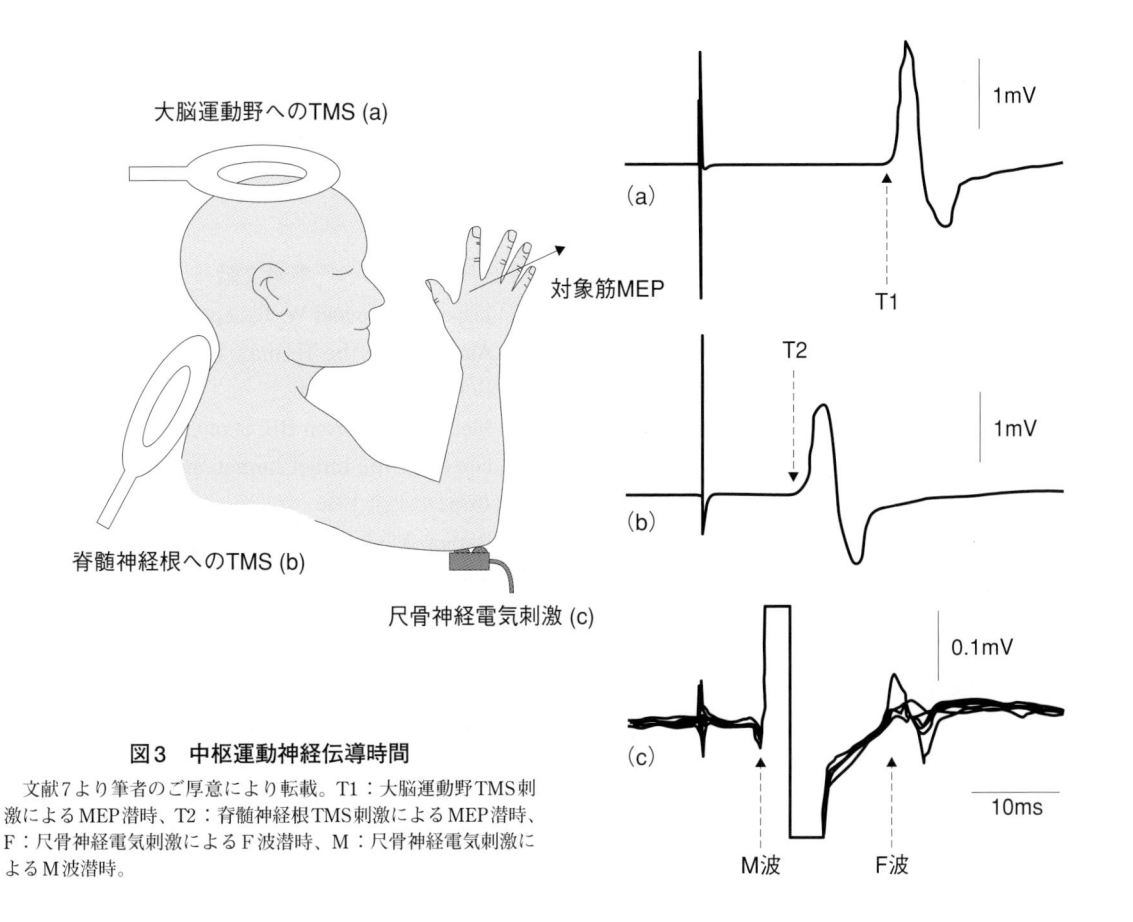

図3　中枢運動神経伝導時間

文献7より筆者のご厚意により転載。T1：大脳運動野TMS刺激によるMEP潜時、T2：脊髄神経根TMS刺激によるMEP潜時、F：尺骨神経電気刺激によるF波潜時、M：尺骨神経電気刺激によるM波潜時。

8. 連発TMS
（Repetitive Transcranial Magnetic Stimulation：rTMS）

同一部位を一定の頻度で連続的に刺激する方法で，刺激頻度は数秒に1回から毎秒20回以上と幅がある．刺激中は皮質機能が一時的に低下し，刺激強度や頻度が大きいほどその効果は高い．これを利用して刺激部位に仮の病変（virtual lesion）を一過性に生じさせ，記憶や認知機能のマッピングを行う研究に応用されている[10]．

rTMSのもう1つの特徴は，刺激終了後も効果がしばらく残存し，この刺激後効果が刺激の頻度によって変化する点である．たとえば運動野を5Hz以上で刺激すると同部位の興奮性を上昇させ，逆に1Hz以下の刺激は興奮性を抑制することがわかっている[11]．この刺激後効果は数分から数時間程度，2日連続の投与では1日以上持続するといわれている．この刺激後効果を応用して各種神経・精神疾患の治療研究が多数行われている．rTMSの作用原理はまだ不明な点が多いが，シナプス長期増強／抑制効果が作用モデルとしてよく援用されている．このほか，動物実験ではモノアミン，グルタミン酸などの神経伝達物質や，遺伝子発現の調節などに関与している可能性が示唆されている．

a．rTMSの安全性

rTMSでは刺激頻度1Hz以下を低頻度，1Hzを超えるものを高頻度磁気刺激と呼ぶ．この高頻度rTMSの投与中，健常被験者にけいれん発作を誘発したことがあったため，刺激の頻度，強度，回数，投与間隔など刺激パラメータの組み合わせに関する安全ガイドライン[12〜14]が設けられた．具体的には刺激が高頻度になるほど，投与可能な刺激回数あるいは刺激時間が少なくなるように設定されている．これに対して単発，2連発TMSおよび低頻度rTMSはほぼ安全とされている．

b．rTMSの治療研究

さまざまな疾患に応用されており，刺激後に症状の改善をみたという報告が多数でているが，より正確な効果の判定はシャムコイルなどを用いた偽刺激との比較が必要である．現在のところまだ研究段階にある．

うつ病はrTMSによる治療応用としてこれまでもっとも多く研究されてきた疾患である．左前頭前野を高頻度刺激し，皮質興奮性を高める方法が一般的に用いられており，シャムコイルを用いた偽の刺激に較べて症状の有意な改善が認められている[15]．てんかんでは主に1Hz以下の低頻度刺激によって皮質興奮性を低下させ，てんかん発作低減を目指した研究が多い．統合失調症では，側頭葉に低頻度刺激を加え，興奮性を下げることで幻聴を減らす効果が，また前頭前野に高頻度刺激を行うことで，無為，自閉，意欲低下などの陰性症状を改善する効果が報告されている[16]．また，パーキンソン病では6日間連続の両側運動野への高頻度刺激（25Hz）で，症状の有意な改善がみられたという報告がある[17]．

このほか，脊髄小脳変性症，難治性疼痛，排尿障害，神経因性膀胱，随意運動障害，脊髄損傷後の痙性麻痺，脳虚血性疾患などへの応用が進められている．

参考文献

1) Jasper H, Penfield W: Epilepsy and the Functional Anatomy of the Human Brain. Little, Brown, Boston, 52-106, 1954
2) Merton PA, Morton HB: Stimulation of the cerebral cortex in the intact human subject. Nature 285 (5762)：227, 1980
3) Barker AT, Jalinous R, Freeston IL: Non-invasive magnetic stimulation of human motor cortex. Lancet 1 (8437)；1106-1107, 1985
4) Rossini PM, Barker AT, Berardelli A, et al: Non-invasive electrical and magnetic stimulation of the brain, spinal cord and roots: basic principles and procedures for routine clinical application: report of an IFCN committee. Electroencephalogr clin Neurophysiol 91: 79-92, 1994
5) Ziemann U, Lonnecker S, Steinhoff BJ, et al: Effects

of antiepileptic drugs on motor cortex excitability in humans: a transcranial magnetic stimulation study. Ann Neurol 40: 367-378, 1996

6) Chen R, Lozano AM, Ashby P: Mechanism of the silent period following transcranial magnetic stimulation. Evidence from epidural recordings. Exp Brain Res 128 (4) : 539-542, 1999

7) Kobayashi M, Pascual-Leone A: Transcranial magnetic stimulation in neurology. Lancet Neurology 2: 145-156, 2003

8) Kujirai T, Caramia MD, Rothwell JC, et al: Corticocortical inhibition in human motor cortex. J Physiol 471: 501-519, 1993

9) 鯨井加代子, 鯨井 隆：二連発磁気刺激法. 磁気刺激法の基礎と応用（眞野行生, 辻 貞俊, 編）（第1版）. 医歯薬出版, 東京, 50-56, 2005

10) 原 広一郎：TMSによるてんかん研究. てんかん—その精神症状と行動（「てんかんの精神症状と行動」研究会, 編）（第1版）. 新興医学出版社, 東京, 167-174, 2004

11) Chen R, Classen J, Gerloff C, et al: Depression of motor cortex excitability by low-frequency transcranial magnetic stimulation. Neurology 48 (5) : 1398-1403, 1997

12) Wassermann EM: Risk and safety of repetitive transcranial magnetic stimulation; report and suggested guidelines from the International Workshop on the Safety of Repetitive Transcranial Magnetic Stimulation, June 5-7, 1996, Electroenceph clin Neurophysiol 108: 1-16, 1998

13) 磁気刺激法に関する委員会（委員長・木村 淳）：「経頭蓋的高頻度磁気刺激法の安全性と臨床応用」に関する提言. 脳波と筋電図 27 (3) : 306, 1999

14) 磁気刺激法に関する委員会（委員長・眞野行生）：磁気刺激法に関する委員会報告. 臨床神経生理学 31 : 69, 2003

15) Mitchell PB, Loo CK: Transcranial magnetic stimulation for depression. Aust N Z J Psychiatry 40 (5) : 406-413, 2006

16) Cordes J, Arends M, Mobascher A, et al: Potential Clinical Targets of Repetitive Transcranial Magnetic Stimulation Treatment in Schizophrenia. Neuropsychobiology 54 (2) : 87-99, 2006

17) Khedr EM, Rothwell JC, Shawky OA, et al: Effect of daily repetitive transcranial magnetic stimulation on motor performance in Parkinson's disease. Mov Disord 21 (9) : 1311-1316, 2006

18) 古谷 功：ミユキテクニカルノートシリーズ（1）；磁気刺激テクニカルノート（初版）. 株式会社ミユキ技研（http://www.miyuki-net.co.jp/jp/miyukinet.htm, 2002）

（原 広一郎）

J. 自律神経検査・心血管系
——心電図R-R間隔変動について——

1. 心血管系自律神経とその検査の概説

心拍数と血圧はさまざまな刺激に対し自律神経性に反射し[13]（表1）、また大脳の指令、睡眠・覚醒、体温や内分泌系のリズムに従って自律神経性および液性調節を受けている。交感神経および副交感神経の循環中枢はいずれも延髄にあり、副交感系の緊張は迷走神経に、交感神経系の緊張は上頸・中頸・星状神経節を経て交感神経心臓枝に送られる（図1）。両神経は洞結節に豊富に分布し、洞結節のペースメーカ律動調整に関わっている。心拍数は副交感神経緊張により減少、交感神経緊張により増加し、両者の釣り合いのとれたところで推移する。自律神経の影響を除外した内因性心拍数は（120−年齢×0.6）／分前後といわれる。成人の安静時心拍数は60〜80／分で、副交感神経優位の状態で抑制されていることがわかる。心拍変動をみることで自律神経活動を評価することができる。

心血管系自律神経機能検査に含まれる起立試験（Schellong試験）、Valsalva（息ごらえ・いきみ）試験、寒冷昇圧試験、頸動脈洞圧迫試験、Aschner眼球圧迫試験などは、一定の刺激に対する自律神経反射を介した血圧と心拍の変化を利用している。一方、心電図R-R間隔変動解析は、安静時もしくは日常生活のなかで、種々の自律神経反射や自律神経自体のゆらぎを反映する心拍変動の定量化であり、自律神経機能や患者の予後評価に用いられる。

2. 心電図R-R間隔変動の由来

心電図R-R間隔変動は数拍、数秒の短い周期から5分以上の長い周期までひろがりがあり、それぞれ起源が異なる。

呼吸性R-R間隔変動が数拍、数秒周期で観察される。吸気時、肺伸展受容器からの求心性シグナルによって迷走神経発火が抑制されR-R間隔は短縮し、呼気時、迷走神経発火が増えてR-R間隔は延長する。呼吸回数（15〜20回／分）に応じた

表1　洞結節リズム調整に関わる自律神経反射

	刺激	受容器	求心路	中枢	遠心路	心拍反応
圧受容体反射	血圧上昇	圧受容器 頸動脈 大動脈弓	舌咽神経 迷走神経	延髄	迷走神経↑ 心臓交感神経↓ 腰部交感神経↓	徐脈
Bainbridge反射	静脈還流量増加	心房伸展受容器	迷走神経	脳幹	迷走神経↓	頻脈
Hering-Breuer反射	吸気	肺伸展受容器	迷走神経	脳幹	迷走神経↓	頻脈
化学受容器反射	酸素分圧低下 二酸化炭素分圧上昇 水素イオン濃度上昇	化学受容器 頸動脈小体・大動脈体 延髄	迷走神経	延髄	迷走神経↓ 心臓交感神経↑	頻脈
体性—内臓反射	体性感覚刺激	眼球 皮膚	体性神経	延髄	迷走神経↑ 心臓交感神経↑	徐脈 頻脈

刺激の減退・逆の刺激は逆の心拍反応（徐脈か頻脈）を起こす。
腰部交感神経緊張低下は副腎のアドレナリン分泌低下という液性要素を介して働く。
静脈還流量増加に対しては別に、心肺受容器・迷走神経を介する心肺受容器反射が、交感神経抑制〜末梢血管抵抗減少・レニン分泌低下および視床下部・下垂体系バソプレシン分泌抑制に働く。

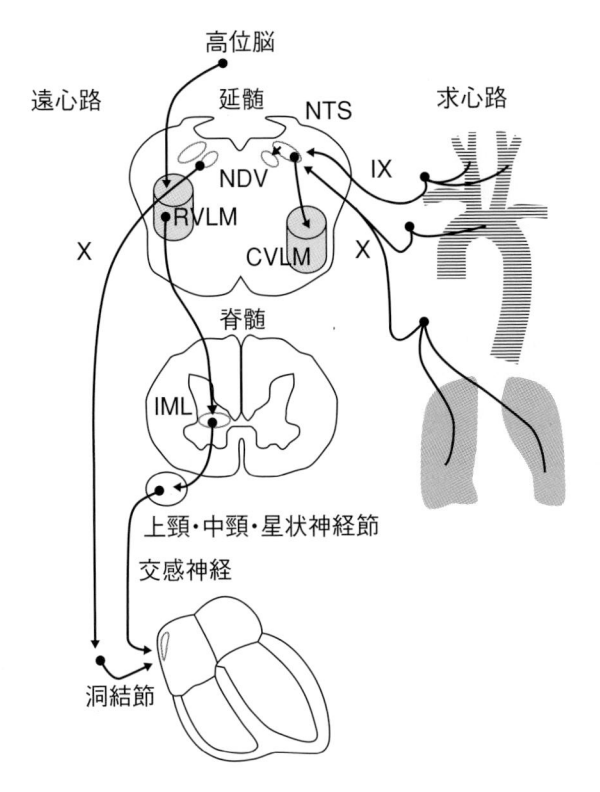

図1　循環器系自律神経中枢

心臓血管中枢は延髄にある。血圧、呼吸の情報は孤束核 (nucleus tractus solitarii, NTS) に入って迷走神経背側核 (nucleus dorsalis nervi vagi, NDV) に、また、尾側延髄腹外側野 (caudal ventrolateral medulla CVLM) を介して交感神経昇圧野の吻側延髄腹外側野 (rostral ventrolateral medulla, RVLM) に伝えられる。ここへ高位脳の影響も加わる。IX, 舌咽神経; X, 迷走神経; IML, intermediolateral nucleus 中間外側核。

高い周波数（HF; 0.15～0.4Hz）の心拍変動が形成される。呼吸回数が少なく、1回換気量が増えると心拍変動は大きくなる。呼吸性の早い心拍変動は副交感神経に依存し、これより遅い心拍変動は交感神経、副交感神経両者に依存する[2]。

数10秒周期のやや長い周期のおそらく中枢性のR-R間隔変動が観察される[5]。運動や精神ストレスは圧受容体感受性をおさえ、設定血圧値をあげてR-R間隔を短縮させる[7]。状況変化への反応が定常状態に達するのに時間がかかり、低い周波数（LF; 0.04～0.15Hz）の心拍変動が形成される。なお、血圧にみられる0.1Hz前後の律動はMayer波と呼ばれる。

数分間周期、非常に低い周波数の心拍変動（VLF; 0.003～0.04Hz）がレニン・アンジオテンシン・アルドステロン系の分泌や体温の変動に関連してみられ、これは副交感神経に依存しているといわれる[11]。

5分間以上の長い周期、きわめて低い周波数（ULF; <0.003Hz）の心拍変動が睡眠・覚醒や概日リズムなどに応じてみられ、身体活動度に強く依存するといわれている[10]。

HFは副交感神経の指標として、またLFのHFに対する比（LF/HF）は交感神経の指標として、あるいは交感・副交感神経のバランスの指標として用いられる。

3. 交感神経と副交感神経による心拍変動の違い

副交感神経は交感神経に比べて短い周期の心拍変動を起こすことができる[3]。その差は次のような要因から生まれる。

交感神経系節後線維終末と洞結節細胞間のシナプスに分泌され、洞結節細胞のβアドレナリン受容体に働くノルアドレナリンの分解は遅く、その約8割はシナプス前末端に再吸収され、1～2割は周辺組織を拡散して循環血中に入る。一方、副交感神経系節後線維と洞結節細胞間のシナプスに分泌され、洞結節細胞のムスカリン受容体に働くアセチルコリンはコリンエステラーゼにより速やかに分解される。この神経伝達物質分解速度の違いは自律神経伝達特性の違いの一因と考えられる[15]。

洞結節細胞膜電位は脱分極と再分極を繰り返し、この振り子のような細胞膜電位変化は洞結節ペースメーカ律動の本態となっている[14]。主に、Ca^{2+}チャネルと遅延整流K^+チャネルが膜電位に依存して開閉することで、この振り子様電位変化が生じている。洞結節細胞への交感神経βアドレナリン刺激は細胞内cAMP増加を介して両電流を増やし、洞結節細胞膜の律動周期を短くする。一方、副交感ムスカリン性刺激はアセチルコリン感受性K^+チャネルを開いて洞結節膜電位を過分極

させ、また、βアドレナリン刺激によるcAMP増加作用を抑制して、洞結節細胞膜電位の律動周期を長くする。両神経の受容体はG蛋白介在型で、細胞内2次メッセンジャーを介して数m秒～数秒のオーダーで反応が起こる。この細胞内情報伝達機構の差は自律神経伝達特性の違いの一因と考えられる。

4. 心電図R-R間隔変動解析の実際

心電図R-R間隔変動解析の目的によって、若干手段が異なる。自律神経機能評価を目的とする場合、短時間のコントロールされた状況の心電図記録が用いられる。一方、患者の予後予測や自律神経トーヌス変動評価には長時間心電図記録が用いられる。解析の手法は大きく2つに分けられる。

1つは時間領域の解析法で、R-R間隔の統計的指標や幾何学的分布の指標が用いられる。もう1つは周波数領域の解析法で、周波数ごとのR-R間隔変動の強さが用いられる。表2に各解析における指標を掲げる。

短時間のR-R間隔変動解析は、激しい運動や喫煙、アルコール・カフェイン摂取を前夜より禁じ、測定前3時間は絶飲食とし、一定時刻に空調された静かな部屋で15分以上の仰臥位安静後、心拍数がほぼ定常に達した後の洞調律下、5分間の連続記録が標準とされる[17]。呼吸回数を毎分9回以上、心拍数の2分の1未満の範囲にコントロールするとHF成分のピークは明瞭となる。長時間心電図記録にはホルター心電計が一般的に用いられる。

手順はデジタル心電図波形の取得、心電図R-R間隔の抽出、R-R間隔変動の解析の3段階に分け

表2 R-R間隔変動解析の指標

指標	単位	定義	周波数 対応する指標	24時間基準値
時間領域				
SDNN	ms	N-N間隔の標準偏差	TP	88～217
SDANN	ms	N-N間隔の5分ごと平均値の全記録標準偏差	ULF	79～209
RMSSD	ms	隣接N-N間隔の差の自乗平均の平方根	HF	4～47
SDNN index	ms	N-N間隔の5分毎標準偏差の全記録平均値	短時間TPの総平均	24～71
pNN50	%	隣接N-N間隔の差50ms以上の比率	HF	1～15
HRV triangular index		N-N間隔総数／最高頻度	TP	16～62
TINN	ms	N-N間隔ヒストグラム近似三角形底辺長	TP	264～992
周波数領域				
TP	ms²	N-N間隔の分散	≤ 0.4 Hz	2269～12685
ULF	ms²	極低周波数領域パワー	≤ 0.003 Hz	1338～8976
VLF	ms²	超低周波数領域パワー	0.003-0.04 Hz	472～3603
LF	ms²	低周波数領域パワー	0.04-0.15 Hz	59～1254
HF	ms²	高周波数領域パワー	0.15-0.4 Hz	21～492
LF/HF		LF(ms²)/HF(ms²)比		0.7～9.5

24時間基準値は健常者26名(59±16歳、男性15名)の24時間ホルター心電図記録から抽出したN-N間隔を、MemCalc(諏訪トラスト社)を用いて解析したデータの平均±標準偏差×1.96から求めた。
短時間記録VLFの周波数は≤0.04Hz。
短時間記録のLF、HFについて0.04－0.4Hzのパワー値(TP－VLF)を100とするLF norm、HF norm、単位n.u.という指標が用いられることがある。これはTPの変動に影響されない比率にすることで、交感神経・副交感神経のバランスをみる目的で使われる。
SDNN, standard deviation of NN intervals; SDANN, standard deviation of averages of NN intervals; RMSSD, square root of mean squared differences of successive NN intervals; pNN50, proportion of numbers of interval differences of successive NN intervals >50 ms; HRV, heart rate variability; TINN, triangular interpolation of NN interval histogram; TP, total power; ULF, ultra low frequency; VLF, very low frequency; LF, low frequency; HF, high frequency.

られる。心電図デジタル波形の取得はリアルタイム、もしくはホルター心電図テープ記録などからオフラインでAD変換して行われる。AD変換のサンプリング周波数は、短時間記録心電図で500Hz以上、長時間記録心電図で125Hz以上が求められる。次に、解析ソフト（gmview、シグナリシス社など）を用いて、QRS波の認識、アーチファクトと期外収縮を除いた洞性QRS波同士の間隔（N-N間隔）の抽出が行われる。この作業の精度は幾何学的手法を除く解析結果に影響を与える。データ欠損部分が増えると高周波領域のパワーが減り、低周波数領域のパワーが増える。データ欠損率は数％にとどめておくべきとされる。抽出されたN-N間隔はそのまま時間領域解析に供される。短時間の統計的指標はExcel（マイクロソフト社）などの表計算ソフトでも可能である。一方、周波数解析はMemCalc（諏訪トラスト社）など心拍変動解析ソフトを用いて、心拍ごとのN-N間隔からデータ補間と時間単位のN-N間隔再抽出作業を経て行われる。周波数帯域別パワーを求めるスペクトル計算には速フーリエ変換（FFT）、自己回帰モデル（AR）、最大エントロピー法（MEM）[16]など、解析ソフトによって異なる計算法が使われる。心拍変動解析機能を備えた心電計、ホルター心電図解析ソフトなどを用いれば一連の作業が可能となる。

実例をあげる。健常な若年者と高齢者の24時間ホルター心電図心拍変動をみると、若年者ではLF/HFを除くすべての指標が高齢者よりも大きかった（表3、図2、3）。健常な中年者の12／分調節呼吸下200拍心拍変動をみたところ、TPとLF/HFを除いて若年者と高齢者の24時間心電図から得られた指標の中間にあった（表3、図4）。

5. 心電図R-R間隔変動の利用

心電図R-R間隔変動は精神神経疾患や各種身体疾患における自律神経評価、睡眠と自律神経の関連[1]、各種疾患患者の予後評価[4,6,8,9,12]などに利用される。心拍変動の低下は死亡率の上昇と関連づけられている。

表3 R-R間隔変動解析結果

指標	単位	24時間心電図 20歳、男性	24時間心電図 73歳、男性	200拍心電図 46歳、男性 調節呼吸0.2Hz
SDNN	ms	200.8	103.2	52.1*
CV	%	-	-	5.31
SDANN	ms	172.5	94.1	-
RMSSD	ms	42.3	20.8	33.2
SDNN index	ms	78.1	39.6	-
pNN50	%	18.5	1.6	14.6
HRV triangular index		55.5	32.9	-
TINN	ms	888	526	-
TP	ms^2	10105	3817	2519
ULF	ms^2	4867	2562	-
VLF	ms^2	3829	928	1711
LF	ms^2	1115	256	361
HF	ms^2	273	58	447
LF/HF		4.09	4.43	0.81

* 200拍分のSDNNは24時間心電図記録のSDNNよりもむしろSDNN indexに近い指標である。

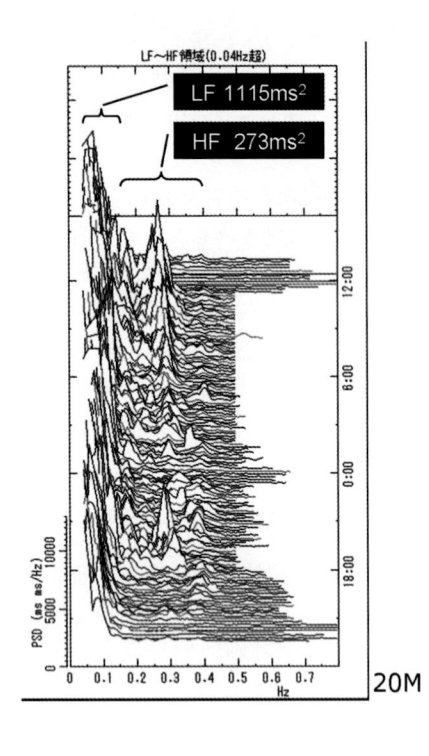

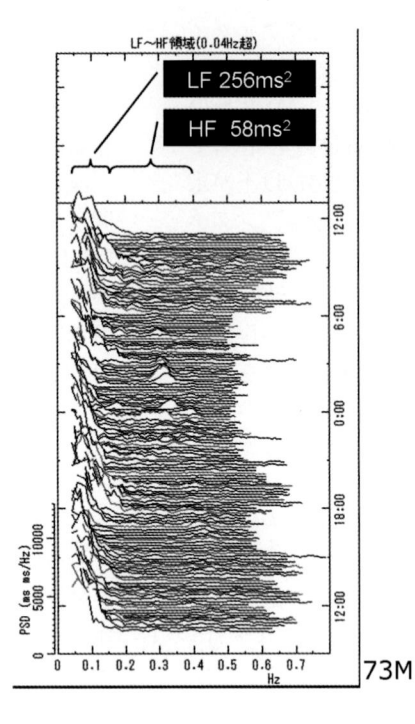

図2 心拍変動スペクトルの24時間鳥瞰図

低周波成分（LF）と高周波成分（HF）は、73歳男性（右）よりも20歳男性（左）で大きかった。解析にはMemCalc/Chiram（諏訪トラスト社）を使用した。

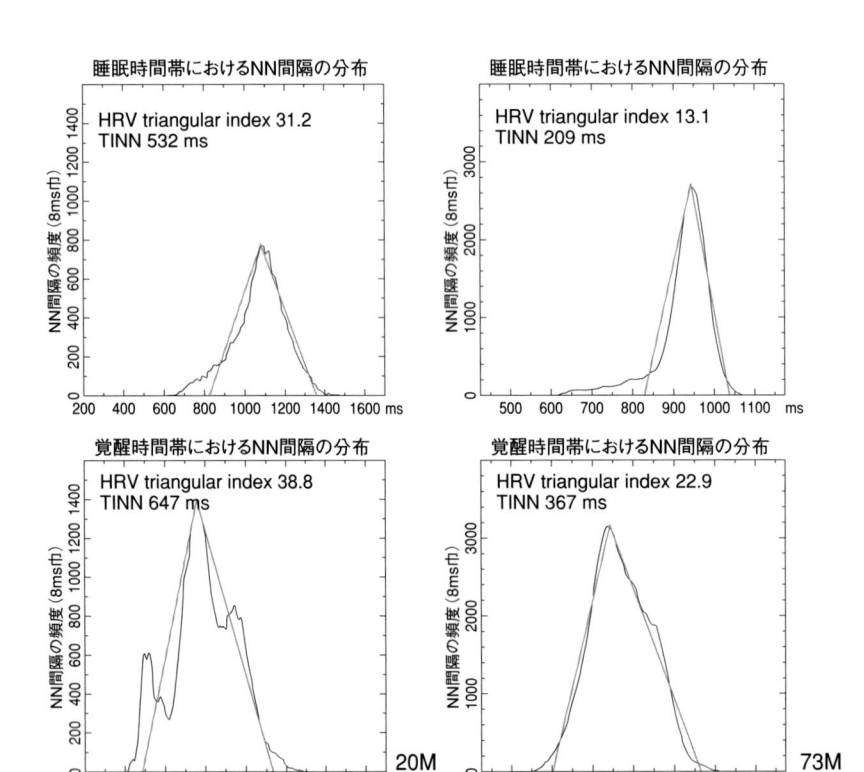

図3 24時間心電図N-N間隔ヒストグラムの幾何学的解析図

図2と同じ例。三角形の高さ（最高頻度）でN-N間隔総数を割ってHRV triangular indexが、同じく三角形の底辺の長さからTINNが求められる。いずれの指標も高齢者に比べて若年者で大きかった。

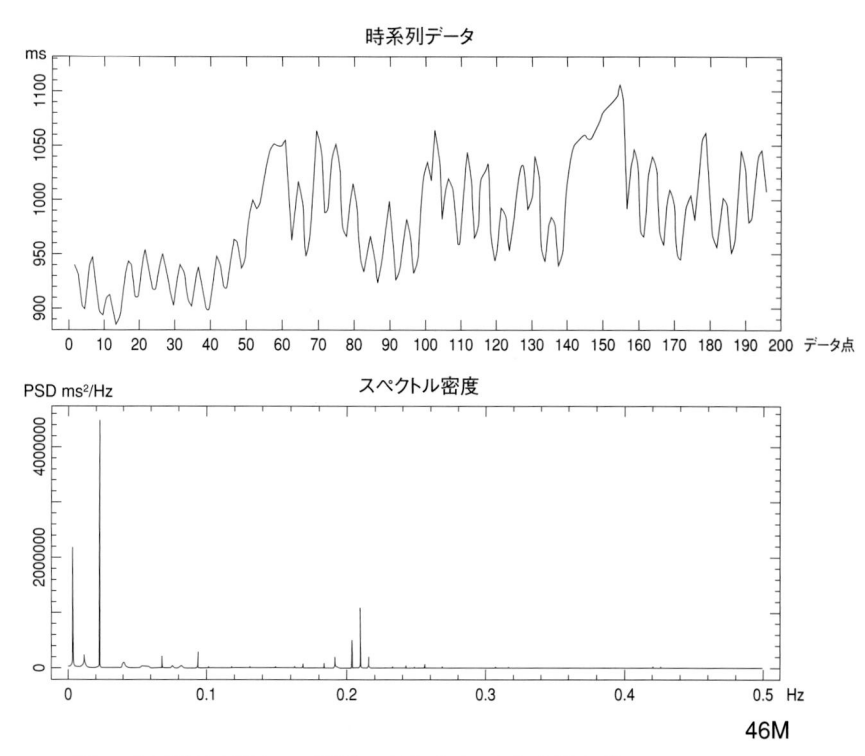

図4 短時間心電図N-N間隔の時系列データと心拍変動スペクトラム
46歳男性。5秒に1回（0.2Hz）の調節呼吸下で記録した200拍心電図のN-N間隔をMemCalc/Win v1.2（諏訪トラスト社）で解析した。

参考文献

1) Ako M, Kawara T, Uchida S, et al: Correlation between electroencephalography and heart rate variability during sleep. Psychiatry Clin Neurosci 57: 59-65, 2003

2) Akselrod S, Gordon D, Ubel FA, et al: Power spectrum analysis of heart rate fluctuation: a quantitative probe of beat-to-beat cardiovascular control. Science 213: 220-222, 1981

3) Berger RD, Saul JP and Cohen RJ : Transfer function analysis of autonomic regulation. I. Canine atrial rate response. Am J Physiol 256: H142-152, 1989

4) Bigger JT Jr, Fleiss JL, Steinman RC, et al: Frequency domain measures of heart period variability and mortality after myocardial infarction. Circulation 85: 164-171, 1992

5) Cooley RL, Montano N, Cogliati C, et al: Evidence for a central origin of the low-frequency oscillation in RR-interval variability. Circulation 98: 556-561, 1998

6) Fukuta H, Hayano J, Ishihara S, et al: Prognostic value of heart rate variability in patients with end-stage renal disease on chronic haemodialysis. Nephrol Dial Transplant 18: 318-325, 2003

7) Jansen AS, Nguyen XV, Karpitskiy V, et al: Central command neurons of the sympathetic nervous system: basis of the fight-or-flight response. Science 270: 644-646, 1995

8) Sajadieh A, Nielsen OW, Rasmussen V, et al: C-reactive protein, heart rate variability and prognosis in community subjects with no apparent heart disease. J Intern Med 260: 377-387, 2006

9) Sandercock GR and Brodie DA: The role of heart rate variability in prognosis for different modes of death in chronic heart failure. Pacing Clin Electrophysiol 29: 892-904, 2006
10) Serrador JM, Finlayson HC and Hughson RL: Physical activity is a major contributor to the ultra low frequency components of heart rate variability. Heart 82: e9, 1999
11) Taylor JA, Carr DL, Myers CW, et al: Mechanisms underlying very-low-frequency RR-interval oscillations in humans. Circulation 98: 547-555, 1998
12) Tokgozoglu SL, Batur MK, Top uoglu MA, et al: Effects of stroke localization on cardiac autonomic balance and sudden death. Stroke 30: 1307-1311, 1999
13) 佐藤昭夫：自律神経反射：心・血管系. 自律神経機能検査（日本自律神経学会, 編）（第3版）．文光堂, 東京, 19-24, 2000
14) 山下武志：ペースメーカ活動を作るイオン電流. 心筋細胞の電気生理学―イオンチャネルから, 心電図, 不整脈へ―（第1版）．メディカル・サイエンス・インターナショナル, 東京, 45-47, 2002
15) 松川寛二：神経伝達物質. 自律神経機能検査（日本自律神経学会, 編）（第3版）．文光堂, 東京, 30-39, 2000
16) 常盤野和男, 大友詔雄, 田中幸雄：最大エントロピー法による時系列解析. 北海道大学図書刊行会, 札幌, 2003
17) 早野順一郎：心拍変動による自律神経機能解析. 循環器疾患と自律神経機能（井上博, 編）（第2版）．医学書院, 東京, 71-109, 2001

〔川良徳弘〕

K. 自律神経検査・発汗皮膚血管系

1. 発汗皮膚血管系に係わる自律神経機能

自律神経系の機能評価については種々の指標があげられるが、本稿では特に発汗および皮膚血管系に関する自律神経機能検査について述べる。

自律神経は交感神経と副交感神経に分類されるが、身体の各臓器はこれら自律神経の二重支配を受けてバランスを保っている。しかし発汗に関する神経支配は主に交感神経によって行われている。したがって発汗系を検査対象とすることは自律神経系のコリン作動性交感神経節後無髄線維の機能を評価をするうえで有用である。

発汗は温熱性発汗と精神性発汗に大別される。発汗も各種反応と同様に意識下では汗腺などの局所的な反応のみではなく脳幹や大脳などのより上位中枢の影響も受けている。

発汗皮膚血管系をコントロールする自律神経反射を以下に示す。

a. 温度調節の反射[1]

身体の周囲の温度が変化することにより皮膚の受容体からの情報が体性感覚神経より入力され、脊髄を上行→視床→大脳皮質感覚野に伝えられ、それが温覚・冷覚を引き起こす。またその情報が自律神経の中枢である視床下部にある体温調節中枢に伝えられ、立毛筋・皮膚血管・副腎髄質ホルモンや脳下垂体前葉より成長ホルモン、甲状腺刺激ホルモンによる甲状腺ホルモンなどの分泌を制御し体温調節に関与している。

b. 自律神経の生体防御反射

飛行機によるヒアリハットや突然の山での熊との遭遇時などには手掌の発汗が増大したり血圧上昇、立毛による鳥肌、瞳孔散大などアドレナリン作動性の交感神経による反応が起こる。また動物では背中を丸めて尻尾を上げた戦闘態勢をとる体性運動反応などが起こる。このような防御反応は視床下部レベルで統合され、その中枢は大脳皮質特に前頭前野あるいは大脳辺縁系の制御を受ける。視覚、聴覚、嗅覚、味覚などの特殊感覚などの体性-内臓自律神経反射となり反射弓を形成する。

c. 自律神経反射による皮膚循環[2]

自律神経反射による皮膚の状態は皮膚血流の変化が大きく関与している。皮膚の組織は表面から表皮・真皮・皮下脂肪となり、皮膚表面には皮溝が縦横にあり、それに囲まれて皮丘がある。また皮膚表面には汗孔や毛孔が開孔している。真皮内には血管や神経が存在し、汗腺もある。真皮と下皮下脂肪の間に多数の小動脈が吻合した動脈叢があり、真皮に上行すると細動脈叢が形成され、さらに枝が出て乳頭下細動脈叢が形成される。この血管網より乳頭下毛細血管が出て係蹄をつくり静脈叢を形成する。皮膚では細動脈と細静脈の間に多くの吻合が形成されているのが特徴である。

無毛部特に手足の末梢部や手掌・足底の皮膚には動静脈吻合が多数認められる。これらの血管系にはアドレナリン作動性交感神経が密に分布している。

体内で産生された体熱は動脈血流により各組織末梢部に伝わる。皮膚では皮膚の細動脈が拡張して汗腺にも十分な血液を供給する。また皮膚の脈管系は交感神経のコントロールによる体熱の放散に寄与するところが大である。

d. 自律神経反射と発汗[3]

発汗は体温調節および前述の生体防衛反応などの時にみられる自律神経反射の一つである。すなわち汗は皮膚に多数存在する汗腺より分泌され、体温調節機能に関与する温熱性発汗と生体防御反応の一つとしての精神性発汗が知られている。また汗は皮膚を適度に湿らせ軽微な外的刺激から守る働きと体熱の放散による体温調節に大きく寄与している。

ヒトの汗腺は無毛部にあるエクリン腺と腋窩や

陰毛部にあるアポクリン腺の2種類があり、体表面全体に分布する。特に手掌、足底には汗腺が密に存在し手掌では掌紋・指紋の皮丘の上に多数並んでいる。

汗の源は血液である。汗腺周囲の血管より血漿が間質に出て、コリン作動性交感神経（発汗神経）の興奮により汗腺の基底細胞で原汗として管腔内に分泌される。この時血管に対しては共同伝達物質として各種ペプチド（VIP、CGRP、ANPなど）が血管拡張物質として同時に分泌されているため汗の源となる血液は十分供給される。

ここでは温熱性発汗と精神性発汗について述べる。これらの汗腺はエクリン腺であり、第8頸髄から第3腰髄の中間外側核の交感神経節が支配している。

温熱発汗には全身の汗腺が同期して拍出するのが特徴的であり、発汗量は直腸温が39℃以上になると最大1.5～2.0ℓ/時にも及ぶことが知られている。

精神性発汗は精神的興奮に反応した発汗現象であり、精神的発汗の中枢機構は生体防御反応の中枢が同時に関与していることが考えられる。b項で述べたようにドキッとしたりビックリしたり暗算をするなど精神的な負荷がかかる時に扁桃体―海馬―辺縁系でそれに対応した活動電位が出現した後に手掌、足底部に著明な発汗が出現することが実験的に示されている。

2. 発汗に関する検査法

発汗を促す大きな要因には血管運動神経が関与する皮膚血流量の変化があり、この結果生ずる皮膚温による変化の測定も自律神経検査法として重要である。

a. 交感神経皮膚血流反応（sympathetic flow response：SFR）の測定[4]

ヒトの末梢神経の交感神経活動は筋交感神経活動と皮膚交感神経活動があげられる。筋交感神経活動は骨格筋を支配し、筋肉ポンプなどによる血圧維持に重要な役割を果たしている。皮膚交感神経活動は汗腺および皮膚血管の括約筋を支配して体温調節の役割を担っている。皮膚交感神経活動には発汗神経活動（sudomotor nerve activity）と血管運動神経活動（vasomotor nerve activity）とがある。さらにこの血管運動神経活動には血管収縮神経活動と血管拡張神経活動がある。本法のSFRの測定では血管運動神経活動が刺激により血管収縮神経活動を引き起こすことを利用した検査である。具体的には指先容積脈波による方法とレーザ光によるレーザドプラ皮膚血流測定による方法とがあるが、SFRの評価には近年レーザドプラ皮膚血流検査が用いられることが多くなった。図1に安東ら[4]による正常被験者の皮膚血流波の測定例を示す。

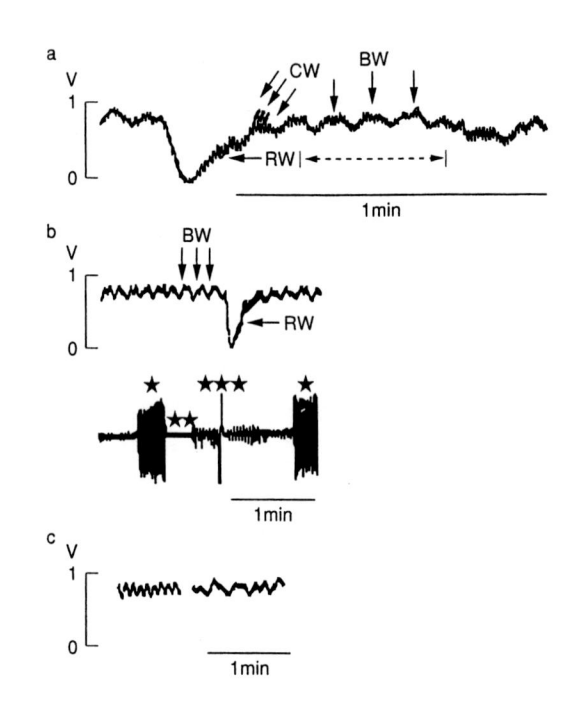

図1 正常被験者のレーザドプラ皮膚血流波

a：安静覚醒時、指（趾）先皮膚血流を時定数1.0秒で記録すると、以下の3つの波形が識別できる。BW：basic wave, CW：cardiac wave、RW：reflex wave。……は呼吸を止めた期間を示す。b：上段に血流波、下段に呼吸曲線を示す。★★★：深吸気、★★：無呼吸、★：過換気。c：精神緊張時に速波化、リラックス時に徐波化する傾向を示す。（安東由喜雄：交感神経皮膚血流反応. 自律神経機能検査（日本自律神経学会、編）. 第3版, 文光堂, 東京：232-235, 2000, p233図2より転載）

b. サーモグラフィ (thermography)

　ヒトの皮膚表面からは赤外線が放射されている。この赤外線を測定し画像化することにより体表面の温度分布を測定する方法がサーモグラフィである。皮膚温は皮膚血流量に負うところが大であるが、この血流量は前述したように皮膚血管運動を支配する自律神経機能に関与している。皮下1mm以内の深さにある組織から放射される波長10μm前後の赤外線量を測定し、そこからステファン・ホルツマンの法則「理想的な黒体では物体から放射されるエネルギーは絶対温度の4乗に比例する」の変法であるウィーンの変位則を用いて温度を計算し表示をしている。ヒトは理想的な黒体ではなく灰色体であるが黒体での放射エネルギーの放射率εが1.00に対してヒトでは波長が3～15μmの範囲で0.98～0.99で黒体に近く、さらに体温37℃（310°K）の時の放射エネルギーが最大となる波長は9.6μmとなるため本測定が適用されている。

　検出装置の精度向上や雑音を少なくするために一般にセンサを冷却して使用する。冷却法には液体窒素冷却法、スターリングクーラ冷却法、電子冷却法などがあるが最近は電子冷却法による装置が多くなっている。

　年齢、性差、熱代謝、深部体温、皮下組織や脂肪の厚さ、性周期、精神状態、体毛など個体差が大きいうえに室温、湿度、気流、などの因子も大きく関与するため皮膚温測定には検査室の環境設定が重要であり、かつ熱的中立条件下で行うことが必要である。

　健常人のサーモグラムはほぼ左右対称であり、体幹中心部が高温で四肢末梢部に向かい低温となる。熱的中立な条件のもとで健常人の左右差は0.3～0.4℃以内とされている。したがって左右差が0.5℃以上を異常と判定している。図2に栢沼[6]による正常被験者の上肢のサーモグラフィを示す。

　このような皮膚温度変化に関係する皮膚血管は主にαアドレナリン作動性交感神経の支配を受けている。交感神経活動亢進で血管収縮が生ずると皮膚血流が低下し、皮膚温は低値を示す。交感神経活動低下時には逆に皮膚血管は拡張し皮膚温は

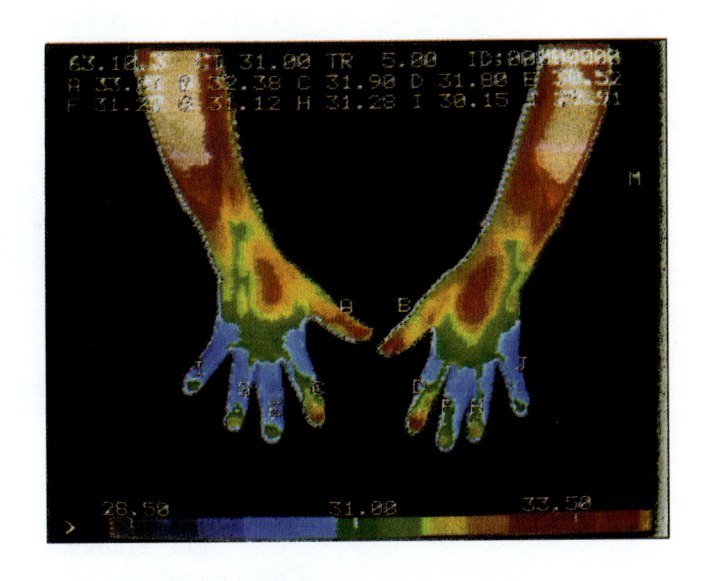

図2　正常被験者上肢のサーモグラム

中心温度31.0℃、各手指尖部のスポット温度を表示。
(栢沼勝彦：サーモグラフィ.自律神経機能検査(日本自律神経学会編).第2版,文光堂,東京;110,1995,p110図1より転載)

高温となる。交感神経の中枢（視床下部）から主に同側性脳幹、脊髄を下行し、交感神経節、末梢神経に至るいずれかの部位で障害がある時、その支配分布に一致して皮膚温の異常が生じる[7]。

3. 発汗の検査法

自律神経反射の結果として生ずる温熱性と精神性の発汗を検査する方法として発汗の有無と発汗量そのものを測定する方法とがある。

a. 発汗の有無の検査法[8]
1）ミノール法（ヨード・デンプン反応）

発汗の有無を色素変化により検査する方法である。

ヨード15g、ヒマシ油100ml、無水アルコール900mlの混合液を刷毛で検査区域の皮膚に塗布し、乾燥後デンプンをむらなく吹きつけると、発汗部位は黒紫色に変化することで発汗と発汗部位が検査できる。安価であるが被験者の準備と検査後の洗浄が繁雑であり、多汗の場合に色素が流れてしまう難点がある。

2）ラップ・フィルム法

ポビドン液と合成糊を4：1の割合で混和後数日放置し、幅40cmの家庭用ラップ・フィルムを長さ90cm程切り混和液を刷毛で薄く均等に引き延ばしながら塗る。乾燥後超音波ネブライザーで湿気を与えた後、大形オブラート（50×50cm）2枚貼り付けて皮膚に密着し、セロファンテープで固定する。製作時間がかかり、被験者の体動により敗れやすいことが欠点としてあげられる。図3に斉藤[8]の正常被験者を用いたラップ・フィルム法による全身温熱性発汗を示す。

3）和田・高垣法

ヨード2～3gを無水アルコール100mlに溶解し、検査部位に塗布する。乾燥後デンプン50g、ヒマシ油100gの混合液を薄く塗布する。汗は暗紫色に変化する。

4）換気カプセル法

発汗の定量測定を目的とする方法で、検査部位の皮膚にカプセルを密着させ、乾燥した空気を還

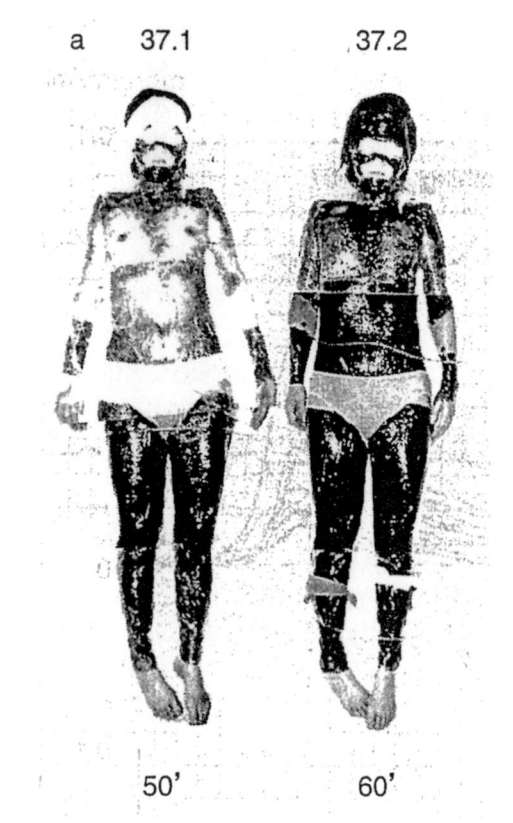

図3　ラップ・フィルム法による正常被験者の全身温熱性発汗

びまん性発汗が左右対称性に進行するが、多くは圧発汗反射の影響により下肢の発汗が先行する。（斉藤　博：耐熱性・精神性発汗試験．自律神経機能検査（日本自律神経学会編）．第3版、文光堂、東京；202-208, 2000, p202より転載）

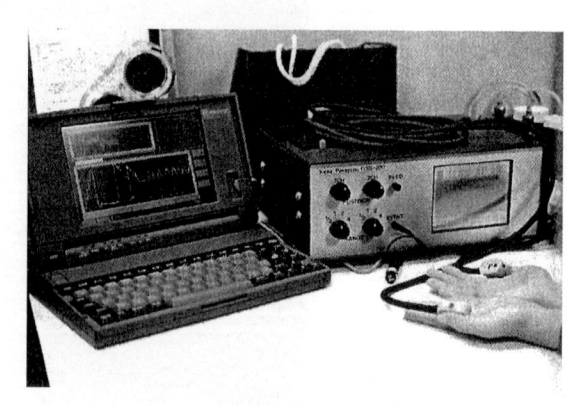

図4　直接換気カプセル発汗計

直接カプセル型発汗計（2チャンネル）で、両側母指から発汗を記録し、パソコンで記憶、解析する。（北　耕平：発汗計検査（sudorometry）．自律神経機能検査（日本自律神経学会編）．第3版、文光堂、東京、214-218, 2000, p214より転載）

流させて湿度を連続記録することができる。

b. 発汗計による検査法 (sudorometry)[9]

　前述の換気カプセルを用いて局所の発汗波を発汗量として測定することができる。発汗量検出プローブは高感度の湿度センサと温度補償可能な自己制御回路を内蔵している。検出プローブに乾燥空気を送風し、皮膚から蒸発する汗はプローブ内に送風される乾燥空気により拡散され湿度センサによって相対湿度として検出する。温度依存性を補償し絶対湿度を発汗量として記録される。

　発汗計による計測は主に精神性発汗の測定に利用されている。精神性発汗をさらに分類すると精神性・情動性発汗と体性—交感神経反射発汗に分けられる。暗算負荷は精神性・情動性ストレスによる精神性・情動性発汗であり、大脳皮質・辺縁系、視床下部、脳幹網様体を含む中枢性発汗運動促進系が作動することにより発現する。一方、深吸気や触覚刺激の求心性刺激による発汗は脊髄性または上脊髄性反射性の反射系、すなわち大脳皮質まで行かない脊髄反射による発汗反射系が作動することにより発現する。

　したがって換気カプセル法を用いた発汗計による検査法の臨床的意義としては発汗機能定量的検査と皮膚交感神経（発汗運動神経）の機能検査があげられる。

　具体的な検査法として被験者を仰臥位あるいは座位とし、室温 20〜25℃、湿度 40〜60％の部屋で発汗部位の皮膚に換気カプセルを圧迫しながら装着して測定する。安静時発汗量の記録の後、暗算、ハンドグリップによる運動負荷、音刺激、深吸気刺激などを与えた場合の発汗波を測定する。また発汗計プローブの近傍に同時にレーザドプラ法による皮膚血流の連続記録をすることが多い。図4に調節換気カプセル発汗計を示す[8]。

4. 交感神経皮膚反応（sympathetic skin response：SSR）による検査

　汗を電気的にとらえる方法として古くは皮膚電気反射（galvanic skin response：GSR）が心理学などの分野で広く用いられてきた。これは精神性・情動性刺激により汗が皮膚上に分泌されると皮膚抵抗が変化するが、この抵抗変化を皮膚表面に微小電流を流してその電流変化や電圧変化として測定する方法がGSR検査であり、従来嘘発見器などにも用いたられていた。しかし現在はShahaniら[10]が提唱した交感神経皮膚反応SSRとして手掌—手背あるいは足底—足背間に生じる精神性・情動性刺激による電位変化を測定する検査法が用いられている。検出電位が数 $100\mu V$ 〜数mVであることから脳波計や筋電計などでも記録することができる。

　SSRの発生機序は完全には解明されていないが、末梢神経の電気刺激では体性感覚線維（大径有髄線維）が興奮し中枢に伝わる。中枢での反射は大脳皮質前運動野、視床下部などであり、遠心路は交感神経、効果器はエクリン腺と考えられており多シナプス性交感神経反射である。これはGSRと同じ反射経路を経由した反応である。GSRが効果器である汗腺から分泌した汗による皮膚抵抗の変化を測定しているのに対してSSRはその効果器に発生する電位そのものを検出したもので、最近では自律神経の検出法としてこのSSRが急速に普及している。図5に発汗に由来する皮膚電気活動の種類を示す[11]。以下にSSRの発生源とその検査法について述べる。

a. SSRの発生源について

　SSRの電位発生源は図6のように交感神経の節後線維の興奮により前述したように汗腺の基底細胞部分の原汗溜めより原汗が管腔を上昇する間にNaイオンの再吸収を受け、原汗部と皮膚表面部位のNaイオン濃度に差が生じ、その結果ネルンストの式によるイオンの濃度勾配による電位勾配が生ずる[12]。これは図6に示すMitaniら[12]の等価電流双極子による電源を仮定することができ、この電位勾配の発生時点がイオン電流発生の始まりであり、SSRの始まりでもある。原汗が皮膚表面に達した時が管腔内の等価電流双極子は最大となり、この時SSR振幅の最大となる。

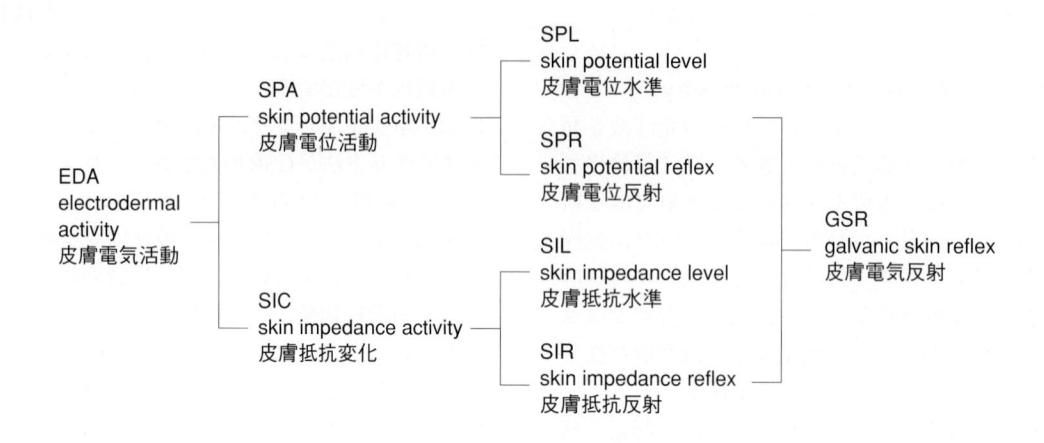

図5 皮膚電気活動の分類
(磯崎晃一, 高山桂一, 山本尚武:皮膚電位及び皮膚インピーダンス活動の多チャネル計測システムの設計. 信学技報 technical Report of IEICE MBE 99-56 25-30, 1999 より転載)

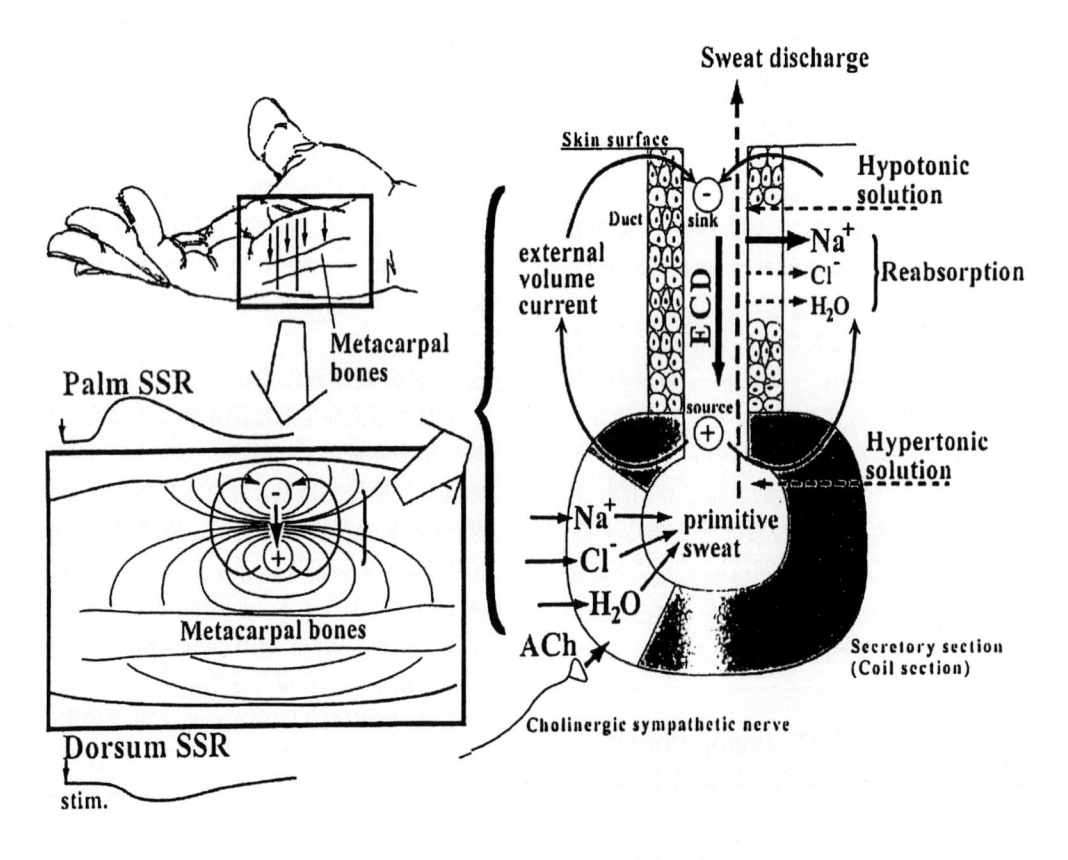

図6 SSR発生のイオン電流と等価電流双極子

b. 従来のSSRの記録について

　これまでのSSRの報告では記録条件がまちまちで記録波形の比較が難しいなどの問題があった。それは従来の報告でのSSR記録の基準電極部位が手背を用いていることが多かったが、この手背の基準電極部位の評価が十分でなかったこと、記録する時定数が施設によってさまざまであり、これについても十分に評価されていなかったことなどがあげられる。まず基準電極部位である手背には手掌のSSR電位が波及している可能性があり、また基準電極部位としてSSR電位の波及のない上肢親指の爪が適当であることも報告されている。そこで親指爪を基準に手掌と手背の電位を記録したところ、手背には時間遅れのあるSSR電位が記録されていることから手掌部の正確なSSR記録には手背ではなく親指爪を基準電極とした記録が必要であることがその後報告されている[12]。次に記録時定数であるがSSRは非常に緩徐な電位変化を呈するため、本来ならDC記録が望ましいが、基線の動揺などの雑音を軽減するために多くの施設ではACで記録している。図7にDC記録と時定数0.3秒のAC記録の波形を示す[13]。また図8に時定数の変化を示す[14]。時定数0.3秒や0.03秒のAC記録では立ち上がりが急峻になりわかりやすいが振幅とpeak潜時が異なってくる。すなわち時定数を小さくすると記録は安定になるが、ピーク潜時や振幅はSSR本来のものではないことが理解される。

　また刺激の種類や刺激間隔については同じ刺激を繰り返すと慣れ現象（habituation）が起こるため電気刺激、音刺激、深吸気刺激などランダムに行い、刺激間隔は図7のDC記録に示すようにSSRは持続時間が40～50秒と長いため1分以上の間隔をあけて刺激を行うことが望ましい。

c. SSR記録の実際
①測定装置の記録条件

　SSRは本来 $100\mu V$ ～数mVの非常に緩徐な電位変動であるため、前述したように正確なpeak潜時や振幅を検討するためにはDC記録を行うことが望ましいが、DC記録を高感度で安定に使用できる増幅器が少ない。そこで多くの施設で脳波計や筋電計が使われている。これらの装置ではDC記録も用意されているものもあるが、種々の要因で基線の動揺が雑音となって記録に混入し、SSR波形を歪ませてしまうためAC記録がほとんどである。しかし時定数の小さいAC記録を行うと図7に示したように、peak潜時、最大振幅、持続時間に大きな差が生じていることがわかる。図8に時定数0.03～5.0秒で記録された音刺激によるSSRの同時記録例である。SSRが出現したか否かの判定には時定数0.3秒を用いてもよいが、正確な振幅やpeak潜時、SSRの持続時間の検討には少なくとも時定数2.0秒より大きな3.0秒や5.0秒を用いることが望ましい。高域遮断周波数フィルタは30～40Hzでも臨床には十分である。

②電極接着部位

　通常記録電極の接着部位としては手掌あるいは足底、基準電極部位としては手背または足背に接着することが多い。しかし精度の高いSSR記録には記録電極は手掌でも中指・人差指の付根より約

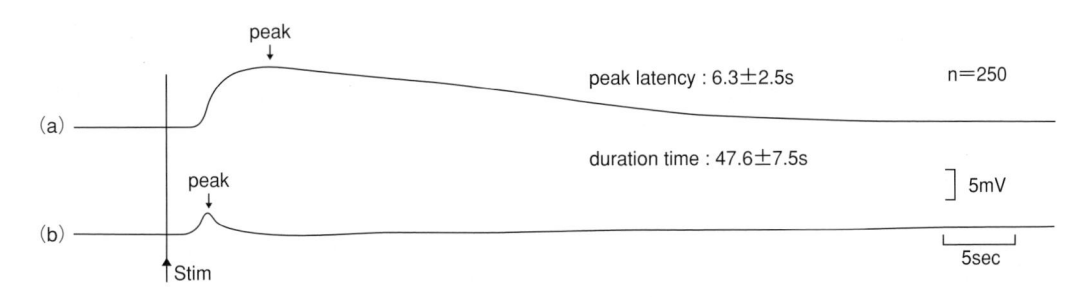

図7 手掌SSRのDC記録とAC（時定数0.3秒）記録

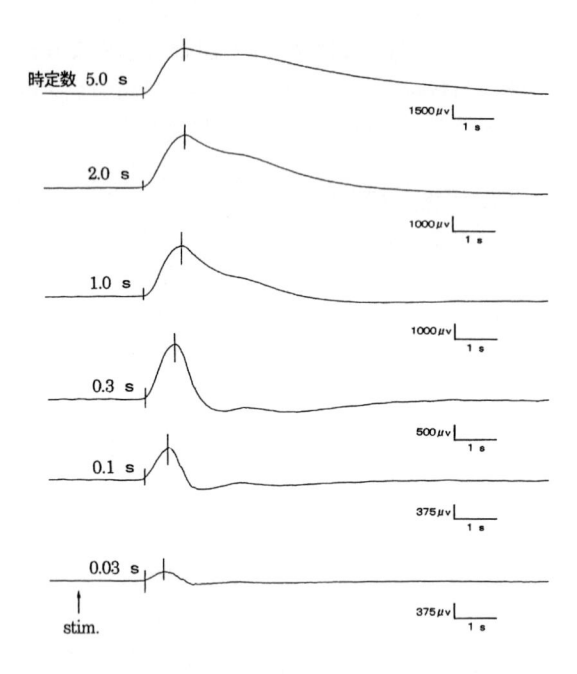

図8 SSR記録の時定数の違いによる記録

1.5～2.0cm中枢側、基準電極は前述したように手掌のSSR電位の波及のない親指の爪を用いることが望ましい。しかしSSR出現の有無を検査するのであれば上肢・下肢のSSR記録の基準電極部位としてそれぞれ陰性の振れを示す従来の手背、足背を基準とするほうが振幅の高いSSRが記録できる。したがってSSR記録の基準電極部位はSSRの何を測定するのか目的によって選択する必要がある。

③刺激間隔と刺激の種類

図7に示したようにSSRの持続時間は47.6±7.5秒であることから、少なくともSSR電位が完全に消退するまでの時間、約60秒程度の刺激間隔が必要である。またSSRは慣れの影響が大きく、周期的に繰返す同じ刺激を与えると振幅は次第に小さくなり、SSRが消失してしまう被験者も多い。このことから、刺激の与え方としては新鮮で驚きを与える工夫が必要である。

また慣れの影響の少ないSSR記録用刺激として急速吸気刺激が有用であるため、患者の様子を見ながら急速吸気を行わせるのも一法である。

④その他の条件

室温は24～28℃程度が良く、室温が低すぎるとSSRは出現しにくく、高すぎると温熱性発汗の影響でSSR記録は不安定となり、SSRが出現しているか否かの判定すら難しくなる。検査前には精神性発汗の促進と同時に被験者にリラックスしてもらうために温かいお茶を飲んでもらう方法が一般的である。

前述したようにSSRの有無や立上り潜時のみを検査する目的であれば時定数の短い0.1秒や0.3秒を用い銀または洋白電極のような脳波用電極の使用も可能である。しかし銀—塩化銀電極を用いて記録時定数3.0秒以上での記録が望ましい。

5. SSRの臨床応用の可能性

大径有髄神経の伝導速度の検査には現在一般に末梢神経伝導速度の測定が行われているが、SSR電位を用いた小径無髄神経である交感神経節後線維の伝導速度の推定を試みた報告もある。1990年Mano[15]により微小電極を直接神経に刺入するマイクロニューログラフィにより1m/秒前後であるとする報告がなされている。また1996年にTsujiら[16]も頸椎を直接磁気刺激することによる交感神経節後線維の伝導速度計測を試みている。これらの方法は臨床検査法としては必ずしも容易ではない。SSRの立上り潜時を用いた三谷ら[17]によると1.0～1.3m/秒の間にあり、マイクロニューログラフィや磁気刺激を用いた伝導速度の値に近いことが報告されている。しかしSSRを用いた伝導速度は必ずしも同一の神経線維の速度を反映しているものではないが、マイクロニューログラフィの結果とほぼ同じであることから、交感神経節後線維の伝導速度をある程度反映していること、検査法が容易であることなどから今後SSRを用いた伝導速度推定のための無侵襲計測法として期待される。

参考文献

1) 小坂光男：温度適応. 温熱生理学（中山昭雄, 編）. 第1版, 理工学社, 東京, 467, 1981
2) 永坂鉄夫：皮膚血管反応. 温熱生理学（中山昭雄,

編).第1版,理工学社,東京,123-129,1981
3) 大橋俊夫:自律神経反射:発汗・皮膚血管系.自律神経機能検査(日本自律神経学会,編).第3版,文光堂,東京,25-29,2000
4) 安東由喜雄:Sympathetic flow response(SFR)(交感神経皮膚血流反応).自律神経機能検査(日本自律神経学会,編).第3版,文光堂,東京,232-235,2000
5) 大久保善朗,他:熱画像検査.生理機能検査学.第2版,医歯薬出版,東京:486-488,2005
6) 栢沼勝彦:サーモグラフィ.自律神経機能検査(日本自律神経学会,編).第2版,文光堂,東京,110,1995
7) 中里良彦:皮膚温測定(サーモグラフィ):自律神経機能検査(日本自律神経学会,編).第3版,文光堂,東京,228,2000
8) 斉藤 博:温熱性・精神性発汗試験.自律神経機能検査(日本自律神経学会,編).第3版,文光堂,東京,202-208,2000
9) 北 耕平:発汗計検査(sudorometry).自律神経機能検査(日本自律神経学会,編).第3版,文光堂,東京,214-218,2000
10) Shahani BT, Halperin JJ, Boulu P, Cohen J : Sympathetic skin response —a method of assessing unmyelinated axon dysfunction in peripheral neuropathies. J Neurol Neurosurg Psychiat 47 : 536-542, 1984
11) 磯崎晃一,高山桂一,山本尚武:皮膚電位及び皮膚インピーダンス活動の多チャネル計測システムの設計. Technical Report of IEICE MBE99-56 25-30, 1999
12) Mitani H, Ishiyama Y, Hashimoto I : Equivalent current dipole estimated from SSR potential distribution over the human hand. Clin Neurophysiol 114 : 233-238, 2003
13) 三谷博子,石山陽事,星野 洋:DCサーボ増幅器を用いたSSR(Sympathetic skin response)波形の検討.臨床病理 48 : 880-883, 2000
14) 三谷博子:生理 交感神経皮膚反応とその検査法.日本臨床専門医会 Lab CP 22(1): 25-29, 2004
15) Mano T : Sympathetic skin mechanisms of human adaptation to environment— Findings obtained by recent microneurographic studies—. Enviro Med 34 : 1-35, 1990
16) Tsuji S, Uozumi T, Matsunaga K, Murai Y : Sympathetic skin response and sudomotor potentials evoked by magnetic stimulation of the neck. Elsevier Science BV Recent Advances in Clinical Neurophysioly, p 644-648, 1996
17) 三谷博子,石山陽事:Sympathetic skin response(SSR)記録のための不関電極部位の検討と交感神経伝導速度推定の試み.自律神経 37 : 495-502, 2000

(三谷博子)

脳波用語集

注：下線のない用語の使用はさける。

A

absence　欠神：脳波パターンの記載には、spike-and-slow-wave complex, 3/s spike-and-slow-wave complex, sharp- and-slow-wave complex を用いる。

<u>activation procedure</u>　賦活法：過呼吸、閃光刺激、睡眠、けいれん誘発剤静注など、突発波などを誘発するための操作。

active electrode　活性電極：頭部外基準電極による脳信号を記録する際には用いてもよい。

<u>activity, EEG</u>　活動, 脳波の：一つのあるいは一連の脳波波形。

<u>after-discharge</u>　後発射：1）脳の電気刺激に続発する発作波、あるいは2）誘発電位や棘波に続発する律動波。

<u>aliasing</u>　エイリアシング：最高周波数の半分以下でデジタル化されるときに生じる脳波信号の歪み。Nyquist theorem 参照。

<u>alpha band</u>, <u>alpha wave</u>, <u>alpha rhythm</u>, <u>rhythm of alpha frequency</u>　α（アルファ）帯域、α波、α律動、α周波数の律動：8～13Hzの周波数幅をα帯域といい、その帯域の波をα波と呼び、α律動とは覚醒安静閉眼時に後頭部に最大振幅を示す律動で、視覚刺激や精神的努力などの注意喚起で抑制される。α周波数の律動とは、広義にはα律動とは分布や反応性が異なり、μ律動などの特異的名称をもたないα帯域の律動をいう。

<u>alpha variant rhythm</u>　α異型律動：頭部後方優勢に出現する律動で、α律動と似た反応性を示すが、α律動とは周波数が異なるもの。周波数は調和関係にあり、約2倍の4～5Hzを徐α異型律動, 約1/2の14～20Hzを速α異型律動という。

alphoid rhythm　アルフォイド律動：α rhythmを用いる。

<u>amplitude</u>　振幅：脳波波形の最大点から最低点までの距離（日本では、藤森が提案した方法に準じて脳波波形の頂点から、谷と谷を結んだ線に垂線を下ろし、その距離を脳波の振幅としている）。

<u>analog-to-digital conversion</u>（AD conversion）　アナログ・デジタル変換：アナログの脳波データを連続的に数値表記変換するもの。AD変換は1秒あたりに電気信号を数値化する回数である標本化周波数と増幅器の分解能、ダイナミックレンジ内で識別される数値により特性が決まる。

<u>aperiodic</u>　非周期性：規則性のない一連の脳波活動、あるいは不規則な間隔で間欠的に生じる脳波活動。

apotentiality, record of cerebral　無電位, 大脳からの記録：record of electrocerebral inactivityを用いる。

<u>application, electrode</u>　装着、電極の：電極と被験者の頭皮あるいは脳との間の連結を確立する動作。

<u>arrhythmic activity</u>　非律動活動：周期が一定しない波の連続。rhythm 参照。

<u>arousal</u>　覚醒：脳波上、覚醒水準の低いレベルから高いレベルへの顕著な変化。

<u>array, electrode</u>　電極列：頭皮あるいは脳表、脳実質内における電極の規則的な配列。

<u>artifact</u>　アーチファクト：1）脳波記録に混入する脳

外起源の電位変化。2) 脳をとりかこむ媒体の変化、装置のひずみ、機能不良、操作上の誤りなど，脳外要因によって起こる脳波波形の変形。

asymmetry　非対称：頭部対側相同部位の脳波振幅の不一致。

asynchrony　非同期：頭部同側あるいは対側の同期しない脳波活動。

attenuation　減衰：刺激に反応して一過性に生じる脳波活動の振幅の低下（blocking 参照）、あるいは脳波チャネルの感度の低下。sensitivity, high frequency filter, low frequency filter 参照。

atypical spike-and-wave complex　非定型棘徐波複合：3Hz 棘徐波複合とは異なる両側性棘徐波複合（旧版では atypical repetitive spike-and-wave complex と記載されていた。国際臨床神経生理学会用語集に irregular spike-and-wave complex という用語はないが、日本では慣習的に不規則性棘徐波複合と呼ばれる）。

augmentation　増強：電気活動の振幅増加。

average potential reference　平均電位基準：全てのあるいは多くの脳波電極の電位の平均を基準として用いるもの。同義語:Goldman-Offner reference は用いない、common average reference を用いる。

B

background activity　背景活動：背景律動の周波数が正常範囲よりも低いとき、背景徐波活動と呼ぶ。

band　帯域：脳波の周波数幅で、$\delta, \theta, \alpha, \beta$ の4帯域がある。

bandwidth, EEG channel　帯域幅、脳波素子の：設定限度内での脳波素子反応の周波数の範囲。増幅器の周波数応答、描出器、周波数フィルタによって決まる。

basal electrode　頭蓋底電極：頭蓋骨の基底近くに位置した電極。foramen ovale electrode, nasopharyngeal electrode, sphenoidal electrode 参照。

baseline　基線：1) 厳密には、脳波増幅器の2つの入力端子に等しい電圧を加えたとき、あるいは較正電圧を加えないときに較正の位置にして得られる線。2) 広義には、ある区間の脳波のふれについて、脳波活動のおよその平均値に相当する視覚的に判定した想像上の線。

benign epileptiform discharges of childhood　小児期良性てんかん性発射：領域性の鋭波で、振幅の低い陰性の徐波を伴うことが多い。中心・側頭部に出現した場合には、ローランド棘波と呼ばれ、これは睡眠によって増加し、連続して出現するようになる。

benign epileptiform transient of sleep（BETS）　睡眠時良性てんかん性突発波：入眠期と軽睡眠期に側頭部に出現する、小さな振幅の、きわめて持続の短い小棘波（small sharp spikes：SSS）で、低振幅の θ 波を伴うことが多い。臨床的意義はほとんどない。

beta band, beta rhythm　β（ベータ）帯域、β 律動：14～40Hz の周波数幅を β 帯域といい、β 律動とは高い覚醒時に主に前頭・中心領域に出現し、振幅は $30\mu V$ 以下のことが多く、皮質脳波では対側の運動や触覚刺激で抑制される。他部位や広汎性に出現する β 律動もある。

bilateral　両側性の：頭部の両側を含む。

bin width　標本幅：デジタル脳波における連続する2点の標本間の時間で、マイクロセカンドで表される。digital EEG 参照。

biological calibration　生体較正：common EEG input test 参照。

biparietal hump　両側頭頂部瘤波：vertex sharp transient（V wave）を用いる。

biphasic wave　両相波：diphasicを用いる。

bipolar derivation　双極導出：(1) 一対の電極から記録されるもの。(2) 記録チャネルへの電極の組織立った連結の方法。

bipolar montage　双極モンタージュ：多数の双極導出で、全ての導出に共通の電極を持たないもの。多くの場合、双極導出は連結され、同側の隣接する導出は1つの電極を共有し、増幅器の入力端子2と1に接続される。reference montage参照。

bisynchronous　両側同期性：bilaterally synchronousの省略形。

black lead　input terminal 1を用いる。

blocking　ブロッキング：刺激に反応して一過性に生じる脳波活動の消失（減衰 attenuation と同義）、あるいは脳波増幅器の一過性の不応状態。

brain wave　脳波：EEG waveを用いる。

brushes, delta　ブラッシュ、デルタ：delta brushes参照。

buffer amplifier　緩衝増幅器：電圧利得1で高い入力インピーダンスと低い出力インピーダンスを持つ増幅器で、入力信号を直後の回路における負荷の影響と隔離するために用いられる。導線のアーチファクトや干渉を減少させるために各々の入力を電極箱中の緩衝増幅器に連結した脳波計もある。

build-up　ビルドアップ：次第に脳波活動の振幅が高くなり、しばしば周波数が減じる現象をいう口語表現。過呼吸時の所見に用いるが、発作発射の表現としては用いないほうがよい。

burst　群発：突然に現れ、突然消失する一群の脳波活動で、周波数、波形、振幅により背景活動から区別される。コメント：(1) 異常波を意味するものではなく、(2) paroxysm突発波と同義ではない。

burst suppression　バースト・サプレッション：θ/δ波の群発で、ときに速波を混じ、$20\mu V$以下の低振幅活動が間欠的に挿間する脳波パターン。重篤な脳機能不全、あるいは麻酔薬によっても生じる。

C

c/s　サイクル・パー・セカンド：　周波数の単位。cycle per second参照。同義語：Hz。

calibration　較正：(1) 各々の増幅器の入力端子に異なる電圧を加えたときの脳波チャネルの反応を調べ、記録する操作。コメント：脳波の波の振幅に相当する直流（通常）または交流電圧を用いる。(2) 時刻マーカーによって紙送り速度の正確性を調べる操作。

cap　キャップ：電極を定位置に保持するための帽子。

channel　チャネル：1対の電極間の電位差を検出、増幅、表示するための完全なシステム。コメント：アナログ脳波計は通常、複数の脳波素子をもつ。デジタル脳波計は振幅の時間経過をプロットすることにより、多チャネルを視覚表示する。

circumferential bipolar montage　頭周双極モンタージュ：頭部を囲むようにした双極導出からなる。通常、両側の縦方向側頭部電極が連結される。

clipping　クリッピング：過大負荷によって頂点が平坦化して描記あるいは表示されること。

closely spaced electrodes　近接電極：10-20法の標準電極間の中間距離に追加的においた頭皮電極。ten-ten system, standard electrode, special electrode参照。

comb rhythm　櫛状律動：μ律動を用いる。

common average reference　共通平均基準：average potential reference 参照。

common EEG input test　共通脳波入力検査：脳波計の全チャネルの2つの入力端子に，同じ一対の脳波電極対を接続する操作。同義語：biological calibration。コメント：較正操作の補助として使われる。

common mode rejection　同相信号除去：差動信号に比べて同相信号の増幅を顕著に減少させる差動増幅器の特性。同相信号除去率は差動信号と同相信号の増幅の比で示される。

例：

$$\frac{差動信号の増幅}{同相信号の増幅} = \frac{100,000}{1}$$
$$= 100,000：1$$

common mode signal　同相信号：差動型脳波増幅器のそれぞれ2つの入力端子がもつ，信号の共通成分。コメント：脳波記録では外部の妨害信号がしばしば同相信号として混入する。

common reference electrode　共通基準電極：複数またはすべての脳波増幅器の入力端子2に接続した1つの基準電極。

common reference montage　共通基準モンタージュ：単一の基準電極を共有する複数の基準導出からなるモンタージュ。referential derivation, reference electrode 参照。

complex　複合：背景活動から区別される特徴的な波形や，一定の様式で反復する波の連なり。

contingent negative variation（CNV）　随伴陰性変動：続発する刺激に随意的に反応する課題で，先行刺激後に誘発される頭蓋頂部に最大振幅をもつ陰性方向への緩徐な電位変動。

continuous slow activity　持続性徐波活動：年齢相応の生理的徐波に比して明らかに過剰な連続する徐波活動で，外部刺激に反応せず，不規則な波形（多形性）のことが多い。

coronal bipolar montage　冠状双極モンタージュ：冠状（横断）列に沿った電極対からの導出によるモンタージュ。同義語：transverse bipolar montage。

cortical electrode　皮質電極：大脳皮質に直接置くか，挿入した電極。

cortical electroencephalogram　皮質脳波：皮質電極から得られた脳波活動。electrocorticogram 参照。

cortical electroencephalography　皮質脳波記録：皮質に電極から脳波活動を得る方法。electrocorticography 参照。

corticogram　皮質図：electrocorticogram を用いる。

corticography　皮質図記録法：electrocorticography を用いる。

cycle　サイクル：規則的に繰り返す脳波や複合波形要素からなる電位変動の連なり。

cycles per second　サイクル・パー・セカンド：周波数の単位。省略形はc/s。同義語：Hz。

D

deep sleep　深睡眠：ノンレム睡眠の第3，4段階（一般には、第3段階を中等度睡眠、第4段階を深睡眠という）。

delta brushes　デルタ・ブラッシュ：早産児にみられ、0.3-1.5Hzの徐波（25-250μV）に律動的な紡錘波

様活動（10-25μV）が重なった波形。

delta band, delta wave, delta rhythm　δ（デルタ）帯域、δ波、δ律動：4Hz未満の周波数をδ帯域といい、その帯域の波をδ波と呼び、これが連なったものがδ律動である。通常の脳波検査では0.5Hzまでをいう。

depression　抑制：脳波パターンの記載には用いない。

depth electrode　深部電極：脳の実質に埋め込んだ電極。

depth electroencephalogram　深部脳波：深部電極から記録される電気活動。stereotactic（stereotaxic）depth electroencephalogram 参照。

depth electroencephalography　深部脳波検査法：深部電極からの電気活動の記録法。stereotactic (stereotaxic) depth electroencephalography 参照。

derivation　導出：(1) 脳波チャネルの一対の電極から記録する操作。(2) この操作により得られる脳波記録。

desynchronization　脱同期：視察的な脳波変化の表現としては、抑制あるいはブロッキングを用いる。事象関連脱同期のように、パワースペクトル分析により、ある周波数帯域の抑制を表現するときには用いてもよい。

desynchronized　脱同期化：脳波パターンの記載には用いない。

diffuse　広汎性：頭部の片側あるいは両側の広い領域に生じること。

differential amplifier　差動増幅器：2つの入力端子間で電圧差に出力が比例する増幅器。コメント：脳波計は入力段階で差動増幅器を使用する。

differential signal　差動信号：差動型増幅器の2つの入力端子各々に与えられた信号間の差異。

digital EEG　デジタル脳波：一定の時間間隔で、脳波のアナログ信号の大きさを数値で表現したもの、あるいはそのような脳波検査法。

diphasic wave　二相波：基線を上下に振れる二つの成分からなる波。

dipole　双極子：陰性と陽性の電荷の分離によって示される理論上の脳波起源。コメント：通常、皮質電流源をいう。その電位場では最大の陰性・陽性成分が記録される。例えば、水平方向の双極子は、いわゆるローランド棘波をさす。

dipolar　双極性：陰性と陽性の最大点を示す脳波の電場。

direct coupled amplifier　直結増幅器：連続的な段階が周波数依存性でない増幅器。

direct current amplifier　直流増幅器：DC（周波数ゼロ）電圧、緩変動電位を増幅できる増幅器。

disk electrode　円板電極：コロジオンやペーストなどの接着剤で頭皮に装着した金属円板。

discharge　発射：てんかん性波形あるいは発作波形を示すのに用いられる解釈上の用語。ときに放電とも訳される。

disorganization　無秩序化：脳波律動の周波数、波形、分布、出現量が、生理的範囲を超えて大きく変化すること。同一個人の縦断的変化や、頭部対側の相同部位、あるいは同年齢の同じ覚醒水準の健常人脳波との比較の際に用いる。

distortion　歪み：装置によって生じる波形の変化。artifact 参照。

duration　持続：波の起始から、終わりまでの間隔、または、一連の波形あるいは特徴的な波形の連なりの経過時間。

dysrhythmia　律動異常：用いない。

E

earth connection　接地：同義語 ground connection（優先使用）。

ECoG　皮質脳波、皮質脳波記録：electrocorticogram, electrocorticographyの省略形。

EEG　脳波、脳波記録：electroencephalogram, electroencephalography, electroencephalographicの省略形。

electrocorticogram　皮質脳波：大脳皮質に直接置いた、あるいは挿入した電極から得られた脳波活動。省略形ECoG。

electrocorticography　皮質脳波検査法：皮質電極から脳波活動を記録する方法。省略形ECoG。

electrode, EEG　電極、脳波の：頭皮、あるいは脳内に置いた、または挿入した伝導物。

electrode impedance　電極インピーダンス：オームの抵抗とレアクタンスに起因する交流抵抗の総和。電極対間または脳波計によっては各々の電極と、全ての並列につないだ電極間で測定される。オーム（一般にはキロオーム；kΩ）で表される。コメント：(1) 脳波の周波数範囲を超えると容量要因が小さくなるので電極インピーダンスは、通常、電極抵抗に等しくなる。(2) 脳波増幅器の入力インピーダンスと同義ではない。electrode resistance, input impedanceを参照。

electrode resistance　電極抵抗：脳波電極と頭皮または脳との間を干渉する直流に対する総抵抗。対をなす電極と、あるいは脳波計によっては各々の電極と、全ての並列につないだ電極間で測定される。オーム（一般にはキロオーム；kΩ）で表される。コメント：直流電流での電極抵抗の測定により、ある程度の電極の分極が生じる。electrode impedanceを参照。

electroencephalogram　脳波：とくにことわりがない限り、頭皮上に置かれた電極から記録した脳の電気活動。省略形EEG。

electroencephalograph　脳波計：脳波を記録するための装置。

electroencephalographic　脳波の、脳波記録法の：用いた方法によらない、生体の電気記録（EEG, ECoG, SEEG）。

electroencephalography　脳波検査法、または脳波学：脳の電気活動の記録、またはその科学。

electrogram　用いない。

electrography　用いない。

encoches frontal　新生児にみられる前頭鋭波。

epidural electrode　硬膜上電極：大脳の硬膜上に置いた電極。

epileptic pattern　てんかん性パターン：epileptiform patternを用いる。

epileptiform pattern　てんかん性パターン：背景活動から区別できる一過性の特徴的な尖った波形に用いる。典型的にはてんかん患者にみられるが、特異的ではなく、常にみられるわけでもない。epileptiform discharge, epileptiform activityと同義。

epoch　区間：脳波記録におけるある時間の区画。区間の長さは任意に決められる。例；パワースペクトル

は10秒1区間で計算される。

equipotential 等電位：ある時点において、同じ電位である頭部、電極の領域に用いる。同義語；isopotential line。

event-related potential（ERP） 事象関連電位：認知活動によって誘発される電位。

evoked potential 誘発電位：生理的、非生理的刺激や事象で誘発された波や複合波。例えば、感覚受容器や神経、あるいは脳の限局した特定の領域に電気刺激を与え、運動（ミオクローヌス）を起こすときの波。コメント：頭の表面からこれらの事象関連電位を検出するには、コンピューターによる加算が適している。

evoked respose 誘発応答：evoked potentialを用いる。

extracerebral potential 脳外電位：脳に起源をもたない電位で、脳波上のアーチファクトを指す。被験者や記録系統に対する電気的妨害、被験者や脳波計、または脳波計そのものへの電極や接続により生じ得る。artifact参照。

F

fast activity 速波活動：α帯域よりも速い波で、β活動とγ活動がある。

fast wave 速波：α波よりも持続が短い（1/13秒以下）波。

flat EEG 平坦脳波：low voltage EEG, inactivity, record of electrocerebralを参照。

focal 焦点性：頭蓋内の一つないし二つの電極から記録されるなど、脳の狭い部位に限局する。

focus 焦点：ある脳波活動の出現する頭皮上、大脳皮質、脳深部の限局部位。

foramen ovale electrode 卵円孔電極：卵円孔を通って海馬傍回付近に挿入した電極。コメント：内側側頭葉てんかんの術前診断に用いる。

form 波形：同義語；wave form, morphology。

fourteen- and six-Hz positive burst 14 & 6Hz 14 & 6Hz陽性群発：アーチ状の波形をした13～17Hzと5～7Hz（多くは14および/または6Hz）波の群発で、睡眠中に両側あるいは片側の後側頭部とその近傍にみられる。尖った波形成分は陽性で、対側耳朶やその他の遠隔部位の基準電極を用いた導出で最もよく記録される。その臨床的意義は確立されていない。

fourteen- and six-Hz positive spikes 14 & 6Hz陽性棘波：14 & 6Hz陽性群発と同義。

frequency 周波数：1秒間に出現する波または波形の数。c/secまたはHzで表される。

frequency response 周波数応答：bandwidth, low frequency response, high frequency response参照。

frequency response curve 周波数応答曲線：低周波、高周波フィルタをある特定の値に設定したときの出力の振れ又は増幅器の出力と入力周波数の関係を表したグラフ。

frequency spectrum 周波数スペクトル：脳波を構成する周波数範囲。δ、θ、α、β、γの5つの帯域に分けられる。

frontal intermittent rhythmic delta activity（FIRDA） 前頭部間欠律動性デルタ活動：両側または片側の前頭部に出現する規則的で、正弦波様あるいは鋸歯状波様の1.5～2.5Hz波の群発。多くは非特異的な脳症を反映している。

G

G1　grid 1の省略形：用いない。

G2　grid 2の省略形：用いない。

Gain　利得：脳波チャネルの入力信号電圧に対する出力信号電圧の比。
例：
$$利得 = \frac{出力電圧}{入力電圧} = \frac{10V}{1\mu V} = 1,000,000$$

gamma band, gamma rhythm　γ（ガンマ）帯域、γ律動：40Hz以上をγ帯域といい、γ律動は一般に脳内電極で記録される。

generalization　全般化：限局した部位から頭部全体に脳波活動が波及すること。

generalized　全般性：頭部全体に現れるが、前頭部優勢のことが多く、稀に後頭部優勢のこともある。

Goldman-Offner reference　ゴールドマン・オフナー基準：average potential referenceを用いる。

grand mal　大発作：用いない。

Grid 1　：用いない。input terminal 1を使用。

Grid 2　：用いない。input terminal 2を使用。

ground connection　接地：被験者と脳波計、脳波計と大地の伝導路。同義語：earth connection。

H

harness, head　ハーネス、頭部の：パッド電極を定位置に保持するために頭の形にに合った紐の束。

hertz　ヘルツ：周波数の単位。省略形：Hz。同義語：cycles per second（c/s）。

high frequency filter　高周波フィルタ：比較的高い周波数に対して脳波チャネルの感度を減少させる回路。高周波フィルタの各々の設定で、フィルタで影響を受けない周波数、つまりそのチャネルの中央周波数帯域に比較して出力のペンの振れの減少率で表される。同義語：low pass filter　コメント：高周波フィルタの設計と意義は製造業者間で標準化されていない。たとえば、ある機器では70Hz設計された高周波フィルタは、10Hzにおける感度と比較して70Hzの感度では30％（dB）または他の表示されているパーセント減少することをさす。

high frequency response　高周波応答：比較的高い周波数に対する脳波チャネルの感度。増幅器、記録器、使用した高周波フィルタの高周波応答により決まる。そのチャネルの中央の周波数帯域で、他の周波数と比較してある特定の周波数における出力のペンの振れの減少率で示される。

high pass filter　高域通過フィルタ：同義語：low frequency filter。

hyperexcitability, neuronal　過興奮，神経の：脳波パターンの記載には用いない。

hypersynchrony　過同期：脳波パターンの記載には用いない。

hyperventilation　過呼吸：数分間行われる深い規則的な呼吸。賦活法として用いられている。同義語：overbreathing。activation procedure参照。

hypsarrhythmia　ヒプスアリスミア：広汎性の300μV以上の不規則な高振幅徐波と、両側半球にわたる多領域性の棘波や鋭波が混じるパターン。

Hz　ヘルツ：Hertzの省略形。対応語：cycles per second（c/s）。

I

impedance meter　インピーダンス計：インピーダンスを計測する際に使用する機材。

inactive electrode　不活性電極：用いない。references electrode（同義語ではない）参照。

inactivity, record of electrocerebral　無活動, 脳の電気活動記録：自発的であれ誘発されたものであれ、頭部のどの領域にも脳由来の電気活動が認められないこと。

independent（temporally）　独立（時間的）：非同期性と同義。

index　指数：ある脳波活動の出現時間の百分率（例：alpha index α指数）。

indifferent electrode　不関電極：用いない。references electrode（同義語ではない）参照。

in-phase discrimination　同相弁別：common mode rejection（同義語ではない）を用いる。

in-phase signals　同相信号：位相差のない波。common mode signal（同義語ではない）参照。

input　入力：脳波増幅器に供給される信号。input terminal 1, input terminal 2参照。

input terminal 1　入力端子1：差動型脳波増幅器の入力端子で、他の入力端子と比較して陰性が上向きのペンの振れを生じるもの。同義語：grid 1（G1），black lead（用いない）。polarity convention参照。コメント：図示では実線で示される。

input terminal 2　入力端子2：差動型脳波増幅器の入力端子で、他の入力端子と比較して陰性が下向きのペンの振れを生じるもの。同義語:grid 2（G2），white lead（用いない）。polarity convention参照。コメント：図示では点線で示される。

input circuit　入力回路：脳波電極と介在する組織、電極線、電極箱、入力ケーブル、電極セレクタで構成される。

input impedance　入力インピーダンス：脳波増幅器の2つの入力間に存在するインピーダンス。追加仕様の入力短絡量（ピコファラド、pFで測定される）がある、またはない状態でオーム（通常メガオーム、MΩ）で測定される。コメント：electrode impedanceと同義ではない。

input voltage　入力電圧：差動型脳波増幅器の2つの入力端子間の電位差。

inter-electrode distance　電極間距離：電極対の間隔。コメント：標準10-20法に基づいた電極配置よりも狭い間隔で置いた電極間距離は短い，ないし小さい電極間距離と呼ばれる。標準電極配置の電極間距離の2，3倍のものは長い電極間距離と呼ぶ。

interhemispheric derivation　半球間導出：頭部の反対側に位置する電極対による記録。

intermittent slow activity　間欠性徐波活動：入眠と関連しない間欠的な徐波活動で、不規則なことも律動的なこともある。

intracerebral electrode　脳内電極：同義語：depth electrode。

intracerebral electroencephalogram 脳内脳波：同義語：depth electroencephalogram。

irregular 不規則：周期が不安定であったり、波形が均一でないときの脳波波形に用いる。

isoelectric 等電位の：(1)等電位の電極対から得られた記録（equipotential 参照）。(2)電気的脳無活動記録の記載には用いない。inactivity, record of electrocerebral 参照。

isolated 孤立性：単独で出現すること。

K

K complex K複合：多くは高振幅の陰性徐波と、それに続くより小さな陽性徐波などの多彩な形態を呈する波形の群発で、睡眠紡錘波を伴うことが多い。振幅は前頭部で大きく、ノンレム睡眠時に自発的に、あるいは外からの知覚刺激に反応して生じる。

kappa rhythm κ（カッパ）律動：精神活動中の側頭部に生じるα波やθ波の群発からなる律動。両眼角外側においた電極間で最もよく記録され、脳内起源が証明されておらず、おそらく眼球の振動であろう（この記述は誤りで、側頭葉外側起源が確認されている）。

L

lambda wave λ（ラムダ）波：二相性の一過性鋭波で、覚醒して視覚探索しているときに後頭領域に生じる。主成分は陽性で、時間的には急速眼球運動に一致して出現する。振幅はさまざまだが、一般に 50μV 以下。

lambdoid wave ラムダ様波：睡眠時後頭一過性鋭波

(POSTS) を用いる。

Laplacian montage ラプラシアン・モンタージュ：デジタル脳波記録で用いるモンタージュで、二次空間成分の数学的変換からなる。その電位近傍の全電極の平均を基準として近似される。局所的な異常を同定するために用いる。

larval spike-and-slow-wave 幼若棘徐波：6Hz棘徐波を用いる。

lateralized 片側性：頭部の右側または左側に出現する。

lead 導線：厳密には脳波計に電極を連結する電線。広義には電極と同義。

light sleep 軽睡眠：ノンレム睡眠の第1段階と第2段階（一般には、第1段階を入眠期、第2段階を軽睡眠期という）。

linkage 連結：1対の電極を差動型脳波増幅器の2つの各々の入力端子に接続すること。

longitudinal bipolar montage 縦双極モンタージュ：縦方向、通常、前一後方列に沿った電極対の導出からなるモンタージュ。

low frequency filter 低周波フィルタ：比較的低い周波数に対して脳波チャネルの感度を減少させる回路。同義語；high pass filter。低周波フィルタの各々の設定で、フィルタで影響を受けない周波数、つまりそのチャネルの中央周波数帯域に比較して出力のペンの振れの減少率で表される。コメント：現在、低周波フィルタの設計と意義は製造業者間で標準化されていない。たとえば、ある機器では1Hz設計された低周波フィルタは、10Hzにおける感度と比較して1Hzの感度では30%（dB）または他の表示されているパーセント減少することをさす。同じ低周波フィルタの設定が時定数でつくられているものもある。

low frequency respose　低周波応答：比較的低い周波数に対する脳波チャネルの感度。増幅器、記録器、使用した高周波フィルタの低周波（時定数）応答により決まる。そのチャネルの中央の周波数帯域で、他の周波数と比較してある特定の周波数における出力のペンの振れの減少率で示される。low frequency filter, time constant参照。

low pass filter　低域通過フィルタ：同義語：high frequency filter。

low voltage EEG　低電圧脳波：頭部全域で20μV以上の活動を認めない覚醒時脳波記録。通常はβ波とθ波からなり、わずかにδ波を混じ、α活動は後頭領域に認めることも、認めないこともある。電気的脳無活動記録や低振幅速波活動とは、明確に区別しなければならない。

low voltage fast activity　低電圧速波活動：発作時、とくに侵襲的な方法による発作時記録で、発作起始時に記録される速く、しばしば漸増する低振幅の脳波活動。

low voltage fast EEG　低電圧速波脳波：低電圧脳波を用いる。

M

machine, EEG　器械，脳波用：electroencephalographを用いる。

map, isopotential　図、等電位の：同義語：diagram of equipotential lines。電位の等電位線を図示したもの。電位の最大振幅を100％とし、電位の減少を任意の段階で示される。例；最大振幅の10％。

monomorphic　単一形態性：脳波波形の記載には用いない。

monophasic wave　単相波：基線の一側にのみ現れる波形。

monopolar　単極：referentialを用いる。

monorhythmic　単律動性：脳波パターンの記載には用いない。

monorhythmic sinusoidal delta activity　単律動性正弦波様デルタ活動：用いない。

montage　モンタージュ：1つの脳波記録に多数の導出を同時に表示するための特殊な組み合わせ。

morphology　形態（学）：脳波の波形、あるいは脳波波形の研究。

multifocal　多焦点性：空間的に分離した二つ以上の焦点。

mu rhythm　μ（ミュー）律動：覚醒時に頭皮の中心部や頭頂部に出現するアーチ状の波形からなる7〜11Hzの律動。振幅はさまざまだが、多くは50μV以下。対側の運動、運動の観念、運動の準備、あるいは触覚刺激で抑制される。

multiple spike-and-slow-wave complex　多棘徐波複合：2つまたはそれ以上の棘波に1ないしそれ以上の徐波がともなっているもの。同義語：polyspike-and-slow-wave complex（優先使用）。

multiple spike complex　多棘波複合：2ないしそれ以上の棘波の連続。同義語：polyspike complex（優先使用）。

multiregional　多領域性：3部位以上の局所焦点。regional参照。

N

nasopharyngeal electrode　鼻咽頭電極：鼻を通して挿入し、先端が蝶形骨の体部近傍に位置するように鼻咽頭壁に置いた電極。

needle electrode　針電極：頭皮の皮下層に挿入した小さい針。

neutral electrode　中立電極：reference electrode（同義語ではない）を用いる。

noise, EEG channel　雑音、脳波チャネルの：高感度を使用したときに入力信号がない状態であるにもかかわらず、記録される脳波の小さな振動性出力。入力に対し、マイクロボルト（μV）で測定される。

non-cephalic reference　非頭部基準：頭部上にない基準電極。

non-REM sleep　ノンレム睡眠：レム以外の全ての睡眠段階。

notch filter　ノッチ・フィルタ：きわめて狭い周波数帯域を選択的に減衰させるフィルタで、これにより、脳波チャネルの周波数応答曲線に鋭い切れ込みを生じさせる。たとえば、ICUでの記録など、極めて技術的条件が不良な状況下では60（50）Hzの妨害を減衰させるために60（50）Hzのフィルタが使用される。

Nyquist theorem　ナイキスト定理：脳波信号の正確なデジタル提示には標本化周波数は少なくとも必要とする最大周波数の2倍必要であるということ。つまり、50Hzの周波数成分を標本化するには少なくとも標本化周波数は100Hz。コメント：この2倍の周波数での標本化により、周波数成分のみは正確にゆがみなく、再生できることが保証される。

O

occipital intermittent rhythmic delta activity（OIRDA）後頭部間欠律動性デルタ活動：頭皮上の片側あるいは両側後頭部に出現するきわめて規則的な、あるいはほぼ正弦波様の2～3Hz波の群発。多くは開眼によって抑制される。

ohmmeter　オーム計：抵抗測定に用いる機器。electrode resistance 参照。

organization　組織化：ある生理的な脳波律動が、神経疾患、精神疾患、その他の脳機能異常を伴うような疾患の既往歴や家族歴をもたない同年齢の理想的脳波に一致する程度。

out-of-phase signals　逆位相信号：反対の位相をもつ2つの波。differential signal, phase reversal（同義語ではない）参照。

output voltage　出力電圧：脳波チャネルの描出器の電圧。

overbreathing　過呼吸：同義語：hyperventilation。

overload　過大負荷：脳波増幅器の入力端子に設定以上の大きい電圧が加わることによって生じる状態。負荷の程度によって脳波波形のクリッピングや増幅器のブロッキングが生じる。clipping, blocking 参照。

P

pad electrode　パッド電極：綿、フェルト、ガーゼなどで覆われた金属電極で、キャップやハーネスで定位置に固定する。

paper speed　紙送り速度：脳波記録紙の動く速度。

cm/sまたはm/sで表される。

paroxysm　突発波：突然に起始し、急激に最大となり、急速に終了し、基礎活動から区別される波形。通常は、てんかん性波形や発作波形に用いられる。

paroxysmal fast　突発性速波：連なって出現するβ帯域の速波。

pattern　パターン：脳波活動の特徴。

peak　頂点：波の最大振幅の点。

pen galvanometer　ペン・ガルバノメーター（電流計）：pen writerと同義。

pen motor　ペン・モーター：pen writerと同義。

pen writer　ペン描記器：ペンを用いたインク描出器。

period　周期：規則的に繰り返す脳波波形の一つの波の長さ。

periodic　周期性：ほぼ規則的に繰り返す一連の脳波波形、あるいは数秒間隔でほぼ規則的に間欠的に出現する脳波波形。

periodic lateralized epileptiform discharges (PLEDs)　周期性片側性てんかん性発射：鋭波や棘波などの鋭い一過性の波が、周期的あるいはほぼ周期的に繰り返し、領域性のことも片側性のこともあり、両側に独立して出現することもある。てんかん性発射はしばしば多相性で複雑な波形を呈するが、主要な成分は陰性である。

petit mal　小発作：脳波パターンの記載には用いない。

petit mal variant　小発作異型：あてはまれば、atypical spike-and-slow-wave complex, sharp-and-slow-wave complexを用いる。

phantom spike-and (-slow) -wave　ファントム棘徐波複合：6Hz棘徐波複合を用いる。

phase　位相：ある波形の二つの導出部位での時間または極性の関係、あるいは、ある波形の一点の起始からの時間や角度の関係。

phase reversal　位相逆転：二つ以上の導出から同時記録された波形が反対方向へ向く現象。

photic driving　光駆動：およそ5〜30Hzの反復光刺激によって、頭部後方部に誘発される律動的活動を示す生理的反応。

photic stimulation　光刺激：被験者の眼瞼上に間欠的に光を照射すること。脳波賦活法に用いる。同義語：intermittent photic stimulation (IPS)。

photic stimulatar　光刺激装置：間欠的閃光を照射する装置。同義語：stroboscope（用いない）。

photoconvulsive response　光けいれん反応：photoparoxysmal response（優先使用）と同義。

photomyoclonic response　光ミオクローヌス反応：photomyogenic response（優先使用）と同義。

photomyogenic response　光筋原反応：間欠的光刺激に対する反応で、頭部前方部に出現する短い反復性の筋原性のアーチファクト。光刺激が持続すると振幅が漸増し、刺激を終了するとすぐに消失する。しばしば眼瞼のふるえや縦方向の眼球振動を伴い、ときに顔面や頭部の不規則な筋れん縮を伴う。

photoparoxysmal response　光突発反応：間欠的光刺激に対する異常反応で、棘徐波および多棘徐波複合からなり、閃光刺激に一致する後頭部棘波から、光刺激終了後も数秒間持続する全般性てんかん性発射まである。全般性棘徐波のみが、とくに光刺激終了後も持続

するものが、てんかんと強い関連をもつ。

polarity convention　極性慣習：差動型脳波計の入力端子2に対して入力端子1の出力が陰性が上向きのペンの振れを生じるようにした国際的慣習。コメント：この慣習は他の生物学的または非生物学的分野における慣習と反対である。

polarity, EEG wave　極性、脳波の：ある瞬間に電位変化によって影響を受ける電極とまったく影響を受けない電極間に存在する電位差の符号。polarity convention 参照。コメント：脳波の見かけ上の‘極性’は2電極間の電位差による。

polygraphic recording　ポリグラフ記録、多現象記録：脳波、呼吸、心電図、筋電図、眼球運動、血圧、酸素飽和度、下肢運動などの多数の生理的現象を同時に監視すること。

polymorphic activity　多形性活動：脳波パターンの記載には用いない。

polyphasic wave　多相波：基線の上下に振れる二つ以上の成分によって構成される波。

polyrhythmic activity　多律動性活動：脳波パターンの記載には用いない。

polysomnography　睡眠ポリグラフ：睡眠状態のポリグラフ記録。polygraphic recording 参照。

polyspike-and-slow-wave complex　多棘徐波複合：multiple spike-and-slow-wave complex（用いない）と同義。

polyspike complex：multiple spike complex（用いない）と同義。

positive occipital sharp transient of sleep（POSTS）睡眠時後頭一過性陽性鋭波：睡眠中に自発性に後頭領域優勢に単発あるいは反復して出現する一過性の鋭い波形の陽性波。振幅はまちまちだが、多くは50μV以下。

positive occipital spike-like wave of sleep　睡眠時後頭棘波様陽性波：positive occipital sharp transient of sleep（POSTS）を用いる。

potential　電位：(1) 厳密にはvoltage、(2) 狭義ではwaveと同義。

potential field　電位場：頭部、大脳皮質表面または脳の深部における脳波振幅の分布で、等電位線で示される。map, isopotential 参照。

projected patterns　投射パターン：記録電極から離れた部位の障害により生じたと考えられる異常脳波活動。

provocation procedure　誘発法：activationを用いる。

pseudoperiodic　偽周期性：quasiperiodicを用いる。

psychomotor variant　精神運動発作異型：rhythmic temporal theta burst of drowsinessを用いる。

Q

quantity　量：波の数と振幅の両方に関する脳波活動の量。

quasiperiodic　準周期性：規則的に近い間隔で生じる脳波波形に用いる。

R

RC coupled amplifier　RC結合型増幅器：resistance-capacitance coupled amplifierの省略形。

reactivity　反応性：知覚刺激や生理的活動に引き続いて生じる脳波律動や脳波全体の感受性。

record　記録：脳波記録の最終産物。

recording　記録すること：脳波記録操作。同義語：tracing。

reference electrode　基準電極：(1) 一般的には，電位変化を測定する電極の対をなすもの。(2) 特別な場合には，基準電極は脳波増幅器の入力端子2に接続され，入力端子1に連結された探査電極による同様の脳波活動を捉える可能性を最小限にするように配置される。コメント：基準電極の位置がどこであっても，脳波電位により影響を受ける可能性を考慮しなければならない。

referential derivation　基準導出：脳波増幅器の入力端子1に接続した探査電極と入力端子2に接続した基準電極対からの記録。reference electrode, referential montage, common reference montage 参照。

referential montage　基準モンタージュ：基準導出からなるモンタージュ。referential derivation 参照。

reformatting　リフォーマット：デジタル脳波を異なるモンタージュに変換すること。この際，生の脳波信号が共通基準電極として記録されている必要があり，これらの電極のみがリモンタージュが可能となる。

regional　領域性：頭皮上の特定の領域，あるいは頭蓋内記録で3個以上の電極で記録される脳波活動。

regular　規則的：ほぼ一定の周期と形態の脳波波形に用いる。

REM　レム：急速眼球運動。

REM atonia　レム期筋抑制：レム睡眠中に持続的筋活動が抑制されること。

REM sleep　レム睡眠：低振幅でさまざまな周波数の脳波活動，おもに水平方向の急速眼球運動の群発，体軸の持続性筋活動の抑制を特徴とする睡眠段階。夢，相性の筋活動，鋸歯状脳波波形，呼吸変化を伴うことが多い。

resistance-capacitance coupled amplifier　抵抗容量連結型増幅器：連続する段階が容量と抵抗からなる回路に連結されている増幅器。省略形：RC coupled amplifier。

resolution　分解能：AD変換器の分解能は2進法の数値列または'bits'で表される。digital EEG 参照。例えば，12bitの分解能で変換では$0.5\mu V$ごとにデジタル信号化し，$\pm 1023\mu V$（最大で$2046\mu V$）のダイナミックレンジ（最大有効振幅範囲）をもつ。

rhythm　律動：ほぼ一定周期の波からなる脳波活動。

rhythm en arceau　アルソー律動：μ律動を用いる。

rhythmic temporal theta burst of drowsiness　入眠期律動性側頭部θ群発：入眠期に側頭領域に出現する特徴的な4～7Hz θ波の群発で，速波が重畳してノッチした波形を呈することが多い。臨床的意義はない。

run　連続：口語表現。montage を用いる。

S

saw-toothed bursts　鋸歯状波群発：未熟児の側頭部にみられる高振幅（100～$200\mu V$）の鋭波と4～8Hzの律動波よりなる一過性波形。未熟児側頭部θ波と同義。

saw-tooth wave　鋸歯状波：レム睡眠中の頭頂部に連なって出現する陰性の2～5Hz波。

scalp electrode　頭皮電極：頭皮に装着または刺入した電極。

scalp electroencephalogram　頭皮脳波：頭表に置いた電極から測定される脳の電気的活動記録。深部脳波のような他の脳波記録と区別するためだけに用いる。その他の場合には単にelectroencephalogram（EEG）というべきである。

scalp electroencephalography　頭皮脳波検査法：頭皮脳波の記録手技。

secondary bilateral synchrony　二次性両側同期：二次性全般化と同義。焦点性（領域性）に起始したてんかん性発射が拡延して全般化すること。

SEEG　定位深部脳波：stereotactic（stereotaxic）depth electroencephalogramの省略形。

seizure pattern　発作パターン：比較的突然の起始と終了、および特徴的な展開を示し、少なくとも数秒持続する反復性発射からなる現象で、てんかん発作のときにみられる。臨床的に発作症状を伴わないときは臨床閾値下 "subclinical" と呼ばれる。

sensitivity　感度：脳波チャネルの入力電圧と出力の比率。μV/mmで表す。
例：
$$感度 = \frac{入力電圧}{出力のペンの振れ} = \frac{50\mu V}{10mm} = 5\mu V/mm$$

sharp wave　鋭波：背景活動から明瞭に区別され、通常の時間軸や紙送り速度では頂点が尖っており、持続が70～200ms（およそ1/4～1/5秒以上）の一過性の陰性波で、てんかん発射に限って用いるべきである。

sharp-and-slow-wave complex　鋭徐波複合：鋭波と徐波からなる一連の波形。

sigma rhythm　シグマ律動：sleep spindleを用いる。

silence, record of electrocerebral　静止，脳電気活動記録の：inactivity, record of electrocerebralを用いる。

simultaneous　同時性：synchronousと同義。

sine wave　正弦波：正弦曲線の波形をもつ波。

single-ended amplifier　単一終端増幅器：接地に対して非対称である信号に働く増幅器。

sinusoidal　正弦波様：正弦曲線に似た波形を表現するのに用いる。

six Hz spike-and-slow wave　6Hz棘徐波：両側同期性であるが左右対称性あるいは非対称性の、4～7Hzであるが多くは6Hzの棘徐波の短い群発で、頭部前半部あるいは後半部優勢に出現する。臨床的意義はなく、てんかん性発射とは区別すべきである。

sleep onset REM（SOREM）　睡眠開始時レム：入眠後15分以内に出現するレム睡眠。

sleep spindle　睡眠紡錘波：睡眠中に出現する11～15Hz（多くは12～14Hz）の群発波で、広汎性であるが頭部中心領域に目立ち、振幅はさまざまだが成人では50μV以下。

sleep stages　睡眠段階：脳波、眼球運動、随意筋筋電図などの多現象記録によって区分される睡眠相。

slow activity　徐波活動：α帯域よりも低い周波数の活動、すなわちθ活動とδ活動。

slow spike　遅棘波：鋭波 sharp wave を用いる。

slow-spike-and-wave complex　遅棘徐波複合：鋭徐波複合を用いる。

slow wave　徐波：α波よりも持続が長い（1/8秒以上の）波。

small sharp spikes（sss）　小棘波：睡眠時良性てんかん性突発波（BETS）と同義。なるべくBETSを用いる。

special electrode　特殊電極：標準頭皮電極以外の電極。closely spaced electrodes，ten-ten system参照。

sphenoidal electrode　蝶形骨電極：頬骨弓の下から軟組織を通して挿入し、卵円孔領域の頭蓋底に留置した針、針金電極。

spike　棘波：背景活動から明瞭に区別され、通常の時間軸や紙送り速度では頂点が尖っており、持続が20〜70ms（およそ1/50〜1/15秒）の一過性の陰性波で、てんかん性発射に限って用いるべきである。

spike-and-dome complex　棘徐波複合：用いない。

spike-and-slow-wave-complex　棘徐波複合：棘波とそれに続く徐波よりなる波形。

spike-and-slow-wave rhythm　棘徐波律動：あてはまれば3 per second spike-and-slow-wave complex, atypical spike-and-slow-wave complex, sharp-and-slow-wave complexを用いる。

spindle　紡錘波：振幅が漸増し漸減する律動波。睡眠紡錘波はその一例。

spread　拡延：頭皮あるいは脳のある領域から他の領域へ脳波活動が伝播すること。

standard electrode　標準電極：通常の頭皮電極。disk electrode, needle electrode, pad electrode, special electrode参照。

standard electrode placement　標準電極配置：10-20法による電極配置。

status, EEG epilepticus　脳波上のてんかん重積：脳波に発作活動が連続して、あるいは繰り返し生じること。臨床的なてんかん重積とは区別すべきである。

Stephenson-Gibbs reference　ステフェンソン・ギブス基準：sterno-spinal reference electrodeを用いる。

stereotactic（stereotaxic）electroencephalogram　定位脳波：定位測に基づいて埋め込んだ電極による頭蓋内脳波。省略形：SEEG。stereotactic（stereotaxic）depth electroencephalogramの省略形はSDEEG。

stereotactic（stereotaxic）electroencephalography　定位脳波検査法：定位脳波の記録技術。

sternospinal reference　胸骨脊椎基準：右胸骨鎖骨関節、第7頸椎棘突起上にそれぞれおいた2つの電極を連結した頭蓋外基準電極。心電図のアーチファクトを軽減するために、電位計を用いてこれらの電圧を平衡させる。

stickon electrode　貼り付け電極：口語表現。disk electrodeを用いる。

subclinical rhythmic EEG discharge of adults（SREDA）　成人潜在性律動性脳波発射：成人にみられる律動的脳波パターンで、θ波を主とするさまざまな周波数の波からなり、発作発射に似るが臨床症状を伴わず、臨床的意義は不明。

subdural electrode　硬膜下電極：大脳の硬膜の下に挿入した電極。

suppression　抑制：基準電極で$10\mu V$以下の脳波を背景活動抑制という。burst suppression pattern参照。

symmetry　対称：頭部対側相同部位の脳波活動の振幅、周波数、波形がほぼ同等、あるいは極性の異なる電位の分布がほぼ同等、あるいは基線に対して脳波分布がほぼ同等。

synchrony　同期：頭部の同側部位あるいは対側部位の脳波が同時に出現すること。

T

<u>ten-ten system</u>　10-10法：標準的な頭皮電極配置。この方法では標準10-20法の電極間距離の半分の距離に電極を追加する。ten-twenty system, closely spaced electrodes 参照。コメント：てんかんモニタリングの際、てんかん性発射の局在化を明確にするために追加電極の使用を薦める。

<u>ten-twenty system</u>　10-20法：国際脳波・臨床神経生理学会推奨の標準的な頭皮電極配置。外部の目印から頭部を計測し、その10％又は20％をとって電極配置を決める。コメント：てんかんモニタリングなど種々の状況下では前側頭部電極のように頭皮電極を追加する必要がある。

<u>theta band</u>, <u>theta wave</u>, <u>theta rhythm</u>　θ（シータ）帯域、θ波、θ律動：4〜8Hzの周波数幅をθ帯域といい、その帯域の波をθ波と呼び、これが連なったものがθ律動である。

<u>three Hz spike-and-slow wave complex</u>, <u>three per second spike -and-slow wave complex</u>　3Hz棘徐波複合：棘徐波複合の規則的な連続からなる特徴的な突発波で、最初の数秒で計測すると3〜3.5Hzで反復し、起始と終止は両側性で全般性であるが、振幅は前頭部で最も高く、一貫して同期性かつ対称性である。

<u>time constant, EEG channel</u>　時定数，脳波チャネルの：抵抗（メガオーム、MΩ）と容量（マイクロファラド、μF）の積。増幅器の入力端子に直流電圧が加えられたときに、最初のペンの振れが37％にまで下降するのに必要な時間を示し、秒（s）で表される。省略形：TC。コメント：単純なRC結合回路では、時定数はある低周波数状況下での感度の減少率に関連している。TC=1/2πfで表され、fは30％（3dB）の減衰が起こる周波数。例えば、時定数0.3秒は0.5Hzにおいては30％（3dB）減衰する。このように、ある低周波における時定数、減衰率は脳波チャネルも低周波フィルタと同様に使用される。

<u>topography</u>　トポグラフィ：頭皮あるいは大脳皮質における脳波の特徴（電位場、周波数域）の空間的分布。

<u>tracé alternant</u>　交代性脳波：34週以上の未熟児から、満期産新生児の3〜4週まで、ノンレム睡眠（静睡眠）時にみられる。50〜100μVの1〜3Hz徐波群発がおよそ4〜5秒ごとに出現し、50μV以下の低振幅4〜7Hz波が挿間する特徴的な脳波波形。

<u>tracé continue</u>　持続性脳波：未熟児の間欠的な脳波活動の時期からさらに発達した時期にみられる持続性の脳波。

<u>tracé discontinue</u>　非持続性脳波：さまざまな周波数の高振幅波の群発が、きわめて低振幅の背景活動によって分断される34週以前の未熟児の脳波パターン。

<u>tracing</u>　記録：同義語：record, recording。

<u>transient</u>　一過性現象：背景活動から区別される孤立した脳波波形。

<u>transverse bipolar montage</u>　横断双極モンタージュ：同義語：coronal bipolar montage。

<u>triangular bipolar montage</u>　三角双極モンタージュ：三角形に配列された3つの電極における電極対の導出からなるモンタージュ。誤った側方化が生じるので、このモンタージュは使用しないほうが良い。

<u>triphasic wave</u>　三相波：70μV以上の高振幅の鋭い波形の陽性波で、前後に比較的低振幅の陰性波を伴う。最初の陰性波は次の陰性波よりも振幅が低い。全般性だが、前頭—後頭を結ぶ双極導出では前頭部で目立つ。およそ1〜2Hzで繰り返す。

U

unilateral 一側性：頭部の一側に限局している。

unipolar 単極：referential を用いる。

unipolar derivation 単極導出：referential derivation 参照。

unipolar depth electrode 単極深部電極：single-electrode lead を用いる。

unipolar montage 単極モンタージュ：referential montage を用いる。

V

vertex sharp transient（V wave） 頭蓋頂一過性鋭波：頭蓋頂部で最大振幅を示す一過性の鋭い波形で、睡眠中に一見、自発的に出現するか、あるいは睡眠中か覚醒時に感覚刺激に反応して出現し、単発性のことも反復性のこともある。振幅が250μVを越すことは稀である。

vertex sharp wave 頭蓋頂鋭波：生理的な頭蓋頂一過性鋭波の記載には用いない。

voltage 電圧：amplitude 参照。

V wave V波：vertex sharp transient の省略形。

W

wave 波：脳波記録における対をなす電極間の電位差の変化。脳内（脳波）で生じるか、あるいは脳外（脳外電位）から生じる。

wave form（waveform） 波形：脳波の一つの波の形。

white lead input terminal 2 を用いる。

wicket rhythm ウィケット律動：μ律動を用いる。

wicket spikes ウィケット棘波：入眠期に側頭部に出現する陰性の単相性の波形で、棘波様の波が櫛状あるいはμ波様の形態を示す。高齢者にみられ、良性であり、臨床的意義は少ない。

writer 描画器：脳波チャネルの出力を直接書き出すシステム。多くの記録器はインクペン式であるが、記録器によってはインクをジェット噴射するものや、インクの代わりにカーボン紙を用いるものもある。デジタル脳波計ではレーザープリンタが使われる。

Z

zero potential reference electrode ゼロ電位基準電極：reference electrode（同意ではない）を用いる。

Noachtar S, Binnie C, Ebersole J, Mauguiere F, Sakamoto A, and Westmoreland B: A glossary of terms most commonly used by clinical electroencephalographers and proposal for the report form for the EEG findings. Electroenceph Clin Neurophysiol Suppl.52; 21-40, 1999

東京医科歯科大学大学院生命機能情報解析学　山﨑まどか、松浦雅人（抄訳）

和文索引

数字

Ⅰa ··································· 224
1/f雑音 ································· 9
Ⅰ群、Ⅱ群、Ⅲ群、Ⅳ群 ········ 224
Ⅰb ····························· 224, 230
10/20電極配置法 ··············· 20, 71
122チャネル全頭型脳磁計 ····· 207
12AX7 ······························· 31
14 & 6Hz陽性棘波 ············· 105
2L-INT ···························· 267
2次統計処理マッピング ········· 21
2変数標本化関数 ·················· 21
2連発TMS ······················· 285
3Hz棘徐波複合 ··················· 82
5原味 ····························· 205
6Hz棘徐波複合 ················· 106
7S11 ································ 37

あ

アイソレーション ·················· 9
亜急性硬化性全脳脳炎 ········· 50
味修飾物資 ······················ 208
味刺激用マウスピース ········ 208
足踏み検査 ······················ 200
アセチルコリン ······ 46, 229, 289
アーチファクト ···· 26, 86, 97, 171
アナログ脳波計 ·················· 32
アナログフィルタ ················ 19
アリナミン嗅覚検査法 ········ 206
アリナミンテスト法 ············ 207
α運動線維 ······················· 224
α波の広汎化 ···················· 120
α波の抑制 ·················· 81, 111
αリズム ···················· 111, 120
アンプリファレンス ············· 55
イオン電流 ·························· 7
閾値 ································ 158
意識 ································ 41
意識障害 ···························· 45
意識消失 ···························· 82
意識レベル ························ 40
位相相殺 ························· 259
一次嗅覚野 ······················ 163
一次視覚野 ······················ 162
一次終末 ························· 229
一次体性感覚野 ················ 160
一次聴覚野 ······················ 162
一次味覚野 ······················ 163
移動平均 ····················· 13, 19
いびき ······························ 90
意味記憶 ···························· 43
医用コンピュータ ··············· 37
インチング ······················ 265
インピーダンス変換回路 ··· 7, 12
インピーダンス法 ··············· 82
インフォームドコンセント ·· 27
右側優位性 ······················ 210
運動閾値 ························· 284
運動準備応答成分 ············· 210
運動神経終末 ··················· 228
運動神経伝導検査
······················ 26, 241, 262, 271, 273
運動性言語野 ····················· 39
運動単位 ················ 27, 225, 246
運動単位数推定法 ············· 234
運動単位電位 ··················· 236
運動点 ······················ 248, 260
運動野 ······························ 39
運動誘発電位 ··················· 284
エージング処理 ··············· 8, 71
エピソード記憶 ·················· 43
エポックXP ······················ 38
エリアシング ············ 15, 16, 54
エレクトロキャップ ············ 79
遠隔電場電位 ··················· 184
遠心性 ···························· 258

延髄 ··························· 39, 40
横手根靱帯 ······················ 262
大きさの原理 ··················· 226
オシロスコープ ·················· 34
音刺激 ······························ 83
オドボール課題検査法 ······· 211
温度 ······························· 262

か

外因成分 ························· 132
開眼状態 ···························· 84
外後頭結節 ························ 72
外側頸髄核 ······················ 160
外側皮質脊髄路 ·················· 41
外側膝状体 ······················ 162
外側毛体 ························· 162
開閉眼試験 ························ 81
海馬 ································ 44
過換気状態 ························ 82
蝸牛神経 ························· 184
蝸牛神経核 ······················ 162
学習障害 ························· 102
覚醒時大発作てんかん ······· 108
覚醒反応 ···························· 83
過呼吸症候群 ····················· 83
過呼吸賦活 ························ 82
加算回数 ···························· 17
加算平均法 ············ 13, 17, 131
活動電位 ····························· 3
カッパ律動 ······················ 122
過度紡錘波 ······················ 106
兼松メディカル ·················· 33
過分極 ······························ 46
カリウムチャネル ················· 3
カルテ ······························ 27
ガルバノメータ ·················· 34
カロリックテスト ············· 203
感音難聴 ························· 196

乾ガーゼ片⋯⋯⋯⋯⋯⋯⋯⋯76	極低温⋯⋯⋯⋯⋯⋯⋯⋯⋯207	後脊髄小脳路⋯⋯⋯⋯⋯⋯160
感覚⋯⋯⋯⋯⋯⋯⋯⋯⋯⋯158	記録速度⋯⋯⋯⋯⋯⋯⋯⋯232	後外側複側核⋯⋯⋯⋯⋯⋯160
感覚神経活動電位⋯⋯⋯⋯258	筋萎縮⋯⋯⋯⋯⋯⋯⋯⋯⋯237	後頭三角波⋯⋯⋯⋯⋯⋯⋯112
感覚神経伝導検査 ⋯⋯26, 242, 262	銀―塩化銀電極⋯⋯⋯⋯⋯71	後頭葉⋯⋯⋯⋯⋯⋯⋯⋯⋯39
感覚神経伝導検査(逆行法)	筋活動電位⋯⋯⋯⋯⋯⋯⋯6	広汎性徐波⋯⋯⋯⋯⋯⋯⋯50
⋯⋯⋯⋯⋯⋯⋯⋯275, 276	筋終板⋯⋯⋯⋯⋯⋯⋯⋯⋯228	高ビリルビン血症⋯⋯⋯⋯196
感覚野⋯⋯⋯⋯⋯⋯⋯⋯⋯39	筋電計⋯⋯⋯⋯⋯⋯⋯⋯⋯231	興奮性シナプス後電位⋯⋯45
間欠律動性δ活動⋯⋯⋯⋯106	筋電計の歴史⋯⋯⋯⋯⋯⋯34	絞扼性障害⋯⋯⋯⋯⋯⋯⋯265
患者校正⋯⋯⋯⋯⋯⋯⋯⋯145	筋電図⋯⋯⋯⋯⋯⋯⋯⋯6, 89	交流雑音除去対策⋯⋯⋯⋯9
干渉波⋯⋯⋯⋯⋯⋯⋯⋯⋯239	筋腹―腱導出法⋯⋯⋯⋯⋯248	高齢者脳波⋯⋯⋯⋯⋯⋯⋯120
眼振⋯⋯⋯⋯⋯⋯⋯⋯201, 202	筋紡錘⋯⋯⋯⋯⋯⋯⋯⋯⋯229	呼吸⋯⋯⋯⋯⋯⋯⋯⋯⋯⋯91
眼振図⋯⋯⋯⋯⋯⋯⋯⋯⋯6	筋力低下⋯⋯⋯⋯⋯⋯⋯⋯237	呼吸器疾患⋯⋯⋯⋯⋯⋯⋯83
眼振図検査⋯⋯⋯⋯⋯⋯⋯14	空間周波数成分⋯⋯⋯⋯⋯21	呼吸同期式匂い刺激法⋯207, 208
関東神経生理検査技術研究会⋯⋯32	屈曲反射⋯⋯⋯⋯⋯⋯⋯⋯41	黒質⋯⋯⋯⋯⋯⋯⋯⋯⋯⋯40
γ運動神経⋯⋯⋯⋯⋯224, 229	クラーク柱⋯⋯⋯⋯⋯⋯⋯160	鼓索神経⋯⋯⋯⋯⋯⋯⋯⋯206
環らせん形終末⋯⋯⋯⋯⋯229	グラス⋯⋯⋯⋯⋯⋯⋯⋯⋯34	孤束核⋯⋯⋯⋯⋯⋯⋯⋯⋯162
関連痛⋯⋯⋯⋯⋯⋯⋯⋯⋯162	グラステレファクター社⋯⋯⋯34	骨間筋⋯⋯⋯⋯⋯⋯⋯⋯⋯267
機構⋯⋯⋯⋯⋯⋯⋯⋯⋯⋯226	グルタミン酸⋯⋯⋯⋯⋯⋯46	固有示指伸筋⋯⋯⋯⋯⋯⋯264
基準嗅力検査法⋯⋯⋯⋯⋯205	脛骨神経⋯⋯⋯⋯⋯⋯⋯⋯271	小指外転筋⋯⋯⋯⋯⋯⋯⋯263
基準電極誘導法⋯⋯⋯⋯⋯81	脛骨神経SEP⋯⋯⋯⋯⋯⋯168	
基準導出法⋯⋯⋯⋯⋯⋯⋯64	頸神経⋯⋯⋯⋯⋯⋯⋯⋯⋯41	**さ**
北日本脳波検査技術者会⋯⋯32	経頭蓋磁気刺激法⋯⋯⋯27, 283	サーモグラフィ⋯⋯⋯⋯⋯297
逆行性測定法⋯⋯⋯⋯⋯⋯242	経皮的電気刺激⋯⋯⋯⋯⋯26	最小二乗誤差⋯⋯⋯⋯⋯⋯24
逆説的アルファブロック⋯⋯82	ゲートコントロール説⋯⋯162	最大上刺激⋯⋯⋯⋯247, 260, 270
逆問題解⋯⋯⋯⋯⋯⋯⋯⋯24	下丘⋯⋯⋯⋯⋯⋯⋯⋯40, 162	最短潜時⋯⋯⋯⋯⋯⋯⋯⋯252
客観的検査法⋯⋯⋯⋯⋯⋯205	下小脳脚⋯⋯⋯⋯⋯⋯⋯⋯39	サイナックス⋯⋯⋯⋯⋯⋯37
嗅覚感度⋯⋯⋯⋯⋯⋯⋯⋯205	欠神発作⋯⋯⋯⋯⋯⋯⋯⋯82	雑音⋯⋯⋯⋯⋯⋯⋯⋯⋯⋯86
嗅覚刺激装置⋯⋯⋯⋯⋯⋯207	健常高齢者の脳波⋯⋯⋯⋯120	差動増幅器⋯⋯⋯⋯7, 9, 10, 11, 17
嗅覚神経由来⋯⋯⋯⋯⋯⋯206	検知域値⋯⋯⋯⋯⋯⋯⋯⋯205	三栄測器⋯⋯⋯⋯30, 31, 32, 35, 36, 37
嗅覚中枢部位⋯⋯⋯⋯⋯⋯210	高域遮断フィルタ(低域通過フィルタ)	三栄バイタルズ(株)⋯⋯⋯34
嗅覚伝導路⋯⋯⋯⋯⋯⋯⋯164	⋯⋯⋯⋯⋯⋯⋯⋯⋯13, 14	散形終末⋯⋯⋯⋯⋯⋯⋯⋯229
嗅覚誘発電位⋯⋯⋯⋯⋯⋯206	後角⋯⋯⋯⋯⋯⋯⋯⋯⋯⋯41	三叉神経⋯⋯⋯⋯⋯⋯⋯⋯206
嗅覚誘発脳磁図⋯⋯⋯⋯⋯209	交感神経⋯⋯⋯⋯⋯⋯⋯⋯288	三星電機⋯⋯⋯⋯⋯⋯⋯⋯30
嗅球⋯⋯⋯⋯⋯⋯⋯⋯⋯⋯163	交感神経皮膚血流反応⋯⋯⋯296	サンプリング周波数
求心性⋯⋯⋯⋯⋯⋯⋯⋯⋯258	交感神経皮膚反応⋯⋯⋯⋯8, 299	⋯⋯⋯⋯⋯⋯15, 16, 17, 19, 54
球体モデル⋯⋯⋯⋯⋯⋯⋯24	後期CNV⋯⋯⋯⋯⋯⋯⋯138	θ波⋯⋯⋯⋯⋯⋯⋯⋯⋯120
嗅粘膜⋯⋯⋯⋯⋯⋯⋯⋯⋯206	高機能広汎性発達障害⋯⋯⋯102	耳介前点⋯⋯⋯⋯⋯⋯⋯⋯73
橋⋯⋯⋯⋯⋯⋯⋯⋯⋯39, 40	後骨間神経⋯⋯⋯⋯⋯⋯⋯264	自覚症しらべ⋯⋯⋯⋯⋯⋯154
狭義⋯⋯⋯⋯⋯⋯⋯⋯⋯⋯195	後索⋯⋯⋯⋯⋯⋯⋯⋯⋯⋯160	視覚伝導路⋯⋯⋯⋯⋯⋯⋯163
胸神経⋯⋯⋯⋯⋯⋯⋯⋯⋯41	高周波フィルター⋯⋯⋯⋯259	視覚野⋯⋯⋯⋯⋯⋯⋯⋯⋯39
局所性徐波⋯⋯⋯⋯⋯⋯⋯49	高振幅多相性電位⋯⋯⋯⋯238	視覚誘発電位⋯⋯⋯⋯⋯27, 174

視覚誘発脳磁界 …………………218	術中皮質脳波 ……………………130	神経ネットワーク………………44
時間的分散 ………………………243	術中モニタリング ………………27	神経モニタープログラム………38
磁気シールドルーム ……………208	出力インピーダンス ……………12	信号源推定 ………………………208
軸索変性 ……………………243, 247	受動的嗅覚検査 …………………211	信号源抵抗 …………………6, 7, 12
シグナルプロセッサシリーズ……37	循環中枢 …………………………288	人工雑音 …………………………86
刺激閾値 …………………………259	順行性計測法 ………………17, 243	新生児の代謝異常 ………………196
刺激強度 …………………………233	順短潜時皮質内抑制 ……………285	伸張反射 …………………………41
刺激時間 …………………………233	順応 ………………………………3, 159	心電図 ……………………………87
刺激波形 …………………………233	瞬目反射 …………………………278	振幅 ………………………………258
刺激頻度 ……………………84, 233	順問題解 …………………………24	心理的検査法 ……………………205
耳垢塞栓 …………………………196	上咽頭筋 …………………………207	鎚内筋 ……………………………229
視索前野 …………………………42	上オリーブ核 ……………………162	随伴陰性電位 ……………………138
視床 ………………………………45	上丘 ………………………………40	髄膜炎 ……………………………196
視床下部 …………………………45	条件詮索反応聴力検査 …………195	睡眠 …………………………41, 121
事象関連電位 ……………27, 131, 207	上行性網様体賦活系 …………42, 45	睡眠経過図 ………………………146
システムリファレンス ……55, 62, 78	上小脳脚 …………………………39	睡眠時後頭部陽性鋭一過波 ……112
自然落下方式 ……………………206	上側頭部 …………………………210	睡眠賦活 …………………………83
持続時間 …………………………259	小児欠神てんかん ………………108	睡眠変数 …………………………146
持続性多形性δ活動 ……………49	小児脳波の判読 …………………104	睡眠紡錘波 ………………………47
耳朶基準誘導法 …………………84	小脳 ………………………………39	睡眠ポリグラフ …………………142
実形状モデル ……………………24	小脳失調症状 ……………………40	ストロボ装置 ……………………84
時定数回路 ………………………14	小脳虫部 …………………………40	スニッフィング法 ………………210
自動聴性脳幹反応検査 …………197	静脈注射 …………………………206	スピーカ …………………………6
自動的処理 ………………………133	商用交流雑音除去フィルタ ……17	スムージング ……………………19
シナプス …………………………228	触覚防衛反応 ……………………97	制御的処理 ………………………133
シナプス後電位 …………………45	ショット雑音 ……………………8	正弦波入力電圧 …………………14
自閉症 ……………………………196	徐波 ………………………………49	静止膜電位 ………………………1
島津製作所 ………………………32	徐波睡眠 …………………………42	精神遅滞 ……………………103, 196
シャープ …………………………32	徐波睡眠時に持続性棘徐波を示すてんかん ……………………………109	生体リズム ………………………43
尺骨茎状突起 ……………………264	自律神経検査 ………………6, 295	正中神経SEP ……………167, 262
尺骨神経 …………………………263	視力異常 …………………………174	静電誘導 …………………………19
尺骨神経溝 ………………………263	シルビウス裂 ……………………39	生理的計測法 ……………………205
若年性ミオクロニーてんかん …108	心因性難聴 ………………………196	赤色フィルター …………………84
視野欠損 …………………………174	真空管式脳波計 …………………31	脊髄 ………………………………41
周期性四肢運動障害 ……………144	神経機能モニタリング…………37	脊髄頸髄核視床路 ………………160
周期性脳波パターン ……………50	神経筋支配比 ……………………228	脊髄視床路 …………………41, 161
重心動揺計検査 …………………200	神経筋接合部 ……………………228	脊髄誘発電位 ……………………37
周波数帯域 ………………………232	神経支配比 ………………………226	積分回路 …………………………14
主観的検査法 ……………………205	神経線維 …………………………224	接合型電界効果トランジスタ……10
手根管症候群 ……………………265	神経伝導検査…26, 240, 246, 258, 269	接合部間隙 ………………………228
出現頻度 …………………………252		前角 ………………………………41

前期CNV……………………138	体性感覚誘発磁界……………215	中枢性筋力低下………………240
宣言記憶………………………43	体性感覚誘発電位………27, 166	中枢パターンジェネレーター……41
閃光刺激……………………81, 84	対地電位…………………………9	中潜時…………………………27
全交流方式……………………31	第2虫様筋……………………267	中脳………………………39, 40
前骨間神経……………………262	大脳……………………………39	肘部管…………………………263
仙骨神経………………………41	大脳回…………………………39	聴覚伝導路……………………163
潜時……………………………258	大脳脚…………………………40	聴覚誘発脳磁界………………216
潜時マッピング………………21	大脳溝…………………………39	長期記憶………………………43
前庭脊髄路……………………200	大脳縦裂………………………39	長期増強………………………44
前庭動眼路……………………200	大脳前頭眼窩野………………209	蝶形骨誘導脳波………………126
先天性外耳道閉塞……………196	大脳皮質………………………45	長時間頭皮脳波ビデオモニタリング
先天性片側難聴やムンプス…196	大脳皮質大錐体細胞…………45	………………………………127
全頭型脳磁計…………………207	対比……………………………159	重畳法…………………………17
前頭眼窩野……………………207	ダイポール解析………………24	聴神経腫瘍……………………187
前頭部間欠性律動性δ活動…50	ダイポール追跡法……………22	聴性行動反応聴力検査………195
前頭葉…………………………39	ダイポールモーメント………209	聴性脳幹反応…………27, 184, 190
前頭葉てんかん………………108	他覚的検査……………………205	聴性誘発電位…………………184
浅腓骨神経……………………275	多シナプス性反射……………278	長潜時…………………………27
前方部緩徐律動………………122	多チャネルセンサーネット電極…80	超伝導量子干渉素子………207, 213
早期動員………………………239	脱神経電位……………………238	跳躍伝導……………………4, 258
双極導出法………………………7	脱髄……………………………247	直立検査………………………200
双極子…………………………46	脱髄性伝導ブロック…………243	直流電圧…………………………8
双極子性………………………24	脱分極…………………………46	低域遮断フィルタ（高域通過フィルタ）
双極誘導法…………………65, 81, 84	短期記憶………………………43	………………………………13, 14
早発型良性後頭葉てんかん…107	単極導出法………………………7	低周波フィルター……………259
増幅感度………………………232	単純統計量マッピング………21	低振幅短持続電位……………238
増幅率……………………………6	短線維筋電図…………………232	適合刺激………………………158
ソースフォロー回路…………12	短潜時…………………………27	デジタル脳波計………33, 52, 76
即時記憶………………………43	短潜時SEP……………………166	デジタルハム除去フィルタ…19
側頭部徐波……………………122	単発TMS………………………284	デジタルビデオ………………58
側頭葉…………………………39	短母指外転筋…………………262	デジタルフィルタ……………19
側頭葉切除……………………207	知覚……………………………158	テスト…………………………151
側頭葉てんかん……………84, 107	知覚支配………………………266	手続き記憶……………………43
速度波形………………………15	注意欠陥多動性障害…………101	電圧計測…………………………7
	中耳炎…………………………196	電位発生源……………………45
た	中小脳脚………………………39	電位マッピング………………21
第一夜効果……………………142	中心・側頭部に棘波をもつ良性小児	伝音難聴………………………196
第1回筋電図研究会……………34	てんかん……………………107	てんかん………………………45
代謝性脳症……………………45	中心被蓋路……………………162	てんかん外科…………………130
体性感覚………………………160	中心部棘波……………………106	てんかん発作時の脳波………116
体性感覚伝導路………………161	中枢運動神経伝導時間………285	電気眼振図……………………202

電気刺激 ……………………206	トレンドモニタープログラム……37	脳血管障害…………………83
電気生理学…………………26		脳血管性認知症 …………124
電気味覚計 ………………205	**な**	脳血流…………………207
電極インピーダンス…………73	内因成分 …………………132	脳死…………………188
電極間距離 ………………261	ナイキスト周波数……………15	脳磁図 ………24, 27, 205, 208, 213
電極接触抵抗 ………6, 7, 10, 11, 12	内側膝状体 ………………162	脳磁図検査…………………207
電極電位………………………6, 8	内側上顆 …………………263	脳死判定 …………………192
電極ボックス………………13	内側側頭葉てんかん症候群 ……107	能動的嗅覚応答 …………210
電源導出法…………………68	内側毛帯 …………………160	能動的嗅覚検査法 ………210, 211
電子電流……………………7	内部雑音 …………………7, 9	脳波………………6, 24, 45, 205
伝達関数………………19	ナトリウムチャネル …………3	脳波計のはじまり……………30
伝導雑音………………25	ナルコレプシー………………82	ノルアドレナリン ………289
伝導速度………………258	慣れ………………280	ノンレム睡眠…………………42
伝導遅延………………249	難聴………………184	
電流ダイポール ………208	難聴検査の種類 …………195	**は**
同位相同電圧…………………10	匂い………………207	バーストサプレッションパターン51
動員………………226	匂いに対する注意・意識状態 …211	バイオロジック社 ………33, 34
動員閾値………………226	匂いのオドボール課題検査法 …210	背景脳波……………………17
動員周波数………………240	匂い用のマスク …………208	パターン反転刺激 …………175
動員不良………………240	二項式確率波形 …………198	発汗計………………299
頭蓋頂鋭波………………112	ニコレー社 ………………32, 35	発汗皮膚血管系 …………295
等価電流双極子（等価ダイポール）	ニコレーバイオメディカル社……33	発射頻度………………226
……………………22, 24, 46	二次終末 …………………229	発達障害………………103
同期加算………………13, 17	日本光電 ………31, 32, 33, 35, 36, 37	バッファ増幅器 ………7, 12
東京電気精機…………………34	日本電気三栄 ………32, 33, 37, 38	針筋電図………………27
洞結節ペースメーカ律動 ……289	日本電気生理検査技術者会……32	針電極………………27
等高線地図………………20	ニュートラル電極 …………9, 76	反回枝………………265
橈骨神経溝………………264	入眠初期………………83	反射………………41
東芝………………32	入眠時REM期………………146	ピープショウテスト ………195
豆状骨………………264	乳幼児脳波記録………………95	光過敏性欠神発作……………84
同心型針電極…………………34	ニューロパック ………36, 37	光筋源応答……………………84
同相除去比………………10	認知域値………………205	光駆動反応……………………84
同相弁別比………………7	認知応答成分…………………210	光突発性応答…………………84
同側優位性………………210	認知処理………………210	腓骨神経………………273
頭頂葉………………39	熱雑音………………8	鼻根………………72
導電体モデル…………………24	ノイズ………………86	皮質内促通 …………………285
導電率………………24	脳活動電位……………………6	皮質脳波記録 ……………128
突発性異常波…………………82	脳幹………………40	非線形最適化手法……………24
トポグラフパターン解析 ……206	脳幹障害………………184	日立………………32
トリクロリール…………………83	脳幹網様体……………………45	非陳述記憶……………………43
ドリフト雑音…………………8	脳幹誘発反応 ………12, 17, 184	非電位依存性の持続性ナトリウムチ

ャネル …………………………5	弁別比 …………………………10, 11	モンタージュリファレンス………56
腓腹神経 ………………………276	方形波入力電圧………………………14	
皮膚研磨剤 …………………71, 78	乏シナプス性反射 …………………278	**や**
皮膚電気活動 …………………300	放射雑音 ………………………25	遊戯聴力検査 …………………195
ヒプノグラム（睡眠経過図）……142	抱水クロラール ………………83	有髄線維 ………………………258
微分回路…………………………14	紡錘波 …………………………84, 112	優勢律動 …………………………84
表示感度 ………………………259	法的脳死判定 …………………26	誘導法 ……………………………64
標準化……………………………28	補間関数 ………………………20, 21	誘発耳音響放射検査 …………197
標準的嗅覚検査法 ……………205	補間式 …………………………20	誘発電位 ………………………27
標準電極配置法…………………71	発作時脳波 ……………………128	誘発電位測定指針案 …………133
標本化……………………………16	ボディーアース電極 …………9	誘発脳磁界活動 ………………213
ビルドアップ……………………82	ホルター心電計 ………………290	幼少時 …………………………195
ファイバーオプティックレコーダー		腰神経……………………………41
…………………………………35	**ま**	陽性鋭波 ………………………238
ファイリング装置………………33	マイクロカプセル ……………205	抑制期 …………………………112
ファイリング脳波計……………33	末梢神経 ………………………26	抑制性シナプス後電位…………45
フィブリレーション電位………238	マッピング技術 ………………19	
フィルタ回路……………………13	マルチトレンドプログラム……38	**ら**
不応期……………………………3	ミオクロニー失立発作てんかん 109	ラムダ（λ）波…………………82
負帰還作用………………………10	ミオクロニー発作………………84	卵円孔誘導脳波 ………………127
副交感神経 ……………………288	味覚感度 ………………………205	ランビエ絞輪 …………………4
複合筋活動電位 …236, 246, 258, 269	味覚検査 ………………………205	離散的データ …………………17
フラッシュ刺激………………17, 175	味覚刺激装置 …………………206	梨状皮質部位 …………………207
フリッカ雑音……………………8	味覚修飾作用 …………………208	リズム発生源 …………………45
ブリッジ回路……………………10	味覚伝導路 ……………………164	律動性振動 ……………………46
プレイオージトリ ……………195	味覚脳磁図検査 ………………208	律動性側頭部θ群発……………105
フレンツェル眼鏡 ……………201	味覚誘発電位 …………………206	リファレンス誘導………………33
フローティング回路……………9	味覚ろ紙ディスク検査法 ……205	リフィルタリング………………57
分極電圧 ……………………6, 11	味覚関連事象関連電位 ………206	リモンタージュ ……………33, 56
分極電位…………………………8	脈波………………………………87	瘤波 ……………………………112
平滑化……………………………19	μ律動…………………………82, 112	両側同期性間欠性徐波…………50
平均基準電極法…………………66	ミユキ技研…………………33, 38	量子化……………………………16
平衡型増幅器……………………10	ミラクリン ……………………208	量子化幅…………………………17
平衡型頭部外基準電極法………67	ミラクルフルーツ ……………208	臨床神経生理検査 ………………6
閉塞型睡眠時無呼吸症候群 …142	無酸素脳症 ……………………51	レーザドプラ皮膚血流検査 …296
平面型SQUIDシステム…………207	無麻酔のアカゲザル …………210	レポート作成……………………27
並列T形 …………………………19	網膜電位図 ……………………6	レム睡眠…………………………42
平和電子……………………………35	網膜電図 ………………………176	蓮波期 …………………………112
β波……………………………120	網様体 …………………………41	連発TMS ………………………286
ペーパーレス型デジタル脳波計…34	木製号 ………………………30, 31	
ペーパーレス時代………………33	もやもや病……………………83	

欧文索引

A

α ……………………………………224
A線維 ……………………………224
AABR（automated ABR）…197, 198
ABR（auditory brainstem response）
　………12, 17, 27, 37, 184, 190, 198
A/D変換 ……………………13, 15, 16
adaptation ………………………3, 159
ADHD（attention-deficit/hyperactivity
　disorder）………………………101
Adrian ……………………………30
AEF（auditory evoked field）……216
Ag-AgCl …………………………7
aliasing ……………………15, 16, 54
α-attenuation …………………111
all or noneの法則 ………………229
Alzheimer型認知症 ……………124
ATACシリーズ …………………37
ATAC401 …………………………37
AV法 ………………………………66
AV誘導法 …………………………84
Axson Systems社 ………………38
A波 ………………………………244

B

β …………………………………224
B線維 ……………………………224
BECCT …………………………107
Berger ……………………………30
blast法 …………………………207
blink reflex ……………………278
BNE法 ……………………………67
BOA ……………………………195
BP（Bipolar derivation）………65
buildup …………………………82

C

C線維 ……………………………224

Cadwell社 ………………………37
CAT（computer of average transients）
　………………………………17, 36, 37
chronodispersion ………………252
CMAP（compound muscle action
　potential）………236, 246, 258, 269
CMCT（central motor conduction
　time）……………………………285
CMRR ……………………10, 11, 17
CNV（contingent negative variation）
　…………………………………138
contour map ……………………20
COR ……………………………195
CPAP（continous positive airway
　pressure）………………………147
Creutzfeldt-Jakob病 ……………50
CR回路 ……………………………14
CSAP（compound sensory actionpo-
　tential）…………………………236
Cz …………………………………83

D

Dantec社 …………………………36
Dawson ……………………………36
DC …………………………………8
diffuse slow α …………………116
dipolarity ………………………24
DISA社 ………………………35, 36
DISA1500 ………………………35
DLPFC ……………………………43
Down症候群 ……………………196
dynamic mapping ………………22

E

early recruitment ………………228
ECGフィルタ ……………………58
ENG（electronystagmography）…202
EOAE（transient evoked otoacoustic

emissin）…………………………197
EP（evoked potential）…………27
EPP（end-plate potential）……229
ERG ……………………………176
ERP（event-related potential）
　………………………27, 131, 207
ESS（Epworth sleepiness scale）154
extreme spindles ………………106

F

F/M振幅比 ………………………252
FET ………………………………10
FF型 ………………………225, 226
final common path ……………225
FIRDA（frontal intermittent rhyth-
　mic delta activity）……………106
first night effect ………………142
flow法 …………………………207
f-MRI ……………………………27
fMRI検査 ………………………207
frohse arcade …………………264
FR型 ………………………225, 226
F波 ………………………243, 251
F波検査 …………………………26

G

GABA ……………………………46
Golgi腱受容器 …………………230
Grass ……………………………30
Guyon管 ………………………263
G値（goodness of fit, GOF）……209

H

habituation ……………………280
HF ………………………………289
HFPDD（high functioning pervasive
　developmental disorder）……102
Huddleston & Golseth ………34

hump ……………………………112
Huntington 舞踏病 ………………125
hypnagogic paroxysmal spike and wave activity……………………105
hypnogram ……………………146
HV syndrome …………………83
H波 ………………………………251
H反射 ……………………………230

I
ICF (intracortical facilitation) …285
Inion ……………………………72
I波…………………………………196

J
JIS …………………………………9

K
K complex ………………84, 112
KSS (Kwanseigakuin sleepiness scale) ……………………………154

L
Lambert-Eaton ………………229
lazyactivity ……………………84
LD (learning disorder) …………102
Lennox-Gastaut症候群 …………109
Lewy 小体病 ……………………124
LF …………………………………289
LF/HF ……………………………289

M
mapping …………………19, 21
MC-401 …………………………37
Medelec社 ………………35, 36
MEG (magnetoencephalography) ………………………208, 213
MEP (motor evoked potential) …284
MEPP (miniature end-plate potential) ……………………………229
MES-3102 ………………………37

ME技術 ……………………………6
MMN (mismatch negativity) ……135
motor unit ……………27, 225, 246
motor unit potential ……………236
MO ……………………………33
MP (monopolar derivation) ……64
MR (Mental Retardation) ………103
MRI ……………………………24
MRI脳画像 ……………………207
MSLT (multiple sleep latency test) ……………………………151
MT (motor threshold) …………284
MTLE (mesial temporal robe epilepsy) ……………………………107
MWT (maintenance of wakefulness test) ……………………………151
M波 ………………………………243

N
N400 ……………………………136
Na-Kポンプ ………………1, 249
nasion ……………………………72
Nicolet Viking …………………36
Nicolet社 …………………36, 37
non-voltage dependent persistent Na channel………………………………5
notch ……………………………19
N電極 ……………………………9, 76

O
OIRDA (occipital intermittent rhythmic delta activity) ……………106
OSAS (obstructive sleep apnea syndrome) ………………………142
OSLER (Oxford sleep resistance)…151

P
P300 ……………………………135
P300m …………………………210
paired-pulse TMS ……………285
Panayiotopoulos症候群 …………107

paradoxical α blocking …………82
PET………………………27, 210
perception ……………………158
photic driving…………………84
photo-myogenic response ……84
Pick病 …………………………124
Piere Robin症候群 ……………196
plate ending …………………229
PLMD (Periodic limb movement disorder) …………………………144
POSTs (positive occipital sharp transient of sleep) …………………112
preauricular point ………………73
pseudopetitmal pattern …………105
PSG (polysomnograph) ………142
psychomotor variant rhythm……105

R
Rasmussen症候群 ………………108
rebuildup ………………………83
Rechtschaffen & Kales ……142, 143
recruitment ……………………226
recruitment frequency …………240
reference ………………………83
resting membrane potential ………1
rhythmic temporal θ bursts ……105
rTMS (repetitive transcranial magnetic stimulation) …………………286

S
SEF (somatosensory evoked field) ……………………………215
sensation ………………………158
SEP (somatosensory evoked potential) ……………………27, 166
SD (source derivation) 法 ………68
SSEP (shortlatency SEP) ………166
SICI (short interval intracortical inhibition) ……………………285
silent period …………………284
size principle …………………226

sleep variable ･･････････････････････146
S/N ･･･････････････････････････････････17
SNAP（sensory nerve action potential）
　････････････････････････････236, 270
SOREMP（sleep onset REM period）
　･･････････････････････････････････146
SPECT ･････････････････････････････27
SQUID（superconducting quantum
　interference device）･････207, 213
SSR（sympathetic skin response）
　･････････････････････････8, 296, 299
SSS（stanford sleepiness scale）
　････････････････････････････152, 154
sudorometry ･････････････････････299
supernormal period･･････････････････3
S型 ･････････････････････････225, 226

T

T&Tオルファクトメータ法 ･･･････205
thermography ･･････････････････297
Toennies･････････････････････････30
trail ending ････････････････････229
TMS（transcranial magnetic stimulation）
　････････････････････････27, 283
Treacher Collins症候群 ･････････196
t検定 SPM ･････････････････････････21
T反射 ･･･････････････････････････230

U

UPSIT法 ････････････････････････205

V

VAS（visual analogue scale）･･････154
VCシリーズ ････････････････････････35

VEF（visual evoked field）･･････218
VEP（visual evoked potential）･･･27, 174
vertex ･････････････････････････････73
vertex sharp transient･･･････････112
Viking･････････････････････････････35
VLF ･･････････････････････････････289
VPL核（ventral posterolateral nucleus）
　･･････････････････････････････････160

W

V波 ･･･････････････････････195, 196
Waller変性 ･････････････････････250

Z

West症候群･･････････････････････108
Z核 ･･････････････････････････････160
Z検定 SPM･･･････････････････････21

© 2007　　　　　　　　　　　　　　　　　　第1版発行　2007年8月31日

臨床神経生理検査の実際

（定価はカバーに表示してあります）

検印省略	編集　松浦　雅人
	発行者　　服部　秀夫
	発行所　　株式会社 新興医学出版社
	〒113-0033　東京都文京区本郷6丁目26番8号
	電話　03(3816)2853　　FAX　03(3816)2895

印刷　株式会社 藤美社　　ISBN978-4-88002-671-8　　郵便振替　00120-8-191625

- 本書の複製権・翻訳権・譲渡権・公衆送信権（送信可能化権を含む）は株式会社新興医学出版社が所有します。
- [JCLS]〈(株)日本著作出版権管理システム委託出版物〉
  本書の無断複写は著作権法上での例外を除き禁じられています。複写される場合は，その都度事前に(株)日本著作出版権管理システム（電話03-3817-5670，FAX 03-3815-8199）の許諾を得てください。